U0332549

全国县级医院系列实用手册

妇产科医生手册

主　编　刘兴会　梁志清

副主编　贺　晶　徐先明

　　　　张震宇　金　力

人民卫生出版社

图书在版编目（CIP）数据

妇产科医生手册/刘兴会,梁志清主编.—北京:人民卫生出版社,2016
（全国县级医院系列实用手册）
ISBN 978-7-117-22753-7

Ⅰ.①妇… Ⅱ.①刘…②梁… Ⅲ.①妇产科学-手册 Ⅳ.①R71-62

中国版本图书馆 CIP 数据核字（2016）第 125954 号

| 人卫社官网 | www.pmph.com | 出版物查询，在线购书 |
| 人卫医学网 | www.ipmph.com | 医学考试辅导，医学数据库服务，医学教育资源，大众健康资讯 |

全国县级医院系列实用手册
妇产科医生手册

主　　编：刘兴会　梁志清
出版发行：人民卫生出版社（中继线 010-59780011）
地　　址：北京市朝阳区潘家园南里 19 号
邮　　编：100021
E - mail：pmph @ pmph.com
购书热线：010-59787592　010-59787584　010-65264830
印　　刷：北京盛通印刷股份有限公司
经　　销：新华书店
开　　本：850×1168　1/32　印张：27　插页：1
字　　数：684 千字
版　　次：2016 年 8 月第 1 版　2016 年 8 月第 1 版第 1 次印刷
标准书号：ISBN 978-7-117-22753-7/R・22754
定　　价：119.00 元

打击盗版举报电话：010-59787491　E-mail：WQ @ pmph.com
（凡属印装质量问题请与本社市场营销中心联系退换）

编　者（以姓氏笔画为序）

丁依玲　中南大学湘雅二医院

马玉燕　山东大学齐鲁医院

王　刚　佛山市第一人民医院

王子莲　中山大学附属第一医院

王丹波　中国医科大学肿瘤医院

王泽华　华中科技大学同济医学院附属协和医院

王晓东　四川大学华西第二医院

王谢桐　山东大学附属省立医院

冯力民　北京天坛医院

朱　琳　山东大学第二医院

华克勤　复旦大学附属妇产科医院

刘兴会　四川大学华西第二医院

刘彩霞　中国医科大学附属盛京医院

孙丽洲　南京医科大学第一附属医院/
　　　　江苏省人民医院

苏志英　厦门市妇幼保健院

李　真　第三军医大学附属新桥医院

杨冬梓　中山大学孙逸仙纪念医院

杨慧霞　北京大学第一医院

邹　丽　华中科技大学同济医学院附属协和医院

辛　虹　河北医科大学第二医院

张师前　山东大学齐鲁医院

张国楠　四川省肿瘤医院

4

《全国县级医院系列实用手册》
编委会

出版说明

　　县级医院是我国医疗服务承上启下的重要一环，是实现我国医疗服务总体目标的主要承载体。目前，我国县级医院服务覆盖全国人口 9 亿多，占全国居民总数 70% 以上，但其承担的医疗服务与其功能定位仍不匹配。据《2014 中国卫生和计划生育统计提要》数据显示，截至 2013 年，我国有县级医院 1.16 万个，占医院总数的 47%；诊疗人次 9.24 亿人次，占医院总诊疗人次的 34%；入院人数 0.65 亿人，占医院总入院人数的 46%。

　　为贯彻习近平总书记"推动医疗卫生工作重心下移、医疗卫生资源下沉，推动城乡基本公共服务均等化，为群众提供安全有效方便价廉的公共卫生和基本医疗服务"的指示，落实国务院办公厅《关于全面推开县级公立医院综合改革的实施意见》和《关于推进分级诊疗制度建设的指导意见》等文件精神，推动全国县级医院改革发展与全国分级诊疗制度顺利实施，通过抓住县级医院这一关键环节，实现"郡县治，天下安"的目标，在国家卫生和计划生育委员会的领导下，在中国医师协会、中华医学会、中国医院协会的支持下，人民卫生出版社组织编写了本套《全国县级医院系列实用手册》。

　　本套图书编写有如下特点：

　　1. 编写工作是在对全国 31 个省市自治区 100 多家县级医院的充分调研基础上开展的，充分反映了全国县级医院医务工作者迫切需求。

　　2. 图书品种是严格按照县级医院专业构成和业务能力发展要求设置的，涉及临床、护理、医院管理等 27 个专业。

3. 为了保证图书内容的学术水平，全部主编均来自全国知名大型综合三甲医院；为了增加图书的实用性，还选择部分县级优秀医生代表参与编写工作。

4. 为了保证本套图书内容的权威性和指导性，大部分参考文献来源于国家制定的指南、规范、路径和国家级教材。

5. 整套图书囊括了县级医院常见病、多发病、疑难病的诊治规范、检查技术、医院管理、健康促进等县级医院工作人员必备的知识和技术。

6. 本套图书内容在保持先进性的同时，更侧重于知识点的成熟性和稳定性。

7. 本套图书写作上字斟句酌，字词凝练。内容表达尽量条理化、纲要化、图表化。

8. 本书装帧精良，为方便阅读，参照国际标准制作成易于携带的口袋书。

本套图书共27种，除适合于县级医院临床工作者阅读之外，还兼顾综合性医院年轻的住院医师和临床研究生使用。本套图书将根据临床发展需要，每3~5年修订一次。整套图书出版后，将积极进行数字化配套产品的出版。希望本套图书的出版为提升我国县级医院综合能力、着力解决我国"看病难、看病贵"等问题，做出应有贡献。

希望广大读者在使用过程中发现不足，并反馈给我们，以便我们逐步完善本套图书的内容，提高质量。

人民卫生出版社
《全国县级医院系列实用手册》编委会
2016 年 1 月 18 日

前　言

　　为响应习近平总书记关于"推动医疗卫生工作重心下移、医疗卫生资源下沉，推动城乡基本公共服务均等化，为群众提供安全有效方便价廉的公共卫生和基本医疗服务，真正解决好基层群众看病难和看病贵问题"的重要工作部署，在国家卫生和计划生育委员会的领导下，在中国医师协会、中华医学会、中国医院管理协会的支持下，人民卫生出版社与全国各家大型三甲医院及县级医院共同携手，以编撰"全国县级医院系列实用手册"为契机，力求务实推动县级医院改革发展、综合能力提升和诊疗水平提高。

　　本套"全国县级医院系列实用手册"共有 27 个分册，作为《妇产科医生手册》的主编，本着"从基层中来，到基层中去"的宗旨，邀请了全国各地三甲教学医院的众多妇产科知名专家组成了具有"权威性、代表性、覆盖性"的高层次编写队伍。同时，还邀请了一些基层县级医院的一线妇产科医生、业务主任、业务院长参加本手册的前期编写座谈会，调研了他们在当前临床工作中面临的主要难题和迫切需求，汇总并整理成册。针对这些难题和需求，编委们经过多次讨论，构建并确定了本手册的写作框架、写作内容和写作风格。

　　编委们在撰写手册的过程中，始终围绕着基层县级医疗机构医生的实际临床需求，同时结合当前我国妇产科领域最新的临床疾病诊治指南，将各个章节的内容以要点的形式呈现出来，充分体现了手册内容"实时、精要、准确、易懂"的多样特色。手册在介绍当前妇产科

8

的一些常见病和多发病的诊治原则及方法的基础之上，结合妇产科疾病临床诊治过程中容易出现的诊治难点，特意撰写了注意事项；另外，还针对某些妇产科疾病"危、急、重"的特点以及医患关系较为紧张的当前现状，专门开辟了"危急重症处理、知情告知及医患沟通"等特色章节，有的放矢地体现了本书的"实用性"。并且，手册还涵盖了"妇产科常用技术及手术、常用药物及用法、常用检查及其参考值范围"等内容，力争使本手册成为基层医生乐于阅读参考的"工具书"和"临床宝典"。同时，我们在设计和制作该手册时，还充分考虑了携带手册的"便利性"，力求使本手册成为我国妇产科基层医生喜爱的"口袋书"。

　　以上均是我们在编写该手册过程中的一些主旨和切身体会，不尽之处敬请广大专家、同行不吝指正。

刘兴会　梁志清
2016 年 5 月

目　录

第一篇　产　科

第二篇　妇　科

第一篇

产　科

第一章

产科学总论

第一节　妊娠期的生理变化

在人类妊娠的短暂时期，受胎盘产生的激素和神经内分泌的影响，孕妇体内各系统发生一系列生理变化以适应胎儿生长发育的需要并为分娩做准备。正确识别这些母体生理变化，有助于做好孕期保健工作，有利于理解孕期一些合并症及并发症的病理过程。

一、生殖系统的变化

1. 子宫　是孕期变化最大的器官。

（1）子宫大小

1）子宫重量：非孕期约 50g，足月妊娠可增至 1000g，增加近 20 倍。

2）子宫大小和宫腔容量：非孕期子宫大小为（7~8）cm×（4~5）cm×（2~3）cm，足月时可增大至 35cm×25cm×22cm。而宫腔容量非孕期约 5ml，足月妊娠时增至 5000ml。

3）子宫内膜、肌壁厚度及子宫肌细胞大小：子宫内膜腺体增大，腺上皮细胞内糖原增加，结缔组织细胞肥大，血管充血。子宫肌壁厚度非孕期约 1cm，妊娠中期增厚达 2.0~2.5cm，至妊娠末期又逐渐变薄为 1.0~

1.5cm 或更薄。子宫肌细胞非孕期长 2μm、宽 2μm，至妊娠足月时长 50μm、宽 10μm。

4）子宫形状改变：子宫外形在孕早期为倒梨形，孕 12 周呈球形，孕晚期呈长椭圆形直至足月。子宫峡部：非孕时长约 1cm，妊娠后变软，逐渐伸展拉长变薄，形成子宫下段，临产后伸展至 7 ~ 10cm，成为产道一部分。

（2）宫颈：宫颈充血、水肿，呈紫蓝色，宫颈管内腺体增生、肥大，宫颈黏液增多，形成黏液栓。

（3）子宫的生理活动

1）子宫收缩：自妊娠 12 ~ 14 周起可出现不规律无痛性收缩（braxton hicks 收缩）。特点为宫缩稀发、不规律和不对称。随妊娠进展而逐渐增加，但宫缩时宫腔内压力通常为 5 ~ 25mmHg，持续时间不足 30 秒，不足以引起宫颈的扩张。

2）子宫血流量：孕早期子宫血流量为 50ml/min，主要供应子宫肌层和蜕膜。妊娠足月时子宫血流量为 450 ~ 650ml/min，其中 80% ~ 85% 供应胎盘。这些生理变化可以帮助理解产后出血的凶险。

2. 卵巢　妊娠期卵巢略增大，排卵和新卵泡发育均停止。妊娠 6 ~ 7 周前产生大量雌激素及孕激素以维持妊娠继续。妊娠 10 周后黄体功能由胎盘取代，黄体开始萎缩。妊娠期间有时可见两侧卵巢呈均匀性增大，包膜下有较多直径约为 0.5 ~ 1cm 的囊状水泡，称为黄素囊肿。

3. 输卵管　妊娠期输卵管伸长，但肌层并不增厚。管腔黏膜层上皮细胞稍扁平，在基质中可见蜕膜细胞，有时黏膜呈蜕膜样改变。

4. 阴道　妊娠期阴道黏膜变软、水肿、充血呈紫蓝色（Chadwick 征），阴道壁皱襞增多，周围结缔组织变疏松，伸展性增加。阴道 pH 降低，保持酸性，阴道脱落细胞及分泌物增多呈白色糊状。

5. 会阴　妊娠期外阴部充血，皮肤增厚，大小阴唇色素沉着，大阴唇内血管增多及结缔组织松软，故伸展性增加。部分孕妇可有外阴或下肢静脉曲张，产后多自行消失。

二、乳房的变化

妊娠早期乳房开始增大，充血明显，随着乳腺腺泡增生导致乳腺增大并出现结节。乳头增大变黑，易勃起。乳晕颜色加深，形成散在的蒙氏结节。妊娠末期，尤其在接近分娩期挤压乳房时可有少量初乳溢出。

三、全身重要系统的变化

1. 循环系统的变化 孕期心脏的一般变化：心脏向左、上、前方移位，心脏沿纵轴顺时针方向扭转，心浊音界稍扩大，心尖冲动左移 2.5~3cm。部分孕妇可闻及心尖区 Ⅰ~Ⅱ 级柔和吹风样收缩期杂音，第一心音分裂及第三心音，产后逐渐消失。心电图常可见电轴左偏约 15°~20°。

（1）血压：妊娠早期及中期血压偏低，一般收缩压无变化，舒张压于孕 12~26 周下降约 5~10mmHg。妊娠 24~26 周后血压轻度升高，至孕 36 周达到孕前水平。

（2）心率：随妊娠进展而增加，平均较非孕妇增加 10~15 次/分。

（3）心排血量和每搏输出量：心排血量自妊娠 10 周逐渐增加，至妊娠 32~34 周达高峰，持续至分娩，临产及第二产程用力屏气时增加更多。其影响因素主要为心率和每搏输出量，也与孕妇身高、体位和胎儿体重有关。每搏输出量在孕期增加约 20%~30%，在孕中期达到最高峰。

（4）外周阻力：与血压和心排血量有关，孕期外周阻力显著下降。

（5）血流量：妊娠期流向子宫、乳房、肾脏、皮肤尤其是四肢皮肤的血流量均增加。

2. 呼吸系统的变化

（1）解剖学的改变：肋膈角增宽、肋骨向外扩展，

1

但胸腔总体积不变,肺活量不受影响。

(2) 肺功能的改变

1) 肺活量:无明显改变。通气量每分钟约增加40%,潮气量约增加39%,残气量约减少20%,肺泡换气量约增加65%。

2) 呼吸方式:妊娠晚期以胸式呼吸为主,气体交换保持不减。呼吸次数变化不大,每分钟不超过20次,但呼吸较深大。

3) 上呼吸道的病理变化:鼻、咽、气管的黏膜增厚,轻度充血、水肿,易发生上呼吸道感染。

3. 消化系统的变化

(1) 胃肠道

1) 胃:胃向左上方推移,并向右旋转,呈不同程度的水平位,同时盲肠及阑尾亦向外上方向移位;胃贲门括约肌松弛,易产生胃烧灼感;胃排空时间延长,易出现上腹部饱胀感。

2) 肠:肠蠕动减少,但小肠的吸收功能并无改变。

(2) 肝和胆囊

1) 肝脏:孕期肝脏维持良好功能,但肝功能试验在健康孕妇中可能和非孕期正常值有些差异,常见于孕晚期,产后恢复正常。孕期肝脏较敏感,易受药物和有毒有害物质影响。

2) 胆囊:孕期胆囊收缩减弱,胆道平滑肌松弛,胆囊排空时间延长,有较高的残余量,易形成胆结石。

4. 泌尿系统的变化

(1) 解剖学的改变

1) 肾脏及输尿管:肾脏体积增大较明显,输尿管增粗及蠕动减弱,尿流缓慢,且右侧输尿管常受右旋妊娠子宫的压迫,可致轻度肾盂积水。

2) 膀胱:孕早期膀胱受增大子宫的压迫,可出现尿频,子宫长出盆腔后症状往往缓解;妊娠晚期部分孕妇可出现尿频及尿失禁。

1

（2）肾功能的改变

1）肾血浆流量（renal plasma flow，RPF）及肾小球滤过率（glomerular filtration rate，GFR）：RPF 和 GFR 于妊娠早期均增加，整个妊娠期间维持高水平。与非孕时相比，RPF 约增加 35%，GFR 约增加 50%。

2）肾功能异常的表现：肾脏排泄尿素、肌酐等代谢产物增多，致血清浓度低于非孕期。由于肾小管对葡萄糖重吸收能力未相应增加，约 15% 孕妇饭后出现妊娠期生理性糖尿。

5. 血液系统的改变

（1）血容量：妊娠 6～8 周开始增加，至妊娠 32～34 周达高峰，增加 40%～45%，平均约增加 1450ml，维持此水平直至分娩。

（2）血液成分

1）红细胞：由于血液稀释，红细胞计数约为 $3.6 \times 10^{12}/L$（非孕妇女约为 $4.2 \times 10^{12}/L$），血红蛋白值约为 110g/L（非孕妇女约为 130g/L），血细胞比容从未孕时 0.38～0.47 下降至 0.31～0.34。骨髓造血增加，网织红细胞轻度增多。

2）白细胞：白细胞计数轻度增加，一般（5～12）$\times 10^9/L$，临产及产褥期白细胞计数也稍有增加，主要为中性粒细胞增多。

3）血小板：妊娠晚期血小板下降 10% 左右，在双胎或多胎妊娠时可能下降更多。

4）凝血因子：妊娠期血液处于高凝状态，妊娠晚期凝血酶原时间及活化部分凝血活酶时间轻度缩短，凝血时间无明显改变。血浆纤维蛋白原含量比非孕妇女约增加 50%，于妊娠末期平均达 4.5g/L。

5）血浆蛋白：自妊娠早期开始降低，主要是白蛋白减少，约为 35g/L，以后持续此水平直至分娩。

6. 内分泌系统的变化

（1）垂体：妊娠期垂体稍增大，垂体分泌 FSH 及 LH 均减少，促肾上腺皮质激素、促甲状腺激素、垂体催乳激素以及黑色素细胞刺激素均增多，而垂体生长激素无明显增加，孕晚期稍有下降。

（2）肾上腺：皮质醇浓度明显增加，具有活性作用的游离糖皮质醇仅为 10%，故孕妇无肾上腺皮质功能亢进表现。醛固酮水平上升，具有活性作用的游离醛固酮仅为 30% ~40%，不致引起过多的水钠潴留。

（3）甲状腺：孕期甲状腺组织增生，血管增多。血清中甲状腺素水平自妊娠 8 周开始增加，18 周达到高峰，直至分娩后。血清总 T3、T4 稍有增加，而 FT3、FT4 无改变。肝脏产生的甲状腺素结合球蛋白增加 2 ~3 倍。

（4）甲状旁腺：妊娠早期血清甲状旁腺素水平降低，妊娠中晚期逐渐升高，有利于为胎儿提供钙。

7. 骨骼、关节及韧带的变化　妊娠期间骨质通常无改变。由于妊娠晚期孕妇重心向前移，为保持身体平衡，头部与肩部应向后仰，腰部向前挺，形成典型的孕妇姿势。

8. 皮肤及其他改变　孕妇腹壁皮肤张力加大，皮肤的弹力纤维断裂，往往在下腹部呈多量紫色或淡红色不规律平行略凹陷的条纹。孕期黑色素增加，导致孕妇乳头、乳晕、腹白线、外阴等处出现色素沉着。

四、新陈代谢的变化

1. 基础代谢情况　妊娠早期基础代谢率稍下降，于妊娠中期逐渐增高，至妊娠晚期可增高 15% ~20%。孕期体温调节系统亦发生改变，早孕期体温最高，产后 3 个月降至最低点后恢复正常。

（1）能量需要与体重控制：妊娠期需要增加的总能量约 80 000kcal，或约每日 300kcal。孕期平均体重增加 12.5kg，其中胎儿、胎盘、羊水约 4.5 ~5kg，子宫及乳房约 1kg，循环血量及组织液约 3kg，孕妇体内脂肪贮存约 2 ~3kg。

（2）碳水化合物代谢：妊娠期胰腺分泌胰岛素增

1

多，胎盘产生的胰岛素酶、激素等拮抗胰岛素致其分泌相对不足。孕妇空腹血糖值略低，餐后高血糖和高胰岛素血症，以利于对胎儿葡萄糖的供给。

（3）脂肪代谢：妊娠期间总脂肪增加，在妊娠中后期血脂增加（血浆胆固醇增加 50%，血浆甘油三酯浓度可能会增加 3 倍），但分娩后很快会降低。孕期低密度脂蛋白胆固醇增加，孕 36 周左右达峰值，足月前开始下降。高密度脂蛋白胆固醇在妊娠前半期增高，孕 30 周后达峰值，然后维持在该水平。

（4）蛋白质代谢：血浆总蛋白有所下降，血浆白蛋白从平均 41.5g/L 下降至约 30.5g/L，血浆球蛋白含量则从 31.4g/L 上升至 34g/L，故白蛋白与球蛋白比值下降，比值从未孕的 1.5～2.6 下降至 1～1.8。

（5）水的代谢：整个孕期母体内总体液量增加平均为 6.5L，包括胎儿、胎盘、羊水，还有子宫、乳房组织增大，血容量的扩充以及组织间液的增加。产后水的转移以及排泄与孕期水的潴留多少、分娩时的脱水情况以及失血多少有关。

2. 矿物质代谢

（1）铁代谢：妊娠期间对铁的需求量增加，约需增加 1000mg 铁，其中红细胞需铁约 500mg，胎儿需铁 290mg，胎盘需铁约 250mg。孕期铁的需求主要在妊娠晚期，约 6～7mg/d。妊娠初期血清铁稍有升高，以后则逐渐减少，至孕晚期约为初期的 1/2。铁蛋白从妊娠 4 个月开始下降，至孕晚期达最低值。

（2）钙代谢：孕期血清中离子钙的浓度保持不变，但由于白蛋白的降低，总体的含钙量低于非孕期。妊娠期间肠道对钙的吸收增加，尿中钙的排出量亦增加，但由于母体对钙的需要量增加（孕期约需储积钙 40g，胎儿骨骼生长发育需储钙约 30g），因此应注意加强饮食中钙的摄入，对钙摄入少的人群加强补钙。

（3）其他代谢：妊娠期总钾、钠的储存增加，但由于血容量的增加，血清中钾、钠的浓度与非孕期相近。

妊娠期血清磷无明显变化，血清镁浓度下降。

（贺 晶）

第二节 妊娠的诊断

【概述】

早期妊娠诊断主要是确定妊娠是否正常，包括胎数、胎龄，活胎与否，排除异位妊娠等病理情况。中、晚期妊娠诊断以判断胎儿宫内生长发育情况、排除胎儿畸形为主。

【临床表现】

1. 早期妊娠的症状体征

（1）停经：月经周期规则、有性生活史的育龄期妇女，停经10日或以上，应高度怀疑妊娠。

（2）早孕反应：停经6周前后出现，以胃肠道不适为主，严重程度和持续时间因人而异，妊娠12周左右自行消失。

（3）尿频：增大的子宫压迫膀胱所致，约在妊娠12周以后自然消失。

（4）生殖器官变化：阴道黏膜及宫颈充血呈紫蓝色，宫体逐渐增大呈球形。停经6~8周，子宫峡部极软，双合诊检查感觉宫颈与宫体似不相连，称之Hegar sign。

（5）乳房变化：乳房增大，乳头乳晕着色加深，乳晕周围出现蒙氏结节，可有轻微乳房胀痛。

2. 中、晚期妊娠的症状体征

（1）子宫增大：根据手测宫底高度及量尺测耻骨上子宫长度，可估计胎儿大小及孕周（表1-1）。

（2）胎动：妊娠20周开始自觉胎动，妊娠32~34周达高峰，妊娠38周后逐渐减少。

（3）胎心音：妊娠12周用多普勒听诊仪能够探测到胎心音，正常胎心率110~160次/分。

1

表 1-1 不同妊娠周期的子宫底高度及子宫长度

妊娠周期	手测子宫底高度	耻骨上缘至宫底长度（cm）
12 周末	耻骨联合上 2~3 横指	
16 周末	脐耻之间	
20 周末	脐下 1 横指	18（15.3~21.4）
24 周末	脐上 1 横指	24（22.0~25.1）
28 周末	脐上 3 横指	26（22.4~29.0）
32 周末	脐与剑突之间	29（25.3~32.0）
36 周末	剑突下 2 横指	32（29.8~34.5）
40 周末	脐与剑突之间或略高	33（30.0~35.3）

（4）胎体：妊娠 20 周后经腹壁可触到胎体，妊娠 24 周后能区分胎头、胎背、胎臀和胎儿肢体。

【诊断要点】

1. 早期妊娠的诊断要点

（1）妊娠试验：尿液或血液 hCG 试验阳性结合临床表现，可协助诊断。

（2）B 型超声：是检查早期妊娠快速而准确的方法。妊娠 4~5 周阴道 B 型超声可测到妊娠囊，妊娠 5~6 周阴道 B 型超声可见胚芽，妊娠 8 周可见心管搏动。

（3）其他：以下表现出现，表示早期妊娠可能性大。

1）宫颈黏液光镜下见到排列成行的椭圆体，不见羊齿植物叶状结晶。

2）基础体温测定：双相型体温者，体温升高持续 18 日不见下降。

3）孕激素试验：可疑早孕者，每日肌注黄体酮 20mg，连用 5 日，若停药后超过 7 日仍未出现月经。

2. 中、晚期妊娠的诊断要点

（1）B型超声：能显示胎儿数目、有无胎心搏动、胎产式、胎先露及胎方位、胎盘位置、羊水量，还能通过多条径线测量评估胎儿生长发育情况。

（2）彩色多普勒法超声：能检测子宫动脉、脐动脉、大脑中动脉等血流速度波形，对部分母体疾病和胎儿宫内情况进行评估。

（3）四步触诊：通过四步触诊可以了解胎方位、胎儿基本大小。

（4）听胎心：可用木筒或多普勒胎心仪听诊胎心。

（贺　晶）

第三节　孕期保健

孕期保健是降低孕产妇死亡和出生缺陷的重要措施，其主要内容是要求在特定的时间，系统提供有证可循的产前检查项目并做出相应的临床指导和处理。合理的产前检查不仅能保证孕期保健的质量，也能节省医疗卫生资源。

一、孕期保健的基本宗旨

1. 产前检查的时间　根据现阶段我国孕期保健的现状和产前检查项目的需要，中华医学会妇产科学分会产科学组制定的孕期保健指南推荐的产前检查孕周分别是：妊娠 $6 \sim 13^{+6}$ 周，$14 \sim 19^{+6}$ 周，$20 \sim 23^{+6}$ 周，$24 \sim 28$ 周，$30 \sim 36$ 周每 2 周一次，$37 \sim 40$ 周每周一次，40 周后再酌情增加检查次数。有高危因素者，酌情增加次数。

2. 产前检查的内容　根据各孕周及其病情特点进行相应检查项目的选择（表1-2）。

二、孕早期保健

1. 早孕保健的重点

（1）及早确定妊娠：仔细询问月经情况，确定孕周，推算预产期。对于月经不规则者，需注意子宫增大

表 1-2 产前检查次数与方案

	常规检查及保健	备查项目	健康教育
第 1 次检查 (6~13⁺⁶周)	1. 建立妊娠期保健手册 2. 确定孕周,推算预产期 3. 评估妊娠期高危因素 4. 血压、体重指数、胎心率 5. 血常规、尿常规、血型(ABO 和 Rh)、肝功能和肾功能、空腹血糖、乙型肝炎病毒表面抗原、梅毒螺旋体和 HIV 筛查、心电图等	1. HCV 筛查 2. 地中海贫血和甲状腺功能筛查 3. 宫颈细胞学检查 4. 宫颈分泌物检查检测淋球菌、沙眼衣原体和细菌性阴道病的检测 5. 妊娠早期 B 型超声检查,妊娠 11~13⁺⁶周 B 型超声测量胎儿 NT 厚度 6. 妊娠 10~12 周绒毛活检	1. 营养和生活方式的指导 2. 避免接触有毒物质和宠物 3. 慎用药物和疫苗 4. 改变不良生活方式;避免高强度、高噪音环境和家庭暴力 5. 继续补充叶酸(0.4~0.8)mg/d,有条件者可继续服用含叶酸的复合维生素

续表

	常规检查及保健	备查项目	健康教育
第2次检查（14～19⁺⁶周）	1. 分析首次产前检查的结果 2. 血压、体重、宫底高度、腹围、胎心率 3. 妊娠中期非整倍体母体血清学筛查（11～20⁺⁶）	羊膜腔穿刺检查胎儿染色体	1. 妊娠中期胎儿非整倍体筛查的意义 2. Hb<105g/L，补充元素铁60～100mg/d 3. 开始补充钙剂，600mg/d
第3次检查（20～23⁺⁶周）	1. 血压、体重、宫底高度、腹围、胎心率 2. 胎儿系统B型声波筛查（18～24周） 3. 血常规、尿常规	宫颈评估（B型超声测量宫颈长度，早产高危者）	1. 早产的认识和预防 2. 营养和生活方式的指导 3. 胎儿系统B型超声筛查的意义
第4次检查（24～27⁺⁶周）	1. 血压、体重、宫底高度、腹围、胎心率 2. 75g OGTT 3. 血常规、尿常规	1. 抗D滴度复查（Rh阴性者） 2. 宫颈阴道分泌物fFN检测	1. 早产的认识和预防 2. 营养和生活方式的指导 3. 妊娠期糖尿病筛查的意义

1

	常规检查及保健	备查项目	健康教育
第 5 次检查 (28~31^{+6}周)	1. 血压、体重、宫底高度、腹围、胎心率 2. 产科 B 型超声检查 3. 血常规、尿常规	B 型超声测量宫颈长度或宫颈分泌物 fFN 检测	1. 分娩方式指导 2. 开始注意胎动 3. 母乳喂养指导 4. 新生儿护理指导
第 6 次检查 (32~36^{+6}周)	1. 血压、体重、宫底高度、腹围、胎心率 2. 血常规、尿常规	1. GBS 筛查(35~37 周) 2. 肝功能、血清胆汁酸检测(32~34 周,怀疑 ICP 孕妇) 3. NST 检查(34 周开始) 4. 心电图复查(高危)	1. 分娩前生活方式的指导 2. 分娩相关知识 3. 新生儿疾病筛查 4. 抑郁症的预防
第 7~11 次检查 (37~41^{+6}周)	1. 血压、体重、宫底高度、腹围、胎心率、胎位、宫颈检查(Bishop 评分) 2. 血常规、尿常规 3. NST 检查(每周 1 次)	1. 产科 B 型超声检查 2. 评估分娩方式	1. 新生儿免疫接种 2. 产褥期指导 3. 胎儿宫内情况监护 4. 超过 41 周无产兆者住院引产

与停经月份是否相符,根据早孕反应、第一次 hCG 检测结果、超声检查等推算受孕日期。

(2) 健康教育及指导

1) 异常早孕(如流产、宫外孕)的认识和预防。

2) 营养指导及体重控制:注意营养,不偏食挑食,按照孕期营养指导实施。保持一定热量、蛋白质摄入,多吃蔬菜水果,少甜食。继续补充叶酸 0.4~0.8mg/d 至孕 3 个月,有条件者可继续服用含叶酸的复合维生素。特别强调整个孕期体重控制在 11~15.5kg。

3) 避免接触有毒有害物质:避免接触放射线、高温、铅、汞、苯、砷、农药等,避免密切接触宠物。慎用药物,避免使用可能影响胎儿正常发育的药物。

4) 改变不良的生活习惯:养成良好的生活习惯,每日生活起居要有规律,避免过劳,保证睡眠时间;不吸烟、不吸毒、不饮酒(尤其不能酗酒);避免高强度的工作、高噪音环境和家庭暴力;保持室内空气清新。

5) 保持心理健康:解除精神压力,预防围产期心理问题的发生。

6) 孕期运动:孕期运动必须从早孕期开始。运动训练可以使孕妇呼吸及血液循环增强,有利于孕妇身体健康,增强肌肉力量,有利于促进分娩,同时也会有利于胎儿的生长发育。但孕期运动训练注意适量。

(3) 常规保健及高危因素识别:发现高危孕妇,进行专案管理。注意有无妊娠合并症,及时请相关学科会诊,不宜继续妊娠者应告知并及时终止妊娠;高危妊娠继续妊娠者,评估是否转诊。

1) 建立孕期保健手册。

2) 评估孕期高危因素:①孕产史,特别是不良孕产史如流产、早产、死胎、死产,有无出生胎儿畸形或智力低下儿;②本人及配偶家族史和遗传病史;③生殖道手术史如既往子宫肌瘤剔除术、宫腔粘连分离术、宫颈手术史;④注意有无妊娠合并症,如慢性高血压、心脏病、糖尿病、肝肾疾病、系统性红斑狼疮,血液病、

1

神经和精神疾病等；⑤本次妊娠有无阴道出血等妊娠并发症可能。

2. 首次产前检查（妊娠 6 ～ 13^{+6} 周）

（1）身体检查：身体检查包括测量血压、质量（体重），计算质指数（BMI），BMI = 质量（kg）/身高^2（m）^{2}；常规妇科检查；胎心率测定（采用多普勒听诊，妊娠 12 周以后）。

（2）必查项目：①血常规；②尿常规；③血型（ABO 和 Rh）；④肝功能；⑤肾功能；⑥空腹血糖；⑦HBsAg、梅毒螺旋体、HIV 筛查。

（3）备查项目

1）丙型肝炎病毒（HCV）筛查：已证实 HCV 可经母婴传播，但报道的传播率差别很大。对于 HCV 感染者，妊娠期应密切监测肝功能。

2）抗 D 滴度检查：Rh 阴性者。

3）75g OGTT 试验：有症状者或存在糖尿病高危因素如肥胖、GDM 史或大于胎龄儿分娩史、诊断为多囊卵巢综合征或反复尿糖阳性者。

4）地中海贫血筛查：广东、广西、海南、湖南、湖北、四川、重庆等地高发。

5）甲状腺功能检测：成本效益分析显示筛查整个人群优于不筛查，2012 年中华医学会内分泌学分会和中华医学会围产医学分会联合制定的《妊娠和产后甲状腺疾病诊治指南》支持妊娠早期甲状腺疾病筛查，筛查指标选择血清 TSH、FT4 和 TPOAb。筛查时机选择在妊娠 8 周以前。

6）血清铁蛋白检测：尤其是血红蛋白 <105g/L 者。

7）结核菌素（PPD）试验：推荐以下情况做 PPD 筛查：HIV 感染者、与结核患者密切接触者、有某些疾病增加结核感染危险者（如糖尿病、长期免疫抑制治疗）、酗酒及静脉用药吸毒者、保健工作人员等。

8）宫颈细胞学检查：孕前 12 个月内未检查者。

9）宫颈分泌物检测淋球菌和沙眼衣原体：高危孕

妇，包括少女、多性伴侣、吸毒、卖淫和伴其他性传播疾病者及有下生殖道感染症状者。

10）细菌性阴道病（BV）的检测：早产史者。

11）胎儿染色体非整倍体异常的早孕期母体血清学筛查：妊娠 10 ~ 13 周$^{+6}$时，可进行妊娠相关血浆蛋白 A 和游离 β - hCG 检测，但当地医院须有该医疗设备和资质。

12）超声检查：在早孕期行超声检查，确定宫内妊娠和孕周，胎儿是否存活，胎儿数目或双胎绒毛膜性质，子宫附件情况。妊娠 11 ~ 13^{+6}周超声检查测量胎儿颈项透明层厚度（NT），NT 测量按照英国胎儿医学基金会标准进行。

13）绒毛活检　妊娠 10 ~ 14 周时可进行绒毛活检，主要针对早孕筛查明确提示高危，有遗传病家族史或有遗传病患儿生育史的高危孕妇，其优势在于可以在早期妊娠时得到诊断结果。

3. 孕早期常见问题的分析及处理

（1）妊娠剧吐：一般孕妇出现恶心、呕吐，不影响进食和生活，不属病理性情况。如孕妇持续出现恶心、频繁呕吐，由于不能进食导致脱水、电解质紊乱及代谢性酸中毒表现，称之妊娠剧吐。应保持孕妇情绪安定与舒畅，精神鼓励和支持，注意休息和睡眠，保持大便通畅。饮食方面，应保持每天的液体摄入量，少食多餐，饮食宜营养价值稍高且易消化为主，酌情补充水分和电解质。呕吐后应立即清除呕吐物，并用温开水漱口，保持口腔清洁。

（2）阴道流血：妊娠早期出血的主要原因可能是先兆流产、难免流产、稽留流产、异位妊娠、葡萄胎等。应根据临床症状、β - hCG 的测定以及超声等协助诊断，避免延误诊治。

（3）腹痛：妊娠早期存在生理性下腹痛，但需与先兆流产、异位妊娠、合并卵巢囊肿扭转或阑尾炎等相鉴别。应结合腹痛的特点、有无合并症状、体格检查及影

1

像学检查协助诊断。

（4）发热：应强调保健，预防早孕期发热的疾病，如已感染发热疾病应积极采取物理降温，若高热持续不退应及时就诊，遵医嘱治疗。除避免孕期感染发热外，还应避免其他能影响孕妇体温升高的因素。如高温作业的职业、生活上如热坐浴、桑拿浴等均有增加先天畸形发生率的报道。

三、孕中期保健

1. 孕中期保健的重点

（1）了解胎动出现时间：初产妇通常在孕 20 周，经产妇在孕 18 周感觉到胎动，一般孕 28 ～ 32 周后胎动达到高峰，38 周后胎动逐渐减少。对于月经不规律又没有在妊娠早期行 B 型超声确定胎龄的孕妇，初次感胎动的时间可以帮助用于胎儿孕周的粗略估计。

（2）常规保健主要内容

1）分析前次产前检查的结果。

2）询问孕妇的一般情况：包括一般感受、阴道出血、饮食、运动情况等。

3）进行严重出生缺陷的筛查和诊断 了解产前筛查和胎儿系统超声筛查的意义和局限性。

4）健康教育及指导：重点是妊娠生理知识，营养和生活方式的指导。指导微量元素的补充，血红蛋白 <105g/L，血清铁蛋白 <12μg/L，补充元素铁 60 ～ 100mg/d。开始补充钙剂，600mg/d。

5）预防妊娠并发症：防治妊娠并发症需从中孕期开始预防。对妊娠期糖尿病（GDM）和妊娠期高血压疾病等进行筛查或诊断后应接受医师指导治疗。

2. 妊娠 14 ～ 19^{+6} 周产前检查

（1）身体检查

1）血压、体质量：评估孕妇血压及体质量增长是否合理。

2）测量宫底高度和腹围：宫高一般在脐耻之间到

脐下 1 横指。通过测量宫底高度和腹围，评估胎儿体质量增长是否合理。

3）胎心率测定：正常胎心率基线维持在 110 ~ 160 次/分，随着妊娠进展，胎心率呈下降趋势。

（2）必查项目：中孕期胎儿染色体非整倍体和神经管缺陷的产前筛查。

（3）备查项目：羊膜腔穿刺检查胎儿染色体核型（妊娠 18 ~ 22 周）；针对预产期时孕妇年龄 ≥35 岁或出生缺陷高危人群。

3. 妊娠 20 ~ 23^{+6} 周产前检查

（1）身体检查

1）血压、体质指数：评估孕妇血压及体质量增长是否合理。

2）测量宫底高度和腹围：宫高一般在脐下 1 横指到脐上 1 横指。通过测量宫底高度和腹围，评估胎儿体质量增长是否合理。

3）胎心率测定。

（2）必查项目

1）胎儿系统超声筛查：在妊娠 20 ~ 24 周进行，筛查胎儿的严重畸形。

2）血常规、尿常规。

（3）备查项目：备查项目主要有宫颈评估（超声测量宫颈长度）。主要针对有早产高危因素者，如前次早产史、宫颈手术史、子宫宫颈畸形、多胎妊娠或孕妇患有生殖道感染者。

4. 妊娠 24 ~ 28 周产前检查

（1）身体检查

1）血压、体质量：评估孕妇血压及体质量增长是否合理。

2）测量宫底高度和腹围：宫高一般在脐上 2 ~ 3 横指。通过测量宫底高度和腹围，评估胎儿体质量增长是否合理。

3）胎心率测定。

1

（2）必查项目

1）GDM 筛查：先行 50g 葡萄糖筛查（GCT），如血糖为 7.2 ~ 11.1mmol/L，则进行 75g OGTT；若 > 11.1mmol/L，则测定空腹血糖。国际最近推荐的方法是可不必先行 50g GCT，有条件者可直接行 75g OGTT，其正常上限为空腹血糖 5.1mmol/L，餐后 1h 血糖为 10.0mmol/L，餐后 2h 血糖为 8.5mmol/L；或者通过检测空腹血糖作为筛查标准。

2）尿常规。

（3）备查项目

1）抗 D 滴度检查：Rh 阴性者可进行抗 D 滴度检查。

2）胎儿纤维连接蛋白（fFN）水平检测：早产高危者可取宫颈阴道分泌物进行 fFN 水平检测。

5. 孕中期常见问题的处理

（1）胃灼热感：治疗目的在于减少胃酸反流，减轻症状。具体方法是改善生活习惯，少食多餐，避免食用含咖啡因等刺激胃酸分泌的食物，尤其是在饭后应保持立姿，避免躺卧。对于症状严重，若改善饮食习惯无效，可以使用抗酸药。

（2）便秘：首选是调节饮食和注意运动，例如补充含纤维素的食物如麦麸、小麦等，适当饮水。当纤维素添加效果不好时，可考虑使用缓泻剂。

（3）阴道分泌物增加：如伴有浓烈的异味、外阴瘙痒、红肿或者伴有尿痛，应行阴道分泌物检查，对于存在细菌性阴道病、霉菌性阴道炎或滴虫性阴道炎者应及时用药。

（4）阴道流血：中孕期阴道流血需考虑先兆早产、前置胎盘及胎盘早剥，此外还要考虑到宫颈病变（如息肉）、阴道静脉曲张造成的出血。一旦出现阴道出血，应及时到医院就诊明确诊断。

（5）腹痛：孕中期时，经常会出现生理性腹痛，不需要特殊治疗，左侧卧位有利于疼痛缓解。但需要与胎盘早剥、急性阑尾炎、肠梗阻、胆石症等引起的病理性腹痛相鉴别。

四、孕晚期保健

1. 孕晚期保健的要点

（1）营养指导及胎儿生长发育监测：了解孕妇每日营养状况，有无吸收不良如慢性腹泻等，提供个体的合理膳食指导及必要的营养素补充。监测孕妇体重、血红蛋白等是否在正常范围发展。同时观察胎儿生长发育的情况。有条件的地方可以辅助定期（中、晚孕期各一次）超声检查。

（2）胎儿宫内情况的监护及监测胎动：应教会孕妇监测胎动，如果12小时的胎动数 > 30次，为正常，少于10次/12小时，提示缺氧，每一胎儿的胎动与自身神经系统及生物钟调节有关，因此孕妇要熟悉自己胎儿的活动规则，如次数增加或减少平时的1/3以上，应予以重视。

（3）注意临产的征兆：孕妇在分娩发动前，常出现假临产，其特点是宫缩持续时间短（不超过30秒）且不恒定，间歇时间长且不规律，宫缩强度不增加，常在夜间出现、清晨消失，宫缩时不适主要在下腹部。还有一个征兆是见红，常在分娩发动前24~48小时内，是分娩即将开始的比较可靠征象。

（4）注意妊娠并发症的出现和早期识别：特别注意血压增高、头晕、胃肠道反应、乏力、阴道流血等症状。

（5）分娩方式指导及分娩镇痛：建立阴道分娩的信心，了解减轻产痛的方法如分娩镇痛，指导孕妇在产程中与医生配合。

（6）新生儿护理指导及新生儿免疫接种指导：保证母婴同室，指导产妇关于新生儿皮肤、脐部等的护理技巧。目前我国在新生儿期的免疫接种包括卡介苗、乙肝疫苗和小儿麻痹糖丸，应做好登记卡管理和防疫站随诊工作。

1

（7）新生儿疾病筛查：对于所有活产新生儿，出生后72小时后至7天内，采足底血行新生儿疾病筛查。我国目前筛查的疾病以苯丙酮尿症和先天性甲状腺功能减退症为主。

（8）抑郁症的预防相关知识：了解产妇存在的心理问题，有针对性作出耐心解释，鼓励母婴接触，对于经心理疏导后精神症状加重或持续不愈者，及时请精神科医生会诊和治疗。

（9）母乳喂养的孕期准备：通过宣传教育使孕妇及家属充分理解母乳喂养的好处，喂养方法等知识，做好乳房准备。检查乳头形状有无下陷等异常，孕6个月后每日用温开水毛巾擦洗乳头乳晕若干下，以增加上皮健康，遇有乳头平陷者可轻轻向外牵拉练习，有早产危险者不做。

（10）产褥期指导：了解产褥期康复的生理过程，进行卫生宣教和产后访视。按我国产后访视规定，第1次访视应在出院后3天内（约产后1周），第2次产后2周，第3次产后4周，第4次应在产后42天左右，如有异常应增加复查次数或转诊。

2. **妊娠29～36周产前检查** 每隔2周检查一次，有异常情况，适当增加检查次数。

（1）身体检查

1）血压、体质量：评估孕妇血压及体质量增长是否合理。

2）宫底高度和腹围：评估胎儿体质量增长是否合理。从孕29～36周，宫底高度平均每周增加约1cm，34周后宫底增加速度变慢，如在妊娠中期胎儿出现生长受限，应进一步明确诊断及时处理。

3）胎心率测定。

（2）必查项目

1）血常规、尿常规。

2）超声检查 胎儿生长发育情况、羊水量、胎位、胎盘位置。

（3）备查项目

1）早产高危者，宫颈阴道分泌物检测 fFN 水平。

2）B 族链球菌（GBS）筛查：具有高危因素的孕妇（如合并糖尿病、前次妊娠出生的新生儿有 GBS 感染等），取肛周及阴道下 1/3 的分泌物培养。

3）妊娠 32～34 周复查　肝功能、血清胆汁酸检测（妊娠期肝内胆汁淤积症高发病率地区的孕妇）。

4）电子胎心监护检查　妊娠 34 周开始对高危孕妇进行电子胎心监护检查，监护的频率可以是 1 次/日～1 次/周。

3. 妊娠 37～41 周产前检查

（1）身体检查

1）血压、体质量：评估孕妇血压及体质量增长是否合理。

2）宫底高度和腹围：评估胎儿体质量增长是否合理。宫高一般在满 36 周时最高，至足月时宫底略有下降，40 周末一般在脐与剑突之间或略高。

3）胎心率测定。

4）分娩条件的判断：结合宫高、腹围、胎位、骨盆测量、胎先露是否入盆、宫颈条件等综合评估阴道试产的条件。

（2）必查项目

1）超声检查：评估胎儿大小、羊水量、胎盘成熟度、胎位和脐动脉收缩期峰值和舒张末期流速之比（S/D比值）等。

2）NST 检查：每周 1 次。

（3）备查项目：行宫颈检查及 Bishop 评分。

4. 妊娠晚期常见健康问题的处理

（1）妊娠水肿：水肿最初可表现为体重的异常增加（即隐性水肿），或表现为凹陷性水肿，多由踝部开始，渐渐延到小腿、大腿、外阴部、腹部。应减少盐分摄取，抬高水肿的肢体，穿宽松的鞋袜。快速明显的水肿，可能是子痫前期的先兆，应尽快就医。

（2）腰背疼痛：孕妇在日常走路、站立、坐位、提

1

物等活动时，尽量保持腰部挺直。轻轻按摩酸痛的肌肉。尽量休息，严重者应卧床。孕晚期更应注意补钙。

（3）胸闷：妊娠后期增大的子宫上抬膈肌可引起胸闷症状。适当休息，在床上休息时，头下多垫一个枕头。如果轻微活动即有心悸气促，或存在胸痛、手指（脚趾）发紫或咳嗽，应注意区别有无心肺疾病。

（4）心悸：妊娠期易发生缺铁性贫血，长久站立、空腹或突然站立容易发生头昏心悸。注意摄取含丰富铁剂的食物，如绿色蔬菜、肝类、芝麻等，依医嘱服用铁剂。

（5）腹痛：孕晚期时，经常会出现生理性腹痛，其特点是持续时间短且不恒定，间歇时间长且不规律，常在夜间出现、清晨消失，不需要特殊治疗，左侧卧位有利于疼痛缓解。但需要与胎盘早剥、急性阑尾炎、肠梗阻、胆石症等引起的病理性腹痛相鉴别。

（6）耻骨联合痛：表现为耻骨联合部疼痛，重者活动受限，单侧或双侧下肢难以负重，不能行走；查体轻者局部压痛明显，髋关节外展外旋活动受限，重者可触及耻骨联合上下缘分离的间隙。目前尚无有效治疗方法，减轻骨、关节疼痛的药物在孕期使用并不合适，如疼痛严重时，告诫孕妇减少活动。

（7）静脉曲张：表现为大腿内侧蓝色曲张静脉，可伴有瘙痒和全身不适感。没有特别有疗效的治疗，弹力袜可以改善症状，但不能阻止静脉曲张的发生。对于妊娠后期存在外阴静脉曲张者，常提示合并有阴道静脉曲张，应建议密切关注，做好产前检查，严重者可考虑选择剖宫产。

（贺　晶）

第四节　产前筛查与产前诊断

一、产前筛查

产前筛查（prenatal screen）是指对胎儿遗传性疾病

通过可行的方法，对一般妊娠妇女进行筛查，发现子代具有患遗传性疾病高风险的人群，是预防遗传性疾病出生的重要步骤，但作为筛查项目，必须考虑卫生经济学的关系。

1. 产前筛查时间和内容

（1）妊娠早期筛查（11～13^{+6}周）

1）血清学筛查：常用指标有 β-hCG 和妊娠相关血浆蛋白 A（pregnancy-associated plasma protein A，PAPP-A）。

2）超声检查：常用指标有胎儿颈项透明层和胎儿鼻骨。

（2）妊娠中期筛查（15～20^{+6}周）

1）三联法血清学筛查：根据甲胎蛋白（AFP）、绒毛膜促性腺激素（hCG）和游离雌三醇（E3）三者的变化，结合孕妇年龄、孕龄等情况，计算出唐氏综合征的风险度。

2）其他改良方法：如应用 AFP 和 hCG 两项指标，称为二联法；应用 β-hCG 取代 hCG；应用抑制素（inhibin A）作为第 4 个指标等。

（3）高通量基因测序技术（12～26^{+6}周）：通过高通量测序技术分析母体外周血胎儿游离 DNA，从而对胎儿染色体非整倍体进行无创产前检测，其适用的目标疾病为常见胎儿染色体非整倍体异常（即 21-三体综合征、18-三体综合征、13-三体综合征）。

2. 产前筛查目标疾病和筛查指标判读

（1）神经管畸形：神经管畸形是指先天性的大脑和脊柱的结构异常，主要包括无脑儿和脊柱裂。

1）血清学筛查指标：血清的 AFP 可作为筛查指标，筛查应在 14～20 周进行，以中位数的倍数（multiple of the median，MOM）为单位。以 2.0 MOM 为 AFP 正常值的上限，筛查的阳性率为 3%～5%，敏感性至少 90%，阳性预测值为 2%～6%。

2）超声筛查：妊娠中期（18～24 周）应进行胎儿结构系统筛查。99% 的神经管畸形可通过系统筛查超声

1

获得诊断。

（2）21、18、13-三体：常用方法为通过妊娠早中期前述母血清中某些生化指标的检查，再结合孕妇年龄、孕周、体重等指标，使用专业计算软件得出罹患唐氏综合征的风险，在分析筛查指标时特别要注意血清 AFP 和 β-hCG 的 MOM 值，21-三体者 AFP 的 MOM 值低、β-hCG 的 MOM 值高，而 18-三体者 AFP 和 β-hCG 的 MOM 值均低。对于筛查高风险的孕妇应建议进行产前诊断，对于低风险的孕妇需要向其说明低风险也存在假阴性的可能。

二、产前诊断

产前诊断（prenatal diagnosis）又称宫内诊断（intrauterine diagnosis）或出生前诊断（antenatal diagnosis），指在胎儿出生之前应用各种先进的检测手段，了解胎儿在宫内的发育状况、有无畸形、分析胎儿染色体核型和基因等，对先天性和遗传性疾病作出诊断。

1. 产前诊断的对象　根据 2003 年卫计委《产前诊断技术管理办法》，孕妇有下列情形之一者，需要建议其进行产前诊断检查。

（1）羊水过多或者羊水过少。

（2）胎儿发育异常或者胎儿有可疑畸形。

（3）孕早期时接触过可能导致胎儿先天缺陷的物质。

（4）夫妇一方患有先天性疾病或遗传性疾病，或有遗传病家族史。

（5）曾经分娩过先天性严重缺陷婴儿。

（6）年龄≥35 周岁。

2. 产前诊断的疾病　产前诊断的疾病种类繁多。如为胎儿染色体异常和遗传性代谢缺陷病，常通过获得胎儿细胞及胎儿染色体的基础上，依靠细胞遗传学方法进行产前诊断。而先天性结构畸形，常常通过超声、磁共振等形态学观察，发现胎儿的严重结构畸形做出诊断。

（1）染色体异常

1）染色体数目异常：包括多倍体；非整倍体如染色体三体或单体。

2）染色体结构异常：包括染色体部分缺失、易位、倒位、环形染色体等。

（2）性连锁遗传病：以 X 连锁隐性遗传病居多，如红绿色盲、血友病等，致病基因在 X 染色体上，携带致病基因的男性必定发病。

（3）遗传性代谢缺陷病：多为常染色体隐性遗传病，如苯丙酮尿症或肝豆状核病变性。

3. 非染色体病性先天性结构畸形　包括全身各器官系统的结构异常，如唇腭裂、神经管缺陷、脑积水、先天性心脏病等。

4. 常用产前诊断的方法

（1）胎儿结构畸形筛查

1）超声：最常用，包括二维超声、三维成像、实时三维成像、彩色血流多普勒等。可发现多种严重致死性畸形及胎儿各系统畸形，同时可了解胎儿各生长径线、胎盘的状态和位置以及脐带、羊水量、脐动脉血流频谱等数据。

2）X 线检查：因放射线对胎儿的影响限制其应用，但可作为不要求保留胎儿的骨骼系统发育的评价手段。

3）胎儿镜：可观察胎儿体表畸形，还能采集胎儿皮肤、肌肉或血液标本做检查以及胎儿宫内治疗，但属于有创操作。

4）磁共振：可用于胎儿发育异常尤其是神经系统、胸腔病变等的评估，是超声的重要补充，但对于胎儿心脏和肢体等成像能力相对较弱。

（2）获取胎儿细胞和染色体方法

1）胚胎植入前遗传诊断：利用现代分子生物学技术与显微操作技术，对受精卵分裂的细胞进行特定的遗传学性状检测，选择合适的囊胚进行移植。常用于某些单基因病、染色体数目或结构异常以及性连锁性遗传病的携带者，本次妊娠为避免分娩遗传性疾病后代的高危夫妇。

2）绒毛穿刺取样：最佳时间为妊娠 9～12 周，B 型超声监视下经宫颈或经腹穿刺活检绒毛组织，存在流产、出血、感染、胎儿肢体发育缺陷等并发症。

3）羊膜腔穿刺术：最佳采样时间为妊娠 17～22 周，B 型超声引导下穿刺羊膜腔抽吸羊水，存在流产、羊水渗漏、感染、损伤胎盘或胎儿等并发症。

4）经皮脐血穿刺技术：最佳时间为 22～28 周，B 型超声引导下穿刺胎儿脐血做核型分析，可以校正羊水细胞或绒毛细胞培养出现的假嵌合体，结果准确可靠，但存在穿刺失败、胎儿一过性心动过缓、胎死宫内等并发症。

5）胎儿组织活检：胎儿镜可直接经腹进入羊膜腔活检胎儿组织，如对可疑进行性退行性肌营养不良胎儿可取组织行产前诊断。

（3）检测基因产物：利用羊水细胞、绒毛或胎儿血细胞，通过胎儿 DNA 分子杂交、限制性内切酶、聚合酶链反应技术、原位荧光杂交等技术检测胎儿基因的核苷酸序列，诊断胎儿基因疾病。

（贺 晶）

第五节 产褥期的生理变化

从胎盘娩出至产妇全身各器官除乳腺外恢复至妊娠前状态，包括形态和功能，这一阶段称为产褥期，一般为 6 周。

一、生殖系统的变化

1. 子宫

（1）宫体肌纤维缩复：胎盘娩出后的子宫逐渐恢复

至未孕状态，称子宫复旧。

1）子宫大小和重量变化：产后 1 周子宫缩小至约妊娠 12 周大小，产后 10 日子宫降至骨盆腔内，产后 6 周子宫恢复到非孕期大小。分娩结束时子宫约为 1000g，产后 2 周时约为 300g，直至产后 6 周一般恢复至孕前大小（50g）。

2）子宫内膜再生：残存的子宫内膜基底层逐渐再生新的功能层。胎盘附着部位全部修复需至产后 6 周。

3）子宫血管变化：开放的子宫螺旋动脉和静脉窦压缩变窄，数小时后血管内形成血栓，出血量逐渐减少直至停止。

4）子宫下段和宫颈变化：子宫下段肌纤维缩复，恢复至非孕期的子宫峡部。胎盘娩出后宫颈松软、壁薄皱起，宫颈外口如袖口状，产后 1 周宫颈内口关闭，宫颈管复原，产后 4 周宫颈完全恢复至孕前形态。

（2）阴道的变化：阴道腔逐渐缩小，阴道壁肌张力逐渐恢复，阴道黏膜皱褶约在产后 3 周重新显现，但产褥期结束时仍不能恢复至未孕时的紧张度。

（3）外阴的变化：外阴轻度水肿于产后 2～3 日内逐渐消退，若有会阴轻度撕裂或会阴切口缝合，均能在 3～5 日内愈合。处女膜在分娩时撕裂形成残缺的处女膜痕。

（4）盆底组织：盆底肌肉及筋膜过度扩展至弹性减弱，一般产褥期内可恢复。但分娩次数过多，间隔时间过短，或盆底组织严重撕裂，较难完全恢复正常。

二、乳房的变化

乳房的主要变化是泌乳。产后在复杂的神经体液调节机制下乳腺开始分泌乳汁。垂体催乳激素是泌乳的基础，哺乳时的吸吮刺激是维持乳汁分泌的关键。

1

三、全身重要器官的变化

1. **循环系统** 产后 72 小时内,产妇血循环量增加 15% ~ 25%,尤其是最初 24 小时,应注意预防心衰发生。产后 2 ~ 3 周血循环量恢复到孕前水平。

2. **血液系统** 产褥早期仍处于高凝状态,产后 1 ~ 2 周白细胞逐渐下降,血红蛋白、血小板逐渐上升。血纤维蛋白原、凝血酶、凝血酶原及血沉于产后 2 ~ 4 周降至正常。

3. **消化系统** 产后 1 ~ 2 周内消化功能逐渐恢复正常。但容易发生便秘。

4. **泌尿系统** 产后第 1 周尿量增多,尤其在产后最初 12 小时可出现一过性尿潴留。妊娠期发生的肾盂及输尿管扩张需 2 ~ 8 周恢复正常。

5. **内分泌系统及免疫系** 产后 1 周雌孕激素恢复正常。血 hCG 产后 2 周内血中已测不出。月经复潮及排卵恢复与是否哺乳及哺乳时间长短有关。不哺乳产妇通常在产后 6 ~ 10 周月经复潮,产后 10 周左右恢复排卵。哺乳妇女月经复潮延迟,平均在产后 4 ~ 6 个月恢复排卵。产褥期机体免疫功能逐渐恢复。

6. **腹壁的变化** 下腹正中线色素沉着逐渐消退,腹壁紧张度在产后 6 ~ 8 周逐步恢复。初产妇腹壁紫红色妊娠纹变成银白色陈旧妊娠纹。

(贺 晶)

第六节 产后保健及母乳喂养

一、产后保健

产褥期保健的重点是防止产后出血和产后感染,指导合理的营养,保护产妇的哺乳功能,以及促进产妇正常生理与劳动能力的恢复。

1. 一般生活指导

（1）起居环境：居室应清洁、通风，保证空气新鲜。

（2）个人卫生：指导产妇保持身体清洁，应常擦身、洗淋浴，勤换内衣，产后4周内不可坐浴。

（3）注意休息：至少3周以后才能进行全部家务劳动。

2. 产妇的营养

（1）摄入足够的总热量：产妇和哺乳妇女每日摄入的总热量不低于12250kJ（3000kcal）。

（2）合理膳食：饮食中应有足够的蔬菜、水果和谷类食品。补充足够的钙、铁、硒、碘等必需的无机盐类。控制食物中总的脂肪摄入，合理的脂肪摄入量是指脂肪提供的热量占总热量的25%，胆固醇每日的摄入量应低于300mg。

（3）维持正常合理的体重：通过合理的饮食和适当的锻炼，以维持正常合理的体重，避免由于过量的摄入而导致产后肥胖。

3. 适当活动及做产后康复锻炼

（1）运动：运动有助于产妇体力恢复，避免或减少静脉血栓形成，促进盆底和腹部肌张力的恢复。

1）经阴道自然分娩的产妇：产后6~12小时内即可起床轻微活动，产后第2日可在室内随意走动。

2）行会阴切开或行剖宫产的产妇：应适当推迟活动时间。

3）不应过早的做重体力劳动：过早的做重体力劳动，可能造成日后的阴道膨出和子宫脱垂。

（2）产后体操：主要是针对盆底肛提肌、腹肌、臀肌和腰肌的锻炼（图1-1）。运动量应由小到大，逐渐增加，循序渐进。

1）盆底肛提肌的锻炼：开始时先教会产妇做肛门收缩和憋尿的动作。产妇取仰卧位，髋和腿稍屈曲，双膝分开，然后用力合起，助手将两手放在产妇双膝的内侧，并嘱产妇有节律的用力收缩和放松肛门。能坐起时，产妇可坐在椅子上，双腿交叉，反复进行无支撑的起立、坐下。开始时每日 3～4 次，每次每个动作做 5～10 次，以后逐渐增加运动量。

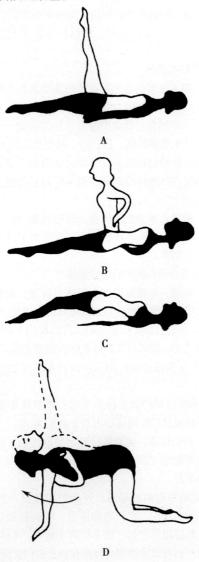

A

B

C

D

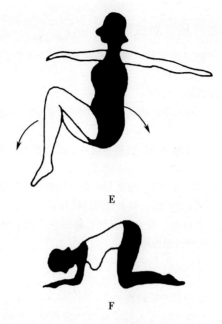

图 1-1 产后体操

A. 伸腿运动；B. 仰卧起坐；C. 臀肌运动；
D. 腰肌回转运动；E. 骨盆扭转运动；F. 膝胸卧位

2）腹肌的锻炼：①深吸气：产妇仰卧，两臂放在头上做深吸气，使腹壁下陷，将内脏引向上方；②伸腿运动：两腿平伸、高举，离开床面，两腿可以同时进行，也可以交替进行；③仰卧起坐：根据情况也可选用。

3）臀肌的锻炼：产妇仰卧，髋及腿均屈曲，脚底放在床上，尽力抬高臀部和背部使之离开床面。

4）腰肌的锻炼：①腰肌回转：产妇以一手和膝支撑，另一手和头尽可能地做大回转运动；②骨盆扭转运动：产妇坐在床上，髋及腿均屈曲，两臂平伸，头和躯干向两侧做有力的大回转；③膝胸卧位：分娩两周以后可以做膝胸卧位，每日 2~3 次，每次 10 分钟，有助于防止产后子宫后倾。

1

二、产后计划生育指导

1. 产褥期性生活 明确告知产后 6 ~ 8 周应禁止性交。

2. 产后避孕措施

（1）工具避孕：哺乳者最好用工具避孕，不宜用口服避孕药。

（2）工具避孕或口服避孕药：不哺乳者工具避孕或口服避孕药均可。

（3）宫内避孕器：可选择产后立即放置，不增加感染和异位妊娠的危险，但有较高的脱落率。

（4）绝育术：安全、便利、费用低不延长住院时间，但应注意自愿原则。

三、产后检查

1. 住院期间产后检查

（1）住院期间每天都应检查产妇情况，包括体温、脉搏、血压和子宫底高度、恶露以及会阴情况。

（2）了解乳房和乳汁分泌的情况，并指导哺乳的方法，防止产后乳腺炎。

（3）外阴部伤口缝合线，根据缝合线的成分决定如何拆线处理。如为可吸收缝线，产后不需要拆线，如为丝线缝合，会阴伤口于产后 3 ~ 5 天拆除，腹部伤口缝合一般在产后 7 天拆除。

2. 产后访视

（1）产后访视时间分配：产妇出院后 3 日、产后 14 日和产后 28 日由社区医疗保健人员分别做 3 次产后访视。

（2）产后访视内容

1）了解产妇饮食、睡眠等一般状况。

2）检查乳房，了解哺乳情况。

3）观察子宫复旧及恶露。

4）观察会阴切口、剖宫产腹部切口。

1

5）了解产妇心理状况。若发现异常应及时给予指导。

6）在家中分娩者，在产后第一周应隔日访视一次，内容与住院产妇相同，并在产后 2 周和 4 周时各再访视 1 次，了解产妇和婴儿的健康和哺乳情况等。

3. 产后健康检查　产后 42 天应对产妇作一次全面的检查。

（1）全身检查

1）血压、脉搏和血、尿常规检查，心、肺情况。

2）了解乳房及哺乳情况。

3）产后运动及其坚持的情况。

4）若有内科合并症或产科合并症应作相应检查。

（2）盆腔检查

1）外阴伤口的愈合情况。

2）阴道窥器检查：子宫颈有无裂伤、炎症，注意阴道分泌物检查，注意分泌物的量、颜色、气味和性质。

3）双合诊：检查子宫大小、位置以及附件和子宫周围组织有无炎症、包块等。了解盆底和肛提肌恢复的情况，有无阴道和（或）直肠膨出等。

四、母乳喂养

大力提倡母乳喂养，坚持按需哺乳的原则，医务人员有责任帮助产妇做好乳房护理，并指导产妇掌握正确的哺乳方法。

1. 注意乳房和乳头的保护　每次哺乳前后应用温开水洗净乳头，如发生乳头皲裂，轻度者仍可继续哺乳，哺乳后局部涂擦 10% 鱼肝油铋剂或 10% 复方安息香酸酊，至下次哺乳前洗净；重度者可借助乳头罩间接哺乳，或用吸奶器吸出乳汁。

2. 哺乳期用药应慎重　已证明多种药物可以进入乳汁，但一般用量不大，持续时间不长，对婴儿的生长发育无大影响。

（贺　晶）

第二章

妊娠并发症

第一节　妊娠剧吐

【概述】

妊娠剧吐（hyperemesis gravidarum）：妊娠早期出现严重持续的恶心呕吐，不能进食，引起体液电解质失衡及新陈代谢障碍，需住院输液治疗者。需排除其他疾病引发的呕吐。常发生于 5～10 周，发生率 0.5%～2%。

【临床表现】

1. 频繁剧烈呕吐，无法进食。

2. 体重较妊娠前减轻≥5%。

3. 失水、电解质紊乱、代谢性酸中毒表现。

【诊断要点】

1. 诊断　应先排除其他疾病如肝炎、胃肠炎等，才可考虑妊娠剧吐。

（1）每日呕吐≥3 次。

（2）尿酮体阳性。

（3）体重较孕前减轻≥5%。

（4）辅助检查：电解质检查了解有无电解质紊乱，肝、肾、甲状腺功能检查，排除甲状腺疾病，必要时行肝炎病毒检查，排除病毒性肝炎。B 型超声了解宫内胚胎个数及发育情况，排除葡萄胎、绒癌等疾病。

2

2. 注意识别妊娠甲亢综合征 30%~60% 妊娠剧吐者发生妊娠甲亢综合征，呈一过性，与 hCG 产生增多，过度刺激甲状腺激素产生有关。妊娠剧吐孕妇应检查血清 TSH，早孕期血清 TSH < 0.1mIU/L，提示存在甲状腺功能亢进的可能，应当进一步测定 FT_4、TT_3、TRAb 和 TPOAb。

3. 并发症

（1）Wernicke 综合征：妊娠剧吐可致维生素 B_1 缺乏，表现为眼球震颤、视力障碍、步态和站立姿势受影响，甚至嗜睡或昏迷。

（2）维生素 K 缺乏：妊娠剧吐可致维生素 K 缺乏，伴血浆蛋白及纤维蛋白原减少，增加出血倾向。

【治疗】

1. 门诊治疗 患者一般情况好，尿酮体 + ~ + +，无明显电解质紊乱，可门诊随访，密切注意情况变化。

2. 住院治疗 患者尿酮体 ≥ + + + ~ + + + +，伴有电解质紊乱，应予住院治疗。

（1）妊娠期服用复合维生素可减轻妊娠恶心、呕吐。

（2）心理疏导，缓解焦虑情绪。

（3）对于反复呕吐、不能进食的患者，予禁食，补充水分和电解质，每日补液量不少于 3000ml，尿量维持在 1000ml 以上，并加入氯化钾、维生素 C 等，可给予维生素 B_1 治疗。待孕妇体内失水纠正后，营养不良者，可静脉补充必需氨基酸、脂肪乳。

（4）酌情应用止吐剂：维生素 B_6 或甲氧氯普胺（胃复安），经 2~3 日治疗后，孕妇病情好转，可试行少量流质饮食，逐渐增加进食量。

3. 妊娠期甲亢处理

（1）药物治疗：常用的抗甲状腺药有两种，甲巯咪唑（MMI）和 PTU。在怀孕前和孕早期优先选 PTU，以减少造成肝脏损伤的几率。除妊娠早期外，优先选择 MMI。

（2）手术治疗：妊娠期间原则上不采取手术疗法治疗甲亢。如果确实需要，甲状腺切除术选择的最佳时机是孕中期的后半期。

4. 终止妊娠指征

（1）持续黄疸。

（2）持续蛋白尿。

（3）体温升高，持续在 38℃ 以上。

（4）心动过速（≥120 次/分）。

（5）伴发 Wernicke 综合征等，危及孕妇生命时。

【注意事项】

1. 妊娠剧吐多发生于孕 12 周内，若孕 12 周后，仍存在频繁呕吐，无正常进食，应排除消化系统器质性病变。

2. 呕吐频繁无法进食者，予禁食，静脉补液，纠正电解质紊乱，胃肠外营养，以防进食加重呕吐，恶化电解质紊乱及酸碱失衡。

3. 把握终止妊娠指征，若妊娠剧吐危及孕妇生命，及时终止妊娠。

4. 所有妊娠剧吐孕妇应查甲状腺功能，排除甲亢。

5. 医患沟通中应强调妊娠剧吐多为妊娠引起，多经积极治疗好转，但也有潜在器质性病变可能，若病情恶化，有终止妊娠可能；若孕 12 周后，仍反复妊娠剧吐，应进一步排除引起呕吐的器质性疾病。

（孙丽洲）

第二节 自然流产

【概述】

妊娠不足 28 周、胎儿体重不足 1000g 而终止妊娠者，称为流产（abortion）。妊娠 12 周前终止者称早期流产，妊娠 12 周至不足 28 周终止者称晚期流产。流产又分为自然流产和人工流产两类。自然流产的发病率占全部妊娠的 10%～15%，其中 80% 以上为早期流产。

【临床表现】

1. 临床表现 主要症状是停经后腹痛和阴道流血。

（1）早期流产：先阴道流血，再腹痛。

（2）晚期流产：先腹痛，再阴道流血。

2. 临床类型

（1）根据自然流产发展的不同阶段，分为以下临床类型：

1）先兆流产：停经后出现少量阴道流血，常为暗红色或血性分泌物，无妊娠物排出，可出现轻微下腹痛或腰骶部胀痛。妇科检查：宫颈口未开，子宫大小与停经时间相符。

2）难免流产：流产已不可避免。阴道流血量增多，下腹疼痛加剧，呈阵发性。妇科检查：宫颈口已扩张，有时可见胎囊膨出，或流产组织堵塞宫颈口；胎膜破裂后可见阴道流液；子宫大小与停经月份相符或略小于停经月份。

3）不全流产：妊娠产物部分排出，部分仍残留在子宫腔内。腹痛、阴道流血不止。有时表现为反复间歇性阴道流血或者大量阴道流血，甚至发生失血性休克。妇科检查子宫颈口扩张，有时可见妊娠物堵塞子宫颈口，子宫多小于停经周数。

4）完全流产：胚胎组织完全排出，阴道流血很少或已停止，腹痛逐渐缓解。子宫颈口关闭，子宫接近正常大小。

（2）流产的特殊情况

1）稽留流产：指宫内胚胎或胎儿死亡后未及时排出者。多数患者曾有先兆流产症状，阴道流血时有时无。妇科检查宫口未开，子宫小于停经月份，未闻及胎心。

2）复发性流产：同一性伴侣连续发生 3 次或 3 次以上的自然流产。多为早期流产，流产经过与一般流产相同。早期流产的原因常为染色体异常、免疫功能异常、黄体功能不全、甲状腺功能减退等。晚期流产的原因则为子宫解剖异常、自身免疫异常、血栓前状态等。

3）流产合并感染：流产过程中，若阴道流血时间长，有组织残留于宫腔内或非法堕胎等，有可能引起宫腔感染，严重时可扩展到盆腔、腹腔甚至全身，并发盆腔炎、腹膜炎、败血症及感染性休克等。

【诊断要点】

1. 诊断标准

(1) 停经后有阴道流血伴或伴下腹痛。

(2) 体检：行妇科检查了解宫口情况，有无妊娠物堵于宫颈口，子宫大小与停经周数是否相符，有无压痛，双侧附件有无压痛、增厚或包块。

(3) 辅助检查：B 型超声了解是否为宫内妊娠，妊娠囊形态，有无胎心搏动。监测血 hCG 增长速度，其值每日应以 66% 速度增长，48 小时增长 <66% 提示妊娠预后不良。

对有晚期流产史的患者，警惕宫颈功能不全。

2. 注意识别宫颈功能不全 有不明原因晚期流产、早产、或未足月胎膜早破史，且分娩前或破膜前无明显宫缩；非孕期妇科检查发现宫颈外口松弛明显，宫颈内口可顺利通过 8 号扩棒，妊娠期，无明显腹痛而宫口开大 2cm 以上，宫颈管缩短。

3. 诊断流程 自然流产的诊断流程见图 2-1。

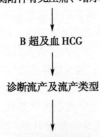

图 2-1 自然流产诊断流程

4. 鉴别诊断 自然流产的鉴别诊断见表 2-1。

表 2-1 各型流产的鉴别诊断

	先兆流产	难免流产	不全流产	完全流产
出血量	少	中→多	少→多	少→无
下腹痛	无或轻	加剧	减轻	无
组织排出	无	无	部分排出	全部排出
宫颈口	闭	扩张	开；有组织堵塞；闭	闭
子宫大小	相符	相符或稍小	小于	正常大小或稍大

【治疗】

根据自然流产不同类型进行处理。

1. 先兆流产 保胎的前提是宫内妊娠，活胎。注意多休息，不建议绝对卧床，禁止性生活。无反复流产史，无黄体功能不全证据者，不主张常规使用孕激素治疗。黄体功能不足者可给予黄体酮治疗；甲状腺功能减退者可给予小剂量甲状腺素片。如阴道流血停止，B 型超声检查证实胚胎存活，可继续妊娠。若症状加重，B 型超声检查发现胚胎发育不良，表明流产不可避免，应终止妊娠。

2. 难免流产 一旦确诊，应尽快清除胚胎组织。早期流产，应予清宫术，晚期流产，子宫较大，出血较多，予缩宫素 10U 静滴，必要时刮宫，术后予抗生素预防感染。

3. 不全流产 一旦确诊，无合并感染者应立即清宫。出血多并伴休克者，应在抗休克的同时行清宫术。

4. 完全流产 无特殊情况可不处理。

5. 稽留流产 处理前应先行凝血功能检查。若凝血功能正常，刮宫前可行口服雌激素，以提高子宫肌对缩宫素的敏感性。亦可口服米非司酮加米索前列醇，促使胎儿及胎盘排除，再行清宫。如凝血功能障碍，应尽早纠正凝血功能后，再行刮宫或引产。

6. 复发性流产　在孕前应进行卵巢功能及生殖道检查、夫妇双方染色体检查、血型鉴定及丈夫的精液检查。了解有无肿瘤、宫腔粘连，并做子宫输卵管造影及宫腔镜检查，以确定子宫有无畸形与病变，有无宫颈功能不全等。染色体异常夫妇应于孕前行遗传咨询，确认是否可以妊娠。宫颈功能不全者应孕 14～18 周行宫颈内口环扎术，术后定期随诊。黄体功能不全者及甲状腺功能减退者分别补充黄体酮和甲状腺素。

7. 流产合并感染　控制感染同时尽快清除宫腔内残留物。有感染症状而出血不多者，先控制感染，再行刮宫。合并感染又有大量阴道流血者应在输血和应用抗生素的同时，用卵圆钳将宫腔内残留组织夹出，暂时起到止血作用，忌用刮匙全面搔刮，待感染控制后再全面刮宫。感染严重或腹、盆腔脓肿形成时应手术引流，必要时切除子宫。

【注意事项】

1. 自然流产多为早期流产，其中 50%～60% 与胚胎染色体异常有关。

2. 阴道流血和腹痛为主要临床表现，B 型超声和血 hCG 是主要辅助检查。

3. 复发性流产应排除生殖道畸形、宫颈功能不全，必要时行夫妻双方染色体检查。

4. 按疾病发展阶段分为不同临床类型，依据类型选择相应的治疗措施。

5. 对流产及清宫排出的组织物应常规送病理检查。

（孙丽洲）

第三节　胎膜早破

【概述】

胎膜早破（premature rupture of membrane，PROM）

是指胎膜在临产前发生自发性破裂，依据发生的孕周分为足月 PROM 和未足月 PROM（preterm premature rupture of membrane，PPROM）。PPROM 是早产的主要原因之一。中华医学会妇产科学分会产科学组 2015 年 1 月发布了"胎膜早破的诊断与处理指南（2015）"，是胎膜早破临床处理的重要参考依据。

【临床表现】

1. 症状和体征　孕妇主诉突然出现阴道流液或无控制的"漏尿"，少数孕妇仅感觉到外阴较平时湿润，窥阴器检查见混有胎脂的羊水自子宫颈口流出，即可做出诊断。如未见羊水自子宫颈口流出，肛查上推胎先露时，可见液体从阴道流出。

2. 辅助检查

（1）阴道酸碱度测定：胎膜破裂后，阴道液 pH 升高（pH≥6.5）。pH 通常采用硝嗪或石蕊试纸测定，如果后穹隆有液池，且试纸变蓝可以明确诊断。但子宫颈炎、阴道炎、血液、肥皂、尿液、精液或防腐剂可能会造成 pH 试纸测定的假阳性。

（2）阴道液涂片：取阴道液涂于玻片上，干燥后显微镜下观察，出现羊齿状结晶提示为羊水。精液和宫颈黏液可造成假阳性。

（3）宫颈-阴道分泌液生化标志物测定：对于上述检查方法仍难确定的可疑 PROM 孕妇，可采用生化指标检测。临床应用最多是针对胰岛素样生长因子结合蛋白-1（insulin like growth factor binding protein-1，IGFBP-1），胎盘 α 微球蛋白-1（placental alphamicroglobulin-1，PAMG-1）。

（4）超声检查：对于可疑 PROM 孕妇，超声检测羊水量可能有一定帮助，如果超声提示羊水量明显减少，同时孕妇还有过阴道排液的病史，在排除其他原因导致的羊水过少的前提下，应高度怀疑 PROM，可以结合上述生化指标检测手段诊断 PROM。

【诊断要点】

1. 胎膜早破的诊断流程　胎膜早破的诊断流程见

图 2-2。

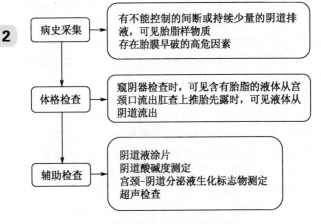

图 2-2　胎膜早破诊断流程

2. 胎膜早破的鉴别诊断

（1）应与阴道炎、尿失禁等鉴别。

（2）所有的辅助检查存在一定的假阳性和假阴性。

3. 绒毛膜羊膜炎的诊断　绒毛膜羊膜炎是 PROM 的常见并发症。急性临床绒毛膜羊膜炎的主要表现为孕妇体温升高（体温≥37.8℃）、脉搏增快（≥100 次/分）、胎心率增快（≥160 次/分）、宫底有压痛、阴道分泌物异味、外周血白细胞计数升高（≥15×10⁹/L 或核左移）。孕妇体温升高的同时伴有上述 2 个或以上的症状或体征可以诊断为临床绒毛膜羊膜炎。

4. 绒毛膜羊膜炎的鉴别诊断

（1）糖皮质激素引起的白细胞计数升高。

（2）某些药物如 β 受体兴奋剂导致的孕妇脉搏及胎心率增快。

（3）产程中硬膜外阻滞的无痛分娩引起的发热等。

【处理】

1. 足月 PROM 的处理

（1）如无明确剖宫产指征，则宜在破膜后 2～12h

内积极引产。

（2）良好的规律宫缩引产至少 12~18h，如仍在潜伏期阶段才可考虑诊断"引产失败"行剖宫产分娩。

（3）对于拒绝引产者应充分告知期待治疗可能会增加母儿感染风险。

（4）引产方法：应遵循中华医学会妇产科分会产科学组"妊娠晚期促子宫颈成熟与引产指南（2014）"进行。

对于子宫颈条件成熟的足月 PROM 孕妇，行缩宫素静脉滴注是首选的引产方法。对子宫颈条件不成熟同时无促宫颈成熟及阴道分娩禁忌证者，可应用前列腺素制剂以促进子宫颈成熟。

2. PPROM 的评估和处理　PPROM 的处理流程见图 2-3。

根据孕周大小可将 PPROM 分为无生机的 PPROM（<24 孕周），远离足月的 PPROM（孕 $24~31^{+6}$ 周），近足月的 PPROM（孕 $32~36^{+6}$ 周）。远离足月的 PPROM（孕 $24~31^{+6}$ 周），按照我国情况可以分为孕 $24~27^{+6}$ 周和 $28~31^{+6}$ 周，近足月的 PPROM 又分为孕 $32~33^{+6}$ 周和孕 $34~36^{+6}$ 周。

（1）PPROM 处理原则

1）全面评估母胎状况：①准确核对孕周：依据末次月经时间、早中孕期超声测量数据、受孕时间等。②评估有无感染。③评估胎儿状况：胎儿大小、胎方位、羊水指数、有无胎儿窘迫；有无胎儿畸形。④评估母体状况：有无其他合并症或并发症，如胎盘早剥等。⑤及时转诊：务必综合孕周和当地 NICU 的水平，特别是远离足月的 PPROM，不宜在基层医院进行期待治疗或分娩，应及时宫内转运到 NICU 水平较高的上级医院。

2）确定处理方案：依据孕周、母胎状况、当地的医疗水平及孕妇和家属意愿 4 个方面进行决策：终止妊娠、期待保胎治疗、放弃胎儿。如果终止妊娠的益处大于期待延长孕周，则积极引产或有指征时剖宫产术分娩。①终止妊娠的指征：a. 孕 34～36^{+6} 周；b. 无论任何孕周，明确诊断的宫内感染、明确诊断的胎儿窘迫、胎盘早剥、持续羊水过少等不宜继续妊娠者。②期待保胎的指征：a. 孕 24～27^{+6} 周符合保胎条件同时孕妇及家人要求保胎者。但是这类 PPROM 不宜在基层医院进行期待治疗；b. 孕 28～33^{+6} 周无继续妊娠禁忌，应保胎、延长孕周至 34 周。③放弃胎儿的指征：a. 孕周 < 24 周；b. 孕 24～27^{+6} 周者要求引产放弃胎儿者。

（2）期待保胎过程中的处理

1）促胎肺成熟：按照中华医学会妇产科分会产科学组"早产的临床诊断与治疗指南（2014）"进行，具体参见"第二章第四节早产"。①指征：< 34 孕周无期待保胎治疗禁忌证者，均应给予糖皮质激素治疗。鉴于我国当前围产医学状况和最近中华医学会妇产科学分会产科学组制定的早产指南，建议对孕 34～34^{+6} 周的 PPROM 孕妇，依据其个体情况和当地的医疗水平来决定是否给予促胎肺成熟的处理，但如果孕妇合并妊娠期糖尿病，给予促胎肺成熟处理。②具体用法：地塞米松 6mg 孕妇肌内注射（国内常用剂量为 5mg），每 12 小时 1 次，共 4 次；或倍他米松 12mg 孕妇肌内注射，每天 1 次，共 2 次。

2）抗生素的应用：具体方法：氨苄青霉素 2g + 红霉素 250mg，每 6 小时 1 次静脉点滴 48 小时；阿莫西林 250mg 联合肠溶红霉素 333mg，每 8 小时 1 次口服连续 5 天。青霉素过敏的孕妇，可单独口服红霉素 10 天。

3）宫缩抑制剂的使用：①有规律宫缩，建议应用宫缩抑制剂 48 小时，完成糖皮质激素促胎肺成熟的处理，减少新生儿 RDS 的发生，或及时转诊至有新生儿 ICU 的医院；②如有明确感染或已经进入产程不宜再继续保胎，应停止使用宫缩抑制剂；③孕周 < 32 周的 PPROM 孕妇，有随时分娩风险者可考虑应用硫酸镁保护胎儿神经系统；④常用的宫缩抑制剂：有 β 受体兴奋

剂、前列腺素合成酶抑制剂、钙离子拮抗剂、缩宫素受体拮抗剂等；⑤具体方法：按照中华医学会妇产科分会产科学组"早产的临床诊断与治疗指南（2014）"进行，具体参见"第二章第四节早产"。

4）期待过程中的监测：①高臀位卧床休息；②避免不必要的肛查和阴道检查；③动态监测羊水量、胎儿情况、有无胎盘早剥；④严密监测绒毛膜羊膜炎；⑤注意监测临产的征象；⑥期待治疗过程中出现感染、胎儿窘迫、胎盘早剥、羊水持续减少时，应考虑终止妊娠，而病情稳定者可期待至孕≥34 周后终止妊娠。

（3）分娩方式

1）PPROM 选择何种分娩方式，需综合考虑孕周、早产儿存活率、是否存在羊水过少或绒毛膜羊膜炎、胎儿能否耐受宫缩、胎方位等因素。

2）PPROM 不是剖宫产指征，分娩方式应遵循标准的产科常规，在无明确的剖宫产指征时应选择阴道试产。

3）阴道分娩时不必常规会阴切开，亦不主张预防性产钳助产。

（4）羊水过少的处理

1）监测羊水量：采用羊水最大平面垂直深度来监测 PPROM 的羊水量。羊水最大平面垂直深度 <2cm 为羊水过少。

2）羊水过少对胎儿的影响：孕 26 周前羊水过少可以导致胎儿肺发育不良，胎儿变形如 POTTER 面容、肢体挛缩、骨骼变形、绒毛膜羊膜炎和胎儿窘迫等。

3）处理原则：持续羊水过少，应适时终止妊娠。

（5）绒毛膜羊膜炎的监测和处理

1）监测：①每 4 ~ 8 小时监测孕妇的体温、脉搏；②按常规和个体情况行血常规的检测和胎心率监测及行胎儿电子监护；③严密观察羊水性状、子宫有无压痛等。

2）处理：①应用抗生素；②尽快终止妊娠；③不能短时间内阴道分娩者应选择剖宫产术终止妊娠；④有条件者行新生儿耳拭子和宫腔分泌物培养及胎盘胎膜送

病理检查。

（6）预防 B 族溶血性链球菌上行性感染

1）PROM 是 B 族溶血性链球菌（group B streptococcus，GBS）上行性感染的高危因素，对 PPROM 孕妇有条件时应行阴道下 1/3 及肛周分泌物的 GBS 培养。

2）预防 GBS 感染的抗生素用法

①青霉素 G 首次剂量 480 万单位静脉滴注，然后 240 万单位/4h 直至分娩；或氨苄青霉素，负荷量 2g 静脉滴注，然后每 4 小时 1g 的剂量静脉滴注直至分娩。②对青霉素过敏者则选用头孢唑林，以 2g 作为起始剂量静脉滴注，然后每 8 小时 1g 直至分娩。③对头孢菌素类过敏者则用红霉素 500mg，每 6 小时 1 次静脉滴注；或克林霉素 900mg 静脉滴注，每 8 小时 1 次。

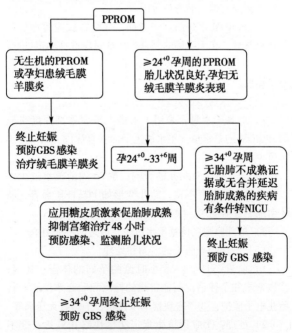

图 2-3　PPROM 的处理流程

【注意事项】

1. 评估是否转诊　基层医院遇到 PPROM，特别是远离足月的胎膜早破（孕 $24 \sim 31^{+6}$ 周），应根据孕周，首先评估是否要转诊至 NICU 水平较高的医院，这点至关重要。

2. 减少不必要的阴道检查　PPROM 阴道检查可造成阴道内细菌的上行性感染，可增加绒毛膜羊膜炎及产后子宫内膜炎、胎儿感染及新生儿感染的风险，在期待保胎、引产过程中或产程中应尽量减少不必要的阴道检查。

3. 典型临床表现有助诊断　有典型的临床感染的症状，即使病理不支持并不能排除宫内感染的诊断。

4. 充分告知待保胎过程中的风险　孕 $24 \sim 27^{+6}$ 周的 PPROM 同时孕妇及家人要求保胎时，由于保胎过程较长，不能保证新生儿存活，要充分反复告知期待保胎过程中的诸多风险并签字，同时联系转院到 NICU 水平较高的医院。

5. 依据具体情况决定是否期待保胎　由于孕 $34 \sim 34^{+6}$ 周分娩的新生儿约 5% 会发生 RDS，对于是否延长孕周至 35 周尚无统一的意见，建议依据孕妇本人状况和意愿以及当地医疗水平决定是否期待保胎。但要告知孕妇和家属，延长孕周会增加绒毛膜羊膜炎等的风险。

6. 糖皮质激素的使用

（1）开始使用的时间：26 周前的 PPROM 给予糖皮质激素的效果不肯定，建议到孕 26 周后再启动糖皮质激素促进胎肺成熟的治疗。

（2）使用的疗程：孕 32 周前使用了单疗程糖皮质激素治疗，孕妇尚未分娩，在应用 1 个疗程 2 周后，孕周仍不足 32 周，估计短期内终止妊娠者可再次应用 1 个疗程，但总疗程不能超过 2 次。

7. 抗生素的使用原则　PPROM 选择抗生素时，应避免使用氨苄青霉素 + 克拉维酸钾类抗生素，因其有增加新生儿发生坏死性小肠结肠炎的风险。

2

8. 不宜长时间使用宫缩抑制剂　PPROM 长时间使用宫缩抑制剂不利于母儿结局，而且带来药物副作用。

9. 行剖宫产术的确定　远离足月的 PPROM 注意根据孕周、当地医疗条件权衡是否行剖宫产术终止妊娠。

10. 不宜使用羊膜腔灌注　羊膜腔灌注并不能改善 PPROM 的妊娠结局，不宜使用。

11. PROM 不宜在家保胎　如果高位破膜，住院观察一段时间后羊水不再流出、超声提示羊水量正常，无相关并发症，可以考虑回家，但要监测体温，定期产前检查。

（漆洪波）

第四节　早　产

【概述】

早产（preterm birth）是指妊娠满 28 周而不满 37 周且新生儿出生体重≥1000g 分娩者。早产根据原因分为 3 类：自发性早产、未足月胎膜早破早产和治疗性早产。治疗性早产是因妊娠合并症或并发症为母儿安全需要提前终止妊娠者。早产儿各器官发育尚不够健全，出生孕周越小，体重越轻，预后越差。

【诊断要点】

1. 临床表现及诊断　临床上，早产可分为先兆早产和早产临产两个阶段。

（1）先兆早产：指有规则或不规则宫缩，但宫颈尚未扩张，而经阴道超声测量子宫颈管长度≤20mm，诊断为先兆早产。

（2）早产临产：出现规律宫缩（指每 20 分钟 4 次或每 60 分钟内 8 次），同时宫颈管进行性缩短（宫颈缩短≥80%），伴有宫口扩张 1cm 以上。

2. 早产高危人群

（1）有晚期流产及（或）早产史者。

（2）阴道超声检查：孕中期阴道超声检查发现子宫

2

颈长度（cervical length，CL）<25mm 的孕妇。

（3）有子宫颈手术史者：如宫颈锥切术、环形电极切除术（LEEP）治疗后发生早产的风险增加，子宫发育异常者早产风险也会增加。

（4）孕妇年龄过小或过大者：孕妇 ≤17 岁或 >35 岁。

（5）妊娠间隔过短的孕妇：两次妊娠间隔如控制在18～24 个月，早产风险相对较低。

（6）过度消瘦的孕妇：体质指数 <19kg/m²，或孕前体质量 <50kg，营养状况差。

（7）多胎妊娠者：双胎的早产率近 50%，三胎的早产率高达 90%。

（8）辅助生殖技术助孕者。

（9）胎儿及羊水量异常者：胎儿结构畸形和（或）染色体异常、羊水过多或过少者，早产风险增加。

（10）有妊娠并发症或合并症者：如并发重度子痫前期、子痫、产前出血、妊娠期肝内胆汁淤积症、妊娠期糖尿病、并发甲状腺疾患、严重心肺疾患、急性传染病等，早产风险增加。

（11）异常嗜好者：有烟酒嗜好或吸毒的孕妇，早产风险增加。

3. 早产的预测方法

（1）前次晚期自然流产或早产史：但不包括治疗性晚期流产或早产。

（2）妊娠 24 周前阴道超声测量 CL <25mm：不推荐对早产低风险人群常规筛查 CL。

4. 诊断流程　早产的诊断流程见图 2-4。

5. 鉴别诊断　需与 Braxton Hicks 宫缩进行鉴别。Braxton Hicks 宫缩为无痛性宫缩，自孕 18～20 周起，子宫稀发、不规则、不对称的收缩，随着妊娠周数的增加，收缩的频率和幅度相应增加，子宫内压力不超过 10～15mmHg，一般不引起宫颈管缩短及宫颈扩张。

2

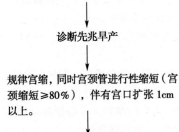

出现规则或不规则宫缩，宫颈尚
未扩张，阴道超声测量子宫颈管
长度≤20mm。

↓

诊断先兆早产

↓

规律宫缩，同时宫颈管进行性缩短（宫
颈缩短≥80%），伴有宫口扩张1cm
以上。

↓

诊断早产临产

图2-4　早产诊断流程

【治疗】

治疗原则：抑制宫缩，为促胎儿肺成熟赢得时间，胎儿脑保护治疗，有指征的应用抗生素预防感染。

1. 宫缩抑制剂　一般应用48小时，超过48小时维持用药不能明显降低早产率，但明显增加药物不良反应，故无宫缩及时停药。两种或以上宫缩抑制剂联合使用可能增加不良反应的发生，应尽量避免联合使用。

（1）钙通道阻断剂：硝苯吡啶：起始剂量为20mg口服，然后10~20mg，每日3~4次，根据宫缩情况调整，可持续48h。服药中注意观察血压，防止血压过低。

（2）前列腺素抑制剂：吲哚美辛：主要用于妊娠32周前早产。起始剂量为50~100mg经阴道或直肠给药，也可口服，然后25mg每6小时1次，可维持48h。副作用：在母体方面主要恶心、胃酸反流、胃炎等；在胎儿方面，妊娠32周后使用或使用时间超过48小时，可引起胎儿动脉导管提前关闭，也可因减少胎儿肾血流量而使羊水量减少，因此，使用期间需要监测羊水量及胎儿动脉导管宽度。当发现胎儿动脉导管狭窄时立即停药。

禁忌证：孕妇血小板功能不良、出血性疾病、肝功能不良、胃溃疡、有对阿司匹林过敏的哮喘病史。

2

（3）β_2 肾上腺素能受体兴奋剂：利托君：起始剂量 50～100μg/min 静滴，每 10 分钟可增加剂量 50μg/min，至宫缩停止，最大剂量不超过 350μg/min，共 48 小时。使用过程中应密切关注心率和主诉，如心率超过 120 次/分，或诉心前区疼痛应停止使用。

副作用：在母体方面主要有恶心、头痛、鼻塞、低血钾、心动过速、胸痛、气短、高糖、肺水肿、偶有心肌缺血等；胎儿及新生儿方面主要有心动过速、低血糖、低血钾、低血压、高胆红素，偶有脑室周围出血等。用药禁忌证有心脏病、心律不齐、糖尿病控制不满意、甲状腺功能亢进者。

（4）缩宫素受体拮抗剂：主要是阿托西班，起始剂量为 6.75mg 静滴 1min，继之 18mg/h 维持 3h，接着 6mg/h 维持 45 小时。副作用轻微，无明确禁忌，但价格较昂贵。

2. **硫酸镁应用** 妊娠 32 周前早产者常规应用硫酸镁，作为胎儿中枢神经系统保护剂治疗。

孕 32 周前早产者，负荷剂量 5.0g 静滴，30min 滴完，然后以 1～2g/h 维持。建议应用硫酸镁 3～5 天。硫酸镁应用前及使用过程中应监测呼吸、膝反射、尿量，24 小时总量不超过 30g。禁忌证：孕妇患肌无力、肾衰竭等。

3. **糖皮质激素** 用于促胎肺成熟。妊娠 28～34^{+6} 周的先兆早产应当给予 1 个疗程的糖皮质激素。地塞米松 6mg 每 12 小时 1 次，共 4 次，肌注。若早产临产，来不及完成完整疗程者，也应给药。

4. **抗生素** 胎膜早破者，予抗生素预防感染，胎膜完整者，不推荐应用抗生素，除非分娩在即而下生殖道 B 族溶血性链球菌检测阳性。

5. 产时处理与分娩方式

（1）终止早产的指征

1）宫缩进行性增强，经过治疗无法控制者。

2）有宫内感染者。

3）衡量母胎利弊，继续妊娠对母胎的危害大于胎肺成熟对胎儿的好处。

4）孕周已过 34 周，如无母胎并发症，应停用抗早产药，顺其自然，不必干预，只需密切监测胎儿情况即可。

（2）分娩方式：大部分早产儿可经阴道分娩。

1）产程中加强胎心监护有利于识别胎儿窘迫，尽早处理。

2）分娩镇痛以硬脊膜外阻滞麻醉镇痛相对安全。

3）不提倡常规会阴侧切，也不支持没有指征的产钳应用。

4）对臀位特别是足先露者应根据当地早产儿治疗护理条件权衡剖宫产利弊，因地制宜选择分娩方式。

5）早产儿出生后适当延长 30～120 秒后断脐，可减少新生儿输血的需要，大约可减少 50% 的新生儿脑室内出血。

6. 早产的预防

（1）一般预防

1）孕前宣教：①避免低龄（＜17 岁）或高龄（＞35 岁）妊娠；②提倡合理的妊娠间隔（＞6 个月）；③避免多胎妊娠；④避免体质量过低妊娠；⑤戒烟、酒；⑥控制好原发病如高血压、糖尿病、甲状腺功能亢进、红斑狼疮等；⑦停止服用可能致畸的药物。

2）孕期注意事项：①第一次产检时应详细了解早产高危因素，以便尽可能针对性预防；②合理增加妊娠期体质量；③避免吸烟、饮酒。

（2）特殊类型孕酮的应用：特殊类型孕酮有 3 种：微粒化孕酮胶囊、阴道孕酮凝胶、17α-羟己酸孕酮酯，其有效性仍缺乏大样本循证医学证据。

（3）宫颈环扎术

1）宫颈功能不全：既往有宫颈功能不全妊娠丢失病史，行宫颈环扎术对预防早产有效。宫颈环扎首选经阴道宫颈环扎术，除非有经阴道宫颈环扎禁忌或经阴道宫颈环扎失败。

2）对有前次早产或晚期流产史，此次为单胎妊娠，妊娠 24 周前 CL<25mm，无宫颈环扎术禁忌证，推荐使用宫颈环扎术。但对子宫发育异常、宫颈锥切术后，宫颈环扎术无预防早产作用；而对双胎妊娠，宫颈环扎术可能增加早产和胎膜早破风险，不推荐使用宫颈环扎术。

【注意事项】

1. 对有高危因素的孕妇进行早产预测，有助于评估风险并及时处理，进行阴道超声检查了解宫颈长度及形态。

2. 治疗原则为若胎膜完整和母胎情况允许，尽量保胎至妊娠 34 周，方法主要为促胎肺成熟和抑制宫缩。

3. 早产儿，尤其是 <32 孕周的早产儿，需要良好的新生儿救治条件，故对有条件者可转到有早产儿救治能力的医院分娩。

4. 医患沟通中强调治疗早产过程中，因存在个体差异，对药物反应不同，在治疗过程中，仍有早产临产、早产不可避免可能，强调早产对新生儿的危害性。

（孙丽洲）

第五节　过期妊娠

【概述】

过期妊娠（postterm pregnancy）是指平时月经周期规则妊娠达到或超过 42 周（≥294 日）尚未分娩者。过期妊娠使胎儿窘迫、胎粪吸入综合征、过熟综合征、新生儿窒息、围产儿死亡、巨大儿以及难产等不良结局发生率增高，并随妊娠期延长而增加。

【临床表现】

1. 临床表现

（1）正常生长儿及巨大儿。

（2）胎儿过熟综合征　过熟儿表现为皮肤干燥、松弛、脱皮，身体瘦长、胎脂消失、皮下脂肪减少，容貌似"小老人"。

（3）胎儿生长受限。

2. 对母儿影响

（1）对围产儿影响：胎儿过熟综合征、胎儿窘迫、胎粪吸入综合征、新生儿窒息、巨大儿等围产儿发病率及死亡率明显升高。

（2）对母体影响：产程延长和难产率增高，使手术产率及母体产伤明显增加。

【诊断要点】

准确核实孕周，确定胎盘功能是否正常是关键。

1. 核实孕周

（1）按病史：①可根据末次月经第 1 日计算；②根据排卵日期推算；③根据性交日期推算预产期；④根据辅助生殖技术日期推算预产期。

（2）按临床：早孕反应时间、胎动出现时间及早孕期妇科检查发现子宫大小，推算预产期。

（3）按实验室检查：①根据 B 型超声检查确定孕周，尤其是孕 20 周内，B 型超声对确定孕周有重要意义；②根据妊娠初期血、尿 hCG 增高的时间推算孕周。

2. 判断胎儿安危状况

（1）胎动情况：通过胎动自我监测。

（2）无应激试验（NST）：如不满意或可疑胎心监护，可进一步行缩宫素激惹试验（OCT）。

（3）B 型超声检查：测羊水量、脐血流仪查脐动脉血流 S/D 比值。

（4）羊膜镜：观察羊水颜色，了解有无羊水粪染。

3. 诊断流程 过期妊娠的诊断流程见图 2-5。

【治疗】

1. 评估孕妇是否可阴道试产

（1）绝对禁忌证：孕妇严重合并症及并发症，不能耐受阴道分娩或不能阴道分娩者，如：①子宫手术史，主要是指古典式剖宫产，未知子宫切口的剖宫产术，穿透子宫内膜的肌瘤剔除术，子宫破裂史等；②前置胎盘

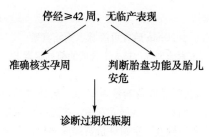

图2-5　过期妊娠诊断流程

和前置血管；③明显头盆不称；④胎位异常，横位，初产臀位估计不能经阴道分娩者；⑤宫颈浸润癌；⑥某些生殖道感染性疾病，如疱疹感染活动期等；⑦未经治疗的获得性免疫缺陷病毒（HIV）感染者；⑧对引产药物过敏者。

（2）相对禁忌证：①子宫下段剖宫产史；②臀位；③羊水过多；④双胎或多胎妊娠；⑤经产妇分娩次数≥5次者。

若无阴道试产禁忌，则评估宫颈是否成熟，若宫颈不成熟，则予促宫颈成熟。

2. 促宫颈成熟　宫颈 Bishop 评分 <6 分，引产前先促宫颈成熟。

（1）可控释地诺前列酮栓：是可控制释放的前列腺素 E2（PGE2）栓剂，置于阴道后穹隆深处，出现以下情况时应及时取出：

1）出现规律宫缩（每3分钟1次的宫缩）并同时伴随有宫颈成熟度的改善，宫颈 Bishop 评分≥6分。

2）自然破膜或行人工破膜术。

3）子宫收缩过频（每10分钟5次及以上的宫缩）。

4）置药24小时。

5）有胎儿出现不良状况的证据，如胎动减少或消失、胎动过频、电子胎心监护结果分级为Ⅱ类或Ⅲ类。

6）出现不能用其他原因解释的母体不良反应，如恶心、呕吐、腹泻、发热、低血压、心动过速或者阴道流血增多。

取出至少 30min 后方可静脉点滴缩宫素。

（2）米索前列醇：是人工合成的前列腺素 E1（PGE1）制剂。

1）每次阴道放药剂量为 25μg，放药时不要将药物压成碎片。如 6 小时后仍无宫缩，在重复使用米索前列醇前应行阴道检查，重新评价宫颈成熟度，了解原放置的药物是否溶化、吸收，如未溶化和吸收则不宜再放。每日总量不超过 50μg，以免药物吸收过多。

2）如需加用缩宫素，应该在最后 1 次放置米索前列醇后 4 小时以上，并行阴道检查证实米索前列醇已经吸收才可以加用。

3）使用米索前列醇者应在产房观察，监测宫缩和胎心率，一旦出现宫缩过频，应立即进行阴道检查，并取出残留药物。

（3）机械性促宫颈成熟：包括低位水囊、Foley 导管、海藻棒等，需要在阴道无感染及胎膜完整时才可使用。缺点：有潜在的感染、胎膜早破、子宫颈损伤的风险。

3. 引产术

（1）缩宫素静脉滴注：因缩宫素个体敏感度差异极大，静脉滴注缩宫素应从小剂量开始循序增量，起始剂量为 2.5U 缩宫素溶于乳酸钠林格注射液 500ml 中即 0.5% 缩宫素浓度，从每分钟 8 滴开始，根据宫缩、胎心情况调整滴速，一般每隔 20 分钟调整 1 次，即从每分钟 8 滴调整至 16 滴，再增至 24 滴；为安全起见也可从每分钟 8 滴开始，每次增加 4 滴，直至出现有效宫缩。

有效宫缩的判定标准为 10min 内出现 3 次宫缩，每次宫缩持续 30～60s，伴有宫颈的缩短和宫口扩张。最大滴速不得超过每分钟 40 滴，如达到最大滴速，仍不出现有效宫缩时可增加缩宫素浓度，但缩宫素的应用量不变。增加浓度的方法是以乳酸钠林格注射液 500ml 中加 5U 缩宫素变成 1% 缩宫素浓度，先将滴速减半，再根据

宫缩情况进行调整，增加浓度后，最大增至每分钟40
滴，原则上不再增加滴数和缩宫素浓度。

注意事项：

1）要有专人观察宫缩强度、频率、持续时间及胎
心率变化并及时记录，调好宫缩后行胎心监护。破膜后
要观察羊水量及有无胎粪污染及其程度。

2）警惕过敏反应。

3）禁止肌内、皮下、穴位注射及鼻黏膜用药。

4）输液量不宜过大，以防止发生水中毒。

5）宫缩过强应及时停用缩宫素，必要时使用宫缩
抑制剂。

6）引产失败：缩宫素引产成功率与宫颈成熟度、
孕周、胎先露高低有关，如连续使用2~3d，仍无明显
进展，应改用其他引产方法。

（2）人工破膜术：适用于头先露并已衔接的孕妇。
单独使用人工破膜术引产时，引产到宫缩发动的时间间
隔难以预料。人工破膜术联合缩宫素的方法缩短了从引
产到分娩的时间。人工破膜术相关的潜在风险包括：脐
带脱垂或受压、母儿感染、前置血管破裂和胎儿损伤。

4. 产程处理　产程中最好连续胎心监护，注意羊水
情况，及早发现胎儿窘迫。过期妊娠常伴有羊水污染，
分娩时做好气管插管准备。

5. 剖宫产术　过期妊娠时，胎盘功能减退，胎儿储
备力下降，可适当放宽剖宫产指征。

【注意事项】

1. 核准孕周和判断胎盘功能是处理的关键。

2. 根据胎儿情况选择分娩方式。引产前应做宫颈
Bishop评分，若<6分先促宫颈成熟。

3. 对妊娠41周以后的孕妇可常规引产。

4. 孕期定期产检，减少过期妊娠发生。

5. 促宫颈成熟和引产方法注意应用指征及潜在风
险，防止不良事件发生。

（孙丽洲）

第六节 妊娠期高血压疾病

2

【概述】

妊娠期高血压疾病（hypertension in pregnancy）是妊娠与血压升高并存的一组疾病。发病率 5%～10%。该组疾病严重影响母婴健康，是孕产妇和围产儿病死率升高的主要原因。

【分类及临床表现】

妊娠高血压疾病的分类参照美国妇产科医师学会（ACOG）2013 年提出的分类标准，分为 5 类，见表 2-2。

没有蛋白尿的孕妇，出现高血压同时伴以下任何一个表现，仍可诊断为子痫前期：①血小板减少（血小板计数 $<100 \times 10^9/L$）；②肝功能损害（血清转氨酶水平为正常值 2 倍以上）；③肾功能损害（血肌酐 $\geq 97.2\mu mol/L$ 或为正常值 2 倍以上）；④肺水肿；⑤新发生的脑功能或视觉障碍。

【诊断要点】

1. 诊断标准

（1）病史：注意询问妊娠前有无高血压、肾病、糖尿病、系统性红斑狼疮、血栓性疾病等病史，有无妊娠期高血压疾病家族史，了解患者此次妊娠后高血压、蛋白尿、头痛、视力模糊、上腹疼痛、少尿、抽搐等症状出现的时间和严重程度。

（2）高血压的诊断标准：妊娠期高血压定义为同一手臂至少 2 次测量的收缩压 $\geq 140mmHg$ 和（或）舒张压 $\geq 90mmHg$。对首次发现血压升高者，应间隔 4 小时或以上复测血压。对严重高血压患者，收缩压 $\geq 160mmHg$ 和（或）舒张压 $\geq 110mmHg$，应短时间内重复测定后尽快诊断。

（3）蛋白尿的诊断标准：高危孕妇每次产前检查均应检测尿蛋白。尿蛋白检测应留取中段尿或导尿。

蛋白尿的诊断标准有 3 个：①24h 尿蛋白定量 $\geq 0.3g$；

表 2-2　妊娠期高血压疾病分类及临床表现

分类	临床表现
妊娠期高血压 （gestational hypertension）	妊娠 20 周以后出现收缩压 ≥140mmHg，或舒张压 ≥90mmHg（两次间隔至少 4h），并于产后 12 周恢复正常；尿蛋白（-）。产后方可确诊。
子痫前期（preeclampsia） 无严重表现子痫前期（轻度）	妊娠 20 周以后出现 BP ≥140/90mmHg；24h 尿蛋白 ≥0.3 g 或随机尿蛋白/肌酐 ≥0.3 或随机尿蛋白（+）。无子痫前期的严重表现。
伴严重表现子痫前期（重度）	子痫前期出现以下任何一个表现： ①收缩压 ≥160mmHg，或舒张压 ≥110mmHg（卧床休息，两次间隔至少 4h）；②血小板减少（血小板水平 <100 ×10⁹/L）；③右上腹或上腹部疼痛；肝功能损害（血清转氨酶水平为正常值 2 倍以上）；④肾功能损害（血肌酐升高大于 97.2μmol/L 或为正常值 2 倍以上）；⑤肺水肿；⑥新发生的脑功能或视觉障碍，如：头痛、视力模糊、盲点、复视等；⑦胎儿生长受限（FGR）。

2

分类	临床表现
子痫（eclampsia）	子痫前期孕妇抽搐不能用其他原因解释。 子痫发生前可有不断加重的重度子痫前期，但子痫也可发生于血压升高不显著、无蛋白尿病例。通常产前子痫较多，表现为抽搐发生于产后48小时者约25%。 子痫抽搐进展迅速，前驱症状短暂，表现为抽搐、面部充血、口吐白沫、深昏迷；随之深部肌肉僵硬，很快发展成典型的全身高张阵挛惊厥，有节律的肌肉收缩和紧张，持续约1~1.5分钟，其间患者无呼吸动作；此后抽搐停止，呼吸恢复，但患者仍昏迷，最后意识恢复，但困惑、烦躁。
慢性高血压并发子痫前期（preeclampsia superimposed upon chronic hypertension）	高血压孕妇妊娠20周以前无尿蛋白，若出现24h尿蛋白≥0.3g；高血压孕妇妊娠20周后突然尿蛋白增加或血压进一步升高或血小板<100×10⁹/L。
妊娠合并慢性高血压（chronic hypertension complicating pregnancy）	妊娠前或妊娠20周前舒张压≥90mmHg（除外滋养细胞疾病），妊娠期无明显加重，或妊娠20周后首次诊断高血压并持续到产后12周后。

* 血压较基础血压升高30/15mmHg，但低于140/90mmHg时，不作为诊断依据，需严密观察

* 普遍认为<34周发病者为早发型子痫前期（early onset preeclampsia）

* 尿蛋白多少与妊娠结局之间的关系不大，大量蛋白尿（24h蛋白尿≥5g）不作为重度子痫前期的指标

②随机尿蛋白/肌酐≥0.3；③随机尿蛋白定性（＋）。24h尿蛋白定量准确，但是比较费时。随机尿蛋白/肌酐快速准确，可在门诊进行。随机尿蛋白定性受假阳性或假阴性结果影响，只有定量方法不可用时，才考虑采用随机尿蛋白定性。

尿蛋白量不作为子痫前期严重程度的独立指标，而且即使尿蛋白阴性，只要血压升高同时合并某些严重表现，仍可作出子痫前期的诊断。

（4）辅助检查

1）定期进行以下常规检查：①血常规；②尿常规；③肝功能；④肾功能；⑤心电图；⑥胎心监测；⑦超声检查胎儿、胎盘、羊水。

2）酌情增加检查项目：子痫前期和子痫患者视病情发展和诊治需要，应酌情增加以下有关的检查项目：①凝血功能；②血电解质；③腹部超声等影像学检查肝、胆、胰、脾、肾等脏器；④动脉血气分析；⑤超声心动图及心功能检查；⑥超声检查胎儿发育、脐动脉、大脑中动脉等血流指数；⑦必要时行 X 线胸片确定有无肺水肿，头颅 CT 或 MRI 检查确定有无颅内出血、脑水肿、可逆性后部脑病综合征。

2. 诊断流程　妊娠高血压疾病的诊断流程见图 2-6。

3. 鉴别诊断

（1）妊娠期高血压、子痫前期主要与慢性肾炎鉴别。

（2）子痫应与癫痫、脑炎、脑肿瘤、脑血管畸形破裂出血、糖尿病高渗性昏迷、低血糖昏迷相鉴别。

【预防】

对低危人群目前尚无有效的预防方法。对高危人群可能有效的预防措施有：

1. 适度锻炼　妊娠期应适度锻炼合理安排休息，以保持妊娠期身体健康。

2. 合理饮食　孕期不推荐严格限制盐的摄入，也不推荐肥胖孕妇限制热量摄入。

2

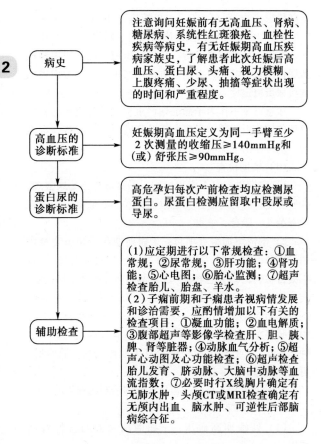

病史 → 注意询问妊娠前有无高血压、肾病、糖尿病、系统性红斑狼疮、血栓性疾病等病史，有无妊娠期高血压疾病家族史，了解患者此次妊娠后高血压、蛋白尿、头痛、视力模糊、上腹疼痛、少尿、抽搐等症状出现的时间和严重程度。

高血压的诊断标准 → 妊娠期高血压定义为同一手臂至少2次测量的收缩压≥140mmHg和（或）舒张压≥90mmHg。

蛋白尿的诊断标准 → 高危孕妇每次产前检查均应检测尿蛋白。尿蛋白检测应留取中段尿或导尿。

辅助检查 → （1）应定期进行以下常规检查：①血常规；②尿常规；③肝功能；④肾功能；⑤心电图；⑥胎心监测；⑦超声检查胎儿、胎盘、羊水。
（2）子痫前期和子痫患者视病情发展和诊治需要，应酌情增加以下有关的检查项目：①凝血功能；②血电解质；③腹部超声等影像学检查肝、胆、胰、脾、肾等脏器；④动脉血气分析；⑤超声心动图及心功能检查；⑥超声检查胎儿发育、脐动脉、大脑中动脉等血流指数；⑦必要时行X线胸片确定有无肺水肿，头颅CT或MRI检查确定有无颅内出血、脑水肿、可逆性后部脑病综合征。

图2-6 妊娠高血压疾病的诊断流程

3. 补充钙剂 低钙饮食（摄入量＜600mg/d）的孕妇建议补钙。正常钙摄入的高危孕妇推荐预防性补充钙剂，每日口服1.5~2g。

4. 阿司匹林抗凝预防 12周开始每日小剂量（60~80mg/d）阿司匹林治疗，直至分娩前1周停药。

【治疗】

1. 治疗原则

（1）治疗目的：控制病情、延长孕周、尽可能保障母儿安全。

（2）治疗基本原则：治疗基本原则是休息、镇静、预防抽搐、有指征的降压和利尿、密切监测母儿情况，适时终止妊娠。应根据病情的轻重缓急和分类进行个体化治疗。

（3）不同妊娠期高血压处理原则见表2-3。

表2-3　不同妊娠期高血压处理原则

分类	处理
妊娠期高血压	休息、镇静、监测母胎情况，酌情降压治疗
子痫前期	预防抽搐，有指征的降压、利尿、镇静，密切监测母胎情况，预防和治疗严重并发症，适时终止妊娠
子痫	控制抽搐，病情稳定后终止妊娠，预防并发症
妊娠合并慢性高血压	以降压治疗为主，注意预防子痫前期的发生
慢性高血压并发子痫前期	兼顾慢性高血压和子痫前期的治疗

2. 一般治疗

（1）治疗地点：①妊娠期高血压孕妇可居家或住院治疗；②非重度子痫前期孕妇应评估后决定是否住院治疗；③重度妊娠期高血压、重度子痫前期及子痫孕妇均应住院监测和治疗。

（2）休息和饮食：①应注意休息，以侧卧位为宜；②保证摄入足量的蛋白质和热量；③适度限制食盐摄入。

（3）镇静：保证充足睡眠，必要时可睡前口服地西泮 2.5～5.0mg。

2

3. 降压治疗

（1）目的和指征

1）目的：预防心脑血管意外和胎盘早剥等严重母胎并发症。

2）指征：收缩压≥160mmHg和（或）舒张压≥110mmHg的高血压孕妇应进行降压治疗；收缩压≥140mmHg和（或）舒张压≥90mmHg的高血压患者也可应用降压药。

（2）目标血压：孕妇未并发器官功能损伤，收缩压应控制在130～155mmHg为宜，舒张压应控制在80～105mmHg；孕妇并发器官功能损伤，则收缩压应控制在130～139mmHg，舒张压应控制在80～89mmHg，见表2-4。

表2-4 妊娠期高血压疾病的目标血压

是否并发器官功能损伤	收缩压	舒张压
否	130～155mmHg	80～105mmHg
是	130～139mmHg	80～89mmHg

（3）常用降压药物：肾上腺素能受体阻滞剂、钙离子通道阻滞剂及中枢性肾上腺素能神经阻滞剂等药物，降压药作用机制及用法剂量见表2-5。

1）常用口服降压药物 拉贝洛尔、硝苯地平或硝苯地平缓释片等。

2）静脉用药：口服药物血压控制不理想，可使用静脉用药，常用有：拉贝洛尔、酚妥拉明；孕期一般不使用利尿剂降压，以防血液浓缩、有效循环血量减少和高凝倾向。

不推荐使用阿替洛尔和哌唑嗪。硫酸镁不作为降压药使用。妊娠中晚期禁止使用血管紧张素转换酶抑制剂（ACEI）和血管紧张素Ⅱ受体拮抗剂（ARB）。

表2-5 妊娠期高血压降压药作用机制及用法用量

降压药	类型/作用机制	用法
拉贝洛尔	为α、β肾上腺素受体阻滞剂	50~150mg，口服，3~4次/日。静脉注射：初始剂量20mg，10min后如未有效降压则剂量加倍，最大单次剂量80mg，直至血压被控制，每日最大总剂量220mg。静脉滴注：50~100mg加入5%葡萄糖溶液250~500ml，根据血压调整滴速，血压稳定后改口服
硝苯地平	为二氢吡啶类钙离子通道阻滞剂	5~10mg，口服，3~4次/日，24h总量不超过60mg，紧急时舌下含服10mg，起效快，但不推荐常规使用；缓释片20mg，口服，1~2次/日
尼莫地平	为二氢吡啶类钙离子通道阻滞剂，可选择性扩张脑血管	20~60mg，口服，2~3次/日，静脉滴注：20~40mg加入5%葡萄糖溶液250ml，每天总量不超过360mg
酚妥拉明	为α肾上腺素能受体阻滞剂	10~20mg加入5%葡萄糖溶液100~200ml，以10μg/min的速度开始静脉滴注，应根据降压效果调整滴注剂量

续表

降压药	类型/作用机制	用法
硝酸甘油	作用于氧化亚氮合酶，可同时扩张静脉和动脉，降低心脏前、后负荷，主要用于合并急性心功能衰竭和急性冠状动脉综合征时的高血压急症的降压治疗	起始剂量 $5 \sim 10\mu g/min$ 静脉滴注，每 $5 \sim 10$ 分钟增加滴速至维持剂量 $20 \sim 50\mu g/min$
硝普钠	为强效血管扩张剂	50mg 加入 5% 葡萄糖溶液 500ml 按 $0.5 \sim 0.8\mu g/(kg \cdot min)$ 缓慢静脉滴注，孕期仅适用于其他降压药物无效的高血压危象孕妇。产前应用时间不宜超过 4h

4. 硫酸镁防治子痫 硫酸镁（magnesium sulphate）是子痫治疗的一线药物，也是预防子痫发作的预防用药。硫酸镁控制子痫再次发作的效果优于地西泮、苯巴比妥和冬眠合剂等镇静药物。除非存在硫酸镁应用禁忌或硫酸镁治疗效果不佳，否则不推荐使用苯二氮䓬类（如地西泮）和苯妥英钠用于子痫的预防或治疗。

（1）用药方案

1）控制子痫：静脉用药，负荷剂量硫酸镁 $4 \sim 6g$（常用 5g），溶于 10% 葡萄糖 20ml 静推（20 分钟内），或者加入 5% 葡萄糖 100ml 内，快速静滴（20 分钟内），继而 $1 \sim 2g/h$ 静滴维持。或者夜间睡眠前停用静脉给药，改为肌肉注射，用法：25% 硫酸镁 20ml + 2% 利多卡因 2ml 深部臀肌注射。24 小时硫酸镁总量 25～30g。

　　2）预防子痫发作：负荷和维持剂量同控制子痫处理。一般每日静滴 6～12 小时，24 小时总量不超过 25g。用药期间每日评估病情变化，决定是否继续用药。用药时限一般为 24～48 小时，禁止超过 5～7 日。

　　（2）硫酸镁的使用时机：引产和产时可以持续使用硫酸镁；产后继续使用 24～48h；若为产后新发现高血压合并头痛或视力模糊，应启用硫酸镁治疗。

　　（3）注意事项：正常孕妇血清镁离子浓度为 0.75～1mmol/L，治疗子痫前期和子痫的有效血镁离子浓度为 2～3.5mmol/L，超过 3.5mmol/L 即可出现中毒症状。首先表现为膝反射减弱或消失，继之出现全身肌张力减退、呼吸困难、复视、语言不清，严重者可出现呼吸肌麻痹，甚至呼吸停止、心脏停搏，危及生命。

　　使用硫酸镁必备条件：①膝腱反射存在；②呼吸 ≥16 次/分钟；③尿量 ≥17ml/h 或 ≥400ml/24h；④备有 10% 葡萄糖酸钙。镁离子中毒时停用硫酸镁并静脉缓慢推注（5～10 分钟）10% 葡萄糖酸钙 10ml。

　　如患者同时合并肾功能不全、心肌病、重症肌无力等，则硫酸镁应慎用或减量使用。有条件时，用药期间可监测血清镁离子浓度，特别是血肌酐 ≥97.2μmol/L 时。

　　5. 镇静治疗　镇静治疗可缓解孕产妇精神紧张、焦虑症状，改善睡眠，当应用硫酸镁无效或有禁忌时可用于预防并控制子痫。

　　（1）地西泮：2.5～5.0mg 口服，2～3 次/日，或者睡前服用；必要时地西泮 10mg 肌内注射或静脉注射（>5min）。

　　（2）苯巴比妥：镇静时口服剂量为 30mg，3 次/日。控制子痫时肌内注射 0.1g。

　　（3）冬眠药物：冬眠合剂由哌替啶 100mg、氯丙嗪 50mg、异丙嗪 50mg 组成，通常以 1/2 量肌注，或加入 5% 葡萄糖 250ml 内静脉滴注。

6. 利尿治疗 子痫前期孕妇不主张常规应用利尿剂，仅当孕妇出现全身性水肿、肺水肿、脑水肿、肾功能不全、急性心功能衰竭时，可酌情使用呋塞米等快速利尿剂。甘露醇主要用于脑水肿，甘油果糖适用于肾功能有损害的孕妇。严重低蛋白血症有腹腔积液者应补充白蛋白后，再应用利尿剂。

7. 纠正低蛋白血症 严重低蛋白血症伴腹水、胸水或心包积液者，应补充白蛋白或血浆，同时注意配合应用利尿剂及严密监测病情变化。

8. 促胎肺成熟 孕周 <34 周的子痫前期患者，预计1周内可能分娩者均应接受糖皮质激素促胎肺成熟治疗。用法见"第二章第四节早产"。

9. 终止妊娠时机和期待治疗 子痫前期患者经积极治疗母胎状况无改善或者病情持续进展时，终止妊娠是唯一有效的治疗措施。

（1）终止妊娠的时机

1）期待治疗：妊娠期高血压、无严重表现子痫前期患者可期待治疗至 37 周终止妊娠。

2）伴严重表现子痫前期患者：①妊娠 <24 周经治疗病情不稳定者建议终止妊娠；②孕 24～28 周根据母胎情况及当地母儿诊治能力决定是否期待治疗；③孕 28～34 周，如病情不稳定，经积极治疗 24～48 小时病情仍加重，促胎肺成熟后终止妊娠；④如病情稳定，可以考虑继续期待治疗，并建议提前转至早产儿救治能力较强的医疗机构；⑤妊娠≥34 周患者应考虑终止妊娠。

3）子痫：子痫控制且病情稳定，应尽快终止妊娠。

4）妊娠合并慢性高血压：可期待治疗至 38 周终止妊娠。

5）慢性高血压并发子痫前期：伴严重表现子痫前期，≥34 周则终止妊娠；无严重表现子痫前期，37 周终止妊娠。

（2）早发型子痫前期的期待治疗：早发型子痫前期，入院后经过充分评估病情，明确有无严重的器官损害表现，决定是否进行期待治疗。处理流程见图 2-7。

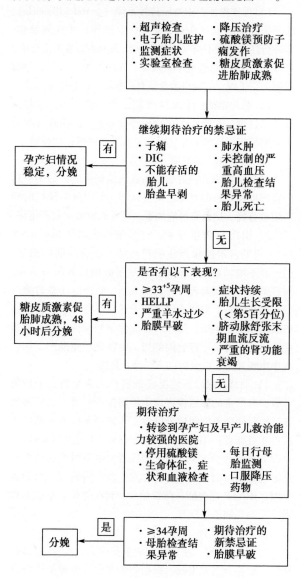

图 2-7　早发型子痫前期的处理流程

（3）期待治疗期间终止妊娠的指征

1）母体指征：①血压持续不降（≥160/110mmHg）；②子痫前期症状（头痛、眼花、少尿等）的反复发作；③进行性肾功能不全（血肌酐≥97.2μmol/L 或为正常值2倍以上）；④持续性血小板减少；⑤HELLP 综合征；⑥肺水肿；⑦子痫；⑧疑似胎盘早剥；⑨临产；⑩胎膜早破。

2）胎儿指征：①≥34 孕周；②严重 FGR；③持续性羊水过少；④胎儿生物物理评分≤4 分；⑤脐动脉舒张末期反流；⑥NST 反复性变异或晚期减速；⑦死胎。

10. 分娩和注意事项

（1）分娩方式：妊娠期高血压疾病患者，如无产科剖宫产指征，原则上考虑阴道试产。但如果不能短时间内阴道分娩、病情有可能加重，可考虑放宽剖宫产指征。

1）引产与阴道分娩：宫颈条件成熟（Bishop≥6分），可缩宫素静脉滴注引产。对于子痫前期的患者，引产并不增加新生儿病率，应尽量鼓励患者阴道分娩。对宫颈条件不成熟者可促宫颈成熟。临产后注意监测产妇与胎儿状态。重度子痫前期患者在产程中可静脉滴注硫酸镁以防止子痫。第一产程应使孕妇保持安静，适当缩短第二产程，可行会阴侧切、胎吸或产钳助产。如产程中出现异常，应及时剖宫产终止妊娠。

2）剖宫产：以下情况应剖宫产结束分娩：①病情严重，有严重的脏器损害或不能耐受产程者；②子痫发作，短时间内不能阴道分娩者；③宫颈条件不成熟而急需终止妊娠者；④引产失败；⑤妊娠 30 周以前未临产，宫颈 Bishop 评分 <5 分的子痫患者，由于引产成功率较低，也建议行剖宫产术；⑥并发症及产科情况，如胎盘早剥、HELLP 综合征、前置胎盘、初产臀位、头盆不称者；⑦胎儿缺氧、FGR。

（2）产程处理

1）第一产程：注意孕妇的自觉症状、血压、脉搏、尿量、胎心及宫缩情况。根据病情程度给予硫酸镁静脉滴注。宫口开大 3cm 以上时，可予以硬膜外麻醉镇痛。

血压升高至收缩压≥160mmHg 或舒张压≥110mmHg 时，可给予降压药。

2）第二产程：尽量缩短第二产程，避免产妇用力。可行会阴侧切或产钳助产术。

3）第三产程：预防产后出血，在胎儿前肩娩出后立即静脉滴注宫缩剂（用缩宫素而不用麦角新碱）。及时娩出胎盘并按摩宫底。注意自觉症状与血压变化。病情较重者在分娩时，必须开放静脉并继续使用硫酸镁。

4）产后或术后 24 ~ 48 小时内仍是子痫高发期，故硫酸镁及镇静剂等的使用不宜中断，术后镇痛不能忽视，以免发生子痫。需防治产后出血。

（3）注意事项

1）注意观察自觉症状变化。

2）监测血压并继续降压治疗。

3）产时可使用硫酸镁预防子痫发作。

4）监测胎心变化。

5）积极预防产后出血。

6）产时不可使用任何麦角新碱类药物。

11. 子痫处理　子痫发作时的紧急处理包括一般急诊处理、控制抽搐、控制血压、预防再发抽搐以及适时终止妊娠等。子痫诊治过程中，要注意与其他抽搐性疾病（如癔病、癫痫、颅脑病变等）进行鉴别。同时，应监测心、肝、肾、中枢神经系统等重要器官的功能、凝血功能和水电解质及酸碱平衡。子痫是产科危急重症，处理详见"第十二章第六节子痫抢救流程"。

12. 产后处理

（1）产后子痫多发生于产后 24 小时直至 10 日内，故产后不应放松子痫的预防。

（2）重度子痫前期患者产后应继续使用硫酸镁 24 ~ 48h 预防产后子痫。

（3）子痫前期患者产后 3 ~ 6 日是产褥期血压高峰期，高血压、蛋白尿等症状仍可能反复出现甚至加重。因此，此期间仍应每天监测血压及尿蛋白。

（4）产后血压≥150/100mmHg 应继续给予降压治疗。

（5）哺乳期可继续应用产前使用的降压药物，禁用血管紧张素转换酶抑制剂和血管紧张素Ⅱ受体拮抗剂（卡托普利、依那普利除外）。患者在重要脏器功能恢复正常后方可出院。

13. 管理

（1）危重患者转诊：各级医疗机构需制订重度子痫前期和子痫孕产妇的抢救预案，建立急救绿色通道，完善危重孕产妇的救治体系。重度子痫前期（包括重度妊娠期高血压）和子痫患者应在三级医疗机构治疗，接受转诊的医疗机构需设有急救绿色通道，重症抢救人员、设备和物品配备合理、齐全。转出医疗机构应在积极治疗的同时联系上级医疗机构，在保证转运安全的情况下转诊，应有医务人员护送，必须做好病情资料的交接。如未与转诊医疗机构联系妥当，或患者生命体征不稳定，或估计短期内产程有变化等，则应就地积极抢救同时积极组织和商请会诊。

（2）产后随访：产后 6 周患者血压仍未恢复正常时应于产后 12 周再次复查血压，以排除慢性高血压，必要时建议内科诊治。

（3）生活健康指导：妊娠期高血压疾病特别是重度子痫前期孕妇远期罹患高血压、肾病、血栓形成的风险增加。应充分告知患者上述风险，加强筛查与自我健康管理，注意进行包括尿液分析、血肌酐、血糖、血脂及心电图在内的检查。鼓励健康的饮食和生活习惯，如规律的体育锻炼、控制食盐摄入（<6g/d）、戒烟等。鼓励超重孕妇控制体质量，BMI 控制在 18.5 ~ 25.0kg/m²，腹围 < 80cm，以减小再次妊娠时的发病风险，并利于长期健康。

［附］HELLP 综合征

【概述】

HELLP 综合征（hemolysis, elevated liver enzymes and low platelets syndrome, HELLP syndrome）是以溶血、肝

酶升高及血小板减少为特点，是妊娠期高血压疾病的严重并发症，常危及母儿生命。

【临床表现】

HELLP 综合征多数发生在子痫前期时，也可以发生在无血压升高或血压升高不明显、或者没有蛋白尿的情况下，可以发生在子痫前期临床症状出现之前。典型症状为全身不适、右上腹疼痛、体质量骤增、脉压增大。少数孕妇可有恶心、呕吐等消化系统表现，但高血压、蛋白尿表现不典型。确诊主要依靠实验室检查。

【诊断要点】

1. 诊断标准

（1）血管内溶血：外周血涂片见破碎红细胞、球形红细胞，胆红素≥20.5μmol/L（即1.2mg/dl），血清结合珠蛋白 <250mg/L。

（2）肝酶升高：LDH 升高，ALT≥40U/L 或 AST≥70U/L。

（3）血小板减少：血小板计数 $<100 \times 10^9/L$。

2. 分类

（1）完全性 HELLP 综合征：溶血、肝酶升高、低血小板 3 项指标全部达到标准。

（2）部分性 HELLP 综合征：其中任 1 项或 2 项异常，未全部达到上述标准。

3. 诊断注意点

（1）血小板计数 $<100 \times 10^9/L$ 是目前较普遍采用的疾病诊断标准。但要注意孕期血小板计数下降趋势，对存在血小板计数下降趋势且 $<150 \times 10^9/L$ 的孕妇应进行严密追查。

（2）LDH 升高是诊断 HELLP 综合征微血管内溶血的敏感指标，常在血清间接胆红素升高和血红蛋白降低前出现。

（3）HELLP 综合征孕产妇的严重并发症与重度子痫前期严重并发症有重叠，包括：①心肺并发症如肺水肿、心力衰竭；②血液系统并发症如 DIC；③中枢神经系统并发症如卒中、脑水肿、高血压性脑病；④肝脏并发症，如肝包膜下血肿或破裂；⑤肾脏并发症如急性肾衰竭；⑥胎盘早剥等。在诊断 HELLP 综合征的同时注意评估有无严重并发症的发生。

4. 鉴别诊断 HELLP 综合征应注意与血栓性血小板减少性紫癜（thrombotic thrombo-cytopenic purpura, TTP）、溶血性尿毒症性综合征（hemolytic uremic syndrome, HUS）、妊娠期急性脂肪肝（acute fatty liver of pregnancy, AFLP）等鉴别（表 2-6）。

表 2-6 HELLP 综合征的鉴别诊断

	HELLP 综合征	血栓性血小板减少性紫癜	溶血性尿毒症性综合征	妊娠期急性脂肪肝
主要损害器官	肝脏	神经系统	肾脏	肝脏
发生时间	妊娠中、晚期	中孕	产后	晚孕
高血压、蛋白尿	有	无	无	无
血小板	减少	严重减少	减少	正常/减少
PT/APTT	正常	正常	正常	延长
血糖	正常	正常	正常	降低
纤维蛋白原	正常	正常	正常	减少
肌酐	正常或增高	显著增高	显著增高	显著增高
转氨酶	增高	正常	正常	增高
胆红素	增高	增高	增高	显著增高
血氨	正常	正常	正常	显著增高
贫血	无/轻度	无/轻度	严重	无

注：PT：凝血酶原时间；APTT：活化部分凝血活酶时间

【治疗】

HELLP 综合征必须住院治疗，尽快终止妊娠。按伴严重表现子痫前期的处理原则，其他治疗措施包括：

1. 有指征的输注血小板和使用肾上腺皮质激素

（1）血小板 $< 50 \times 10^9/L$，可考虑肾上腺皮质激素治疗。

（2）血小板 $< 50 \times 10^9/L$，且血小板计数迅速下降或者存在凝血功能障碍时应考虑备血，包括血小板。

（3）血小板 $< 20 \times 10^9/L$ 时，分娩前建议输注血小板。

2. 适时终止妊娠

（1）时机：绝大多数 HELLP 综合征患者应尽快终止妊娠。孕周≥34 周或胎肺已成熟、胎儿窘迫、先兆肝破裂及病情恶化者，应立即终止妊娠；病情稳定、妊娠 <34 周、胎肺不成熟及胎儿情况良好者，可延长 48h，以完成糖皮质激素促胎肺成熟，然后终止妊娠。

（2）分娩方式：HELLP 综合征患者可酌情放宽剖宫产指征。

（3）麻醉：血小板计数 $> 70 \times 10^9/L$，如无凝血功能障碍和进行性血小板计数下降，首选区域麻醉。

（4）其他治疗：目前尚无足够证据支持血浆置换或血液透析在 HELLP 综合征治疗中的价值。

【注意事项】

1. 目前子痫前期诊断的最大变化是不再单纯依赖是否有蛋白尿或者蛋白尿的严重程度来诊断子痫前期，在没有蛋白尿的病例中，出现高血压同时伴有重要脏器损害时，仍可诊断为子痫前期。

2. 由于子痫前期病理生理是渐进的过程，需要持续评估有无重要器脏严重损害的表现。"轻度"只是在诊断时，容易忽视病情的演变，因此子痫前期不分为"轻度"或"重度"，改为"无严重表现子痫前期"和"伴严重表现子痫前期"。目的是提醒医生要重视子痫前

2

期的进展性和变化性，需要注意观察病情和病程的动态变化和发展。

3. 蛋白尿表示肾脏蛋白漏出增加，并不代表肾脏功能已经严重受损。肾脏功能的指标是血肌酐水平或者尿量。尿蛋白与妊娠结局的关系并不大，因此大量蛋白尿（≥5g/24h）不作为"子痫前期的严重表现"的指标之一，也不能单纯根据蛋白尿的变化决定终止妊娠的时机。

4. 对收缩压≥140mmHg 和（或）舒张压≥90mmHg 的高血压患者也可应用降压药。但要注意剂量调整。

5. 降压过程力求平稳，不可波动过大，血压不低于 130/80mmHg，保证子宫胎盘血流灌注。在出现严重高血压或发生器官损害如急性左心室功能衰竭时，紧急降压到目标血压范围，注意降压幅度不能太大。

6. 常用的几种降压药物，并未做一线或二线之分，但选择用药原则是：对肾脏和胎盘-胎儿单位影响小，平稳降压；首选口服降压次选静脉降压药；可以联合用药。

7. 子痫前期终止妊娠的时机应综合孕周、有无严重表现、NICU 条件、是否使用促胎肺成熟治疗等，进行抉择。

（漆洪波）

第七节　妊娠期肝内胆汁淤积症

【概述】

妊娠期肝内胆汁淤积症（intrahepatic cholestasis of pregnancy，ICP）为妊娠期特有疾病，常发生于妊娠中晚期，以不伴原发皮疹的皮肤瘙痒和肝功异常为特征，并在产后迅速缓解。该病主要危及胎儿，可突发胎死宫内。

【临床表现】

1. 症状

（1）皮肤瘙痒：始发于手掌、脚掌和脐周，后延及四肢、躯干和颜面部；昼轻夜重；分娩后 24 ~ 48 小时缓解。

（2）其他表现：少数患者可有恶心、呕吐、腹痛、腹泻等非特异性症状。

2. 体征

（1）皮肤抓痕：无原发皮损或皮疹。

（2）黄疸：部分患者可见；多为轻度；分娩后 1 ~ 2 周消退。

【诊断要点】

1. 诊断标准　先排除其他肝胆、皮肤疾病后，方可诊断。

（1）其他原因无法解释的皮肤瘙痒。

（2）空腹血总胆汁酸升高：≥10μmol/L。

（3）其他原因无法解释的肝酶轻中度升高，即便总胆汁酸正常，也可诊断。

（4）皮肤瘙痒和肝功能异常在产后恢复正常。

2. 重度 ICP 诊断标准　任一项符合均可诊断。

（1）血总胆汁酸≥40μmol/L。

（2）血总胆汁酸 < 40μmol/L，但合并复发 ICP、多胎妊娠、妊娠期高血压疾病、有 ICP 围产儿死亡史或不明原因死胎史等。

3. 诊断流程　妊娠期肝内胆汁淤积症诊断流程见图 2-8。

4. 筛查范围和时间

（1）高发地区无瘙痒者 32 ~ 34 周筛查。

（2）有瘙痒者尽早筛查总胆汁酸和肝酶（不管孕周）。

（3）有高危因素者妊娠 28 ~ 30 周筛查，如慢性肝胆疾病者、ICP 家族史者、ICP 既往史者、多胎妊娠者、辅助生殖技术受孕者等，结果正常者必要时复查。

（3）仅有转氨酶异常但无症状时每 1 ~ 2 周复查。

（4）非高发地区出现临床表现者尽早筛查。

5. 鉴别要点

（1）血清学检测：排除肝炎病毒、EB 病毒、巨细

2

皮肤瘙痒或孕 32 ~ 34 周高危区，无消化道症状

↓

血总胆汁酸≥10μmol/L 或肝酶轻、中度升高

↓

拟诊 ICP

进一步排除诊断：
1. 肝胆超声检查
2. 血清学检测：肝炎病毒、巨细胞病毒、EB 病毒

诊断 ICP

↓

产后复查肝功正常

图 2-8　妊娠期肝内胆汁淤积症诊断流程

胞病毒感染。

（2）肝胆超声检查：排除其他肝胆系统基础疾病。

【治疗】

1. 门诊治疗　妊娠 < 39 周、轻度 ICP，且无规律宫缩者。

2. 住院治疗

（1）轻度 ICP 孕周已达 39 周。

（2）重度 ICP 孕周已达 36 ~ 37 周者。

（3）如果重度 ICP 经治疗胆汁酸已达正常，可在 38 周后入院。

（4）ICP 伴有先兆早产或既往有 ICP 不良妊娠结局者可提前入院。

（5）伴有产科并发症或有其他情况需立即终止妊娠者。

（6）门诊治疗效果不佳，病情加重者。

3. 药物治疗

（1）熊去氧胆酸：首选，15mg/（kg·d），分 3 ~ 4

次口服，无副作用且降胆汁酸疗效不佳时，可加量至 1.5~2g/d。胆汁酸正常后可停用。停药后常有反跳，需 1~2 周监测胆汁酸，如升高则续服。

（2）维生素 K_1：分娩前建议使用，以预防产后出血及新生儿颅内出血，10mg Qd 肌注，连用 3 天。

（3）地塞米松：孕龄小于 34 周的 ICP，需用地塞米松 6mg Q12h×4 次，肌注，促胎肺成熟，治疗一个疗程即可。

（4）护肝药物：肝酶水平升高者可加用护肝药物，如 S 腺苷蛋氨酸，500mg Bid 口服或 1g Qd 静滴，肝酶正常后可停用。

4. 母儿病情监测

（1）监测肝功：每 1~2 周监测肝功及胆汁酸，病情重者每周监测 1 次。

（2）监测胎动：较为重要，需重视有无胎动异常。

（3）胎心电子监护：32~34 周后每周 1 次，重症者每周 2 次；建议阴道分娩者于产程初期常规行宫缩负荷试验。

（4）超声检查：对胎心电子监护结果不满意者（Ⅱ类胎心监护图），建议生物物理评分。

5. 终止妊娠的时机　强调个体化评估的原则。

（1）轻度 ICP：妊娠 38~39 周。

（2）重度 ICP：妊娠 34~37 周。

（3）根据治疗反应、有无胎儿窘迫、多胎妊娠、其他合并症等综合考虑。

6. 终止妊娠的方式

（1）阴道分娩及产程注意事项

1）适用于轻度 ICP、无其他产科剖宫产指征、孕周 <40 周。

2）产程初期常规行宫缩负荷试验、产程中密切监测宫缩、胎心。

3）做好新生儿窒息复苏准备。

4）胎儿窘迫立即剖宫产。

（2）剖宫产指征

1）重度 ICP。

2）既往 ICP 史并存在与之相关的围产儿不良结局。

3）胎盘功能下降或高度怀疑胎儿窘迫。

4）合并多胎、重度子痫前期等。

5）存在其他阴道分娩禁忌者。

【注意事项】

1. ICP 为排他性诊断，诊断前需先排除其他引起瘙痒和肝功异常的疾病。

2. 其他原因无法解释的瘙痒合并肝酶轻中度升高，即便总胆汁酸正常，也可诊断 ICP。

3. 产前总胆汁酸水平 ≥ $40\mu mol/L$ 者是预测围产结局不良的良好指标。

4. 胎心电子监护和生物物理评分对于预测胎儿安危无明显优势，但至今仍无更好的手段对胎儿宫内状况进行监测，所以在临床常用。

5. 医患沟通中强调自数胎动的重要性，胎动异常者及时就诊。告知孕妇，ICP 对孕妇是良性疾病，但对胎儿及新生儿的危害较大，无论是在医院或在家，均可出现不明原因的胎死宫内，其机制不清，治疗的唯一有效途径是终止妊娠，但需评估胎儿在宫内和出生时的风险，决定终止妊娠时机和方式。

（刘兴会）

第八节 妊娠期急性脂肪肝

【概述】

妊娠急性脂肪肝（acute fatty liver in pregnancy，AFLP）是妊娠晚期罕见的特发致死性严重并发症，多发于妊娠 35 周后初产妇，发病急，病情凶险，早期常有恶心、乏力、不适等症状，伴有黄疸、上腹痛，病情常在短期内迅速恶化，易合并多种肝外并发症，母婴死亡率高达 85%。早诊断、及时终止妊娠、积极综合治疗是

AFLP 改善预后的关键。

【临床表现】

1. 消化道症状　绝大多数孕妇起病迅猛，起病时孕妇有持续的恶心、呕吐及上腹部不适或腹痛，腹痛可局限于右上腹，也可呈弥漫性。

2. 黄疸　在消化道症状出现 1~2 周后表现出来，并进行性加重，常无瘙痒，是 AFLP 的典型临床特征。

3. 凝血功能障碍　如继续妊娠则病情进展迅速，出现凝血障碍（全身皮肤瘀点、瘀斑、牙龈出血等），进一步发展出现 DIC。

4. 肝功能障碍、肾衰竭、低血糖、肝性脑病、昏迷等，患者可在短期内死亡。

【诊断要点】

1. 临床表现　既往无肝病史或肝炎接触史，妊娠晚期突发无原因的恶心、呕吐、上腹痛、黄疸以及全身无力等。

2. 实验室检查

（1）血常规：白细胞计数升高（WBC≥15.0×10^9/L），血小板计数减少，外周血涂片可见肥大血小板，幼红细胞、嗜碱性点彩红细胞。

（2）凝血功能异常：凝血酶原时间、部分凝血活酶时间延长，纤维蛋白原减少。

（3）肝功能：血清转氨酶轻度或中度升高，多 <500U/L，血清碱性磷酸酶明显升高，血清总胆红素中至重度升高，以直接胆红素为主，血清白蛋白降低等。AFLP 病情发展很快，如果未得到及时、正确的处理，很快出现酶胆分离，预后不良。血糖降低，低血糖（GLU <4mmol/L）。

（4）肾功能：血氨、血尿酸、肌酐、尿素氮均升高，尿胆红素阴性。尤其是尿酸的增高程度与肾功能损害程度不成比例，有时高尿酸血症可在 AFLP 临床发作前即存在。

（5）尿常规：尿蛋白阳性，尿胆红素阴性。但尿胆

2

红素阳性时不能排除诊断。

(6) 影像学检查：B 型超声显示肝脏弥漫性回声及反射增强——"亮肝"，CT 示肝脏缩小、肝脏脂肪浸润、肝实质密度衰减。肝脏超声、CT、磁共振成像（MRI）等影像学检查诊断 AFLP 有一定帮助，但敏感性较差。肝活检染色示小叶中心肝细胞急性脂肪病变。

3. 诊断流程　妊娠期急性脂肪肝诊断流程见图 2-9。

孕晚期出现持续的恶心、呕吐及上腹部不适或腹痛，黄疸进行性加重

↓

凝血功能障碍，白细胞升高，转氨酶轻度或中度升高，血清总胆红素中至重度升高，以直接胆红素为主，血清白蛋白降低，血糖降低，尿蛋白阳性。

↓

拟诊 AFLP

进一步排除诊断：
1. 监测血压
2. 肝胆超声检查
3. 血清学检测：肝炎病毒、巨细胞病毒、EB 病毒

↓

诊断 AFLP

↓

产后复查肝功正常

图 2-9　妊娠期急性脂肪肝诊断流程

4. 鉴别诊断

(1) 急性重症肝炎：病毒性肝炎血清免疫学检查阳性，如 HBsAg 阳性或两对半等指标阳性，血清转氨酶明显升高，可达 1000U/L，尿胆红素、尿胆原、尿胆素均阳性。血尿酸不高，白细胞计数正常，肾衰竭出现较晚，外周血涂片无幼红细胞及点彩细胞。肝组织学检查见肝

细胞广泛坏死，肝小叶结构破坏。

（2）HELLP 综合征：是妊娠期高血压疾病展到严重阶段的并发症，与妊娠急性脂肪肝一样，均有血清转氨酶和胆红素升高、出血素质和肾衰竭，临床特征和实验室检查结果有较多相似处，但大多数 HELLP 综合征患者不存在低血糖症，这是一个很重要的鉴别要点。

【治疗】

1. 治疗原则　AFLP 治疗原则是迅速分娩和最大限度的支持治疗，保证血容量和正常血糖及电解质平衡，纠正 DIC。妊娠终止早晚与预后关系密切，保守治疗母婴死亡率极高。AFLP 一旦确诊或被高度怀疑时，无论病情轻重、病程早晚均应尽快终止妊娠，并应在密切监护下，转至三级综合医疗机构救治。

2. 终止妊娠方式　首选剖宫产，请麻醉科医师会诊后决定麻醉方式；如已临产，胎儿较小，短期内可经阴道分娩，予阴道试产。

3. 综合治疗　在产科处理前，应积极请相关学科会诊，共同制订治疗方案，综合治疗是抢救成功的关键。

（1）支持疗法：白蛋白和冰冻新鲜血浆交替使用，根据情况应用血小板、新鲜血、红细胞悬液、纤维蛋白原等，必要时可行血浆置换，纠正凝血功能。

（2）加强抗感染：使用对肝肾功能损害小的广谱抗生素；禁用镇静剂及止痛剂。

（3）密切监测凝血功能，积极补充凝血物质；防治应激性溃疡；纠正低血糖和低蛋白血症；防治水电解质紊乱；改善微循环，提供充足热量保肝治疗等。

【注意事项】

1. 妊娠急性脂肪肝是妊娠晚期罕见的特发致死性严重并发症，发病急，病情凶险，母儿死亡率高。

2. 疾病前驱症状不典型，表现为消化道症状，常被忽视。

3. 病情进展迅速，终止妊娠是唯一有效方式，AFLP一旦确诊或被高度怀疑时，无论病情轻重、病程早晚均应尽快终止妊娠，终止妊娠方式首选剖宫产。

4. 一旦高度怀疑 AFLP，在严密监护下，转至三级综合医院救治。

5. 应积极请相关学科会诊，共同制订治疗方案，综合治疗是抢救成功的关键。

6. 医患沟通强调 AFLP 为罕见特发致死性疾病，病情凶险，死亡率高，虽经积极救治，仍有母儿死亡率高。

（孙丽洲）

第九节　前置胎盘

【概述】

前置胎盘（placenta previa）定义为，妊娠 28 周后，胎盘种植于子宫下段较低位置，其下缘非常接近甚至覆盖宫颈内口，位于胎儿先露部的前方。前置胎盘主要危害为妊娠晚期出血甚至失血性休克危及母儿生命。由于胎盘位于胎儿先露部的前方，部分或全部阻塞产道，易出现胎位异常，绝大多数需剖宫产终止妊娠。前置胎盘早产发生率高达 57%。

【临床表现】

1. 症状体征

（1）病史：高危因素包括流产史、宫腔操作史、产褥期感染史、高龄、剖宫产史、吸烟、双胎妊娠、高血清甲胎蛋白水平等。

（2）症状：妊娠中、晚期无痛性阴道出血。首次出血一般不多，但可反复发生。少数在超声检查或选择性剖宫产时被发现，有些在分娩过程中因出现异常阴道流血而被发现。有些伴有胎盘植入者一直没有阴道流血。患者全身情况与出血量及出血速度密切相关。反复出血可致贫血。出血伴临产的患者可有阵发性腹痛，也可出现胎膜早破。前置胎盘很少并发凝血功能障碍。

（3）体征

1）腹部检查：子宫软，无压痛，轮廓清楚，子宫大小与孕周相符合。胎位清楚，胎先露高浮或伴有胎位异常。阴道出血多者呈贫血貌或休克表现。注意，患者体征可能与外出血量不符合，因出血可聚集在阴道内。出血多时可有胎儿窘迫，严重时胎死宫内。如临产则宫缩有规律性，间歇期子宫完全放松。

2）阴道检查：不恰当的阴道检查可造成阴道大出血甚至危及母儿生命。前置胎盘的诊断肯定不必再做阴道检查。如必须通过阴道检查明确诊断，可在输液、备血以及立即剖宫产手术的条件下进行。以穹隆触诊为主，禁止手指伸入宫颈管内甚至牵扯不明组织。排除宫颈或阴道部位的出血最好用阴道拉钩进行。禁止肛查。

2. 辅助检查

（1）超声检查：超声检查是诊断前置胎盘的金标准。在妊娠的任何时期，如怀疑前置胎盘，推荐使用经阴道超声进行确诊。超声检查应了解胎盘边缘与宫颈内口的关系：包括前置胎盘的类型、胎盘主体位置、覆盖宫颈后的延伸位置、覆盖宫颈处胎盘的厚度、有否植入。瘢痕子宫应该高度怀疑前置胎盘合并胎盘植入的可能，特别是附着前壁的前置胎盘，要明确胎盘是否种植在剖宫产瘢痕上。若双胎在23周后发现前置胎盘，持续到分娩前的可能性大。

（2）磁共振检查：在合并胎盘植入时有意义。易于了解植入程度及邻近器官浸润情况。

【诊断要点】

1. 分类 以往前置胎盘分四类，不便于临床区分。现分为两种类型（图2-10）：

（1）前置胎盘：胎盘组织部分或完全覆盖宫颈内口。包括既往的完全性和部分性前置胎盘。

（2）低置胎盘：胎盘附着于子宫下段，边缘距宫颈内口的距离 <20mm。包括既往的边缘性前置胎盘和低置胎盘。

前置胎盘的程度可随妊娠及产程的进展而发生变化。建议以临床处理前的最后1次检查来确定其分类。

2. 症状、体征 不同类型的前置胎盘其出血量及出血时间有明显不同。

（1）前置胎盘出血时间早，往往 32 周前，且出血反复发生，量逐渐增多，也可一次就发生大出血。

（2）低置胎盘，出血多发生在 36 周以后，出血量较少或中等量。

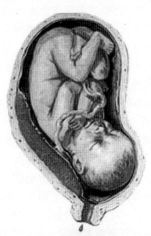

低置胎盘
胎盘到达但未覆盖宫颈内口

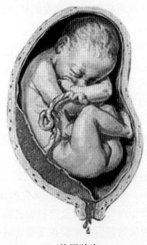

前置胎盘
胎盘到达并部分覆盖宫颈内口

2

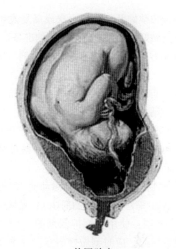

前置胎盘
胎盘完全覆盖宫颈内口

图 2-10　前置胎盘分类

（3）对于无产前出血的前置胎盘，更要考虑胎盘植入的可能性，不能放松对前置胎盘凶险性的警惕。

（4）34 周前的阴道出血可以预测 88% 的早产和 83% 急诊剖宫产。

3. 阴道 B 型超声随访　建议所有在中孕（20 孕周左右）时超声发现胎盘前置状态者行阴道超声随访胎盘移行情况，并根据情况增加超声随访次数。

（1）有症状的前置胎盘或胎盘植入 30 ~ 32 周左右复查。

（2）无症状的低置胎盘 36 周左右复查。

【治疗】

治疗原则为止血、纠正贫血、预防感染、适时终止妊娠。强调根据临床表现进行个体化处理。通常需要考虑的三个关键因素是胎龄和胎儿成熟度、阴道出血的严重程度。

1. 密切观察　如果胎儿未足月，出现持续性阴道出血，应住院观察并保守治疗。阴道停止出血 2 日建议孕妇出院，并告知孕妇及其家属再次或反复发生阴道出血的可能性以及做好随时紧急返院治疗的准备。

2. 保守治疗　适当使用宫缩药抑制剂、抗炎、抗贫血治疗等。

（1）宫缩抑制剂：减少出血的主要措施。在母儿安全的前提下，延长孕周，提高胎儿存活率。

1）适应证：适用于妊娠 < 36 周，一般情况良好，胎儿存活，阴道出血不多，无需紧急分娩的孕妇。需在有母儿抢救能力的医疗机构进行。

2）常用药物：硫酸镁、β 受体激动剂、钙通道阻滞剂、非甾体类抗炎药、缩宫素受体抑制剂等（详见早产章节）。

3）注意事项：使用宫缩抑制剂的过程中仍随时有阴道大出血的风险，应时刻做好剖宫产的准备；宫缩抑制剂与麻醉肌松剂有协同作用，可加重肌松剂的神经肌肉阻滞作用，增加产后出血的风险。

（2）纠正贫血：目标是维持血红蛋白 110g/L 以上，红细胞比容 30% 以上，增加母体储备，改善胎儿宫内缺氧情况。血红蛋白低于 70g/L 时，应输血。

（3）促胎肺成熟：若妊娠 < 35 周，应促胎肺成熟。详见早产章节。

（4）抗生素：反复出血有感染存在时酌情使用抗生素，以广谱抗生素首选。

3. 保守治疗过程中阴道大出血的预测

（1）宫颈管长度：34 周前经阴道超声测量宫颈管长度

1）如宫颈管长度小于 3cm，大出血急诊剖宫产手术的风险增加。

2）如覆盖宫颈内口的胎盘较厚（ > 1cm），产前出血、胎盘粘连、植入及手术风险明显增加。

（2）胎盘边缘出现无回声区：覆盖宫颈内口的胎盘边缘出现无回声区，出现突然大出血的风险是其他类型前置胎盘的 10 倍。

（3）前置的胎盘位于剖宫产切口瘢痕处：附着于前

次剖宫产瘢痕部位的前置胎盘常伴发胎盘植入即"凶险型前置胎盘"，产后严重出血、子宫切除率明显增高（详见胎盘植入章节）。

4. **终止妊娠时机** 终止妊娠的时机的选择很重要，既要尽可能延长胎儿在宫内生长的时间也应减少产前出血。

（1）紧急剖宫产：出现大出血甚至休克，为挽救孕妇生命，应果断终止妊娠。无需考虑胎儿情况。临产后诊断的部分性或边缘线前置胎盘，出血量较多，估计短时间内不能分娩者，也选择急诊剖宫产终止妊娠。

（2）择期终止妊娠：择期剖宫产，为目前处理前置胎盘的首选，对于无症状的前置胎盘合并胎盘植入者可于妊娠 36 周后终止妊娠。无症状的完全性前置胎盘妊娠达 37 周，可考虑终止妊娠；边缘性前置胎盘满 38 周可考虑终止妊娠；部分性前置胎盘应根据胎盘遮盖宫颈内口情况适时终止妊娠。

5. **终止妊娠方式** 选择性剖宫产为目前处理前置胎盘的首选。

（1）切口选择：腹部宜选择纵切口。子宫切口的选择原则上应尽量避开胎盘，以免增加孕妇和胎儿失血。术前超声定位胎盘及胎位，术中仔细视诊及触诊，设计好切口及胎儿娩出方式，对于前壁不对称附着的胎盘，可行子宫下段 J 形、斜形及体部等切口剖宫产。

（2）胎儿娩出后，立即静脉及子宫肌壁注射宫缩剂，如缩宫素、前列腺素制剂等，待子宫收缩后徒手剥离胎盘。可用止血带将子宫下段血管扎紧数分钟，以利胎盘剥离时的止血，但需警惕结扎以下部位的胎盘出血。剥离胎盘时尽量避免粗暴伤及子宫肌层。胎盘植入时，按相关章节处理。若剥离面出血多，可以采用 0 号铬线反复缝合、围绕子宫下段出血部位环形缝合、Foley 球囊填塞、纱布填塞、双侧子宫动脉或髂内动脉结扎、盆腔动脉栓塞等（参照产后出血指南的处理）。

（3）子宫切除：在采取各项措施止血均无效时，或当胎盘植入面积大、子宫壁薄、胎盘穿透、子宫收缩差、

短时间内大量出血（数分钟内出血＞2000ml）时应果断切除子宫。（见文末彩图2-11）

（邹 丽）

第十节 胎盘植入

【概述】

胎盘植入是指胎盘绒毛不同程度侵入子宫肌层。依据胎盘植入子宫肌层深度，以及是否侵入子宫毗邻器官分为胎盘粘连（placenta accreta）、胎盘植入（placenta increta）以及穿透性胎盘植入（placenta percreta）；依据植入的面积可分为部分性胎盘植入（partial placenta accreta）和完全性胎盘植入（complete placenta accreta）。

【临床表现】

1. 分娩前临床表现

（1）反复无痛性阴道出血：可见于前置胎盘合并胎盘植入的患者。

（2）血尿：可见于泌尿系统损伤的穿透性胎盘植入的患者。

（3）腹痛、胎心率变化：可见于穿透性胎盘植入合并子宫破裂患者。

2. 胎儿娩出后临床表现 胎盘娩出不完整，或胎盘娩出后发现胎盘母体面不完整，或胎儿娩出后超过30分钟，胎盘仍不能自行剥离，伴或不伴阴道出血，行徒手取胎盘时剥离困难或发现胎盘与子宫肌壁粘连紧密无缝隙。

【诊断要点】

1. 诊断标准

（1）彩色多普勒超声胎盘植入征象

1）胎盘部位正常结构紊乱。

2）弥漫性或局灶性胎盘实质内腔隙血流。

3）胎盘后方正常低回声区变薄或消失。

4）子宫浆膜-膀胱交界处血管丰富。

（2）有条件医院可行MRI检查，胎盘植入征象

1）子宫凸向膀胱。

2）胎盘内信号强度不均匀。

3）T2 加权像存在胎盘内条索影。

4）胎盘血供异常。

（3）临床诊断标准：分娩时胎盘不能自行剥离，人工剥离胎盘时发现胎盘部分或全部粘连于子宫壁，剥离困难或不能剥离，甚至经刮宫后仍有胎盘组织残留，并有刮宫或剥离的胎盘组织病理证实。

（4）病理诊断标准：病理检查证实子宫肌层内有胎盘绒毛组织侵入。

2. 鉴别诊断

（1）滋养细胞疾病：病灶多侵犯子宫内膜结合带或子宫肌层，边界多不光整，多呈虫蚀样，不规则破坏。

（2）胎盘残留：胎盘与子宫内膜分界清晰，子宫内膜结合带多为完整。

【治疗】

胎盘植入诊治流程见图 2-12。

1. 产前处理

（1）若有贫血，使用铁剂、叶酸等药物治疗。

（2）每 3 ~ 4 周进行 1 次超声检查。

（3）转诊至有胎盘植入处置条件的医院进一步治疗。

（4）分娩时机：妊娠 34 ~ 36 周分娩。

2. 分娩时处理

（1）分娩方式选择：

1）阴道分娩：主要见于产前未诊断而分娩后才确诊胎盘植入者。胎儿娩出后切忌用力牵拉脐带，以免导致子宫内翻。

2）剖宫产：胎盘植入患者多为剖宫产分娩，子宫切口选择依胎盘附着位置而定，原则上应避开胎盘或胎盘主体部分。

（2）麻醉方式：多选择全身麻醉。

（3）防治产后出血的措施

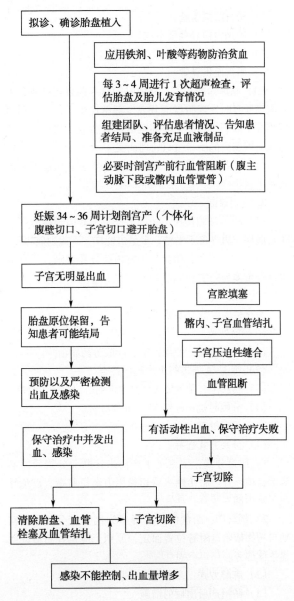

图 2-12 胎盘植入诊治流程

1）血管阻断术：主要采用髂内动脉结扎、子宫动脉结扎、经皮双侧髂内动脉栓塞术、经皮双侧子宫动脉栓塞术和腹主动脉下段阻断术。

2）子宫压迫缝合：适用于胎盘植入面积比较局限，或胎盘植入局部病灶切除，和（或）胎盘剥离面出血者。

3）宫腔填塞：宫腔填塞包括纱布填塞及球囊填塞。适用于胎盘植入面积较小、胎盘剥离面出血者。纱布与球囊放置24~48小时取出。无论采用何种填塞方法，应预防性使用抗生素。

3. 分娩后胎盘和子宫的处理

（1）胎盘原位保留

1）胎盘原位保留方法：①部分胎盘和（或）部分子宫壁切除后行子宫缝合和（或）子宫重建；②部分胎盘植入或完全性胎盘植入均可以行胎盘原位保留。

2）胎盘原位保留指征：①患者要求保留生育功能；②具备及时输血、紧急子宫切除、感染防治等条件；③术中发现胎盘植入，但不具备子宫切除的技术条件，可在短时间内安全转院接受进一步治疗者。

3）感染监测与抗生素使用：①术前0.5~2.0小时内或麻醉开始时给予抗生素，若手术时间超过3小时，或失血量>1500ml，可在手术中再次给予抗生素。②抗生素的有效覆盖时间应包括整个手术过程和手术结束后4小时，总的预防用药时间为24小时，必要时延长至48小时。污染手术可依据患者感染情况延长抗生素使用时间。③对手术前已形成感染者，应根据药敏结果选用抗生素，一般宜用至体温正常、症状消退后72~96小时。对感染不能控制者，宜尽早行子宫切除术。

4）化疗药物：甲氨蝶呤为胎盘植入患者保守治疗的辅助用药，但治疗效果有争论，近期文献均不支持甲氨蝶呤用于胎盘植入患者的保守治疗。

（2）子宫切除

1）指征：①产前或产时子宫大量出血，保守治疗效果差；②保守治疗过程中出现严重出血及感染；③子宫破裂修补困难；④其他因素需行切除子宫。

2）双侧输尿管支架置管：子宫切除术前行输尿管置管可降低输尿管损伤、入住重症监护病房 >24 小时、输血量≥4U 红细胞、凝血功能障碍、早期再次手术的风险。但输尿管支架置管增加患者血尿、腰腹痛及尿路刺激症状等并发症发生率。

【注意事项】

1. 止血前容许性低血压 胎盘植入合并未控制的失血性休克患者，有效止血最为重要，止血前采用控制性液体复苏，容许性低血压，以保证重要脏器的基本灌注，有利于降低患者并发症发生率。

2. 大量输血策略 快速明确止血的同时，应早期使用血液或血液制品。推荐红细胞：新鲜冰冻血浆：血小板的比例为 1:1:1，出现凝血功能障碍时恰当使用凝血因子产品（重组活化凝血因子Ⅶ）和氨甲环酸。同时应预防和治疗低体温、酸中毒及低钙血症。

（陈敦金）

第十一节 胎盘前置血管

【概述】

前置血管（vasa previa）是指胎儿血管行走于子宫下段或宫颈内口处的胎膜及绒毛膜间，位于胎先露的前方。前置血管破裂时导致胎儿失血，胎儿死亡率极高，早期诊断与正确的处理可大大降低围产儿死亡率。

前置血管产前可无任何临床表现，或表现为无痛性阴道出血伴胎心异常。产前诊断有一定困难。超声检查是诊断前置血管的主要手段。产时阴道检查扪及索状、搏动的血管可诊断。

【临床表现】

1. 症状体征

（1）病史：前置血管高危因素包括低置胎盘、帆状胎盘、副胎盘、双叶胎盘、多叶胎盘、多胎妊娠等。

2

（2）症状：孕晚期无痛性阴道流血同时出现胎心率变化。阴道出血多发生在胎膜破裂时，色鲜红，出血量往往不大。临产后，胎儿先露部压迫前置的血管会影响胎儿血供瞬间导致胎儿窘迫，胎儿死亡率极高。孕妇一般没有生命危险。

（3）体征：可观察到突发的胎心异常甚至消失，多在产时破膜后立刻出现，同时伴有阴道出血。胎儿电子监护不能对血管前置情况作出预先判断。阴道检查能扪及索状、搏动的血管。孕妇生命体征平稳。

2. 辅助检查　超声检查：是诊断前置血管最主要、最常用的方法。产前超声诊断血管前置应遵循以下原则：

（1）若中孕期常规超声检查发现低置胎盘时，必须检查脐带的插入部位。

（2）产前检查发现有帆状胎盘、双叶胎盘、副胎盘等前置血管高危因素存在时，必须行经阴道超声，仔细检查宫颈内口，并在 32 周进行再次超声检查。

（3）发现可疑前置血管时，必须行经阴道超声彩色多普勒检查。

（4）对产前超声难以显示脐带的胎盘插入处者，应高度警惕血管前置的可能性。

需要注意的是随着妊娠进展，15% 病例在孕晚期前置血管会消失。

【诊断要点】

1. 分类　前置血管包含两种类型：

（1）发生在帆状胎盘的前置血管。

（2）发生在具有副胎盘或多叶胎盘的前置血管。

2. 孕期可无任何特殊临床表现，主要表现为孕晚期无痛性阴道流血伴胎心率改变，主要靠超声检查时发现。

3. 产时识别要点　为在产程过程中，特别是胎膜破裂阴道出血同时出现胎心率变化，甚至导致胎儿死亡。阴道检查能扪及索状、搏动的血管。

【治疗】

1. 终止妊娠时机及方式

（1）产前发现前置血管，妊娠达 34~36 周，促胎肺成熟后以剖宫产方式终止妊娠。

（2）若产时发现前置血管，并发生前置血管破裂，胎儿存活，应立刻剖宫产终止妊娠。胎儿已死亡，则选择阴道分娩。

2. 剖宫产术中注意事项

（1）有些前置血管存在于主副胎盘之间或子宫下段前壁，在切开子宫下段时，如不注意容易切断前置的血管，在胎儿娩出前人为导致前置血管断裂，发生胎儿失血甚至胎儿丢失。需在术前通过超声及仔细辨别明确子宫切口处有无附着的前置血管，以减少胎儿不良结局的发生。

（2）前置血管择期剖宫产应在具有立即行新生儿输血条件的医疗机构进行。

3. 确诊前置血管无临床症状者 可考虑在 30~34 周行住院观察，在 28~32 周行糖皮质激素治疗。（图 2-13 见文末彩页）

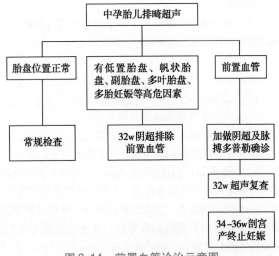

图 2-14 前置血管诊治示意图

（邹 丽）

第十二节 胎盘早剥

【概述】

胎盘早剥（placenta abruption）定义为：孕 20 周以后，正常位置的胎盘在胎儿娩出前部分或全部从宫壁剥离。以腹痛、阴道出血为主要临床表现，常并发胎儿窘迫、胎死宫内、产妇凝血功能障碍、肾衰竭等危及母儿生命。分娩方式有阴道分娩及剖宫产，甚至子宫切除。胎盘早剥的严重程度取决于出现临床症状到诊断的时间，临床上往往因胎盘后血肿，不能对出血量做出正确判断而耽误病情。胎盘早剥的早期诊断和正确处理具有重要的临床意义。

【临床表现】

1. 症状体征

（1）病史：高危因素包括产妇有血管病变（子痫前期、慢性高血压、GDM、SLE 等）、机械因素、子宫静脉压升高、高龄多产、外伤及接受辅助生育技术助孕等。值得注意的是前次妊娠有胎盘早剥史者，特别是发生了胎死宫内的情况，再次发生胎盘早剥的风险高。

（2）症状：胎盘早剥的典型症状有阴道出血、腹痛、频繁宫缩和子宫压痛。胎盘早剥患者各症状发生频率分别为：阴道出血 70% ~ 80%、持续性腹痛或背痛 66%、血性羊水 50%、胎心异常 69%、早产 22%、子宫收缩频繁及子宫高张性收缩 17%、死胎 15%。

1）阴道出血：阴道出血量与疾病严重程度不成正比。胎盘后血肿可导致患者休克、胎儿窘迫甚至胎死宫内。有些胎盘早剥在胎盘后血肿形成后出血停止，形成慢性胎盘早剥，应动态观察。

2）腹痛：多为突发的持续性剧烈腹痛或频繁高张性宫缩。发生在后壁的剥离，多表现为腰背部疼痛，腹部压痛可不明显。

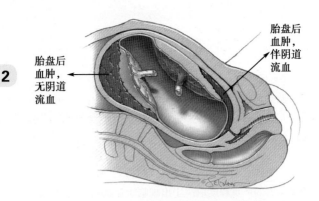

胎盘后
血肿，
无阴道
流血

胎盘后
血肿，
伴阴道
流血

图 2-15　阴道出血量与早剥位置有关

（3）体征

1）一般情况：大量出血引起低血容量休克表现，即心率增快、血压下降、面色苍白、全身湿冷、烦躁不安等症状。休克症状往往与阴道出血量不相符。

2）腹部检查：剥离面积小，子宫软，轮廓清楚，子宫大小与孕周相符合；无明显压痛或压痛局限轻微，胎位、胎心清楚。剥离面积大则子宫压痛明显，硬如呈板状，子宫大于孕月，随着病情发展宫底逐渐增高，压痛明显加重。有时可触诊到高张性宫缩，胎位不清，胎儿窘迫，胎心消失。

3）阴道检查：适应证及检查注意事项同前置胎盘。了解宫颈情况，先露高低，人工破膜减轻宫腔内压力，促进产程进展。

2. 辅助检查

（1）超声检查：胎盘后血肿形成的典型超声表现为胎盘局部与宫壁之间底蜕膜回声带消失，可见不规则暗区，或不均质强回声团，胎盘局部突向羊膜腔。有时表现为胎盘异常增厚并进行性加重、胎盘后异常肿块。也有时表现为胎盘边缘型或胎盘外形异常回声光团等。同时了解胎儿宫内存活情况，排除前置胎盘。值得注意的是超声检查阴性不能排除急性胎盘早剥的可能（图 2-16）。

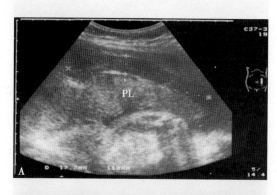

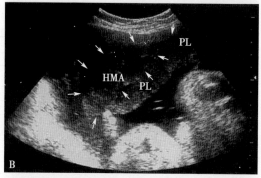

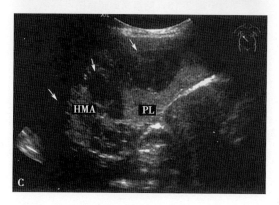

2

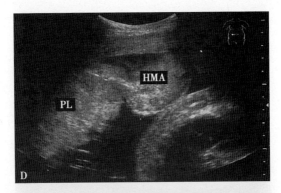

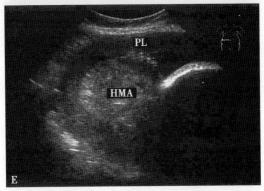

图 2-16 胎盘早剥超声图

A. 积液型：胎盘与子宫壁间可见无回声液暗区；B. 团块型：胎盘与子宫壁间可见有与胎盘组织相似的实性回声；C. 混合型：胎盘与子宫壁间的实性区有不规则的回声区；D. 边缘型：胎盘边缘处高回声；E. 胎盘外型：胎盘附着处之外可见突向宫腔内的高回声团（PL：胎盘；HMA：血肿）

图片来源：韩彬，岳文雅. 胎盘早剥的超声诊断及声像图分析. 中国超声医学杂志，2005，21（2）：151-153.

2

（2）胎儿电子监护：胎儿电子监护有利于判断胎儿宫内状况及宫腔内压力。有外伤史的孕妇，应进行至少4个小时的胎心监护以早期发现胎盘早剥。

（3）实验室检查：主要了解患者贫血程度、凝血功能、肝功能、肾功能和 CO_2 结合力、电解质等。几乎所有的胎盘早剥均有血管内凝血，因此，应关注 D- 二聚体血清水平的变化。

【诊断要点】

胎盘早剥的诊断流程见图 2-17。

1. 胎盘早剥分级　胎盘早剥的分级，主要以母亲和胎儿的临床表现和实验室检查为依据（表 2-7）。

表 2-7　胎盘早剥分级

分级	临床特征
0 级	胎盘后有小凝血块，但无临床症状
Ⅰ级	阴道出血；可有子宫压痛和子宫强直性收缩；产妇无休克发生，无胎儿窘迫
Ⅱ级	可能有阴道出血；产妇无休克；有胎儿窘迫发生
Ⅲ级	可能有外出血；子宫强制性收缩明显，触诊呈板状；持续性腹痛，产妇发生出血性休克，胎儿死亡，30% 的产妇有凝血功能指标异常

2. 胎盘早剥的并发症　Ⅲ级胎盘早剥多并发胎儿宫内死亡、弥漫性血管内凝血、产后出血、急性肾功衰、羊水栓塞、希恩综合征等。胎盘早剥是妊娠期凝血功能障碍的常见原因，临床表现为皮肤黏膜的出血，血尿，阴道出血不凝等。血纤维蛋白原 < 150mg/L 对凝血功能障碍有诊断意义。常合并纤维蛋白原-纤维蛋白降解产物和（或）D-二聚体的升高，也常伴有其他凝血因子不同程度的减少，特别是胎儿死亡的病例中，凝血功能异常

2

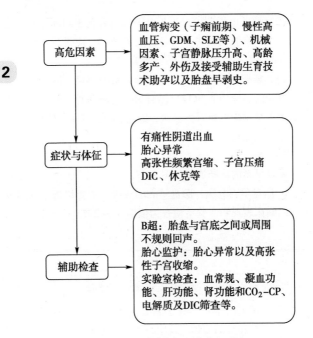

图 2-17　胎盘早剥的诊断流程

更易出现。

【治疗】

胎盘早剥的治疗应根据孕周，早剥的严重程度，有无并发症，宫口开大情况，胎儿宫内状况等决定，强调早期识别及个体化综合性处理。胎盘早剥治疗流程见图 2-18。

1. 终止妊娠　终止妊娠的时机和方式应结合孕周、胎儿宫内状况、早剥严重程度、合并症等情况进行，避免不必要的拖延。

（1）阴道分娩：胎儿娩出后，通过加强子宫收缩达到止血。可减少凝血功能异常情况下的手术风险，及降低产后出血及产褥感染的发生率。但应强调的是，提倡个体化处理，不可千篇一律。

2

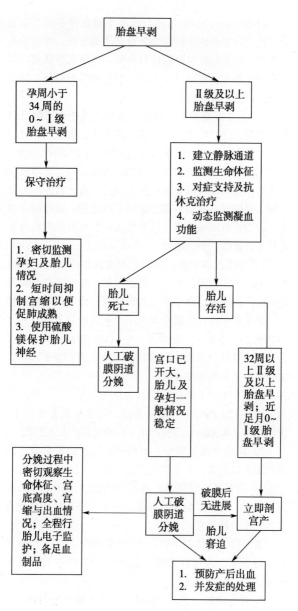

图 2-18　胎盘早剥治疗流程

2

1）适应证：①胎儿死亡或者不能宫外存活，在充分评估产妇生命体征的前提下首选阴道分娩。评估胎儿状态时，胎儿心脏超声确认有必要。②胎儿存活者，以显性出血为主，宫口已开大，产妇一般情况较好，估计短时间内能结束分娩者。

2）阴道检查及人工破膜：进行阴道检查了解宫口开大情况，尽早实施人工破膜。理论上，破膜后，可以减轻宫腔压力，羊水的流出可以减轻对螺旋动脉的压迫，减少胎盘剥离程度及胎盘附着处的出血，而且可以减少进入母体血液循环的促凝物质。同时，由于宫腔压力的下降，可恢复宫缩的节律，促进产程进展。破膜前在分娩过程中应慎用缩宫素，以免造成宫腔压力骤升而发生先兆子宫破裂、子宫破裂。

3）预防产后出血：①纠正凝血功能障碍及子宫收缩乏力：如使用缩宫素、卡贝缩宫素、前列腺素 F2α 等物质；给予输血、血小板、新鲜血浆、冷沉淀等凝血物质。②手术干预：根据情况选用合适的外科方式，如宫腔球囊压迫止血、宫腔填塞、B-Lynch 缝合、结扎子宫动脉髂内动脉、选择性的动脉栓塞等方法。③子宫切除也是挽救生命的最终办法。

（2）剖宫产：其适应证有：

1）孕 32 周以上，胎儿存活，胎盘早剥Ⅱ级以上，建议尽快、果断进行剖宫产术，以降低围产儿死亡率。

2）阴道分娩过程中，如出现胎儿窘迫征象或破膜后产程无进展者，应尽快行剖宫产术。

3）近足月（特别是已达 37 周以上）的 0～Ⅰ级胎盘早剥者，病情可能随时加重，应考虑终止妊娠并建议剖宫产术分娩为宜。

Ⅱ级以上的胎盘早剥，一旦诊断明确，应在 20 分钟内施行手术，方可极大提高新生儿的存活率和降低脑瘫率。

2. 保守治疗　孕 34 周前的 0～Ⅰ级胎盘早剥者，可予以保守性治疗。

（1）密切监测：严密监测胎儿和孕妇情况，包括超声，胎心监护，生物物理评分等，做好随时终止妊娠的准备。

（2）使用药物及注意事项

1）类固醇激素：34^{+6}周以前促肺成熟治疗。

2）硫酸镁：32周以前给予硫酸镁保护胎儿脑神经。

3）宫缩抑制剂：对于存在出血、有宫缩者，使用宫缩抑制剂不增加输血及胎儿窘迫的发生率，可能对延长孕周有一定作用。

4）住院治疗：所有患者需住院治疗直到分娩。门诊随访者需告知患者一旦出现阴道出血、腹痛、子宫收缩或胎动减少要立即复诊。

3. 严重并发症的处理　DIC 是胎盘早剥的严重并发症，其处理原则是改善休克状态的同时及时终止妊娠。关键是立即终止妊娠移除胎盘，阻止促凝物质继续进入母血循环，同时补充血容量及凝血因子。

胎儿死亡即提示重度胎盘早剥，易发生严重的凝血功能障碍。确诊到终止妊娠的时间决定母胎预后。但应注意凝血功能障碍时剖宫产会进一步增加出血的风险。（图 2-19 见文末彩页）

（邹　丽）

第十三节　母儿血型不合

【概述】

母儿血型不合是由于孕妇与胎儿之间血型不合而产生的同种免疫性疾病。

夫妇 ABO 血型不合发生在约25%的夫妇，但不会引起胎儿水肿。O 型母亲、A 或 B 型的新生儿中有 5% 发生溶血，是我国新生儿溶血病的主要原因。ABO 血型不合导致的溶血是一个儿科疾病，而不是产科关注的问题。血型是孕期的常规检查，但不建议孕妇进行 ABO 血型抗体的常规筛查。只建议对于先前有严重新生儿 ABO 溶血史的孕妇应进行孕期血型抗体筛查，并通过超声检查跟踪随访有无严重宫内溶血的发生。

Rh 母儿血型不合是导致胎儿发生严重溶血性疾病最常见的同种免疫性原因。在汉族人群中 Rh 阴性者仅占人群的 0.3%，Rh 血型不合导致的胎儿/新生儿溶血性疾病较少见，但后果严重，胎儿水肿和死胎可发生于 17 周之前。本节着重讨论 Rh 血型不合。

【临床表现】

1. 胎儿水肿　　是 Rh 母儿血型不合最常见的临床表现，水肿的轻重程度与母亲产生抗体的量、红细胞致敏程度和胎儿的代偿能力有关。受累胎儿可表现为全身水肿，多合并胸水和腹水，肝脾肿大，病情严重者出现早产或宫内死胎。病情较轻者可活胎娩出，但常发生严重的新生儿溶血。ABO 母儿血型不合，罕有胎儿水肿发生。

2. 新生儿黄疸　　出生后 4~24 小时内即出现黄疸，并迅速加深。同时合并有不同程度的贫血。若不及时处理，易发生胆红素脑病。对于 Rh 母儿血型不合导致的新生儿黄疸，即使采取了治疗措施，也还有一部分患儿因为宫内肝功能受损，导致出生后胆红素代谢障碍、感染、出血和电解质紊乱。

【诊断要点】

1. 辅助检查

（1）孕妇血型及抗体检测：首次产前检查时应常规进行 Rh 血型检测。若孕妇 Rh 阴性、其丈夫 Rh 阳性，需检测孕妇体内 Rh 抗 D 抗体或不规则抗体滴度并作为基础水平，并于孕期动态监测抗体滴度。

（2）胎儿血型检测：可以通过羊膜腔穿刺获取羊水细胞检测胎儿 Rh 基因型。近年来利用母血中胎儿 DNA 检测胎儿 Rh 血型的技术已经在临床应用，准确率 99.1%。

（3）羊水胆红素检测：胎儿溶血时，羊水胆红素水平增加。用分光光度计测定羊水在波长 450nm 处的光密度代表羊水中胆红素的高低。羊水中胆红素的含量随孕周增加而降低，故在不同孕周所测得的光密度不同。羊水胆红素在中期妊娠有比较大的不确定区域，妊娠25周之前的应用受到限制。目前临床已应用不多，逐渐为超声多普勒技术所取代。

（4）胎儿超声监测：当胎儿贫血时，红细胞压积的降低导致血流黏稠度下降及缺氧导致心脏输出量的增加，以及胎儿的脑保护作用，脑部血流量增加，胎儿大脑中动脉收缩期血液流峰值（MCA-PSV）会显著升高，多普勒超声检测 MCA-PSV 是胎儿溶血性贫血很好的监测指标（表2-8）。当 MCA-PSV 大于相应孕龄血流速度1.5MOM（中位数倍数）时预测胎儿中重度贫血的敏感度为100%，假阳性率12%。监测应从妊娠18周开始，每1~2周检查1次。MCA-PSV 不能检测所有的胎儿贫血，因为轻度贫血的血流速度没有改变。MCA-PSV 可用于确定脐血穿刺的时机，使用 MCA-PSV 预测胎儿贫血可以减少50%~70%的侵入性操作。

表2-8 胎儿大脑中动脉收缩期最大血流速度
（MCA-PSV）参考值（cm/s）

孕龄（周）	1.00 中位数	1.29 中位数	1.50 中位数	1.55 中位数
18	23.2	29.9	34.8	36.0
20	25.5	32.8	38.2	39.5
22	27.9	36.0	41.9	43.3
24	30.7	39.5	46.0	47.5
26	33.6	43.3	50.4	52.1
28	36.9	47.6	55.4	57.2
30	40.5	52.2	60.7	62.8

续表

孕龄 （周）	1.00 中位数	1.29 中位数	1.50 中位数	1.55 中位数
32	44.4	57.3	66.6	68.9
34	48.7	62.9	73.1	75.6
36	53.5	69.0	80.2	82.9
38	58.7	75.7	88.0	91.0
40	64.4	83.0	96.6	99.8

（5）胎儿血常规检测：羊水胆红素持续上升或 MCA-PSV > 1.5MOM 时，则应行脐带血穿刺检测胎儿血色素以决定是否进行胎儿输血。

2. 诊治流程图　母儿血型不合的诊治流程见图 2-20。

【防治】

1. RhD 溶血病的预防　美国推荐（始于 1970s）28 周单次 300μg 抗 D 免疫球蛋白，如果 12 周后仍未分娩，应再次给予；产后 72h 内单剂量（300μg）。英国为 28 周、34 周、产后各给 100μg 抗 D 免疫球蛋白。我国尚无此指南。在腹部创伤、胎盘早剥、前置胎盘、宫内操作、多胎妊娠、手取胎盘的情况时推荐相应加大抗 D 免疫球蛋白的剂量。其他需应用抗 D 免疫球蛋白预防致敏的情况：自然流产、选择性流产、异位妊娠、羊膜腔穿刺、绒毛活检、脐带穿刺。

2. 治疗

（1）已经致敏的 Rh 阴性的孕妇：推荐转诊至三级医院产前检查，妊娠晚期无胎儿贫血证据时，可回当地医院分娩。

（2）胎儿宫内输血治疗：一旦发现胎儿红细胞压积小于 30% 或低于同孕周的两个标准差，应立即进行胎儿宫内输血治疗。可通过胎儿腹腔、脐静脉（胎盘端脐带或肝内静脉）输血。宫内输血应尽量在胎儿出现水肿之

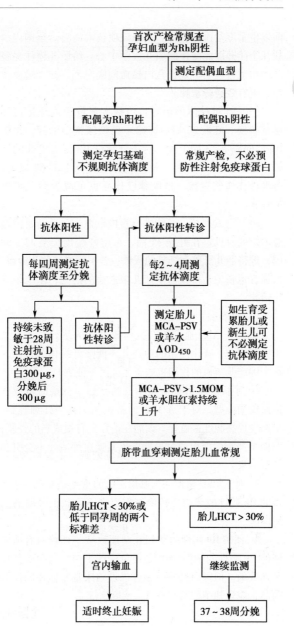

图 2-20 母儿血型不合的诊治流程

前发生重度贫血时进行。实施该项技术需转诊至国内少数几个能开展此操作的胎儿医学中心。给胎儿输注免疫球蛋白也可以明显延长宫内输血间隔时间，减少输血次数，更有效逆转水肿。

（3）针对母体的治疗：包括大剂量免疫球蛋白和血浆置换。妊娠 20 周后即给予免疫球蛋白治疗，每次 10g，间隔 1～3 周 1 次。对于分娩过 Rh 溶血病儿的孕妇，再次妊娠 30 周后，检测抗体效价高于 1∶64 以上，可考虑作血浆置换。口服苯巴比妥也可减少胎儿换血治疗率。

（4）分娩时机：若能进行宫内输血，最后行宫内输血治疗的时机定在妊娠 35 周，希望妊娠延长至 37～38 周，等待胎儿肝脏和肺脏的成熟；若不能进行胎儿输血，根据各地新生儿科救治早产儿溶血病的能力，采取个体化治疗。

【注意事项】

1. 对于 ABO 血型不合抗体效价高的孕妇 不再采用中药治疗，既往使用的中药并不能降低抗体效价，其减少围产儿溶血的作用也缺乏循证医学证据。

2. 对于夫妇 ABO 血型不合的孕妇 分娩时留取脐带血检测血型，对于 A/B 型的新生儿应必须仔细观察，早期发现高胆红素血症。该病在治疗上有很成熟的经验，即使是严重的溶血通过早期新生儿换血等治疗不会引起严重后果。

3. 对于 RhD 溶血病 基层医院的重点是发现已经致敏的 Rh 阴性的孕妇并转诊至有血型不合救治经验的三级医院。

4. 预防 Rh 阴性的孕妇在孕期致敏 建议对有适应证的 Rh 阴性的孕妇应用抗 D 免疫球蛋白，以预防其在孕期致敏。但国内目前尚无可以供临床常规使用的注册药品，应告知孕妇及家属这一实际情况。

（王谢桐）

第三章

妊娠合并症

第一节　妊娠期糖尿病

【概述】

妊娠期糖尿病（GDM）是指妊娠期首次发生或发现的不同程度的糖代谢异常。我国国家卫生和计生委员会（原卫生部）2011年依据高血糖与妊娠预后相互关系研究（HAPO研究）颁布新的GDM诊断标准，GDM的发病率全国范围内在17.5%左右。GDM可增加巨大儿、新生儿低血糖、新生儿低血钙、新生儿黄疸、新生儿红细胞增多症等的发生率。GDM者远期发生2型DM的危险性增加。妊娠期不论是几型糖尿病，妊娠结局取决于血糖控制情况。

【临床表现】

孕前糖尿病（PGDM）可有一般糖尿病的症状，如1型糖尿病常有多饮、多食、多尿伴体重减轻，若有慢性并发症则有相应症状与体征。对于孕前有2型糖尿病者可以没有任何症状，病情严重时可有上述三多一少症状。妊娠期糖尿病一般也没有特异性临床症状，多是在孕24～28周进行口服葡萄糖耐量试验（OGTT）结果异常才确诊有无GDM。

【诊断要点】

1. 诊断流程　GDM 的诊断流程见图 3-1。

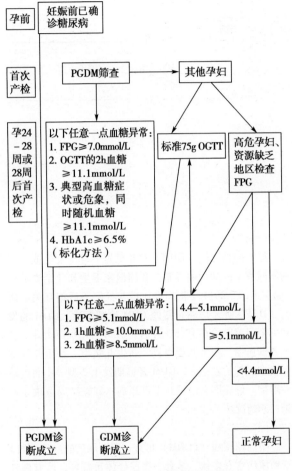

图 3-1　妊娠期糖尿病的诊断流程

2. OGTT 方法

（1）葡萄糖负荷量：目前常用 75g 无水葡萄糖，含水葡萄糖用 82.5g。

（2）注意事项：试验前三天正常饮食，正常体力活动。晚餐后禁食 8～14 小时至次日晨（最迟不超过上午9 时）。受试前静坐半小时，全过程不可剧烈活动，抽取空腹静脉血，然后将 75g 无水葡萄糖粉溶于 300ml 温水中，并于 5～10 分钟饮完后（从饮糖水第一口计算时间）1 小时、2 小时，分别抽取静脉血，测血浆血糖值（氧化酶法）目前统一采用 IADPSG 的诊断标准即：空腹血糖≥5.1mmol/L、服糖后 1 小时及 2 小时分别达到或超过 10.0mmol/L 和 8.5mmol/L。上述诊断标准中只要有一项异常即可诊断为妊娠期糖尿病。

若在孕 24 周前首次产检时检查发现空腹血糖≥7.0mmol/L 或随意血糖≥11.1mmol/L 或 HBA1C≥6.5%则可以直接诊断 PGDM。

3. 妊娠糖尿病的分级　采用 White 分级法（表3-1），此法对妊娠糖尿病的治疗有一定意义。妊娠期糖尿病属 A 级，B～T 为糖尿病合并妊娠。A 级中单纯用饮食控制即可达到血糖达标者为 A1 级，若需用胰岛素治疗则为GDMA2 级。

表 3-1　GDM White 分级

组别	起病年龄	病程	血管病变	治疗
A	任何	任何	无	90% 饮食控制
B	≥20 岁	<10 年	无	胰岛素治疗
C	10～19 岁	10～19 年	无	胰岛素治疗
D	<10 岁	>20 年	良性视网膜病变	胰岛素治疗
E	<10 岁	≥20 年	盆腔动脉硬化	胰岛素治疗
F	任何	任何	肾病变	胰岛素治疗
H	任何	任何	临床冠心病	胰岛素治疗

续表

组别	起病年龄	病程	血管病变	治疗
R	任何	任何	增殖性 视网膜炎	胰岛素治疗
T			有肾移植史	胰岛素治疗

应依据糖尿病的分级进行诊断与治疗，若用饮食及运动治疗后血糖仍控制不佳者最好转诊到三级医院治疗。告知患者及家属 GDM 用胰岛素治疗的必要性及治疗过程中的注意事项。

【治疗】

教育 GDM 患者让其了解 GDM 的危害，以及治疗后所带来的好处，增加接受 GDM 治疗的依从性。

1. 治疗目标

（1）血糖达到目标值：餐前血糖控制在 3.3～5.3mmol/L（60～95mg/dl），餐后 1 小时血糖控制在小于 7.8mmol/L（140mg/dl），2 小时血糖控制在 4.0～6.7mmol/L（70～120mg/dl）。

（2）预防并发症的发展：代谢并发症，产科并发症。

（3）稳定已存在的并发症：如微血管视网膜病变、肾病变、大血管病变，周围神经病变引起顽固性呕吐。

（4）保证足月妊娠。

2. 孕前处理　有糖尿病病史者在准备怀孕阶段应咨询内分泌科医师及产科医师，尽量把血糖控制在正常范围内，使 HbA1C 控制在 6% 以下再妊娠对妊娠预后有较大好处。没有糖尿病的育龄妇女最好在孕前也进行产科咨询，尽量做到使体重控制在标准范围内。若有肥胖应在孕前适当减轻体重，尤其是有家族糖尿病病史者，指导在孕期体重的适当增加幅度及增加速度以减少 GDM 的发生率。

3. 血糖监测　可以根据病情血糖情况进行血糖监测

频率，在初次诊断者可以每天 7~8 次血糖监测，分别是三餐前半小时及三餐后 2 小时及夜间 10 点钟或午夜 2 点。若血糖平稳则逐渐减少监测次数，每天 4 次，直到每周监测两天，每天监测 2~4 次。

4. 饮食治疗　是糖尿病的基础治疗，90% 以上的 GDM 可通过饮食治疗，达到预期疗效。

（1）治疗对象：①50g 葡萄糖负荷试验阳性者；②GDM 或 PGDM 者。

（2）治疗原则：①孕妇整个孕期不主张减肥；②不主张低热量治疗（不少于 1800kcal/d）；③少食多餐，分三大餐，三小餐；④按体型调整食物结构比例及热卡量；⑤水果最好在两餐之间；⑥每日量最多不超过 200g，选择含糖量低或用蔬菜代替水果（如番茄、黄瓜等）；⑦蔬菜一天不少于 500g，绿色蔬菜不少于 50%；⑧原食量大者，可渐适应到食谱规定的热卡；⑨用胰岛素者，夜间小餐必须供应一定量的碳水化合物（5%），以防止低血糖的发生。

（3）总热量计算：

妊娠前半期 DBW（理想体重）×25~30kcal/（kg·d）+150kcal

妊娠后半期 DBW（理想体重）×25~30kcal/（kg·d）+350kcal

哺乳期 DBW（理想体重）×25~30kcal/（kg·d）+600kcal

附：理想体重计算

身高≤165cm　　DBW = 身高（cm）－105cm

身高 >165cm　　DBW = 身高（cm）－100cm

（4）食物结构

碳水化合物（CHO）占总热量 50~60% CHO（克）= CHO 总热量（kcal）÷4

蛋白质（Pro）占总热量 15~20% Pro（克）= Pro 总热量（kcal）÷4

脂肪（Fat）占总热量 20~30% Fat（克）= Fat 总热量（kcal）÷9

如体型偏重或肥胖，即减少脂肪摄入量，增加碳水化合物比例，蛋白质一般为20%，如消瘦型，可增加脂肪比例达上限。体重分型：体重指数（BMI）= 体重（kg）/身高（m）^{2} 正常体型：即 BMI 在 18.5～25 之间者，热量以 30kcal/（kg·d）为宜肥胖型及超重型：即 BMI >25 者，热量以 25～30kcal/（kg·d）为宜。消瘦型：即 BMI <18.5 者，热量以 30kcal/（kg·d）为宜，必要时，可酌情增加。

5. 妊娠期糖尿病（GDM）的运动疗法　运动疗法用于妊娠期糖尿病的辅助治疗。

（1）运动治疗的作用：①改善胰岛素抵抗；②降低基础的和葡萄糖刺激的血清胰岛素水平，调节胰岛素受体，改善胰岛素敏感性，改善碳水化合物的利用，从而改善胰岛素抵抗，使血糖水平趋于正常；③可以减轻体重；④可以预防动脉粥样硬化。

（2）运动方式：①功率自行车；②跑台；③划船器；④躺卧着的功率自行车；⑤上肢功率计。

（3）运动强度：常用靶心率法判断。计算公式为：（220 - 年龄）×70% = 靶心率。每周 3～5 次。运动中需注意母亲的心率、血压、血糖、体重、饮食控制的情况、胰岛素应用情况、运动后的精神状态、家庭运动方案进行情况。胎儿心率、胎动等。总之是不引起胎儿窘迫、母亲子宫收缩、心功能不全、血压升高等。

（4）注意事项：①有下列情况者不宜运动训练：心脏病、双胎妊娠、子宫颈闭锁不全、早产先兆、胎儿宫内发育迟缓、产前出血、慢性高血压等；②为避免低血糖发生，不可在空腹时活动，运动前30分钟可适量进食；③严密观察血压，及时发现妊高征；④治疗过程中在靶心率达到后密切观察患者，结束治疗后记录胎动情况。

6. 胰岛素治疗

（1）指征

1）原糖尿病的妇女妊娠或哺乳。

2）空腹血糖 ≥5.3mmol/L，餐后 1 小时血糖 ≥

7.8mmol/L，餐后 2 小时血糖≥6.7mmol/L。

3）正规饮食治疗 1 周后，血糖控制达不到以上标准。

4）控制饮食后，出现酮症，增加热量，血糖控制又超标者。

5）血糖达标、无酮症，但孕妇体重不增加者。

（2）原则

1）由于 GDM 空腹血糖低，而餐后血糖高的特点，可应用中效与短效胰岛素混合使用。

2）孕 28 周前胰岛素用量宜小。

3）孕期不宜用长效胰岛素。

4）妊娠期最好用人胰岛素。

5）分娩当天，为避免产时能量消耗或饮食改变引起低血糖，可考虑停用胰岛素皮下注射，每 2 小时血糖监测一次，据血糖监测情况决定是否需要静脉用胰岛素。

6）分娩后，由于胎盘排出，抗胰岛素作用减弱，因此胰岛素用量应减少 1/3～1/2，GDM 患者一般产后可停用胰岛素。糖尿病患者产后待正常饮食后，再调整用量。

（3）常用的胰岛素制剂

1）短效胰岛素：皮下注射后 30 分钟开始起效，最大作用时间 2～4 小时，作用持续时间 5～7 小时，半慢胰岛素亦称为短效胰岛素。

2）中效胰岛素：中性鱼精蛋白胰岛素（NPH）与慢胰岛素，皮下注射后 2～4 小时开始起效，最大作用时间 6～12 小时，作用持续时间约 24 小时，如临用时，以 2 份正规胰岛素与 1 份鱼精蛋白锌胰岛素混合后皮下注射，可呈中效胰岛素作用。

3）长效胰岛素：鱼精蛋白锌胰岛素与特慢胰岛素皮下注射后 4～8 小时开始起作用，最大作用时间前者 14～24 小时，后者为 18～24 小时，作用持续时间两者均为 36 小时。

（4）剂量（供参考）：①早期妊娠：0.1～0.3u/（kg·d）；②24～31周：0.8u/（kg·d）；③32～35周：0.9u/（kg·d）；④36～40周：1.0u/（kg·d）。

体重以理想体重计算，胰岛素剂量随妊娠月份增加而递增，但至妊娠后期，胰岛素需求量可能减少，特别在夜间，这可能与胎儿需要热量增加有关，而非胎盘功能减退。剂量分配：①早餐前：胰岛素总量2/3或1/2；②午、晚餐前：胰岛素总量1/3或1/2。如胰岛素总量为30u以上，应分次注射。

（5）胰岛素使用注意事项

1）初用胰岛素，一律用短效胰岛素，待血糖稳定后，再改用其他种类胰岛素，同时必须饮食和运动量保持相对恒定。

2）胰岛素用量宜小剂量开始，，然后每隔2~3天根据血糖情况调整剂量。每次调整以1~2u为宜，极少数为4u。

3）密切监测血糖：（最好为家中自我监测）最理想为监测7次/日，即三餐前半小时及三餐后2小时及夜间10点钟或午夜0点，称为轮廓血糖，但不易被患者接受，可采用晨空腹，餐后2小时，晚餐前半小时，夜间10点。待血糖控制稳定后改为每周2次。在监测血糖同时监测尿酮。

4）低血糖反应的早期症状：耳鸣、头晕、心悸、饥饿感、震颤、出汗、意识模糊、行为失常、意识丧失或癫痫发作症状。伴随这些症状，血糖低于2.2mmol/L（40mg/dl）。

5）Somogi现象：由于胰岛素用量过多，导致夜间明显的低血糖发作，此时缺乏足够食物补充，而且各种升血糖激素分泌又增多，从而引起血糖调节过度产生高血糖。

6）夜间低血糖（又称黎明现象）：50%的严重低血糖发作出现在夜间或早餐前。原因：①患者睡眠前常不能发现低血糖的先兆症状；②葡萄糖对抗调节差的患者

3

即使中度高胰岛素血症也会发生低血糖；③黎明前维持正常血糖所需胰岛素比黎明时低 20% ~ 30% ；④为减低早餐前血糖而给患者注射中效胰岛素，以致引起午夜 1：00 ~ 3：00 时相对高胰岛素血症。

7. 产科监测

（1）初诊时应了解以往分娩史、家族史，以明确诊断。

（2）确定妊娠糖尿病级别，如 White 分级 B 级以上是妊娠前已有糖尿病，这些患者能否怀孕应得到内分泌医师及产科医师共同研究商定。因糖尿病孕妇畸胎率高，原因与血糖控制不良有关，高血糖本身是致畸的主要原因，如妊娠 7 周器官形成期的阶段血糖未得到控制，不宜妊娠。有作者认为糖化血红蛋白（HbA1C）< 6% 可以妊娠。

（3）如怀孕前病情已达到 EFR 级，胎儿畸形、死胎发生率高，病情易恶化，应在内分泌及产科医师密切观察下妊娠，最好动员终止妊娠。①确定胎龄；②排除畸形，B 型超声，HbA1C；③正确估计胎儿体重，注意巨大胎儿发生；④加强胎心胎动监护。

（4）产前检查频度：①A 级患者一旦确诊，即行饮食治疗 1 ~ 2 个星期，监测血糖：空腹、餐后，视控制情况而定，如控制良好，28 周前每月 1 次，28 ~ 36 周之间每月 2 次，36 周之后每周 1 次；②B 级以上的患者则 28 周前 2 周 1 次，28 周以后每周 1 次。无论 A 级或 B 级以上，如有特殊情况，还要增加检查次数，必要时入院检查和治疗。

8. 产后随访　多数 GDM 产后血糖或糖耐量恢复正常，但部分病例 5 ~ 10 年内发展为Ⅰ型或Ⅱ型 DM，或糖耐量减低。有报告随访 20 年 DM 发生率可高达 50% 。因此，GDM 是 DM 的高危人群，对 GDM 患者产后定期随访（至少每年 1 次）血糖或糖耐量试验，对今后糖尿病的早期诊断很重要。

9. GDM 分娩期管理（intrapartum care）　正确评估

胎儿大小，如采用胎儿双顶径、腹径、胎儿肝脏径线等多项胎儿生长指标以增加评估胎儿大小的正确性。

（1）分娩方式

1）剖宫产：糖尿病本身不是剖宫产手术指征，但如有以下情况应考虑剖宫产终止妊娠：①有微血管病变及血管病变；②代谢并发症；③重度子痫前期；④产科指征；⑤巨大儿。

2）阴道分娩：应注意以下问题：①减少产妇体力消耗，缩短产程；②避免创伤性难产手术；③注意无菌操作，防感染；④预防产后出血。

（2）终止妊娠时间

1）GDM：A级：孕38～40周终止妊娠，新生儿并发症明显减少。但若有严重合并症、并发症或发现胎盘功能不良者则应提前终止妊娠。

2）GDM：B级以上或无并发症之B～C级：37～39周终止妊娠。

3）GDM：D级：分娩时机应个别化。血糖控制不满意者，应在胎儿肺成熟后提早终止妊娠，以避免RDS发生又不至于胎死宫内。ADA推荐在孕38周左右终止妊娠，除非有其他产科原因需提前终止妊娠。

10. GDM新生儿管理（neonatal care） 通常GDM胎儿的肺发育较NGT胎儿要晚两周以上，因此在孕36周以前分娩者应给予宫内促肺发育成熟治疗，治疗方案与一般早产促肺发育成熟相同。GDM任何孕周分娩的新生儿均应加强新生儿管理，及早开奶，产后两小时测新生血糖，尤其是产程中母亲血糖控制不佳者更应注意监测亲生儿血糖，及早发现易于出现的新生儿低血糖。若有新生儿低血糖应及时纠正。有低血糖发生者应增加血糖监测次数直至血糖稳定。另外，新生儿出生后应重点检查心血管系统同时应注意新生儿黄疸的发生并给予及时处理。

11. 产后管理（postnatal care） 由于GDM产后母亲及子代易发生不同程度的代谢综合征，产后多主张尽量采用母乳喂养。产后应给予健康生活方式的指导，鼓励参加体育锻炼，接受营养指导，每天摄取的热卡不宜过多，保持合理的体重。延迟或阻止糖尿病的发生。另外，产后6周重新评估母亲的血糖状况。

【注意事项】

1. GDM确诊后首先应对患者进行有关GDM相关知识的宣教，增加患者接受治疗的依从性。尤其是对病情不重的GDM患者更应如此。

2. 95%以上的GDM孕妇都可以通过饮食和运动治疗使血糖控制达到理想水平，若要用胰岛素治疗可在内科医师的帮助下共同治疗。

3. GDM不是剖宫产指征，用胰岛素治疗者终止妊娠时间在38周左右，血糖控制理想者可适当推迟但最好不超过预产期。

4. 产后给予健康生活方式的指导，以减少Ⅱ型DM的发生。

（徐先明）

第二节 心 脏 病

【概述】

妊娠合并心脏病是严重的妊娠合并症，在我国孕产妇死因顺位中高居第二位，为非直接产科死因的第一位。最常见的妊娠合并心脏病种类是先天性心脏病、风湿性心脏病、妊娠期高血压疾病性心脏病、围生期心脏病、心肌炎。

【临床表现】

1. 症状 心悸、劳力性呼吸困难、经常性夜间端坐呼吸、咯血、经常性胸闷胸痛等临床症状。

2. 体征 口唇青紫、杵状指，全身或下肢水肿，心脏扩大，有舒张期杂音或3级以上粗糙的收缩期杂音或双期杂音。

3. 辅助检查

（1）超声心动图：提示心内结构异常，显示心瓣膜、心房和心室病变。

（2）心电图：可提示合并心律失常，如心房颤动或扑动，房室传导阻滞。

（3）X线检查：示心影增大，个别心腔扩大。

【诊断要点】

1. 诊断流程　妊娠合并心脏病的诊断流程见图3-2。

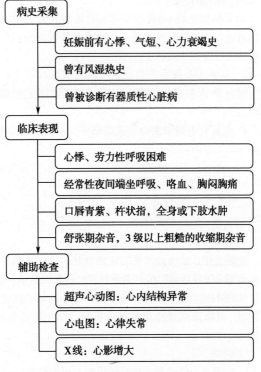

图3-2　妊娠合并心脏病诊断流程图

2. 心功能分级　患者所能耐受的日常体力活动将心功能分为四级：

心功能Ⅰ级：一般体力活动不受限制。

心功能Ⅱ级：一般体力活动稍受限制，休息时无自觉症状。

心功能Ⅲ级：心脏病患者体力活动明显受限，休息时无不适，轻微日常活动即感不适、心悸、呼吸困难或既往有心力衰竭病史者。

心功能Ⅳ级：不能进行任何体力活动，休息状态下即出现心力衰竭症状，体力活动后加重。

3. 早期心力衰竭的诊断

（1）轻微活动后即出现胸闷、心悸、气短。

（2）休息时心率超过 110 次/分，呼吸频率超过 20 次/分。

（3）夜间常因胸闷而坐起呼吸，或到窗口呼吸新鲜空气。

（4）肺底部出现少量持续性湿啰音，咳嗽后不消失。

4. 心力衰竭的诊断　　妊娠 32 ~ 34 周及以后、分娩期及产后 3 日内均是心脏病孕产妇发生心力衰竭的最危险时期。心力衰竭诊断流程见图 3-3。

5. 鉴别要点

（1）心脏生理性改变和病理性改变鉴别：妊娠本身可以出现一系列酷似心脏病的症状及体征，如心悸、气短、水肿、乏力等，心脏检查可以有轻度扩大、心脏杂音，但其为Ⅱ级以下柔和收缩期杂音，妊娠还可使原有心脏病的某些体征发生变化，增加了心脏病诊断的难度。详细询问病史，注意询问孕前的相关症状、妊娠后症状的改变，有无心脏病史、心力衰竭病史，并行心电图、心脏彩超或 X 线片等辅助检查有助于鉴别。

（2）先天性心脏病：出生后或幼年时发现。

（3）风湿性心脏病：既往有风湿性心脏病病史。

（4）妊娠期高血压疾病性心脏病：既往无心脏病史，此次妊娠后有妊娠高血压疾病。

（5）围生期心脏病：既往无心脏病的病史，在妊娠最后 3 个月至产后 6 个月内发生的心肌疾病。表现为心

3

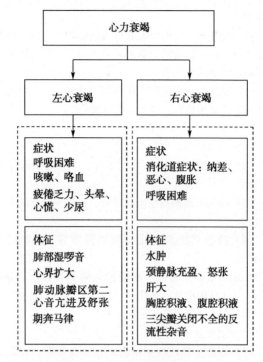

图 3-3　心力衰竭的诊断流程图

肌收缩功能障碍和充血性心力衰竭。

（6）心肌炎：既往无心瓣膜病、冠心病或先天性心脏病，在病毒感染后 1~3 周内出现乏力、心悸、呼吸困难的心前区不适。心肌酶谱的检查可以协助诊断。

【治疗】

1. 终止妊娠　出现以下情况者，应及早终止妊娠。如妊娠已超过 3 个月，一般不考虑终止妊娠。如已发生心力衰竭，则仍以适时终止妊娠为宜。①心脏病变较重，心功能Ⅲ级以上，或曾有心力衰竭病史者；②风湿性心脏病伴有肺动脉高压、慢性心房颤动、高度房室传导阻滞，或近期内并发细菌性心内膜炎者；③先天性心脏病有明显发绀或肺动脉高压症；④合并其他较严重的疾病，如肾炎、重度高血压、肺结核等。

2. 继续妊娠

（1）加强孕期检查

1）增加产检次数：心功能Ⅰ级、Ⅱ级的孕妇应增加产检次数，20周以前每2周由心内科、产科医师检查1次，以后每周1次。

2）动态观察心脏功能：定期进行超声心动图检查，测定心脏射血分数、每分心排出量、心脏排血指数及室壁运动状态，判断随妊娠进展的心功能变化。

（2）限制体力活动，增加休息时间，每日至少保证睡眠10小时。

（3）保持心情舒坦，避免情绪激动。

（4）加强营养，进高蛋白、少脂肪、多维生素饮食。限制钠盐摄入，控制体重的增加速度，使每周不超过0.5kg，整个孕期体重不超过12kg。

（5）消除损害心功能的各种因素，如贫血、感染、低蛋白血症、妊娠期高血压疾病。

（6）孕期发现异常、心力衰竭先兆，立即住院治疗。心功能Ⅲ级或有心力衰竭者应住院治疗，并留院等待分娩。

3. 分娩期及产褥处理

（1）分娩期处理流程见图3-4。

（2）产褥期处理

1）继续使用广谱抗生素预防感染。

2）曾有心力衰竭的产妇应继续服用强心药物。

3）注意体温、脉搏、呼吸及血压变化，子宫缩复与出血情况。

4）心功能Ⅲ级以上的产妇产后不哺乳。

5）短期内不能下床活动者，应考虑抗凝治疗。

4. 心力衰竭的治疗 妊娠合并心力衰竭与非妊娠者心力衰竭的治疗原则类同。针对发生心衰的病因，在心血管内科医师的指导下，可选择以下处理方法。

（1）吸氧。

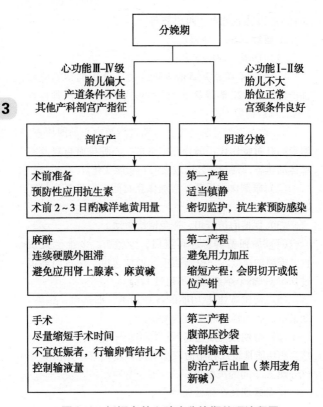

图 3-4 妊娠合并心脏病分娩期处理流程图

（2）扩血管

1）扩张静脉，减少静脉回流：硝酸异山梨酯（消心痛）10mg 舌下含服，每日 3～6 次；硝酸甘油，开始以每分钟 5～10μg 静脉滴注，以 20～50μg/min 维持。

2）扩张动脉，减轻心脏后负荷：酚妥拉明，静脉滴注从 0.1mg/min 开始，每隔 10～15 分钟加 0.1mg/min。

（3）利尿：呋塞米 20～40mg 静脉注射，必要时 4 小时后重复 1 次。用药时要注意电解质平衡，警惕低钾血症。

（4）强心：应用快速洋地黄制剂以改善心肌状况。

1）去乙酰毛花苷（西地兰）：首选，用 0.4mg 加入 25% 葡萄糖液 20ml，缓慢静脉注射，需要时间隔 2~4 小时后加用 0.2~0.4mg，总剂量不超过 1.2mg。

2）毒毛花苷 K：0.25mg 加 25% 葡萄糖液 20ml，缓慢静脉注射，需要时 2~4 小时后再注射 0.125~0.25mg，适当的洋地黄化量为 0.5mg。

3）地高辛：早期心力衰竭，病情发生缓慢或病情不危急时，可使用作用较慢的洋地黄类药物，如地高辛 0.25mg 口服，每日 2 次，2~3 天后改为维持量 0.125~0.25mg，每日 1 次，用药过程中监测心率。

（5）镇静：哌替啶 50~100mg 肌内注射，已有休克或呼吸抑制者慎用。

（6）减少回心静脉血量：患者取半坐位，两腿下垂，必要时可用止血带轮流加压四肢。

（7）妊娠晚期心力衰竭患者处理：原则是待心力衰竭控制后再行产科处理，应放宽剖宫产指征。如为严重心力衰竭，经内科治疗无效，继续发展可能导致母儿死亡，可边控制心力衰竭边紧急剖宫产，取出胎儿，减轻心脏负担，以挽救产妇生命。

5. 妊娠期间的抗凝治疗

（1）抗凝治疗指征：二尖瓣狭窄伴有心房颤动、心脏机械瓣置换术后、有血栓栓塞史的孕妇。

（2）药物

1）妊娠早期：若妊娠前华法林抗凝治疗用量 ≥5mg，则继续应用华法林，若妊娠前华法林抗凝治疗用量 ≥5mg，妊娠早期则改用每 12h 皮下注射调整剂量的低分子肝素或普通肝素。

2）妊娠中、晚期：华法林（治疗剂量），机械瓣置换术后者可加用阿司匹林 75~100mg，每日 1 次。

3）分娩前：妊娠期应用华法林的孕妇预期分娩时应提前 3~5 天停用华法林，改为低分子肝素，在分娩前 12 小时停用低分子肝素，使其 INR 接近 1.5。

4）分娩后：产后或剖宫产术后根据手术出血的情

况，在术后 24 小时开始使用低分子肝素和华法林共同抗凝，连续应用 3 天后监测国际标准比值（INR），当 INR 达到治疗范围时（一般术后 7 天）停用低分子肝素。

（3）监测

1）应用华法林，监测国际标准比值（INR），使 INR 达 2.0 ~ 2.5 倍。

2）应用普通肝素，监测部分凝血活酶动时间（APTT），使其达正常对照值 2 倍。

（4）并发症处理　出血是常见并发症，可用以下药物进行治疗。

1）华法林：预期分娩时间不易确定者，在分娩前 4 ~ 6 小时静注维生素 K_1 20mg 以终止抗凝作用，甚至需要输注新鲜冰冻血浆。

2）普通肝素：普通肝素抗凝所致的出血，轻症状局部处理即可。重症者立即用鱼精蛋白静脉滴注以中和肝素，每 1mg 可中和肝素 100U。

【注意事项】

1. 妊娠合并心脏病属于高危妊娠，一旦识别或诊断，均应按高危孕产妇及时转诊，不要等病情危重时再转诊。

2. 注意妊娠心脏生理性及病理性的鉴别。

3. 妊娠合并心脏病在妊娠前需要经过心内科医师和产科医师共同诊治，明确是否可以妊娠以及妊娠后的监护，最好在三级综合性医院进行产前检查和分娩。

4. 心脏病孕产妇的主要死亡原因是心力衰竭和感染，孕期注意预防感染。

5. 医患沟通中应告知妊娠合并心脏病的并发症有心力衰竭、亚急性感染性心内膜炎、静脉栓塞和肺栓塞，有可能对孕妇生命造成威胁。且不宜妊娠的心脏病患者一旦妊娠，或妊娠后心功能恶化者，胎儿及新生儿的不良结局的发生率明显增加。

（王子莲）

第三节　肺部疾病

一、妊娠合并支气管哮喘

【概述】

支气管哮喘是气道的慢性变态反应性炎症性疾病，临床表现为反复发作性的喘息、气急、胸闷或咳嗽等症状，在孕妇中的发病率为4%～8%，也是围产期妇女呼吸困难应考虑的病因。妊娠期哮喘急性发作的发病率比非妊娠妇女高，哮喘急性发作、哮喘控制不良和母儿不良妊娠结局有关，包括早产、低出生体重、新生儿围产期死亡、子痫前期等。控制良好的哮喘几乎不增加母儿不良预后。孕期治疗目标是通过防止孕妇哮喘发作而确保胎儿获得足够的氧供，减少母儿不良预后发生。

【临床表现】

1. 典型发作　反复发作性呼气性呼吸困难。发作前多有黏膜过敏先兆（如打喷嚏、流涕、干咳等），发作时被迫采取坐位或呈端坐呼吸，双肺部可闻及哮鸣音，发作将停时常咳出较多稀薄痰液后气促减轻。

2. 非典型发作　发作性胸闷或顽固性咳嗽，后者又称"咳嗽变异型哮喘"。

3. 诱因　夜间及凌晨常发作，运动、冷空气、β受体阻滞剂、镇静剂使用、呼吸道感染、精神因素等均可能诱发哮喘。

4. 分期　急性发作期、慢性持续期（相当长时间内每周均有不同程度及不同频次地发作）、缓解期（症状体征消失，肺功能恢复到急性发作前水平，并持续4周以上）。

【诊断要点】

1. 临床表现和相关实验室检查

（1）反复发作喘息，呼吸困难，胸闷或咳嗽，多有诱因。

（2）发作时双肺可闻及散在或弥漫性、以呼气期为主的哮鸣音。

（3）上述症状可经治疗缓解或自行缓解。

（4）排除可引起喘息或呼吸困难的其他疾病。

（5）症状不典型者（如无明显喘息或体征），应最少具备以下一项试验阳性：①支气管激发试验或运动试验阳性；②支气管舒张试验阳性：一秒钟用力呼气容积（FEV1）增加15%以上，且FEV1增加绝对值>200ml；③最大呼气流量（PEF）日内变异率或昼夜波动率≥20%。

（6）鉴别诊断：需与妊娠期生理性呼吸困难、肺栓塞、肺水肿、围产期心肌病、羊水栓塞鉴别。但应注意，涉及相关科室请专科医师会诊。

2. 妊娠期哮喘严重程度分级见表3-2。

3. 妊娠期哮喘的诊断流程见图3-5。

【治疗】

应与呼吸内科医师共同制订治疗方案。

1. **阶段治疗方案** 根据哮喘的严重程度决定用药的种类及剂量，吸入糖皮质激素是孕期控制持续哮喘的一线药物

（1）轻度间歇性哮喘：不一定常规用药，可予沙丁胺醇。

（2）轻度持续性哮喘：首选方案是低剂量吸入糖皮质激素。可替代性使用色甘酸钠，白三烯受体拮抗剂，茶碱（血清浓度5～12μg/ml）。

（3）中度持续性哮喘：首选治疗是低剂量或中等剂量吸入糖皮质激素和沙美特罗。替代方案是低剂量或中等剂量（如有必要）吸入类固醇联合白三烯受体拮抗剂或茶碱（血清浓度5～12μg/ml）。

（4）重症持续性哮喘：首选治疗是高剂量吸入糖皮质激素和沙美特罗，如需要可加上口服糖皮质激素。替代方案是高剂量吸入糖皮质激素和茶碱（血清浓度5～12μg/ml），如需要可加上口服糖皮质激素。

表 3-2 妊娠期哮喘严重程度及控制情况

哮喘程度（控制情况）	发作频率	夜间憋醒	日常活动	FEV1 或峰流速占本人预计值的百分比
间歇发作（良好）	每周 2 次及以下	每月 2 次及以下	不影响	≥80%
轻度持续发作(不良)	每周 2 次以上但非每天	每月 2 次以上	轻度受限	≥80%
中度持续发作(不良)	每天发作	每周 1 次以上	有些受限	60%～80%
重度持续发作（很差）	全天发作	每周 4 次以上	严重受限	<60%

摘自 ACOG practice bulletin : clinical management guidelines for obstetrician-gynecologists number 90, 2008 : asthma in pregnancy.

3

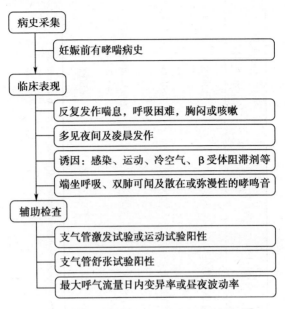

图 3-5　妊娠期哮喘的诊断流程图

2. 分娩期处理

（1）终止妊娠时机：病情稳定者，可监护至妊娠足月。如果孕期哮喘控制不良，反复发作，可引起母亲和胎儿的氧供异常，应跟孕妇充分沟通，个体化决定终止妊娠时机。

（2）终止妊娠方式：哮喘不是剖宫产指征，没有阴道分娩禁忌的孕妇可以选择试产。引产可选用宫颈球囊、小剂量缩宫素静滴，或前列腺素 E2（如地诺前列酮）引产。

（3）麻醉应用：分娩镇痛时，宜选用无组胺释放的麻醉剂（如芬太尼）。全麻气管插管可能引发严重的支气管痉挛，因此剖宫产时尽量采用硬膜外麻醉方法。

（4）产后出血的药物使用：首选缩宫素或卡贝缩宫素加强宫缩。禁用前列腺素 F（PGF2α，商品名：欣母沛）预防或者治疗产后出血，因为该类药物可能引起哮喘患者严重的支气管痉挛。

（5）分娩时的管理

1）阴道分娩的哮喘发作不多见，但是分娩时的高通气情况可以诱发气管痉挛，患者入院分娩时，有条件应查 PEFR 或 FEV1，并在分娩期予以氧饱和度监测。

2）临产及产后不能停用或减量使用哮喘药物治疗，应对患者进行水化、充分镇痛以防止支气管痉挛。

3）对于分娩前 4 周内接受系统性激素治疗的孕妇，分娩时应该给予应激剂量糖皮质激素，常规剂量为：氢化可的松 100mg 静脉点滴，q8h，使用时间从分娩开始到产后 24 小时。

【注意事项】

1. 妊娠合并哮喘患者，产科医师应与呼吸内科医师共同制定孕期治疗和监测方案。分娩期产科、麻醉科、儿科医师应共同做好产时及产后处理。

2. 妊娠合并哮喘患者，有条件者孕期应监测 PEFR 和 FEV1。轻中度的哮喘一般母儿结局良好，但控制不佳的哮喘增加母儿围产风险，低 FEV1 和新生儿低体重及早产相关。

3. 如果分娩期使用 β_2 受体激动剂，应该监测婴儿出生后 24 小时血糖水平。

4. 哺乳注意事项　一般只有少量的哮喘药物进入母乳。因此使用如下药物的患者可以哺乳：泼尼松、茶碱、抗组胺剂、吸入性类固醇、β_2 受体激动剂、色甘酸钠。

二、肺栓塞

【概述】

肺栓塞（pulmonary embolism，PE）又称肺动脉栓塞，是指嵌塞物质进入肺动脉及其分支，阻断组织血液供应所引起的病理和临床状态，是一种可能危及生命的疾病。孕产期肺栓塞为孕产妇死亡的重要原因之一。在发达国家，血栓栓塞性疾病在发达国家是孕产妇死亡的首要原因。妊娠期的肺栓塞多来自下肢深静脉或盆腔静脉的血栓,是有可能预防的。

【临床表现】

1. 症状 可从无症状到突然死亡。患者可有胸部不适、气短、呼吸困难、胸痛、咳嗽及咯血。亦可出现突然的呼吸困难、烦躁不安、出冷汗、晕厥、休克及急性右心衰竭的症状,甚至突然死亡。

2. 体征

(1)呼吸增快、发绀及肺部湿啰音或哮鸣音。

(2)心动过速、舒张期奔马律、肺动脉瓣第2心音亢进、主动脉瓣及肺动脉瓣第2心音分裂、休克、颈静脉怒张及肝大。

3. 辅助检查

(1)胸部 X 线:可见区域性肺血管纹理稀疏、纤细,肺透亮度增加;部分患者的胸片也可"完全正常"。

(2)心电图:常见的心电图改变是 QRS 电轴右偏,肺型 P 波,$S_1Q_{\text{III}}T_{\text{III}}$ 型,有胸前导联及 Ⅱ、Ⅲ、aVF 导联 T 波倒置,完全性右束支传导阻滞。有时心电图改变不够典型。

(3)血气分析:是肺栓塞的重要筛选方法。肺栓塞多出现低氧血症及低碳酸血症,如果两者正常,可排除肺栓塞。

(4)CT:可直接显示肺梗死,且无创,是理想的检查,有条件者可进行。

(5)下肢静脉彩色多普勒检查:可发现下肢静脉血栓。

(6)超声心动图:仅对可疑急性大面积肺栓塞有诊断价值,可显示右心的大小、肺内和心内血栓。

(7)D-二聚体:阴性可排除肺栓塞。

【诊断要点】

1. 早期识别及诊断肺栓塞十分重要。有典型征象的肺栓塞患者不多,心电图和胸部 X 线改变常是一过性的,诊断流程见图 3-6。

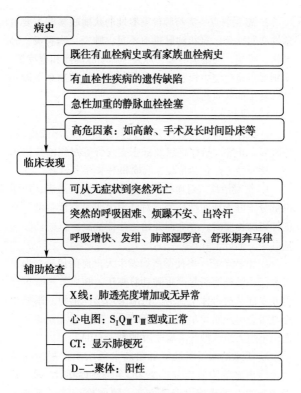

图 3-6　肺栓塞的诊断流程图

2. 识别高危因素

（1）既往有血栓病史。

（2）遗传缺陷：某些妇女具有血栓性疾病方面的遗传缺陷，使其血栓形成倾向的增加，导致高凝状况，反复发生静脉血栓栓塞。包括凝血酶Ⅲ缺陷、C 蛋白和 S 蛋白缺陷、前凝血酶基因变异等。

（3）家族静脉血栓栓塞的病史或急性加重的静脉血栓栓塞。

（4）其他高危因素：年龄 >35 岁，手术、长时间卧床、体重大于 80kg、多产、感染/败血症、先兆子痫和严重的内科疾患（如心脏机械换瓣）。

3

3. 鉴别要点　需与肺栓塞鉴别的疾病很多，主要有急性心肌梗死，冠状动脉供血不足，肺炎，胸膜炎，肺不张，哮喘，夹层动脉瘤，原发性肺动脉高压和癔症等。鉴别要点是病史中提示一些危险因素如长期制动，以及突然发生的低氧血症。

【治疗】

一旦怀疑肺栓塞，应与外科共同进行治疗或抢救。除吸氧、止痛、抗休克以及舒张支气管等对症治疗措施外，特异性方法包括抗凝、溶栓和手术治疗。

1. 抗凝治疗　对血栓栓塞性疾病的高危患者，应予以低分子肝素预防性抗凝。对已发生明显临床症状、高度怀疑肺栓塞者，应立即开始治疗性抗凝。抗凝药物包括肝素、低分子肝素。

2. 溶栓治疗　有使孕产妇发生大出血的风险。但是当大面积肺栓塞引起严重肺动脉高压、肺血管痉挛等严重并发症威胁母体生命时，仍应采用溶栓治疗。溶栓治疗是否会引起胎盘早剥及胎死宫内，目前尚无定论。可选用重组人组织型纤溶酶原激活物（rt-PA）。

3. 手术治疗　下腔静脉阻断术适用于抗凝治疗有致命性出血危险及反复栓塞者，可采用静脉结扎或置以特制的夹子或滤过器等方法。肺血栓切除病死率很高，仅限于溶栓或加压素积极治疗但休克仍持续的患者。

4. 终止妊娠　急性 PE 应该以抢救孕妇生命为主。在保证孕妇安全情况下再视胎儿情况决定是否终止妊娠。

【注意事项】

1. 对高危因素的孕产妇产前及产后 6 周均需严密监测。

2. 产后或剖宫产术后早期下床活动，以促进血液循环，减少血栓形成。

3. 识别有血栓栓塞性疾病风险的孕产妇，据其情况提供个体化的预防措施很重要。

（王子莲）

第四节 甲状腺疾病

一、妊娠合并甲状腺功能亢进症

【概述】

甲状腺毒症是因血循环中过多甲状腺激素引起的以神经、循环、消化等系统兴奋性增高和代谢亢进为主要特征的临床综合征。妊娠期甲状腺毒症患病率为 1%，其中临床甲亢占 0.4%，亚临床甲亢占 0.6%。

妊娠期甲状腺毒症的病因中 Graves 病占 85%、妊娠甲亢综合征（syndrome of gestational hyperthyroidism, SGH，也称为一过性甲亢，transient hyperthyroidism）占 10%。另外，甲状腺高功能腺瘤、结节甲状腺肿、葡萄胎等占 5%。本节重点阐述妊娠合并甲状腺功能亢进症。

【临床表现】

1. 系统兴奋性增高及高代谢综合征　心悸（休息时心率可超过 100 次/分）、怕热多汗、多食易饥、体重不能按孕周增加、四肢近端肌肉消瘦、大便次数增多、低热、失眠、手震、脉压增大 >50mmHg。

2. 甲状腺肿　多数为甲状腺弥漫性对称性肿大，质软，随吞咽上下移动，甲状腺可触及震颤、闻及血管杂音。

3. 眼症

（1）非浸润性突眼：眼裂增宽、瞬目减少、上眼睑移动滞缓等。

（2）浸润性突眼：畏光、流泪、结膜充血水肿、复视、眼部异物感等。

4. 甲亢危象　甲亢孕妇在分娩、手术、感染及各种应激情况下，有发生甲亢危象可能，表现为高热（>39℃）、心率显著增快（> 140 次/分）、脉压增大、焦虑、烦躁、大汗淋漓、恶心厌食呕吐、腹泻等，重者可脱水、休克、心律失常、心衰、甚至死亡。

3

【诊断要点】

血清 TSH < 0.1mIU/L，FT4 > 妊娠特异参考值上限，排除妊娠甲亢综合征（SGH）后，甲亢诊断可以成立。其诊治流程见图 3-7。

妊娠甲亢综合征发生在妊娠前半期，呈一过性，出现心悸、焦虑、多汗等高代谢症状，为 hCG 产生增多、过度刺激甲状腺激素产生所致，与妊娠剧吐相关，30%~60% 妊娠剧吐者发生 SGH。SGH 者血清 FT4 和 TT4 升高，血清 TSH 降低或者不能测及，但甲状腺自身抗体阴性。

【治疗】

治疗上以对症治疗为主。妊娠剧吐需要控制呕吐，纠正脱水，维持水电解质平衡。定期复查甲功，此病一般在孕 14~18 周，血清甲状腺激素可以恢复至正常。不主张给予 ATD 治疗，但当 SGH 与 Graves 甲亢鉴别困难时，可以短期使用 ATD。

1. 治疗目标 使血清 FT4 接近或者轻度高于参考值的上限。

2. ATD 治疗

（1）孕早期：首选丙硫氧嘧啶（PTU），甲巯咪唑（MMI）为二线用药（因为 MMI 有致胎儿畸形风险）。

（2）孕中晚期：不耐受 PTU 者可改用 MMI，以减少 PTU 所致的肝脏损伤几率。

起始剂量取决于血清甲状腺激素的水平及症状严重的程度，一般 PTU 50~300mg/d，MMI 5~15mg/d（PTU 与 MMI 等效剂量比为 10:1 到 15:1）。

3. β 肾上腺素受体阻断剂 普萘洛尔 20~30mg/d，每 6~8h 服用，对控制甲亢高代谢症状有帮助，但应避免长期使用，以免造成宫内生长受限、胎儿心动过缓和新生儿低血糖症。

4. 不推荐 ATD 与 L-T4 联合用药 ATD 与 L-T4 联合用药会增加 ATD 的治疗剂量，导致胎儿出现甲减。

5. 手术治疗 妊娠期间原则上不宜采取手术疗法治

疗甲亢。

（1）适应证：对 ATD 过敏、需要大剂量 ATD 才能控制甲亢、患者不依从 ATD 治疗。

（2）手术时机：如果确需手术，妊娠中期是最佳时间。

手术时测定孕妇 TRAb 滴度，以评估胎儿发生甲亢的潜在危险性。推荐应用 β 受体阻断剂和短期碘化钾溶液（50~100mg/d）行术前准备。

6. 监测指标

（1）ATD 治疗起始阶段每 2~4 周监测 1 次 TSH 和 FT4，达到目标值后每 4~6 周监测 1 次。

（2）ATD 治疗者需注意是否出现过敏症状，定期复查血常规、肝功能。

（3）以下妊娠 Graves 病患者需要在孕 20~24 周监测血清 TRAb 滴度以协助评估妊娠结局：母亲有活动性甲亢、放射性碘治疗病史、曾有生产甲亢婴儿的病史、曾在妊娠期间行甲状腺切除术治疗甲亢。TRAb 高于参考值上限 3 倍以上提示需要对胎儿行密切随访。

（4）TRAb 高滴度的孕妇，需从孕中期开始监测胎儿心率、超声检查胎儿的甲状腺体积。

【注意事项】

1. Graves 病患者孕前治疗及计划怀孕条件

（1）TRAb 高滴度，计划在 2 年内怀孕者：选择甲状腺手术切除。

（2）孕前使用抗甲状腺药物（ATD）治疗者：计划怀孕前停用 MMI，改换 PTU。

（3）最好在甲状腺功能控制至正常后考虑怀孕，甲状腺手术或者 131 碘治疗后需要至少 6 个月后方可怀孕，此期间接受 L-T4 的替代治疗，使血清 TSH 维持在 0.3~2.5mIU/L 水平。

2. 谈话要点 甲状腺毒症控制不良时其流产、妊娠期高血压疾病、早产、低体重儿、宫内生长受限、死产（胎儿在分娩时死亡）、甲状腺危象及孕妇充血性心衰的风险增加。

3. 产后注意事项

（1）对于具有甲亢高危因素的新生儿，应密切监测其甲状腺功能。

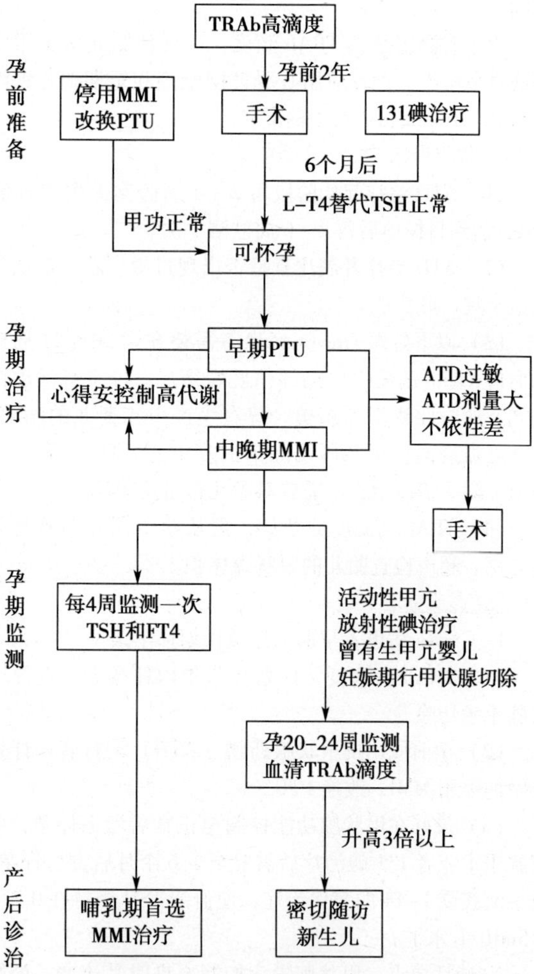

图 3-7 妊娠合并甲亢诊治流程图

（2）哺乳期：首选 MMI（20～30mg/d 剂量是安全的），PTU 作为二线药物（300mg/d 也是安全的）。ATD 应当在哺乳后服用，并监测婴儿的甲状腺功能。

（3）孕 24～28 周 TRAb 高于参考值上限 3 倍以上者：需要对胎儿行密切随访。

二、妊娠期合并甲状腺功能减退

【概述】

我国妊娠期临床甲减的患病率约为 1.0%。妊娠期临床甲减会增加妊娠不良结局的风险，如早产、低体重儿和流产等。对胎儿神经智力发育也可能有不良影响。

【临床表现】

1. 低代谢综合征　疲乏怕冷、反应迟钝、嗜睡、情绪低落、表情淡漠、记忆力减退、低体温、心动过缓、便秘、厌食、体重增加等。

2. 黏液性水肿　面容虚肿苍白、皮肤角化过度、非凹陷性肿胀且粗糙、毛发脱落等。

3. 部分患者可有甲状腺肿大。

【诊断要点】

1. 血清 TSH＞妊娠期参考值的上限（97.5th），血清 FT4＜妊娠期参考值下限（2.5th）*。诊治流程见图 3-8。

2. 如果血清 TSH＞10mIU/L，无论 FT4 是否降低，按照临床甲减处理。

【治疗】

1. 首选 L-T4 治疗，起始剂量 50～100μg/d，妊娠期完全替代量可达 2.0～2.4μg/（kg·d）。

---

* 妊娠期甲状腺功能的参考值，可以是本地区或本医院建立的妊娠期参考值，也可以是指南推荐的参考值。下附：2011 年 ATA 指南推荐的妊娠三期 TSH 参考值。

孕早期 0.1～2.5mIU/L；

孕中期 0.2～3.0mIU/L；

孕晚期 0.3～3.0mIU/L。

3

2. 治疗目标　血清 TSH 目标值：

（1）孕早期 0.1 ~ 2.5mIU/L。

（2）孕中期 0.2 ~ 3.0mIU/L。

（3）孕晚期 0.3 ~ 3.0mIU/L。

3. 病情监测

（1）妊娠 1 ~ 20 周：每 4 周监测 1 次甲状腺功能。

（2）妊娠 26 ~ 32 周：应当检测一次血清甲状腺功能指标。

【注意事项】

1. 根据患者的耐受程度增加剂量，尽快达标。对于严重临床甲减的患者，在开始治疗的数天内给予两倍替代剂量，使甲状腺外的 T4 也尽快恢复正常。

2. 合并心脏疾病者需要缓慢增加剂量。

3. 临床甲减妇女怀孕后 L-T4 替代剂量需要增加大约 25% ~ 30%，根据血清 TSH 治疗目标及时调整剂量。

4. 妊娠条件　临床甲减妇女应将血清 TSH 控制在 < 2.5mIU/L 水平后怀孕。

5. 产后处理

（1）产后 L-T4 剂量应降至孕前水平。

（2）产后 6 周复查血清 TSH 水平，调整 L-T4 剂量。

6. 谈话要点

（1）妊娠期临床甲减会增加妊娠不良结局（包括早产、低体重儿和流产等）的风险。

（2）未经治疗的临床甲减对胎儿神经智力发育可能有不良影响（包括胎儿死亡、流产、循环系统畸形和低体重儿的发生率显著增加）。

三、妊娠期亚临床甲减

【概述】

妊娠期亚临床甲减可以增加不良妊娠结局，如早产，并增加后代神经智力发育损害的风险。

【临床表现】

症状及体征同临床甲减，但程度轻，或无症状与

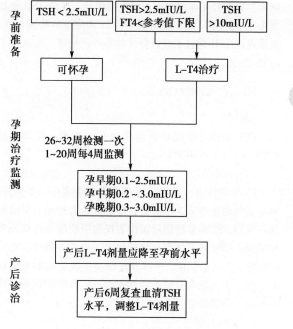

图 3-8　妊娠合并甲减诊治流程图

体征。

【诊断要点】

血清 TSH > 妊娠期特异参考值的上限（97.5th），血清 FT4 在参考值范围之内（2.5 ~ 97.5th）。

【治疗】

1. 妊娠期亚临床甲减伴 TPOAb 阳性者应当接受 L-T4 治疗。起始量：TSH > 妊娠特异参考值上限，L-T4 的起始剂量 50μg/d；TSH > 8.0mIU/L，L-T4 的起始剂量 75μg/d；TSH >10mIU/L，L-T4 的起始剂量 100μg/d。

2. 亚临床甲减 TPOAb 阴性者不反对但也不推荐 L-T4 治疗。

3. 治疗目标及监测方法与妊娠期临床甲减相同。

【注意事项】

甲状腺功能正常的甲状腺自身抗体阳性妇女妊娠期

间需要定期监测血清 TSH。妊娠前半期，血清 TSH 应该每 4～6 周检测 1 次，在妊娠 26～32 周应至少检测 1 次。如果发现 TSH 超过了妊娠特异的参考值范围，应该给予 L-T4 治疗。

四、产后甲状腺炎（PPT）

【概述】

PPT 是自身免疫甲状腺炎的一个类型，发病率约 8.1%（1.1%～16.7%）。

【临床表现】

1. 临床特点 产后 1 年内发病，持续 6～12 个月，典型病例临床经历 3 个阶段，即甲状腺毒症期、甲减期和恢复期。非典型病例可以仅表现为甲状腺毒症期或者甲减期。甲状腺毒症期症状同甲亢，但中等程度，持续时间短，多 <3 个月，甲状腺轻中度肿大，无触痛，质地中等，无突眼和胫前黏液性水肿，可有甲亢本身所致的凝视、眼裂增宽。

2. 易患人群

（1）妊娠初期 TPOAb 阳性妇女：30%～50% 发生 PPT，且 L-T4 不能预防其发生 PPT。

（2）合并其他免疫性疾病的孕妇：如 Graves 病、1 型糖尿病、慢性病毒性肝炎、系统性红斑狼疮等。

（3）PPT 患者第二次分娩后易复发，正在使用 L-T4 治疗的桥本甲状腺炎妇女甲状腺若未完全萎缩，一旦怀孕易患 PPT。

【诊断要点】

1. 产后一年内发生甲状腺功能异常。

2. 病程呈甲亢及甲减双相变化或自限性。

3. 甲状腺轻中度肿大，质地中度，但无触痛。

4. TPOAb 或（和）TGAb 阳性，但 TRAb 多为阴性。

【治疗】

1. 甲状腺毒症期 一般不给予 ATD 治疗，可与 β 受体阻断剂（如普萘洛尔）减轻症状，但注意尽量使用最小剂量，疗程尽量缩短。

2. 甲减期 症状严重者可以给予 L-T4 治疗，在治疗 6~12 个月后，可以尝试逐渐减小剂量。对于有再次妊娠意向、已妊娠或在哺乳期的妇女不应减小 L-T4 的治疗剂量。

3. 监测要点

（1）甲状腺毒症期后每 1~2 个月复查血清 TSH，及时发现甲减期。

（2）甲减期治疗后，每 4~8 周复查血清 TSH。

（3）发病后 8 年内每年复查 TSH，早期发现永久性甲减并给予治疗。

【注意事项】

20% 以上的 PPT 患者发展为永久性甲减，尤其是 PPT 甲减程度重、TPOAb 滴度高、有流产史者均为高危人群。

五、甲状腺结节

【概述】

甲状腺结节的患病率在 3%~21% 之间不等，并随着妊娠次数的增加而增加。

中国的妊娠妇女甲状腺结节发生率约为 15.3%，甲状腺癌在孕妇中的发病率为 14.4/10 万，乳头状甲状腺癌为最常见的病理类型。

【临床表现】

可以无临床表现。

【诊断要点】

评估甲状腺结节的方法有：

1. 首选 B 型超声 恶性可能性大的超声像是低回声、结节内血供丰富、不规则边缘、结节内微小钙化、晕圈缺如或结节高度超过宽度等，以及颈部淋巴结浸润病变等；

2. 细针穿刺（FNA） 妊娠期间可以做甲状腺细针穿刺检查，若考虑甲状腺结节良性可能性大，可以推延在产后进行。

【治疗】

1. 妊娠合并良性甲状腺结节

（1）不推荐补充 L-T4，定期复查甲状腺彩超了解结节变化，在孕期结节生长不明显、结节病理为良性或不确定良恶性时并不需要手术治疗。

（2）FNA 证实结节良性但是生长迅速或超声显示可疑恶性病变者可以考虑手术治疗。

（3）良性结节压迫气管或食管时，应考虑手术治疗

2. 妊娠合并分化型甲状腺癌（differentiated thyroid carcinoma，DTC）

（1）由于妊娠期 DTC 的预后和未妊娠者相似，妊娠期 DTC 的手术可推迟至产后施行。

（2）对暂不手术的 DTC，每 3 个月复查甲状腺 B 型超声，检测肿瘤的增长速度，并给予 L-T4 抑制治疗，将血清 TSH 控制在 0.1~1.5mIU/L。

（3）如果 DTC 肿瘤在妊娠前半期持续增大，或者发生淋巴结转移，推荐手术治疗，DTC 的手术时机应当选择在 T2 期。

3. 已完成 DTC 手术患者　怀孕期间要维持既定的 TSH 抑制目标。

（1）甲状腺癌未能完全控制的患者：血清 TSH 应保持低于 0.1mIU/L。

（2）在甲状腺癌已得到控制但仍有高风险的患者：TSH 水平应当抑制在 0.1~0.5mIUL。

（3）在甲状腺癌已得到控制并属于低风险甲状腺癌患者：TSH 应保持在正常低值范围（0.3~1.5mIU/L）。

（4）定期监测血清 TSH，每 4 周 1 次，直至妊娠 20 周。

【注意事项】

妊娠期间禁忌甲状腺核素扫描。

（王子莲）

第五节 妊娠合并病毒性肝炎

【概述】

病毒性肝炎是由肝炎病毒引起、以肝细胞变性坏死为主要病变的传染性疾病。根据病毒类型分为甲型、乙型、丙型、丁型、戊型等，其中以乙型最为常见。甲型肝炎病毒（HAV）主要经消化道传播，感染后可获得持久免疫力，不造成慢性携带状态，母婴传播罕见。临床症状较轻，肝功能衰竭发生率低；乙型肝炎病毒（HBV）主要经血液传播，但母婴传播是其重要的途径。HBV感染时年龄越小，成为慢性携带者的概率越高，发展为肝纤维化、肝硬化、肝癌的可能性越大。且在妊娠期更容易进展为重型肝炎；丙型肝炎病毒（HCV）主要通过输血、血制品、母婴传播等途径传播，重型肝炎少见，易转为慢性肝炎，进展为肝硬化、肝癌；丁型肝炎病毒（HDV）需伴随HBV而存在；戊型肝炎病毒（HEV）主要经消化道传播，极少发展为慢性肝炎。妊娠合并重症肝炎是我国孕产妇死亡的主要原因之一。

【临床表现】

1. 病史 有与病毒性肝炎患者密切接触史，半年内曾接受输血、注射血制品史等。

潜伏期：甲型病毒性肝炎——平均约为30日。

乙型病毒性肝炎——平均约为90日。

丙型病毒性肝炎——平均约为50日（输血所致）。

戊型病毒性肝炎——平均约为40日。

2. 症状、体征

（1）非特异性症状：不适、乏力、食欲下降。

（2）流感样症状：头痛、全身酸痛、畏寒发热。

（3）消化道症状：恶心呕吐、腹部不适、右上腹疼痛、腹胀腹泻。

（4）其他：身目黄染、皮肤瘙痒、严重时并发多器官功能衰竭。

（5）体征：黄疸、肝区叩痛、肝脾大。

3. 血清病原学检测

（1）甲型病毒性肝炎

1）HAV-IgM 阳性代表近期感染。

2）HAV-IgG 阳性代表急性期后期和恢复期。

（2）乙型病毒性肝炎

1）HBsAg：阳性是 HBV 感染的特异性标志，滴度高低与乙型病毒性肝炎传染性强弱相关。

2）HBsAb：是保护性抗体，阳性表示机体有免疫力，不易感染 HBV。

3）HBeAg：阳性是 HBV 大量存在的标志，滴度反映传染性的强弱，如存在的时间超过 12 周将视为 HBV 慢性感染。

4）HBeAb：阳性表示血清中病毒颗粒减少或消失，传染性减弱。

5）HBcAb：IgM 型阳性见于急性乙型病毒性肝炎急性活动期，IgG 型见于乙型病毒性肝炎恢复期和慢性 HBV 感染。

（3）丙型病毒性肝炎：单项 HCV 抗体阳性多为既往感染，不可作为抗病毒治疗的证据。

4. 丁型病毒性肝炎　HDV 是一种缺陷的嗜肝 RNA 病毒，需依赖 HBV 的存在而复制和表达，伴随 HBV 引起的肝炎。

5. 戊型病毒性肝炎　HEV 抗原检测困难，抗体出现较晚，在疾病急性期有时难以诊断，即使抗体阴性也不能排除诊断。

【诊断要点】

1. 临床分型

（1）急性肝炎：病程在 24 周内。

1）急性黄疸型：起病急常在出现消化道症状后约 1 周皮肤黏膜出现黄染、瘙痒，大便颜色变浅，小便呈茶水样。

2）无黄疸型：起病相对较慢，因无黄疸，易被忽视。

（2）慢性肝炎：病程在 24 周以上，分为轻度、中度和重度，标准见表 3-3。

表 3-3 慢性肝炎临床分度标准

	轻度	中度	重度
消化道症状	轻	中度	严重
转氨酶（IU/L）	≤正常 3 倍	>正常 3 倍	>正常 3 倍
总胆红素（μmol/L）	<正常 2 倍	正常 2~5 倍	>正常 5 倍
血清白蛋白（g/L）	>35	31~35	<31
A/G 比值	>1.5	1.1~1.5	<1.5
凝血酶原活动度 PTA(%)	>70	60~70	<60
胆碱酯酶（U/L）	>5400	4500~5400	<4500

2. 重型肝炎的诊断标准

（1）妊娠合并肝炎出现以下情况考虑重型肝炎：

1）黄疸迅速加深，每天上升大于 85.5μmol/L，血清总胆红素大于 171μmol/L。

2）肝脏进行性缩小，肝浊音界缩小甚至消失，出现肝臭气味，肝功能明显异常。

3）消化道症状严重，表现为食欲极度减退，频繁呕吐，腹胀，出现腹水。

4）凝血功能障碍，全身出血倾向，凝血酶原活动度小于 40%。

5）出现肝性脑病。

6）出现肝肾综合征。

（2）在临床工作中，一般出现以下 3 点可基本确立重型肝炎：

1）出现严重消化道症状。

2）凝血酶原活动度小于 40%。

3）血清总胆红素大于 171μmol/L。

3. 诊断流程　妊娠合并病毒性肝炎的诊断流程见图 3-9。

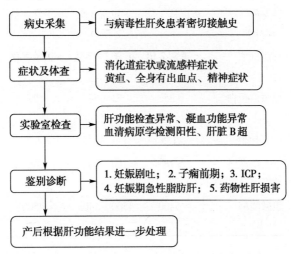

图 3-9　妊娠合并病毒性肝炎诊断流程

【治疗要点】

1. 妊娠前处理　孕前育龄女性若检测无 HBV 抗体者应进行常规乙型肝炎疫苗接种，以预防妊娠期感染 HBV。若孕前有抗病毒指征，药物首选干扰素。干扰素在用药疗程一般在 48 周内，停药半年后可考虑妊娠。口服抗病毒药物需要长期治疗，最好采用替比夫定、替诺福韦，该类药物可延续至妊娠期使用。

2. 妊娠期处理

（1）妊娠早期

1）积极治疗诱发肝炎活动的因素如妊娠剧吐等。

2）可用于护肝的药物：多烯磷脂酰胆碱、门冬氨酸钾镁、还原性谷胱甘肽、复方甘草酸等对于胎儿影响不大。

3）对于重症肝炎经积极内科处理，待病情好转后人工流产。

（2）妊娠中晚期

1）积极内科处理，如出现流产、死胎应尽快终止妊娠。

2）无流产、死胎等情况应积极保守治疗不必急于终止妊娠。

3）经积极治疗病情仍持续恶化发展至重症肝炎，可待病情有所稳定后选择时机终止妊娠。

（3）妊娠合并病毒性肝炎的处理：在感染科的协助和指导下进行。

1）护肝治疗：可用葡醛内酯、多烯磷脂酰胆碱、腺苷蛋氨酸、还原性谷胱甘肽、复方甘草酸等药物。

5% 葡萄糖 500ml + 葡醛内酯 0.4g 静滴 1 次／日；或（和）5% 葡萄糖 500ml + 还原性谷胱甘肽 1.2g 静滴 1 次／日；或（和）5% 葡萄糖 150ml + 复方甘草酸 30ml 静滴 1 次／日。

重症肝炎在治疗非重症肝炎治疗的基础上可加用以下处理：①10% 葡萄糖 250ml + 肝细胞再生因子 40～120mg 静滴，1 次／日。②胰高血糖素加胰岛素疗法（疗程 10～14 天）：10% 葡萄糖 300ml + 胰高血糖素 1mg + 胰岛素 8～10u 静滴，1～2 次／日。

2）改善肝脏循环：5% 葡萄糖 250ml + 门冬氨酸钾镁 10～20ml 静滴，1 次／日。

3）营养支持改善宫内环境治疗：丹参注射液 250ml 静滴，1 次／日；或10% 葡萄糖 500ml + 维生素 C 2g + 三磷酸腺苷二钠（ATP）40mg + 辅酶 A 100U 静滴，1 次／日。

4）降酶。

5）注意补充各种维生素、微量元素，根据病情必要时补充白蛋白、血浆、冷沉淀等血制品。

6) 注意防治感染。

7) 防治肝性脑病：①避免使用镇静药物及大剂量利尿剂；②抑制肠道菌群：甲硝唑 1.2g/d、庆大霉素等；③抑制胃酸分泌过多，防治应激性溃疡：奥美拉唑 40mg/d 或法莫替丁、西咪替丁、雷尼替丁；④降血氨：乙酰谷酰胺肌注或静滴，100 ~ 600mg/d，静滴时可用 5% ~10% 葡萄糖溶液 250ml 稀释后缓慢滴注；⑤乳果糖口服酸化肠道，减少氨吸收；⑥肝安注射液 250ml + 谷胱甘肽 1.2g 静滴，1 次/日。

8) 防治凝血功能障碍：补充凝血因子，可输新鲜血浆、冷沉淀、纤维蛋白和凝血酶原复合物等。出现 DIC 时，在凝血功能监测下酌情应用低分子肝素治疗。产前 4 小时至产后 12 小时内不宜应用肝素。

9) 重症肝炎并发肾衰竭的处理：①严格限制液体入量，避免使用对肾脏有损害的药物，纠正水电解质酸碱平衡紊乱。②利尿剂的使用：心功能好的情况下：20% 甘露醇 125 ~ 250ml 静脉滴注，用后无尿则要停药；呋塞米 20 ~80mg 静脉注射，可时隔 2 ~ 4 小时重复使用。③无效时可考虑行血液透析。④注意防治感染、水电解质代谢紊乱及酸碱平衡失调等并发症。

3. 产科处理

(1) 终止妊娠的时机

1) 经治疗病情明显好转，肝功能恢复，可根据产科实际情况选择终止妊娠的时机。

2) 治疗后病情无好转趋势，改善凝血功能后终止妊娠。

3) 出现严重产科并发症如胎儿窘迫、胎盘早剥等。

4) 早产临产、临产无法抑制。

(2) 分娩方式

1) 阴道分娩仅适用于经产妇已临产、宫颈条件成熟估计短时间内可结束分娩者。

2) 妊娠合并肝炎不是剖宫产指征，但相对阴道分娩，剖宫产可减轻肝功能损害，因而对于一般情况较差、肝炎病情较重特别是凝血功能欠佳患者可放宽剖宫产指征。

3）妊娠合并重症肝炎为减少出血、减少产褥感染、减少阴道分娩大量消耗体力等加重肝功能损害，主张剖宫产同时行子宫次全切除术。

【注意事项】

1. 评估肝脏功能并进行专科治疗　慢性乙型肝炎病毒感染妇女计划妊娠前，最好由感染科或肝病科专科医师评估肝脏功能并且进行专科治疗。肝功能始终正常的感染者可正常妊娠，如果经治疗后恢复正常，且停药后6个月以上复查正常则可考虑妊娠。

2. 肝炎病毒血清标志物检查　有助于疾病鉴别。

3. 定期产检及肝功能检查　慢性 HBV 感染者妊娠后，必须在感染科和产科每 1～2 个月进行 1 次产检及肝功能复查，尤其在妊娠早期和晚期。如发现丙氨酸转移酶（ALT）升高超过正常 2 倍（＞80u/L），或胆红素水平升高，需用药处理，必要时住院治疗，严重时需终止妊娠。

4. 妊娠期抗乙型病毒治疗的问题

（1）孕妇 HBsAg 阳性但 HBeAg 阴性时，其新生儿经正规预防后，保护率已达 98%～100%。因此，对于 HBeAg 阴性的感染孕妇无需使用抗病毒治疗以预防母婴传播。

（2）HBeAg 阳性孕妇的新生儿经正规预防后，仍有 5%～15% 发生慢性 HBV 感染。因此目前尚不能将孕妇 HBeAg 阳性进行常规抗病毒治疗手段以作为减少母婴传播的适应证。

5. 肝炎分娩期注意事项

（1）分娩前应加强护肝治疗，改善肝功能。

（2）重视凝血功能，视情况适当给予输注新鲜冰冻血浆、冷沉淀；分娩前数天肌注维生素 K_1，每日 20～40mg。

（3）注意观察产程，防止产程过长加重肝功能损害。

（4）做好防治产后出血的准备，产前备血、建立有效的静脉通道。

（5）胎儿娩出后及时加强宫缩。

6. 新生儿出生后联合使用乙肝疫苗和乙肝免疫球蛋白可明显降低母婴传播方法：出生后 6 小时和产后 3~4 周各注射乙肝免疫球蛋白 100~200U，出生 24 小时内注射乙肝疫苗 10μg，然后生后 1 个月和 6 个月各注射 5μg。乙肝疫苗和乙肝免疫球蛋白不应在同一部分注射。

7. 对新生儿采取正规预防措施后，不论孕妇 HBeAg 是否呈阳性，其新生儿均可直接母乳喂养，不必检测乳汁中 HBV-DNA。

（丁依玲）

第六节　妊娠合并肝硬化

【概述】

肝硬化是一种由各种因素引起的弥漫性、进行性肝损害的疾病，肝细胞广泛变性、坏死，网状支架结构破坏，肝细胞结节再生，大量的结缔组织增生形成纤维分隔，形成假性肝小叶，肝脏萎缩变硬。妊娠合并肝硬化较少见，约占分娩总数 0.02%。

【临床表现】

1. 代偿期　乏力、食欲减退出现较早，且较突出，可伴上腹部不适、恶心、上腹部隐痛、轻微腹泻等。肝轻度增大、质地结实或偏硬，无或有压痛，脾轻度或中度增大。肝功能正常或轻度异常。

2. 失代偿期

（1）肝功能减退的临床表现

1）全身症状：一般情况、营养状况及精神状况差。

2）消化道症状：食欲减退、厌食、脂肪泻。

3）血液系统症状：出血倾向和贫血。

（2）门脉高压

1）脾大：晚期脾大常伴红细胞、血小板、白细胞计数减少成为脾功能亢进。

2）侧支循环的建立和开放。

3）腹水。

【诊断要点】

1. 有肝硬化的病史　病毒性肝炎、慢性酒精中毒、遗传和代谢疾病、肝脏淤血、化学毒物或药物、营养不良等，多数人在孕前已经诊断。

2. 临床上以肝功能损害和门静脉高压为主要表现，早期症状不明显，晚期出现消化道出血、肝性脑病、继发感染等严重并发症。

3. 实验室检查

（1）血常规：在代偿期多在正常范围，失代偿期可出现不同程度的贫血。

（2）尿常规：有黄疸时可出现尿胆红素阳性、尿胆原增加。

（3）大便常规：黑粪、血便，粪隐血实验阳性。

（4）肝功能

1）胆红素持续升高。

2）白蛋白下降，球蛋白升高。

3）凝血酶原时间明显延长。

4）丙氨酸氨基转移酶、门冬氨酸氨基转移酶升高。

（5）超声检查：①显示肝脏大小、外形改变和脾大；②肝门静脉、脾静脉直径增宽；③腹水。

（6）影像学检查

1）食管钡餐：可检出：①食管静脉曲张的虫蚀样或蚯蚓状充盈缺损；②胃底静脉曲张的菊花样充盈缺损。

2）CT、MRI：可显示：①早期：肝大；②晚期：肝左、右叶比例失调，肝表面不规则及腹水和脾大。

4. 诊断流程　妊娠合并肝硬化的诊断流程见图3-10。

【治疗要点】

1. 一般治疗

（1）休息：注意保证睡眠时间。

（2）饮食：高热量、高蛋白和维生素丰富容易消化

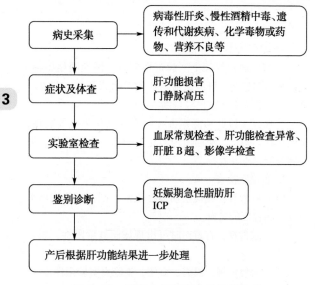

图 3-10　妊娠合并肝硬化的诊断流程

的食物。肝功能损害或有肝性脑病先兆时禁食蛋白质，有腹水时饮食应少盐或无盐。

（3）支持治疗

1）葡萄糖静脉输注。

2）维持水电解质和酸碱平衡。

3）输注复方氨基酸、白蛋白或新鲜冰冻血浆。

2. 专科处理　一经发现应立即请专科会诊，尽早确诊，进行专科处理

（1）限制水、钠摄入：监测 24 小时出入水量，保持出入平衡。

（2）利尿剂

1）呋塞米：起始剂量为一次 20~40mg，一日 1 次，必要时 6~8 小时后再追加 20~40mg，直至出现满意利尿效果。一日最大剂量可达 600mg，但一般应控制在 100mg 以内，分 2~3 次服用。

2）螺内酯：每日 40~120mg（2~6 片），分 2~4

3

次服用。

（3）放腹水＋输白蛋白。

（4）并发症治疗。

3. 产科处理

（1）肝功能处于代偿期无并发症的肝硬化孕妇，估计产程顺利，可阴道试产。

（2）严密观察产程，防止产程过长，第二产程避免过度屏气和腹部加压，适当助产。

（3）防治产后出血，胎儿娩出后及时加强宫缩。

（4）肝功能失代偿期的孕妇或有产科指征应行剖宫产。

（5）产褥期注意休息和营养，使用对肝脏无害的抗生素防治感染。

（6）视肝功能情况定是否哺乳。

【注意事项】

1. 肝硬化代偿期病情较轻，可以妊娠；如肝功能及一般情况良好，仅有食管静脉曲张，患者迫切希望妊娠，应进行手术治疗后妊娠；处于失代偿期或有食管静脉曲张，不宜妊娠，如已妊娠应尽早终止妊娠。

2. 医师需与患者及其家属交谈告知妊娠对于肝硬化不利。因为：①妊娠后由于肾素-血管紧张素-醛固酮系统活性增加、雌激素水平升高可加重肝损害；②血容量增加使腹水增加；③分娩时腹压增加易诱发食管下段曲张静脉破裂；④孕期肝功能负担加重，肝功能恶化可出现肝功能衰竭。

3. 有重症化倾向的孕妇，在产前及时转送到人员设备经验等条件相对较好的三级医院进行诊治，是现阶段妊娠合并肝硬化救治的重要举措之一。

（丁依玲）

第七节　妊娠合并贫血

贫血是临床上常见的由多种不同原因或疾病引起的

一种症状，不是一种独立的疾病。WHO 近期资料表明，50% 以上孕妇合并贫血，在我国孕晚期妇女约有 60% 患贫血，其中缺铁性贫血最常见，另外有巨幼细胞性贫血和再生障碍性贫血等。妊娠期贫血的程度一般分为四度，详见表 3-4。

3

表 3-4 妊娠期贫血的分度

	RBC（×10^{12}/L）	Hb（g/L）
轻度贫血	3.5 ~ 3.0	100 ~ 109
中度贫血	3.0 ~ 2.0	70 ~ 99
重度贫血	2.0 ~ 1.0	40 ~ 69
极重度贫血	< 1.0	< 40

另外，根据患者红细胞平均体积（MCV）及红细胞平均血红蛋白浓度（MCHC）将贫血分为三类（表 3-5）。

表 3-5 贫血的细胞学分类

类型	MCV（fl）	MCHC（%）	常见疾病
大细胞性贫血	> 100	32 ~ 35	巨幼细胞性贫血
正常细胞性贫血	80 ~ 100	32 ~ 35	再生障碍性贫血
			溶血性贫血
			急性失血性贫血
小细胞低色素贫血	< 80	< 32	缺铁性贫血
			地中海贫血

妊娠期贫血的诊断流程见图 3-11。

一、缺铁性贫血

【概述】

缺铁性贫血（IDA）是由于妊娠期胎儿生长发育及妊娠期血容量增加对铁的需要量增加，体内用于合成血

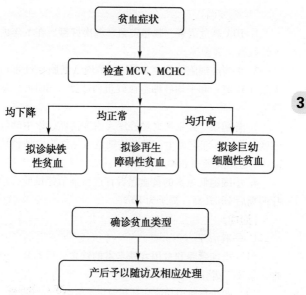

图 3-11　妊娠期贫血的诊断流程图

红蛋白的贮存铁缺乏，血红蛋白生成障碍而导致的贫血。缺铁性贫血是妊娠期最常见的贫血，约占妊娠期贫血的 95%。

【临床表现】

1. 症状　IDA 的临床症状与贫血程度相关。

（1）疲劳是最常见的症状。

（2）贫血严重者有脸色苍白、乏力、心悸、头晕、呼吸困难和烦躁等表现；

（3）疲劳、易怒、注意力下降及脱发等铁缺乏的症状。

2. 实验室检查

（1）血清铁蛋白 $<20\mu g/L$

（2）转铁蛋白饱和度 $<15\%$。

（3）Hb $<110g/L$。

（4）血象呈小细胞性贫血。

【诊断要点】

1. IDA 高危因素　曾患贫血、多次妊娠、在 1 年内连续妊娠及素食等。

2. 平均红细胞体积（MCV）、平均红细胞血红蛋白含量（MCH）和平均红细胞血红蛋白浓度（MCHC）均降低。

3. 骨髓象　红系造血呈轻度或中度活跃，以中幼细胞和晚幼红细胞为主，骨髓铁染色可见细胞内外铁均减少，尤以细胞外铁减少明显。

4. 小细胞低色素的贫血患者首选铁剂治疗试验，治疗两周后 Hb 升高，提示为 IDA。

【治疗】

1. 一般治疗

（1）增加营养和食用含铁丰富的饮食：黑木耳、海带、紫菜、猪肝、豆类等。

（2）对于胃肠道功能紊乱和消化不良给予对症处理。

2. 药物治疗

（1）口服铁剂：诊断明确的 IDA 孕妇应补充元素铁 $100 \sim 200 mg/d$，治疗 2 周后复查 Hb 评估疗效。非贫血孕妇如果血清铁蛋白 $< 30 \mu g/L$，应摄入元素铁 $60 mg/d$，治疗 8 周后评估疗效。同时与维生素 C0. 3g QD 口服促进铁吸收。常用口服铁剂见表 3-6。

表 3-6　常用口服铁剂的规格、元素铁含量及补充元素铁量

名称	规格	元素铁含量	补充元素铁量
多糖铁复合物	150mg/片	150mg/片	$150 \sim 300 mg/d$
富马酸亚铁	200mg/片	60mg/片	$60 \sim 120 mg/次$，3 次/日
琥珀酸亚铁	100mg/片	30mg/片	$60 mg/次$，3 次/日

续表

名称	规格	元素铁含量	补充元素铁量
硫酸亚铁	300mg/片	60mg/片	60mg/次, 3 次/日
硫酸亚铁控释片	525mg/片	100mg/片	100mg/d
葡萄糖酸亚铁	300mg/片	36mg/片	36 ~ 72mg/次, 3 次/日
蛋白琥珀酸铁口服溶液	15ml/支	40mg/支	40 ~ 80mg/d, 2 次

（2）注射铁剂：注射铁剂的用量根据下列公式计算：总注射铁剂量（mg）= 体重（kg）×（Hb 目标值 − Hb 实际值）（g/L）× 0.24 + 储存铁量（mg）；储存铁量 = 500mg。常见注射铁剂见表 3-7。

表 3-7 常用注射铁剂的规格、元素铁含量及补充元素铁量

名称	规格（ml/支）	元素铁含量（mg/支）	用法	补充元素铁量
山梨醇铁	2	100	肌内注射	100mg/d
右旋糖酐铁	1	25	肌内注射	25mg/d
蔗糖铁	5	100	静脉滴注	100 ~ 200mg/次, 2 ~ 3 次/周

（3）输血：Hb < 60g/L 者建议输血；Hb 在 60 ~ 70g/L 之间，根据患者手术与否和心脏功能等因素，决定是否需要输血。

（4）产科处理

3

1) IDA 的孕妇需要终止妊娠或临产时，应采取积极措施，最大限度地减少分娩过程中失血。在胎儿娩出后应用缩宫素、前列腺素、米索前列醇等药物可减少产后失血。

2) Hb < 100g/L 的无症状产妇，产后补充元素铁 100 ~ 200mg/d，持续 3 个月，治疗结束时复查 Hb 和血清铁蛋白。

3) 储存铁减少的孕妇分娩时，延迟 60 ~ 120 秒钳夹脐带，可提高新生儿储存铁，有助于降低婴儿期和儿童期铁减少相关后遗症的风险。早产儿延迟 30 ~ 120 秒钳夹脐带，可降低输血和颅内出血的风险。

4) 产后使用广谱抗生素预防产后感染。

【注意事项】

1. 所有孕妇在首次产前检查时（最好在妊娠 12 周以内）检查外周血血常规，每 8 ~ 12 周重复检查血常规。有条件者可检测血清铁蛋白。

2. 小细胞低色素的贫血患者首选铁剂治疗试验，治疗两 2 周后 Hb 升高，则提示为 IDA。铁剂治疗无效者应进行鉴别诊断，并转诊至上一级医疗机构。

3. 有明显贫血症状，或 Hb < 70g/L，或妊娠满 34 周，或口服铁剂无效者均应转诊至上一级医疗机构。

二、巨幼细胞贫血

【概述】

巨幼细胞贫血又称营养性巨幼细胞性贫血，是由于叶酸和（或）维生素 B_{12} 缺乏引起细胞核 DNA 合成障碍所致的贫血。在临床上较少见，约占所有贫血的 7% ~ 8%，其发病率为 0.7%。

【临床表现】

1. 症状

（1）贫血：乏力、头晕、心悸、气短皮肤黏膜苍白等。

（2）消化道症状：食欲减退、恶心、呕吐、腹泻、腹胀、舌乳头萎缩而致表面光滑。

（3）神经系统：手足对称性麻木、深感觉障碍、共济失调、精神异常、无欲、抑郁。

（4）其他症状：皮肤干燥、毛发干枯、视网膜出血、夜尿增多。

2. 实验室检查

（1）血象：呈大细胞性贫血，血细胞比容降低，红细胞平均体积（MCV）>100fl，红细胞平均血红蛋白含量（MCH）>32pg，大卵圆形红细胞增多，中性粒细胞核分叶过多。

（2）骨髓象：呈典型的"巨幼变"，巨幼细胞系列占骨髓细胞总数的30%~50%可肯定诊断。

【诊断要点】

1. 红细胞平均体积（MCV）>100fl，红细胞平均血红蛋白含量（MCH）>32pg。

2. 骨髓中出现典型的巨幼细胞。

3. 血清叶酸和（或）维生素 B_{12} 水平下降 血清叶酸值 <6.8mmol/L，红细胞叶酸值 <227nmol/L 提示叶酸缺乏；血清维生素 B_{12} 值 <74pmol/L 提示维生素 B_{12} 缺乏。

【治疗】

1. 孕期营养指导 纠正偏食，多进食新鲜蔬菜，水果，动物肝、肾及肉类，蛋类，奶类食品，改变不良烹调习惯。

2. 叶酸 正常孕妇每日需叶酸300~400μg，巨幼细胞性贫血孕妇妊娠后半期服叶酸5~10mg，每日3次，或亚叶酸钙5~10mg，肌注，每日1次。

3. 补充维生素 B_{12} 维生素 B_{12} 100μg，肌注，每日1次，2周后改为每周2次。

4. 输新鲜血或浓缩红细胞 若 Hb <60g/L，在近期内可能分娩者，应输新鲜血或浓缩红细胞。

5. 口服叶酸 在短期内不分娩者，即使是重度贫血也可以口服叶酸，使血红蛋白快速增高。

【注意事项】

1. 在血液科专科指导下进行确诊和处理。

2. 补充叶酸和维生素 B_{12} 后，贫血症状无明显好转应注意混合性贫血的存在，需同时补充铁剂。

3. 分娩时由于贫血，体内相对缺氧，产程进展快，组织水肿、脆弱，所以产程中要高度注意产道撕裂，应注意产后出血、产褥感染。

4. 严重贫血是应高度警惕并注意防治贫血性心脏病、妊娠期高血压、胎盘早剥、急产、胎儿窘迫、胎儿宫内发育迟缓、死胎等。

三、再生障碍性贫血

【概述】

再生障碍性贫血是由于多种原因引起的骨髓造血干细胞或造血微环境受损，造成以全血细胞减少为主要表现的一组综合征。患病率占分娩总数的 0.08%。

【临床表现】

1. 进行性贫血、皮肤及内脏的出血及反复感染。

2. 流产、死胎、早产、胎儿宫内生长受限。

3. 贫血性心脏病。

【诊断要点】

1. 诊断标准

（1）没有证据显示再障的发生系病毒感染、药物等原因造成。

（2）全血细胞减少，包括白细胞、血红蛋白、血小板。

（3）骨髓活检显示增生低下。

2. 分度

（1）根据骨髓造血细胞减少程度及全血细胞减少程度，分为重型再障（SAA）、极重型再障（VSAA）和非重型再障（non-SAA）。

1）SAA 标准：骨髓细胞容量 < 25%，或 25% ~ 50% 伴造血细胞数 < 30%，外周血改变至少符合下列 3 项中的 2 项：①中性粒细胞数计数 $< 0.5 \times 10^9/L$；②PLT $< 20 \times 10^9/L$；③网织红细胞绝对值 $< 60 \times 10^9/L$；

2）VSAA 标准：在满足上述 SAA 标准且中性粒细胞计数 $< 0.2 \times 10^9/L$。

3

3）non-SAA：未达到上述标准。

（2）根据再生障碍性贫血发病的急缓和病情严重程度进行分度：

1）急性再生障碍性贫血或重型再障Ⅰ型：发病急，贫血进行性加剧，常伴有严重感染和内脏出血，血红蛋白下降快。①血象：有以下 3 项中的 2 项：网织红细胞 <0.01，绝对值 <15×10^9/L；白细胞明显减少，中性粒细胞绝对值 <0.5×10^9/L；血小板 <20×10^9/L。②骨髓象：多部位增生降低，三系造血细胞明显减少，非造血细胞增多；如增生活跃，应有淋巴细胞增多；骨髓小粒非造血细胞及脂肪细胞增多。

2）慢性再障：发病缓慢，贫血、感染和出血均较轻。①血红蛋白、白细胞和血小板数值均较急性再障高。②骨髓象：三系或两系减少，至少 1 个部位增生不良；如增生良好，红系中应有晚幼粒比例增加，巨核细胞明显减少；骨髓小粒非造血细胞及脂肪细胞增多。

【治疗】

在血液科专科指导下进行处理

1. 支持治疗

（1）增加营养，改善一般状况，提高免疫功能，积极预防出血和感染。

（2）监测胎儿生长发育及宫内状况。

（3）输血治疗：维持孕期 Hb >70g/L，分娩前应提高至 >80g/L；主张成分输血。

（4）不主张预防性应用抗生素，一旦发生感染时则应用强有力的抗生素。

2. 产科处理

（1）妊娠至足月后实行计划分娩，积极改善血象（建议血红蛋白 >80g/L，血小板 >20~30%×10^9/L，减少分娩并发症。

（2）无产科剖宫产指征，应尽量阴道分娩，避免手术产。

（3）产程中或手术中输入成分血；产后继续支持疗

法，预防产后出血，应用广谱抗生素预防产褥感染。

【注意事项】

1. 慢性再障或非重型再障合并再障如患者病情稳定可以妊娠，需动态监测血象，给予积极的支持治疗。

2. 急性再障或重型再障合并妊娠应在孕早期建议充分准备下行治疗性终止。如已经到妊娠中、晚期，原则上积极支持治疗、缓解病情并防治妊娠并发症，尽可能维持妊娠。但若发生严重的妊娠并发症危及母儿生命仍需终止妊娠。

3. 再生障碍性贫血可增加妊娠期各种并发症的发生，特别是妊娠期高血压疾病，其发生率高且发病早、病情重，容易发生心力衰竭和胎盘早剥。胎儿可能出现生长受限、胎儿窘迫甚至胎死宫内。

4. 妊娠可使多数患者的再障病情加重，出血和感染的危险增加，甚至发生致命性出血、严重感染。脓毒血症、感染中毒性休克等。

（丁依玲）

第八节　妊娠合并特发性血小板减少

【概述】

特发性血小板减少性紫癜（ITP）是以外周血中血小板减少、骨髓巨核细胞数正常或增多并伴有成熟障碍、无明显脾大，以及缺乏任何原因包括外源的或继发性因素为特征的自身免疫性疾病。妊娠合并特发性血小板减少性紫癜发生率为 $1‰ \sim 2‰$。

【临床表现】

1. 症状

（1）皮肤、黏膜出血：轻者仅有四肢及躯干皮肤的出血点、紫癜及瘀斑、鼻出血、牙龈出血；严重者可出现消化道、生殖道、视网膜及颅内出血。

（2）贫血。

2. 体征

（1）脾脏：不大或轻度增大。

（2）淋巴结：肿大。

3. 实验室检查

（1）血小板：$< 100 \times 10^9 / L$，当血小板 $< 50 \times 10^9 / L$ 时才有症状。

（2）骨髓检查：巨核细胞正常或增多，而成熟型血小板减少。

（3）血小板抗体测定：多为阳性。

【诊断要点】

妊娠期 ITP 没有特异的症状、体征和诊断性实验，需通过病史、查体、实验室检查排除其他引起血小板减少的疾病。如果病史、查体及以上实验室检查均符合 ITP 的诊断，则无须进一步检查即可诊断。如任何一项有不典型发现则须行骨髓检查。妊娠合并特发性血小板减少性紫癜的诊断流程见图 3-12。

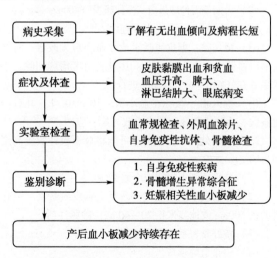

图 3-12 妊娠合并特发性血小板减少的诊断流程

1. 病史中需主要了解有无出血倾向及病程长短，既往有何种治疗及效果，妊娠后病情变化，既往用药史与毒物接触史、有无血小板减少家族史等情况。

2. 体格检查时重点了解有无出血倾向的表现,是否有血压升高、脾大、淋巴结肿大、眼底病变等。

3. 实验室检查:全血细胞计数、血小板计数、外周血涂片、自身免疫性抗体的筛查。

4. 骨髓检查主要表现为巨核系改变,不合并其他两系降低。

【治疗】

1. 妊娠期处理 请血液科会诊,在其指导下进行处理,常用方法有:

(1) 肾上腺皮质激素:治疗 ITP 的首选药物。孕期血小板 $< 50 \times 10^9/L$,有临床出血症状,可应用泼尼松 $40 \sim 100mg/d$。待病情缓解后逐渐减量至 $10 \sim 20mg/d$ 维持。如口服泼尼松 4 周仍无反应的患者应尽快减量并停药。

(2) 大剂量丙种球蛋白:丙种球蛋白 $400mg/(kg \cdot d)$,5 日为 1 疗程;或 $1g/(kg \cdot d)$,连续 2 天。

(3) 脾切除:糖皮质激素治疗血小板无改善,有严重的出血倾向,血小板 $< 10 \times 10^9/L$,可考虑脾切除。手术最好在妊娠 $3 \sim 6$ 个月期间进行。

(4) 输入血小板:在血小板 $< 10 \times 10^9/L$,并有出血倾向,为防止重要脏器出血或分娩时应用。

2. 分娩期处理 分娩前尽可能将血小板计数提高至 $50 \times 10^9/L$。

(1) 分娩原则上以阴道分娩为主。

(2) 产前或术前应用大剂量肾上腺皮质激素(氢化可的松 500mg 或地塞米松 $20 \sim 40mg$) 静脉注射。

(3) 备好新鲜血或血小板。

(4) 防止血肿形成。

3. 产后处理

(1) 分娩前应用糖皮质激素治疗者出后继续应用,并根据疗效反应逐渐减量。

(2) 予以抗生素预防感染。

3

（3）动态观察新生儿血小板是否减少。

【注意事项】

1. 对于严重血小板减少 $<50×10^9/L$，血小板计数无进行性降低、无出血倾向的患者，在充分告知风险及严密监护下可以维持妊娠。

2. 对于妊娠前特发性血小板减少性紫癜病情严重需要治疗者，或妊娠早期血小板即快速降低并有出血征象者，应考虑延缓妊娠或尽早终止妊娠。

3. 只要血小板 $>100×10^9/L$，在 26~28 周前不必定期复查，而之后应每月复查 1 次直至分娩。

4. 血小板 $<100×10^9/L$ 就需要每周测定 1 次；如 $<50×10^9/L$ 必须筛查凝血功能。

（丁依玲）

第九节　妊娠合并肾脏疾病

泌尿系统疾病可以依据肾脏原发疾病和继发于全身疾病而分为原发性和继发性两种。评估妊娠期发现的肾脏疾病时，要了解既往有无肾脏疾病及其患者的孕周。通常晚孕期发生的可能与妊娠相关，而 20 周之前发生的很少继发于妊娠期并发症。

一、急性肾盂肾炎

【概述】

泌尿道感染是由于病原菌侵犯尿路引起的炎症病变。其中急性肾盂肾炎是妊娠期最常见的泌尿系统合并症，多发于妊娠期晚期及产褥早期，发生率为 1%~2%。

【临床表现】

1. 症状、体征

（1）膀胱刺激症状：尿频、尿急、尿痛。

（2）全身症状：寒战、高热、乏力、食欲缺乏、恶心、呕吐。

（3）局部体征：肾区疼痛、脊肋区叩痛、输尿管点压痛。

2. 辅助检查

(1) 血常规检查：白细胞计数增高，中性粒细胞比例增高。

(2) 尿常规检查：尿白细胞数 >5/HP 或尿沉渣有成堆白细胞或脓细胞；可有镜下血尿及少量的尿蛋白；镜检可有管型尿、白细胞管型、透明管型和颗粒管型。

(3) 尿细菌学检查：清洁中段尿培养如杆菌菌落数 $\geq 10^5/ml$，或球菌菌落数 $\geq 200/ml$ 为真性菌尿，有诊断意义。

(4) 尿液涂片检查细菌：取清晨第一次新鲜中段尿不离心涂片细菌 >1/HP 或离心后涂片细菌 >15/HP，均表示含菌量 $>10^5/ml$，对治疗有指导意义。

(5) 血细菌学检查：有高热、寒战时，最好在治疗前取静脉血做细菌培养 + 药敏试验以指导临床治疗。

【诊断要点】

妊娠合并急性肾盂肾炎诊断流程见图 3-13。

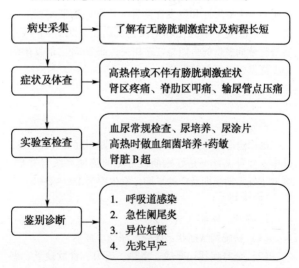

图 3-13　妊娠合并急性肾盂肾炎诊断流程

1. 肾盂肾炎通常表现为高热、寒战并伴有脊肋区叩痛，尿沉渣检查有异常表现。

2. 反复发作的肋痛与姿势、体位无关。

3. 尿常规检查可见白细胞管型有助于诊断。

4. 清洁中段尿培养如杆菌菌落数 $\geq 10^5/ml$，或球菌菌落数 $\geq 200/ml$ 为真性菌尿，有诊断意义。

【治疗】

一旦确诊应住院治疗。

1. 一般处理

（1）卧床休息：右侧患病则左侧卧位，以使尿液引流通畅。

（2）多饮水、多排尿。

（3）密切监测孕妇体温、脉搏、呼吸及血压，记录尿量。

（4）补足液体量，纠正水电解质紊乱及酸碱失衡。

2. 药物治疗　内科会诊，在内科的指导下进行相应的处理。

（1）抗生素的应用：静脉给予 10～14 日的抗生素。

1）可应用药物：青霉素、头孢菌素、红霉素。

2）慎用或限制使用药物：氨基糖苷类、磺胺类、喹诺酮类。

3）禁用药：四环素、氯霉素。

（2）积极治疗中毒性休克。

3. 母儿病情监测

（1）用药得当 24 小时后尿培养即可转为阴性，48 小时后可基本控制症状。72 小时未见明显疗效时，应考虑抗生素使用是否恰当。

（2）一个疗程结束后 5～7 日复查尿培养，如为阴性，以后可每月行尿培养一次。如仍为阳性，还应根据尿细菌培养结果再治疗一个疗程。

（3）监测胎儿宫内情况：胎动、胎心电子监护、超声检查。积极予以保胎处理。

【注意事项】

1. 妊娠早期门诊产检需进行清洁中段尿常规的检测，之后每2~4周进行复查，如发现异常需进一步完善检查。

2. 但凡有妊娠期糖尿病、泌尿系统疾病、孕前及孕期无症状菌尿史、镰状细胞贫血者是肾盂肾炎的高危因素。

3. 初级医院对于发生ARDS、肾衰竭、败血症休克等严重并发症的肾盂肾炎患者，要及时转院，并做好转院前沟通及转院途中处理。

二、慢性肾炎

【概述】

慢性肾炎是由多种病因引起的，原发于肾小球的一组疾病。其发生率为1∶367次妊娠。一般认为妊娠能使已有的慢性肾炎加重。妊娠中期肾盏、肾盂和输尿管开始扩张，易发生尿路感染，促使肾功能恶化；于妊娠36周后血压升高加重病情。而慢性肾炎患者妊娠易出现流产、胎儿宫内发育迟缓、死胎、死产。慢性肾炎的病理类型与妊娠预后有关，微小病变型最好，膜性肾病次之，局灶性肾小球硬化最差。

【临床表现】

1. 症状、体征

（1）早期可无症状或常先有夜尿增多表现。

（2）头痛、心悸、无力、水肿、贫血、高血压。

（3）肾功能不全：少尿、无尿。

2. 辅助检查

（1）血常规：血红蛋白降低。

（2）尿液检查：①红、白细胞；②细胞与颗粒管型；③尿蛋白阳性；④尿比重下降或维持在1.010左右。

（3）生化检查：①血尿素氮、血肌酐不同程度的升高；②肌酐清除率下降；③血白蛋白降低；④电解质紊乱及代谢性酸中毒。

（4）血抗链球菌溶血素"O"测定，滴度可升高。

（5）血清补体下降。

（6）眼底检查有视网膜血管变化，并伴渗出或出血。

（7）肾脏B型超声可发现肾脏缩小，表面不规则。

【诊断要点】

妊娠合并慢性肾炎的诊断流程见图3-14。

1. 患者既往有明确的肾小球肾炎病史或链球菌感染史，临床表现及症状在妊娠20～24周以前即已出现。

2. 肾功能不全分期见表3-8。

表3-8　肾功能不全分期

分期	肌酐清除率（Ccr）	血肌酐（Scr）	临床症状
代偿期	>50%	<133μmol/L	无
失代偿期	25%～50%	133～221μmol/L	轻度贫血、乏力
尿毒症早期	10%～25%	221～442μmol/L	明显贫血、消化道症状
尿毒症晚期	<10%	>442μmol/L	明显贫血、严重消化道症状、神经系统症状

【治疗】

1. 一般处理

（1）一旦确诊妊娠，应立即行24小时尿蛋白定量和肌酐清除率检查，同时行肝肾功能检查，内科随诊。

（2）避免过度劳累、感染、脱水、失血、脂代谢紊乱和凝血功能异常等肾功能恶化的因素。

（3）不必严格限制钠盐，除非有肾功能不全。

（4）孕期每2周检查一次，孕32周后每周一次，产

3

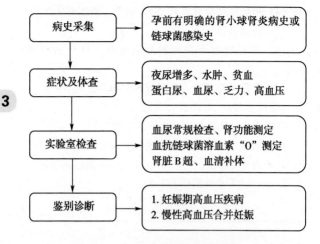

图 3-14 妊娠合并慢性肾炎诊断流程

检的项目包括：

1）血、尿常规、尿培养、肾功能、凝血功能。

2）监测血压、定期监测尿酸以便于及早发现妊娠期高血压。

3）注意宫缩，预防早产。

4）预防各种感染。

2. 药物治疗 内科会诊，在内科的指导下进行相应的处理。

（1）控制血压：可用 β 受体阻滞剂、钙通道阻滞剂、哌唑嗪，禁用血管紧张素转换酶抑制剂。

（2）利尿剂：对于明显水肿的患者可短期使用。

（3）纠正贫血：注意补充营养、铁剂和维生素。如肾病很严重，导致严重贫血，有没发现其他造成贫血的因素时，可给予促红细胞生成素 150U/kg，皮下注射。

3. 产科处理

（1）放宽住院指征，血压升高和肾功能减退者应立即住院。

（2）病情稳定，肾功能正常，胎儿生长发育良好，可严密监测下等待足月，预产期前终止，不要超过预产期。

（3）高血压不能控制、肾功能迅速恶化者需及时终止妊娠。

（4）无产科指征者可阴道分娩，相对放宽剖宫产指征。

【注意事项】

1. 如孕前已有高血压和蛋白尿，血压在 150/100mmHg 以上或有中、重度肾功能不全的妇女，估计预后不良，应注意避孕，防止妊娠。

2. 具备以下条件可考虑妊娠

（1）病情稳定，仅有轻度蛋白尿，无高血压。

（2）肾功能正常即无明显的氮质血症，肾小球滤过率在 70ml/min 以上。

（3）肾活检病理类型属微小病变型、早期膜性肾病或轻度细胞增生性肾炎。

（4）无对肾功能有不利影响的合并症。

3. 凡妊娠合并慢性肾炎的妇女均应在三级医疗机构进行围生保健、监护、处理。

（丁依玲）

第十节　风湿免疫病

一、系统性红斑狼疮

【概述】

系统性红斑狼疮（SLE）多发于年轻育龄妇女，是累及全身多脏器的自身免疫性疾病，约 1/3 的患者在妊娠期病情会加重，并能引起反复流产、胎死宫内、FGR、子痫前期等，围产儿患病率及死亡率增加，患者需在免疫科及产科共同管理下妊娠。

【临床表现】

1. 症状体征　SLE 为全身多器官多系统疾病，包括：皮肤、关节、肾脏、心脏、肝脏、血液及神经系统，各个系统器官的表现可同时或先后发生，主要表现为发热、面部蝶形红斑、对称性关节痛、肾损害、心包炎、肝损害、消化道症状、神经精神症状。

2. 产科病史　部分患者有不良孕产史，包括反复自然流产、FGR、胎死宫内、早产、胎儿宫内窘迫和新生儿窒息、早发型重度子痫前期。

3. 新生儿狼疮　抗 SSA 或抗 SSB 阳性的 SLE 患者所生的新生儿，在出生后出现狼疮相关临床表现，主要表现为心脏传导功能异常、皮疹、肝功能损害或血液等其他系统异常的临床综合征。心脏损害可以是永久和致命的，其他损害多为一过性的。

【诊断要点】

对于有上述临床表现的患者，应考虑到免疫系统疾病的可能。多数患者在孕前就已获得诊断，部分患者可在孕期发病。

1. 免疫病筛查指征

（1）全身症状：关节疼痛、皮疹（盘状红斑、光过敏）、慢性乏力、纤维肌痛。

（2）实验室检查：全血细胞计数异常（白细胞减少、不明原因贫血、血小板减少）、尿常规异常（血尿、蛋白尿）。

（3）产科指征：习惯性流产、晚孕期不明原因胎死宫内、早发型子痫前期或反复发作子痫前期、不明原因胎儿宫内生长受限。

2. SLE 的诊断标准　1997 年，美国风湿协会（ARA）制订了 SLE 诊断标准，在以下 11 条中符合 4 条即可诊断 SLE。

（1）面部蝶形红斑。

（2）盘状红斑。

（3）日光过敏。

（4）口腔溃疡。

（5）非侵蚀性关节炎：常累及两个或以上的周围

关节。

（6）浆膜炎：如胸膜炎或心包炎。

（7）肾脏病变：蛋白尿、红白细胞、管型。

（8）神经异常：抽搐或精神心理障碍。

（9）血液异常：溶血性贫血、血小板减少、白细胞减少、淋巴细胞减少。

（10）免疫学检查异常：LE 细胞阳性或抗双链 DNA 抗体阳性或 SM 抗体阳性或梅毒血清反应假阳性。

（11）抗核抗体（ANA）阳性。

3. 孕期风湿免疫科定期随诊

（1）随诊频率：根据患者的病情确定，稳定低危者至少3 个月 1 次，病情不稳定或高危者至少每月 1 次。

（2）病史、体检。

（3）实验室检查：包括血常规、尿常规、24 小时尿蛋白定量、肝肾功能、生化及电解质水平、血糖、尿酸、血清补体、免疫球蛋白定量、抗 ds-DNA 水平及其他免疫指标。

（4）合并抗磷脂综合征者：监测抗磷脂抗体（ACL，LA，β2-GPI）。

（5）有相关病史者：心电图、超声心动、肺功能等。

【治疗】

1. 专科诊治　请专科会诊，指导妊娠及治疗。

2. 妊娠时机　既往有 SLE 病史者，需满足下列条件时方可妊娠：

（1）病情稳定至少半年。

（2）停用细胞毒免疫抑制剂至少半年。

（3）糖皮质激素停药或小剂量维持用药（相当于泼尼松 <15mg/d）。

（4）无重要脏器受累。

（5）24 小时尿蛋白 <0.5g。

3. 妊娠禁忌证

（1）严重的肺动脉高压。

（2）重度限制性肺部病变（用力肺活量＜1L）。

（3）心功能衰竭。

（4）慢性肾衰竭。

（5）过去6个月内出现脑卒中。

（6）过去6个月内有严重的狼疮病情活动。

4. 一般治疗 避免过度劳累，避免日晒，加强营养，积极防治感染。

药物治疗

1）糖皮质激素（泼尼松）：病情稳定者可不用或维持小剂量不含氟的糖皮质激素，病情活动时应增加用量，快速控制病情后减量至维持量。

2）羟基氯喹（HCQ）：适用于抗磷脂抗体阳性、SSA/SSB阳性、狼疮肾炎史、狼疮活动等高危的SLE患者，孕前用药者孕期也不宜停药，否则可导致反跳，推荐剂量为200mg，Bid。

3）小剂量阿司匹林及肝素/低分子肝素：反复流产史、胎死宫内史、早发型重度子痫前期史、抗磷脂抗体综合征（APS）者可使用，以改善胎盘循环，改善母儿预后。

4）免疫抑制剂：病情活动者可酌情加用免疫抑制剂，孕期可使用的免疫抑制剂包括：硫唑嘌呤、环孢素A、他克莫司、环磷酰胺、吗替麦考酚酯和甲氨蝶呤是绝对禁忌药。

5）免疫球蛋白：可能改善妊娠结局，但证据不足，且昂贵。在病情明显、药物副作用大、其他一线治疗无效时，可试用。常用剂量为：0.4g/（kg·d），iv，2～5天为1个疗程，1个月后可重复。

5. 产科处理

（1）按高危妊娠处理，加强母儿监护。

（2）筛查胎儿畸形：SSA或SSB（＋）者，建议行胎儿心脏超声检测除外胎儿心脏结构或传导功能异常。

（3）监测SLE活动情况，包括：症状、血尿常规、肝肾功能、抗体水平、补体水平，APS者检测抗磷脂抗体。一般每 3 个月检查 1 次，如病情活动或高危，应缩短检查次数。最好在风湿免疫科定期随诊。

（4）终止妊娠的时机

1）妊娠前三个月即出现明显的 SLE 活动者。

2）孕妇 SLE 病情严重危及母体安全者。

3）孕期监测发现胎盘功能低下危及胎儿健康，经治疗无好转者。

4）出现严重并发症时（重度子痫前期、精神或神经异常、脑血管意外、弥漫性肺部疾病伴呼吸衰竭、重度肺动脉高压等）。

5）对于病情稳定者，如胎龄已满 38 周，建议终止妊娠，不超过预产期。

（5）分娩方式：病情稳定者，无产科指征的情况下，一般可阴道分娩。产程中密切监测胎儿情况，做好新生儿复苏准备。可放宽剖宫产指征。

（6）手术创伤，母体应激反应有可能加重 SLE，在手术分娩的最初三天可加大糖皮质激素的剂量。

（7）病情稳定者可以哺乳，小剂量泼尼松和羟氯喹不影响哺乳。

6. 新生儿处理

（1）筛查新生儿狼疮：皮损、免疫性溶血、血小板减少、肝功能异常、心脏异常（房室传导阻滞、心内膜纤维弹性组织增生）。除心脏外，多数为一过性。

（2）处理新生儿并发症：早产、SGA、窒息、肾上腺皮质功能低下、感染等。

（3）加强新生儿随访：对于高危儿（抗体滴度高或有新生儿狼疮分娩史）需要密切随访至 1 岁。

【注意事项】

1. 避孕措施　SLE 可采用的避孕措施，包括宫内节育器（IUD）、工具避孕、口服避孕药。IUD 适用于小剂量糖皮质激素外不服用免疫抑制剂的患者。口服避孕药适用于病情稳定，抗磷脂抗体阴性、无肾病综合征、无血栓病史者，推荐以含孕激素为主的口服避孕药。

3

2. 可用的免疫抑制剂 孕期可使用的免疫抑制剂，包括硫唑嘌呤、环孢素、他克莫司。

3. 禁用的免疫抑制剂 孕期禁用的免疫抑制剂，包括环磷酰胺、甲氨蝶呤、雷公藤、氯酚酸酯、来氟米特。

4. 专科会诊 如孕期病情活动，应请专科会诊，按照 SLE 活动处理，并仔细评估能否继续妊娠。

5. 注意观察是否有子痫前期发生 SLE 并发子痫前期的风险增加，当出现血压升高、尿蛋白阳性，应鉴别是 SLE 活动还是并发子痫前期。如发生子痫前期等产科合并症，按照子痫前期等产科疾病的处理原则处理。

二、干燥综合征

【概述】

干燥综合征（sjogren's syndrome）是一种以侵犯唾液腺、泪腺为主的慢性系统性自身免疫性疾病，不影响女性患者的生育力，但可对妊娠产生一定影响。如血清学抗体异常（如 APA）可导致不良妊娠结局，SSA/SSB 抗体增加胎儿先天性房室传导阻滞和新生儿狼疮的风险。约 1/3 的患者孕期可出现病情加重。妊娠期间由免疫科及产科共同管理患者。

【临床表现】

1. 起病隐匿和慢性进展。

2. 症状 口干、咽干，反复腮腺肿大，全身乏力、低热等。

3. 全身脏器受累（呼吸、消化、皮肤、血液等）2/3 患者有出现过敏性紫癜样皮疹、雷诺现象、结节红斑、干咳、弥漫性肺间质纤维化、萎缩性胃炎、黄疸、蛋白尿、关节痛、白细胞、血小板减少、淋巴肿瘤等。

4. 产科表现 易并发血小板减少，胎盘功能障碍，胎儿生长受限，胎儿先天性房室传导阻滞和新生儿狼疮。

【诊断要点】

1. 临床表现。

2. 诊断标准 干燥综合征国际分类诊断标准（2002

年）如下：

（1）分类标准项目

1）口腔症状：每日口干持续 3 个月以上，或成年后腮腺反复或持续肿大、或吞咽干性食物时需用水帮忙。

2）眼部症状：每日感到不能忍受的眼干燥持续 3 个月以上，或反复沙子进眼或磨砂感，或每日需要人工泪液 3 次或以上。

3）眼部体征：Schiemer 实验（+）或角膜染色（+）。

4）组织学检查：下唇腺病理活检示淋巴细胞灶 ≥1。

5）涎腺受损：唾液流率（+），或腮腺造影（+），或涎腺放射性核素检查（+）。

6）自身抗体：抗 SSA 或抗 SSB 阳性。

（2）具体分类

1）原发性干燥综合征：无任何潜在疾病，符合 ≥4 条标准，并含有第 4 条或第 6 条，或 4 ~ 6 条中符合 3 条。

2）继发性干燥综合征：有潜在疾病（如某种结缔组织病），并符合 1 ~ 2 条中的 1 条和 3 ~ 5 条中的 2 条。

【治疗】

1. 专科诊治 请专科会诊，指导妊娠及治疗。

2. 妊娠时机 病情稳定、各项免疫指标正常或抗体滴度处于最低水平、未服用药物或服用小剂量糖皮质激素，可考虑妊娠。

3. 一般治疗 加强宣教，定期监测，避免服用减少唾液分泌的药物（如阿托品、抗组胺药），定期监测患者症状及免疫指标，了解病情活动程度。

4. 药物治疗

（1）糖皮质激素：病情稳定者可不用或维持小剂量不含氟的糖皮质激素，病情活动时应增加用量，快速控制病情后减量至维持量。

（2）羟基氯喹（HCQ）：200mg，bid。可降低胎儿心脏传导阻滞的发生率。

5. 产科处理

3

（1）按高危妊娠处理，加强母儿监护。

（2）SSA/SSB 抗体阳性者，行胎儿心脏超声检查，除外胎儿心脏传导阻滞。

（3）终止妊娠的时机：视母儿情况而定，不宜超过预产期。

（4）分娩方式：胎儿可耐受阴道分娩，无产科指征的情况下，可阴道分娩。产程中密切监测胎儿情况，做好新生儿复苏准备。适当放宽剖宫产指征。

6. 新生儿处理 筛查新生儿狼疮，注意观察有无皮损、免疫性溶血、血小板减少、肝功能异常、心脏异常（房室传导阻滞、心内膜纤维弹性组织增生）。除心脏外，多数为一过性。

【注意事项】

需在产科与风湿免疫科共同监护下妊娠。

三、类风湿关节炎

【概述】

类风湿关节炎（rheumatoid arthritis，RA）是一种以对称性多关节炎为特征的自身免疫性疾病，其发病率为1%，女性多于男性。其基本病理改变为滑膜炎，最终导致关节结构破坏、畸形、关节强直和功能丧失等。RA不影响妇女的生育功能，对妊娠也没有不良影响，且妊娠对疾病有明显的改善作用。因此多数患者能获得良好的妊娠结局。但产后疾病复发高，产后 3 个月内复发率高达90%。

【临床表现】

1. 症状体征

（1）关节症状：类风湿关节炎临床表现多种多样，以关节症状为主，以手、腕、肘、膝和足关节受累最为常见。表现为晨僵、关节疼痛和畸形。

（2）关节外症状：类风湿结节、心包炎、肾脏损伤、多发性单神经炎、眼、继发性干燥综合征、血管炎、弥漫性肺间质纤维化、胸膜炎及胸腔积液等。

2. 实验室检查

（1）类风湿因子（RF）：阳性率为 70%，但不是特异性指标，也可出现在其他疾病中。

（2）抗环瓜氨酸多肽抗体（CCP）：敏感性、特异性较高，可早期诊断，并与预后相关。联合 RF 及 CCP 将有效提高 RA 诊断的准确性。

（3）抗核周因子（APF）、抗 Sa 抗体、抗角蛋白抗体（AKA）：可用于早期诊断。

（4）其他自身抗体、补体、免疫复合物指标等。

（5）影像学检查：孕期慎用。

（6）活动性指标：CRP、血沉。

【诊断要点】

1. 临床症状

2. 诊断标准 类风湿关节炎 ACR 分类及评分系统（2009 年）如下：

（1）必要条件

1）至少一个关节肿痛，并有滑膜炎证据（临床、超声、MRI）。

2）未分化关节炎中需排除其他疾病引起的关节炎和体征。

（2）其他条件

1）血清学（抗 CCP 抗体和 RF）。

2）受累关节种类（小或大关节）和数量。

3）滑膜炎病程。

4）急性炎症产物（ESR 和 CRP）。

（3）诊断步骤

1）满足 2 项必要条件，并有放射学典型 RA 骨破坏表现改变，可明确诊断。

2）无放射学典型表现者，需纳入 RA 分类评分系统，>6 分则诊断。

3. 鉴别诊断 类风湿关节炎需与风湿热、SLE 和强直性脊柱炎等疾病进行鉴别。

【治疗】

1. 专科诊治 请专科会诊，指导妊娠及治疗。

2. 妊娠时机 建议病情稳定后妊娠，停用细胞毒免疫抑制剂至少半年，糖皮质激素停药或小剂量维持用药（相当于泼尼松＜15mg/d），无重要脏器受累，方可妊娠。

3. 一般治疗 避免过度劳累，适度锻炼和休息，加强母胎监护，定期复查血常规、血沉及CRP等疾病活动指标。

4. 药物治疗 患者孕后病情通常处于缓解期，一般无需用药，如病情需要，可酌情使用以下药物。

（1）非甾体类抗炎药：小剂量阿司匹林，用于缓解关节疼痛症状。分娩前1周停药。

（2）羟基氯喹（HCQ）：200mg，bid。

（3）糖皮质激素：小剂量不含氟的糖皮质激素（相当于泼尼松5～15mg/d）。

（4）免疫抑制剂：病情活动者可酌情加用免疫抑制剂，孕期可使用的免疫抑制剂包括：硫唑嘌呤、环孢素A、他克莫司。环磷酰胺、吗替麦考酚酯和甲氨蝶呤是绝对禁忌药。

5. 产科处理

（1）加强母儿监护。

（2）除非有产科指征，一般可经阴道分娩。

（3）疾病对骨盆关节有影响者，可剖宫产终止妊娠。

（4）病情稳定者可以哺乳，小剂量泼尼松不影响哺乳。

【注意事项】

1. 孕期病情多可保持稳定，但产后复发率高，不宜贸然停药，并需在风湿免疫科随诊。

2. 使用激素者，同其他免疫病一样，需考虑分娩时应激剂量给药。

（高劲松）

第十一节 感染性疾病

一、淋病

【概述】

淋病是由淋病奈瑟菌引起的泌尿生殖系统化脓性感染，为性接触传播。妊娠期感染淋病，增加流产、早产、围产儿死亡、胎膜早破、绒毛膜羊膜炎及产后感染的风险。分娩时可感染胎儿，导致新生儿感染。

【临床表现】

1. 接触史 有不洁性交史或配偶、性伴侣有淋病感染史。

2. 潜伏期 1~10 日不等，平均 3~5 日，发病初期常无明显自觉症状。

3. 典型症状 尿频、尿急、尿痛、排尿困难、脓性白带。

【诊断要点】

1. 接触史。

2. 临床表现 有或无。

3. 分泌物涂片 取尿道口及宫颈口分泌物涂片、染色，在白细胞内找到肾形革兰阴性双球菌。

4. 分泌物培养 取尿道口及宫颈口分泌物进行淋球菌培养。

5. 分泌物衣原体 PCR 检测 因常同时合并衣原体感染，建议同时筛查。

【治疗】

1. 抗生素

（1）三代头孢菌素为主，如：头孢曲松 250mg，或头孢噻肟 1g，单次 im。

（2）头孢过敏者，可用大观霉素 2g，单次 im。

（3）播散性淋病需增加疗程。

（4）合并沙眼衣原体感染：阿奇霉素 1g 顿服，或红霉素 500mg PO，qid×7 日。

2. 产科处理 治疗后，如无产科指征，可阴道分娩。

3. 新生儿处理 使用硝酸银和抗生素眼膏，减少淋球菌结膜炎的发生率。

【注意事项】

1. 性伴侣需同时检查和治疗，完全治愈前避免性接触。

2. 检查孕妇是否合并其他性传播疾病。

3. 孕早期治疗者应考虑孕晚期再次筛查。

二、梅毒

【概述】

梅毒是苍白螺旋体引起的一种慢性传染病，临床表现复杂，几乎可侵犯全身各器官造成多器官损害。为性传播疾病，孕妇感染可通过胎盘发生垂直传播，导致流产、早产、FGR、围产儿死亡和胎儿先天梅毒。及时治疗可防治绝大多数先天梅毒儿。

【临床表现】

1. 母体感染后分期

（1）一期梅毒

1）潜伏期：6 周内。

2）临床表现：生殖器硬下疳（单发或多发的无痛性溃疡），常伴腹股沟或附近淋巴结肿大。

3）病程：持续 2~6 周，不治自愈（但疾病进展）。

（2）二期梅毒

1）梅毒感染史，病期 2 年以内。

2）临床表现：①皮肤梅毒疹：反复全身多样皮疹（通常不痒），掌心、足底或黏膜斑丘疹、外生殖器及肛周扁平湿疣、淋巴结肿大。有传染性。症状及皮疹自然缓解。部分患者病损轻微而被忽视。②黏膜损害：口、唇、扁桃体、喉黏膜斑或黏膜炎。③可出现眼损害、骨损害、内脏及神经系统损害等。

（3）潜伏梅毒：无症状，可持续数年。妊娠期以潜伏梅毒为主。孕妇常无任何病史、症状和体征，仅梅毒血清学阳性。

（4）三期梅毒

1）未治疗者15%发展为三期梅毒。

2）可在初次接触后10~20年出现。

3）内脏器官损害：心、神经、脑、眼、血管、骨关节等，可导致死亡。

2. 先天梅毒（胎传梅毒）

（1）母亲为梅毒患者。

（2）胎儿期（宫内）表现：胎儿肝脾肿大、胎盘增厚、胎儿水肿、FGR、非免疫性溶血、早产、死胎。

（3）早期表现：出生前至生后2年内发病，多数在5周内发病，表现为早产、低出生体重、黄疸、皮疹、鼻塞、口咽部黏膜斑、肝脾肿大、黄疸、淋巴结肿大、脑膜炎、脑积水、间质性肺炎、肺脓肿、脉络膜视网膜炎、长骨干骺端病变等。部分胎儿及新生儿无症状，但血清学检查阳性（先天潜伏梅毒）。

（4）晚期表现：常在5~8岁发病甚至更晚。可表现为间质性角膜炎、哈钦森牙、鞍状鼻、桑葚状磨牙、军刀状胫（胫骨前凸）、耳聋、智力发育迟缓，甚至死亡等。

【诊断要点】

1. 筛查　初次产检常规筛查，高危孕妇晚孕期早期再次筛查。筛查阳性者需做确诊实验。

2. 筛查方法（非螺旋体试验）　RPR、VDRL或USR实验，阳性者可做定量实验，可用于疗效评价。

3. 确认实验（螺旋体试验）　包括TPPA和TPHA。感染者终身阳性，不能作为评价疗效或疾病是否活动的指标。

4. 梅毒螺旋体IgM抗体检测　敏感度高，可早期诊断，不能通过胎盘。

5. 暗视野显微镜检查　病灶取材暗视野法寻找梅毒

螺旋体。

【治疗】

妊娠期梅毒的治疗包括孕妇疾病的治疗和预防减少先天梅毒的发生，治疗越早越好，20周前治疗可有效阻断先天梅毒。

1. 青霉素

（1）一期、二期及病期在1年内的潜伏梅毒：苄星青霉素 G（长效西林）240万 U/周，im，共1~2次；或普鲁卡因青霉素 G 80万 U/日，im，共10日。

（2）病情在1年以上或病情不清的潜伏梅毒、心血管梅毒或梅毒瘤树胶肿：苄星青霉素 G 240万 U/周，im，共3次；或普鲁卡因青霉素 G 80万 U/日，im，共20日。

（3）神经梅毒：青霉素1800万~2400万 U/日，分6次滴注，共10~14日，继以苄星青霉素240万 U/周，im，共3次；或普鲁卡因青霉素240万 U/日，im；丙磺舒500mg，qid，po，共10~14日，继以苄星青霉素240万 U/周，im，共3次。

2. 吉-海反应 一期梅毒和二期梅毒患者治疗时会出现发热、乏力及原有梅毒损害暂时性加重，系由于青霉素导致大量螺旋体破坏释放出异性蛋白所致，严重者导致死胎和早产。治疗前口服泼尼松5mg，qid，共4天可减轻该反应。

3. 青霉素过敏者 首选脱敏治疗，无效者用其他抗生素。头孢曲松0.5~1.0g/日，im，共10日；或阿奇霉素500mg/日，共10天；或红霉素500mg，qid，共15天。

4. 治疗后随诊 每月检测 RPR 或 VDRL 滴度直至分娩，如持续升高3个月或滴度增加4倍，或临床再现病灶，应再行驱梅治疗，同时行脑脊液检查除外神经梅毒。

5. 新生儿处理

（1）新生儿梅毒：新生儿出现先天梅毒的临床症状和体征、或病变部位胎盘脐带找到梅毒螺旋体、或抗梅毒螺旋体 IgM 抗体（+）、或新生儿血清 RPR 滴度4倍于母血清者，可诊断先天梅毒，需进一步检查和治疗。

（2）新生儿预防性治疗的指征：血清学 RPR 滴度 4 倍于母血清的无症状新生儿、妊娠期非青霉素治疗或分娩前 1 个月内正规治疗、正规治疗后 RPR 滴度下降不满意。

（3）新生儿随访：妊娠梅毒孕妇所生新生儿需定期检测 RPR，滴度低者每 2 个月检测一次，直至 6 个月。如滴度保持稳定和增高，应进一步检查和治疗。

【注意事项】

1. 多数孕妇不易发现病灶，主要靠血清学检查发现和诊断。

2. 性伴侣需同时检查与治疗，许多孕妇治疗失败与再感染有关。

3. 治疗后一般随访 2 年，第 1 年每 3 个月 1 次，以后每半年 1 次，如每次检查 RPR 滴度呈现下降趋势，说明治疗有效，连续 3~4 次检查阴性，可以认为梅毒已治愈。

4. 梅毒治愈标准　抗梅治疗 2 年以内 RPR、VDRL 或 USR 实验转阴，脑脊液检查阴性。

三、生殖器疱疹（HSV）

【概述】

生殖器疱疹由单纯疱疹病毒（herpes simplex virus，HSV）引起。单纯疱疹分为 1 型和 2 型，HSV-2 型主要引起生殖器疾病，HSV-1 型主要侵犯口腔黏膜，但近年来 HSV-1 引起的生殖器疱疹比例逐渐增加。HSV 感染是妊娠期常见的病毒感染之一，为性传播疾病，其特点为自限性，妊娠期可反复发作。垂直感染多数发生在分娩过程中，少数发生于妊娠期。新生儿感染后死亡率高达 50%，幸存者也常伴有神经系统病变。因此，妊娠期 HSV 处理的主要目的是防止新生儿感染。

【临床表现】

1. 原发感染首次发作　既往无 HSV 抗体存在。

（1）潜伏期：2~10 日。

（2）感染后少数患者有前驱流感样症状。

（3）皮疹：外阴、大腿、阴道黏膜或宫颈出现大量伴瘙痒和刺痛的丘疹，进而发展为泡状并伴有疼痛。病灶可发生融合，腹股沟淋巴结肿大。

（4）感染 2~4 周后症状和体征消失。

（5）许多患者无典型症状，仅表现为局部瘙痒、疼痛。

2. 非原发感染首次发作

（1）既往感染过 HSV1/2 病毒，但无症状，已产生抗体，本次感染的病毒类型不同于原来的抗体类型，可能是由于交叉反应抗体的免疫作用。

（2）病变少、全身症状少、疼痛轻、排毒和病损持续时间短。

3. 复发感染（病毒激活） 通常在原发感染部位复发，病变数目较少，程度轻，排毒时间短（2~5 天）。

4. 无症状排毒 为间歇性，无症状和体征，用培养或 PCR 法可检测到 HSV。

5. 新生儿疱疹感染的表现

（1）轻微者：皮肤、眼睛受累，预后好。

（2）严重者：累及中枢神经系统或播散性感染，死亡率高，多数幸存者有神经系统病变。

6. 宫内感染的表现 经胎盘严重感染的胎儿罕见，可表现为流产、早产、胎儿死亡、FGR、中枢神经系统异常（小头畸形、脑发育不良、脑积水、颅内钙化、痉挛性肢体瘫痪）、眼疾（小眼、脉络膜视网膜炎、角膜云翳、晶状体浑浊）、皮肤疱疹（水疱、斑丘疹、出血）、心脏异常、断指（趾）、肝脾大等。

【诊断要点】

1. 不建议常规进行血清学筛查 可考虑对高危人群进行血清学筛查。

2. 尽量区分原发与复发感染 原发感染发生垂直传播的风险高于复发感染，其新生儿感染率分别为 50% 和 1%~3%。

3

3. 诊断

（1）病史：既往可有 HSV 感染史或反复发作史。

（2）临床表现：水疱或溃疡样外阴病损。临床表现很难区分初次或复发感染，许多患者原发感染表现也较轻。

（3）血清学检查：HSV-1/2IgG 及 IgM，感染后 1～2 周出现 IgM 抗体，感染 8 周后消失。IgG 从阴性转为阳性（即血清转化），或 IgG 为低亲和力，可诊断为原发感染。

（4）疱疹溃疡基底部培养：疱疹愈合后及复发感染者阳性率低。

（5）PCR：用于快速诊断，敏感性高。

（6）胎儿超声：排查胎儿发育及有无畸形。

【治疗】

1. 一般处理　局部清洁，保持干燥。

2. 药物治疗

（1）治疗

1）原发感染：采用阿昔洛韦抗病毒治疗（400mg，tid，共 7～14 天或同类药物），并可局部涂抗病毒药膏治疗（阿昔洛韦药膏）。

2）复发感染：考虑用阿昔洛韦治疗。

（2）预防性治疗：阿昔洛韦 400mg，bid 或同类药物，从 36 周后开始直至分娩（尤其是频繁复发者）。

3. 产科处理

（1）剖宫产：原发感染发生在晚孕期、或分娩时有活动病损或排毒者。

（2）阴道分娩：原发感染发生在早中孕期，经治疗后好转，妊娠晚期无活动性病损或排毒者；复发感染者分娩时无活动病损或排毒者。

（3）加强新生儿随访，避免新生儿接触患者的病灶；有 HSV 暴露的新生儿，应监测 HSV，并检查肝功和脑脊液，阳性者抗病毒治疗。

【注意事项】

1. 不主张对低危孕妇在孕期行常规筛查。

2. HSV 经胎盘感染率极低，不建议常规行产前穿刺检查。

3. 阿昔洛韦可在孕期安全使用，孕期感染 HSV 者用药利大于弊。

四、水痘和带状疱疹

【概述】

水痘和带状疱疹是水痘带状疱疹病毒（varicella-zoster virus，VZV）引起的急性传染病，原发感染引起水痘，病毒再激活引起带状疱疹。VZV 原发感染后可获得终身免疫，90% 以上孕妇已有免疫力。无免疫力者为易感人群，通过飞沫和接触传播。孕妇原发感染发生水痘者易于发生水痘肺炎，死亡率高。母体严重感染继发的缺氧等并发症可导致流产、死产。病毒感染胎儿可导致先天性水痘综合征，胎儿宫内感染水痘发生率高（25%），但先天性水痘综合征发生率低（<2%），不常规推荐引产，羊水穿刺也不能预测畸形是否发生，超声检查可以发现部分畸形。

【临床表现】

1. 水痘

（1）潜伏期：10~20 日。

（2）前驱症状：出疹前 1~2 日有发热和全身不适。

（3）皮疹：由脸部及头部开始逐渐播散至躯干，四肢很少受累，开始为皮肤黏膜的斑疹，进而发展为小水疱、大疱，变干后结痂，不留痕迹。在第 2~5 日时新一批皮疹出现。彻底结痂大约需 2 周。

（4）水痘肺炎：①吸烟及皮疹超过 100 个是好发因素；②孕妇易于并发水痘肺炎；③在皮损出现后 2~3 甚至 10 日起病；④表现为发热、咳嗽、气促、呼吸困难、咯血、胸痛及发绀。

（5）其他病变：孕妇可发生脑炎、脑膜炎、心肌炎、肾小球肾炎、关节炎等，但罕见。

2. 先天性水痘综合征

（1）为病毒通过胎盘导致宫内感染，并进一步导致的胎儿损害。

（2）感染孕妇中胎儿出现先天水痘综合征的概率 < 2% ，且多数发生在孕 8 ~ 20 周。

（3）临床表现：轻重不等，从没有症状的血清学改变到轻微的皮肤瘢痕到严重的病变，包括：①中枢神经损害：如小头畸形、皮质萎缩、智力发育延迟、婴儿痉挛症；②周围神经损害：如不同程度和分布区域感觉/运动神经受损、球麻痹、Honer 综合征、视神经萎缩；③眼部损害：如虹膜视网膜炎、白内障；④内脏损害：肝脏和肠道局限性坏死和钙化、胎儿水肿、心脏畸形；⑤四肢损害：皮肤挛缩（通常位于周围神经分布区）、姿态异常、继发于瘢痕挛缩的皮肤改变，以及四肢或手指发育不全、足畸形等。

3. 新生儿水痘

（1）产妇出疹前 2 日至出疹后 5 日内出生的新生儿易于发生。

（2）产后 5 ~ 10 日左右发生皮疹，病情严重者出现DIC、肺炎和肝炎，病死率高达 30% 。

4. 带状疱疹

（1）为潜伏的水痘带状疱疹病毒的复发（病毒潜伏于神经节）。

（2）表现为成簇的疱疹，沿身体一侧周围神经分布，伴有疼痛。

（3）带状疱疹不会通过胎盘引起胎儿感染。

【诊断要点】

1. 水痘

（1）接触史：多发于冬春季，一旦感染终身免疫，无免疫力者为易感人群。

（2）传染性：出疹前 2 天开始直至结痂（需 1 ~ 2 周）具有传染性。

3

（3）临床表现：典型的皮疹。

（4）水痘肺炎：胸片可见近肺门处弥散结节改变，肺功能提示弥散功能障碍，血气分析异常。

（5）产前诊断

1）羊水穿刺：不推荐，不能确定胎儿感染的严重程度、畸形和后遗症。

2）超声检查：如发现胎儿异常（FGR、小头畸形、颅内或腹部内钙化、积水、特征性的四肢畸形或姿势异常），提示预后不良，但超声正常不能保证胎儿正常。

（6）分娩前 5 日至产后 2 日内发生水痘的孕产妇，新生儿感染率高，症状重。

2. 带状疱疹

（1）临床表现：典型的皮疹。

（2）水疱破裂时有传染性，但比原发感染时低。

〔治疗〕

1. 水痘

（1）被动免疫：有条件时易感人群暴露后 72～96 小时内接种水痘带状疱疹免疫球蛋白（ZVIG）或丙球（IVIG）。

（2）隔离：患者水痘结痂前需隔离。

（3）抗病毒治疗：口服阿昔洛韦 5～7 日，尽量在出疹 2 日内开始。

（4）有水痘肺炎早期表现或其他重症者：住院或转诊至上级医院，进行病情评估，支持治疗，并静脉抗病毒治疗。

（5）建议转诊至相关专家或上级医院就胎儿感染风险及后续检查进行咨询。

（6）不建议常规终止妊娠，可在知情同意的情况下继续妊娠。

（7）足月妊娠孕妇感染水痘带状疱疹病毒者，最好推迟分娩至出疹 5～7 日后。

（8）新生儿处理：分娩前 5 日至产后 2 日内发生水痘的孕产妇所分娩的新生儿，建议出生后注射 ZVIG。密切观察新生儿，必要时给予抗病毒治疗（阿昔洛韦）。

2. 带状疱疹

（1）对症治疗。

（2）考虑抗病毒治疗。

（3）产科处理无特殊。

【注意事项】

建议对易感人群孕前进行主动免疫接种，接种疫苗1~3个月内避免怀孕。

五、风疹

【概述】

风疹病毒的传染源为风疹患者，经呼吸道传播，临床症状轻微，容易被忽视，孕妇妊娠早期罹患风疹，可经胎盘感染胚胎和胎儿，导致流产或早产，并可导致胎儿畸形，即先天性风疹综合征。感染时间越早，畸形风险越高。风疹无特异性治疗方法，预防为主。

【临床表现】

1. 潜伏期　14~21日。

2. 显性感染　患者出现低热、咳嗽、咽痛等上呼吸道感染症状，随后面颊部及全身相继出现浅红色斑丘疹，耳后及枕部淋巴结肿大，数日后消退。

3. 隐性感染　部分患者为亚临床感染，无明显症状，需要血清学检查确诊。

4. 胎儿宫内感染表现　流产、FGR、死胎，以及先天性风疹综合症，表现为一过性异常（紫癜、脾肿大、黄疸、脑膜炎、血小板减少）、永久性障碍（白内障、青光眼、心脏病、耳聋、小头畸形和神经发育迟滞）。先天性风疹综合征的经典表现包括心血管畸形、先天性白内障、先天性耳聋和智力障碍。

【诊断要点】

1. 临床表现。

2. 实验室检查　检测风疹 IgG 和 IgM，采血时间以出疹后1~2周内最好，必要时动态监测，需评估是原发感染还是再发感染。IgM（＋），IgG 从阴性转为阳性（即血清转化），或 IgG 为低亲和力，可诊断为原发感染。

3. 原发感染 可导致宫内感染，早孕期感染者先天性风疹综合征的发生率高达 80%～85%，孕 18～20 周后感染主要表现为 FGR。

4. 复发感染 对胎儿几乎无不良影响。

5. 超声异常 胎儿心脏缺陷、水肿、FGR 等。

6. 产前诊断 怀疑宫内感染者，可行绒毛活检、羊水穿刺或脐静脉穿刺，检测风疹 IgM 或风疹病毒抗原 PCR。

【治疗】

1. 无有效治疗方法，预防为主。

2. 早孕期确诊原发感染，由于发生先天性风疹综合征的风险极高，可考虑终止妊娠。

【注意事项】

1. 孕前感染不增加风险。

2. 不主张早孕期常规做风疹抗体筛查，有条件者孕前筛查。

3. 无风疹抗体者建议孕前接种疫苗，接种 1～3 个月内避免妊娠，即使在 1 个月内妊娠，致畸的风险也很小。

4. 对于可疑孕期风疹感染者，需转诊到有关专家或上级医院进一步确认和评估。

六、巨细胞病毒

【概述】

巨细胞病毒感染是由巨细胞病毒（CMV）引起的全身感染性疾病，多为潜伏感染，可因妊娠而被激活，也可发生显性感染。CMV 可发生垂直传播，但多数胎儿为亚临床感染，少数胎儿可发生严重并发症，引起流产、早产、FGR、先天缺陷和智力发育障碍。

【临床表现】

1. 隐性感染 多数患者无明显临床表现，以后常成为病毒携带状态（唾液腺和肾脏）。

2. 显性感染 少数表现为中低度发热，持续可达3周以上，伴头痛、咽痛、全身不适、食欲缺乏、咳嗽、腹泻、便黄、浅表淋巴结肿大。免疫功能抑制者病情重，出现肝炎、肺炎、脑炎、肾炎、胃肠炎等，甚至因多器官功能衰竭而死亡。

3. 胎儿异常 颅内钙化、脑积水、小头畸形、心室肥大、FGR 等。

4. 新生儿症状性 CMV 感染 皮肤瘀点、黄疸、肝脾肿大、小头畸形、SGA、脉络膜视网膜炎、男婴腹股沟疝、骨髓抑制导致髓外造血（蓝莓松饼斑点），幸存者常有发育障碍和神经系统后遗症。

5. 新生儿无症状性 CMV 感染 多能存活，5% ~ 15% 发生听力丧失，极少数会发生智力障碍、运动痉挛和小头畸形，但预后评估困难。

【诊断要点】

1. 病史及临床表现 曾行器官移植或多次输血史，有巨细胞病毒感染可能，孕妇表现类似单核细胞增多症，或胎儿超声异常。

2. 检测方法 高危孕妇可检测 CMV IgG、IgM 抗体和 CMV 抗原检测（尿液检出率高于血液）。CMV IgM 在感染后 30 ~ 60 日达峰值，之后逐渐下降，但可维持数月，复发感染者可再次产生。IgG 出现在原发感染后3周，急性期和恢复期的滴度变化（血清转化）可判断是否原发感染。

3. 原发感染 原发感染可以是显性感染，也可以是隐性感染。原发感染者宫内感染率高（约40%），但发生胎儿明显异常者 < 15%，早孕期感染者症状重。

4. 复发感染 隐性感染孕妇体内潜伏的 CMV 再次活动，或再次感染外源性病毒株，多数胎儿无症状，但预后评估困难。

5. 产前诊断　对超声可疑感染的胎儿，可抽羊水行 CMV 抗原检测。

【治疗】

无有效治疗方法。

【注意事项】

1. 原发感染和复发感染均可导致宫内感染，胎儿症状性 CMV 感染多为原发感染。复发感染多为无症状胎儿感染。

2. 孕期感染者，与患者充分沟通，无症状性胎儿感染者在知情同意下可继续妊娠，但预后评估困难，有 5%～15% 将来发生迟发性耳聋。

七、弓形虫

【概述】

弓形虫病的病原微生物为刚地弓形虫，感染者多为食用含有包囊的生肉或未煮熟的肉类、蛋类，以及未洗涤的蔬菜和水果。免疫功能正常者感染弓形虫多为隐性感染，免疫缺陷者感染可侵犯多种脏器导致各种临床表现，孕妇患弓形虫病可能影响胎儿，导致先天性弓形虫病。孕周越大，胎儿感染的风险越高，但早孕期感染畸形率和死亡率高，中晚孕期胎儿感染多为轻微亚临床感染。

【临床表现】

1. 流感样症状　通常无症状，但可有轻微流感样症状（疲乏无力、低热、肌肉痛、头痛、淋巴结肿大）。

2. 全身感染症状　多见于免疫缺陷者。出现高热、头痛、呕吐、关节痛、皮肤一过性斑丘疹、一过性脾肿大。侵犯其他器官者出现相应症状，如肺炎、心肌炎、肝炎、脑膜炎、视网膜脉络膜炎等。

3. 对胎儿的影响　孕妇急性感染弓形虫后，胎儿感染的风险达 30%～40%。

（1）早孕期胎儿感染：胎儿畸形率和死亡率高，可导致流产、胎儿死亡、出生缺陷。

（2）中孕期胎儿感染：多为轻微的亚临床感染，可导致死胎、早产、胎儿脑室内钙化、脑积水、小眼球等。

（3）晚孕期胎儿感染：胎儿多为亚临床感染，可引起 FGR、肝脾肿大、黄疸、心肌炎，甚至生后数年出现智力发育不全、听力障碍、白内障、视网膜脉络膜炎。

4. 先天性弓形虫病 智力障碍、失明、耳聋、癫痫、小头畸形、视网膜脉络膜炎、水肿。

【诊断要点】

1. 病史 孕期接触猫等宠物、摄食生肉或未熟肉、蛋以及未洗涤蔬菜瓜果，孕期淋巴结肿大者，有弓形虫感染的可能。

2. 临床表现 孕妇多无明显症状，可有淋巴结炎，全身或局部淋巴结肿大，无粘连或触痛，其他脏器受侵犯者可出现相应症状。

3. 实验室检查 弓形虫 IgG 和 IgM，IgM 在感染后 1 周内可检测到，3 ~ 4 周达峰值，提示近期感染，但可持续很久，IgG 阳性提示既往感染。急性期和恢复期的 IgG 滴度变化（血清转化）可判断是否原发感染。

4. 超声检查 可表现为胎儿小头畸形、脑室扩张、FGR、颅内钙化灶、水肿/腹水。

5. 宫内感染的产前诊断 怀疑胎儿宫内感染者，可行羊水穿刺或脐血穿刺检查弓形虫 PCR 或 IgM 有助诊断。

【治疗】

1. 药物治疗

（1）乙酰螺旋霉素 0.5g，qid，共 2 周，间隔 2 周可重复 1 个疗程。

（2）螺旋霉素 1g，tid，共 2 周，间隔 2 周后重复 1 个疗程。

（3）乙胺嘧啶 50mg/d × 2 日，后改为乙胺嘧啶 25mg/d，共 1 个月，＋复方磺胺嘧啶 2 片，bid，共 1 个月，＋甲酰四氢叶酸。可通过血-脑脊液屏障，并用于治疗胎儿宫内感染。需定期检查血常规，并需大量饮水，避免在早孕期用药。

3

2. 眼病的治疗　看眼科，如合并脉络膜视网膜炎，可能需要激素治疗。

【注意事项】

1. 不主张常规筛查　不主张对所有孕妇进行常规筛查，高危孕妇可在孕前或孕期行血清学筛查。

2. 避免感染　肉食做熟，避免接触猫等宠物。

3. 不能盲目用药　治疗前需明确诊断再用药。

4. 必要时转诊　对于可疑感染者，需转诊到有关专家或上级医院进一步确认和评估。

八、获得性免疫缺陷综合征

【概述】

获得性免疫缺陷综合征（AIDS）又称"艾滋病"，是由人免疫缺陷病毒（HIV）感染引起的持续性免疫缺陷，感染病毒后逐渐出现 CD4 细胞计数下降直至出现免疫缺陷症状，多个器官出现机会性感染及罕见恶性肿瘤，最终导致死亡，其潜伏期平均可长达 11 年。孕妇感染可经胎盘和产道感染胎儿。无治愈方法，主要采取抗病毒药物治疗和对症处理，妊娠期建议终止妊娠，继续妊娠者选择剖宫产，不推荐母乳喂养。

【临床表现】

1. 传播途径　性接触传播、血液传播和垂直传播。

2. 症状出现率　感染 HIV 的孕妇可无明显临床表现，12% 有 HIV 相关症状，6% 为艾滋病。

3. 临床表现

（1）发热、体重下降、全身浅表淋巴结肿大。

（2）常合并各种机会性感染（如口腔念珠菌感染、卡氏肺囊虫、巨细胞病毒感染、疱疹病毒感染、弓形虫感染、隐球菌脑膜炎、活动性肺结核等）和肿瘤（如卡波西肉瘤、淋巴瘤等）。

【诊断要点】

1. 高危人群　①静脉吸毒；②性伴侣感染；③有多个性伴侣；④来自 HIV 高发地区；⑤患有多种 STD；⑥使

用过不规范的血制品；⑦HIV 抗体阳性者所生的子女。

2. 孕期筛查　孕期建议常规筛查，高危人群晚孕期建议再次筛查。

3. 临床表现　有或无。

4. HIV 抗体检测　阳性。

5. 进一步检查　HIV 阳性者，需进一步做以下检查。

（1）CD4 淋巴细胞总数 < 200/mm^3，或 200 ~ 500/mm^3，CD4/CD8 比值 <1；血清 p24 抗原阳性；外周血 WBC 和 HB 含量下降；β2 微球蛋白水平增高，合并机会性感染病原学或肿瘤病理依据等。

（2）无症状 HIV 感染：无任何临床表现，HIV 抗体阳性，CD4 淋巴细胞计数正常，CD4/CD8 比值 >1，血清 p24 抗原阴性。

【治疗】

1. 请专科会诊　由专家指导妊娠及治疗。

2. 抗病毒药物　齐多夫定（ZDV），可降低母婴传播率。

3. 产科处理　建议 38 周时选择性剖宫产可降低新生儿感染风险，尽量避免使胎儿暴露于血液和体液危险增加的操作（会阴侧切、人工破膜、胎头吸引器或产钳等）。

4. 人工喂养　不推荐母乳喂养。

5. 转诊治疗　建议转诊至相关科室医师进行诊治。

【注意事项】

1. AIDS 无治愈方法，减少母胎传播是重要措施，重在预防，加强宣教。

2. HIV 患者的性伴侣应检测 HIV 抗体。

3. 防止医源性感染，必要时转诊至有条件的上级医院诊治。

九、尖锐湿疣

【概述】

尖锐湿疣是由低危型人乳头瘤病毒（HPV）感染

引起的生殖道疣状增生病变，可与其他 STD 同时存在，为性传播疾病。可通过产道感染引起新生儿呼吸道乳头状瘤，组织学检查和 HPV DNA 检查可确诊。治疗主要通过局部物理治疗和手术切除，治疗后可阴道分娩。

3

【临床表现】

1. 传播途径　性接触传播，不排除间接传播的可能，可经过产道传播给新生儿。

2. 症状　外阴瘙痒、灼痛或性交后疼痛、不适。

3. 体征　外生殖器或肛周散在或簇状增生的粉色或白色小乳头疣状物，病灶增大融合后呈鸡冠状、菜花状或桑葚状。

【诊断要点】

1. 临床表现及典型外观。

2. 醋白试验（＋）。

3. 组织学检查见挖空细胞。

4. HPV-DNA 检测及分型。

【治疗】

1. 局部药物治疗　适用于 36 周前外阴病灶较小者。80%～90% 三氯醋酸涂擦，1 次/周。妊娠期禁用足叶草碱、咪喹莫特乳膏和干扰素。

2. 物理治疗　激光、微波、冷冻、电灼。

3. 手术切除。

4. 产科处理　治疗消除病灶后阴道分娩。若分娩时病灶广泛或巨大，堵塞产道或有可能引起大出血者，行剖宫产。

【注意事项】

1. 妊娠激素作用下尖锐湿疣可迅速增大，尖锐湿疣孕期组织脆弱，易出血，产后部分病灶可迅速缩小，甚至自然消退。

2. 需同时筛查其他 STD。

（高劲松）

第十二节　产科血栓及栓塞疾病

【概述】

深静脉血栓形成（DVT）是血液在深静脉内不正常凝结引起的静脉回流障碍性疾病，血栓脱落可能会引起肺动脉栓塞（PE），两者合称为静脉血栓栓塞症（VTE）。DVT常可导致PE和血栓后综合征。妊娠期妇女产前VTE的风险是同龄的非妊娠妇女的4~5倍。如果深静脉血栓不能及时治疗，15%~24%的患者将会形成肺栓塞。妊娠期间肺栓塞近15%的患者危及生命。

【临床表现】

VTE的主观临床评估是不可靠的，只有少数临床怀疑静脉血栓栓塞的妊娠妇女通过采用客观测试而证实了诊断，疑似肺栓塞的孕妇最终确诊只有2%~6%。

1. DVT的症状和体征

（1）腿部疼痛和肿胀：80%以上患者有此症状，通常为单侧，常见于左下肢，小腿差距2cm或以上则特别提示下肢DVT。

（2）下腹部疼痛：反映盆腔血管中血栓的延伸和或侧支循环的形成。

（3）全身症状：一般不明显，可有低热，体温一般不超过39℃，可有轻度心动过速或疲倦不适等症状。

（4）浅静脉显露：发病1~2周后，患肢可出现浅静脉显露或曲张。

（5）Homans征和Neuhof征：血栓位于小腿肌肉静脉丛内时，Homans征和Neuhof征呈阳性。

2. PE的症状　呼吸困难，胸痛，咯血和晕厥。

【诊断要点】

1. 临床表现　VTE的临床症状和体征。

2. 实验室检查

（1）血液检查：血常规、凝血功能、肝肾功能、动脉血气分析、D-二聚体。

（2）加压超声成像和彩色多普勒血管超声：DVT诊断首选方法，当检查阴性且不怀疑髂静脉血栓时，3日后重复。如超声检查结果模棱两可且怀疑髂静脉血栓形成时，应行磁共振成像检查。

（3）螺旋CT静脉成像和磁共振静脉成像：诊断DVT准确性较高。

（4）静脉造影：准确率高，为诊断DVT金标准。

（5）心电图（ECG）和胸片（CXR）：PE患者可出现心动过速，ST段异常，不完全或完全性右束支传导阻滞。胸片不能确诊或排除PE，但可提供疑似PE线索和除外其他疾病。

（6）肺通气/灌注（V/Q）检查：对孕妇肺栓塞的诊断主要依赖肺通气/灌注检查，患者有肺栓塞症状同时出现肺灌注缺损，即可做出诊断。

（7）CT肺动脉造影（CTPA）：肺血管造影是诊断PE的金标准，为有创性的，仅用于不能做出诊断或非创伤性检查不能排除诊断的。胸部X光检查有异常并且临床怀疑是PE时，应进行CTPA检查，优先于V/Q检查。V/Q或CTPA检查结果是正常的但是临床上仍然怀疑是肺栓塞的患者应该进行选择性或重复检查。

3. 识别VTE高危因素

（1）年龄＞35岁。

（2）产次＞3次。

（3）有VTE史。

（4）住院患者。

（5）并发症：例如肿瘤、心衰、SLE活动期、炎性肠炎、炎性多关节病、肾病综合征、镰刀细胞疾病、静脉药瘾者。

（6）妊娠或产褥期手术，如剖宫产、产后绝育术等。

（7）卵巢过度刺激征。

（8）肥胖（BMI＞30kg/m^2）。

（9）吸烟、显性静脉曲张、子痫前期。

（10）固定、不能活动者，例如截瘫。

（11）制动（卧床 > 4 日）卧床休息的早产及胎膜早破者、宫颈环扎术。

（12）直系亲属的原发的静脉血栓疾病或者雌激素导致的静脉血栓病的家族史。

（13）多胎妊娠。

（14）IVF/ART。

（15）暂时的危险因素：脱水、妊娠剧吐，系统性感染等。

4. 诊断流程（图 3-15）

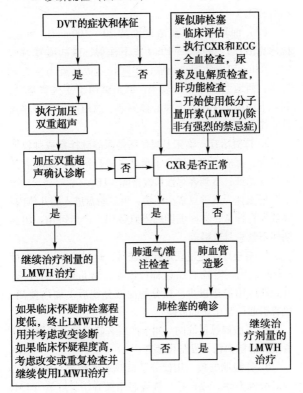

图 3-15　静脉血栓栓塞症诊断流程图

3

【治疗】

1. DVT 患者卧床休息和抬高患肢 患肢制动、抬高，禁止按摩和热敷，防止血栓脱落形成肺栓塞。应用弹力袜减少水肿。避免用力排便，以防血栓脱落致肺栓塞。

2. PE 患者对症治疗 急救处理措施为：稳定患者血流动力学、治疗已发生的血栓栓塞和防止栓塞再发生。

（1）根据临床情况诊断为肺栓塞的危重患者，不宜等待核素扫描和肺动脉造影检查结果，应即刻开始溶栓治疗，同时严密监测生命体征（呼吸、脉搏、血压等），绝对卧床 2 ~ 3 周。

（2）面罩吸氧，氧浓度维持 70 ~ 100mmHg 为宜；抗休克治疗；吗啡 5 ~ 10mg 皮下注射，或盐酸哌替啶 50 ~ 100mg 肌肉注射，止痛，予阿托品或消旋山莨菪碱解痉；西地兰治疗心力衰竭；氨茶碱用于支气管痉挛；利多卡因用于快速室上性心律失常，西地兰用于快速房性心律失常。

3. 抗凝治疗 临床上被怀疑是深静脉栓塞或肺栓塞的患者，都应立即用低分子量肝素进行治疗，除非有严重的禁忌证，直到客观性检查排除 VTE。

华法林为双香豆素类药物，可经胎盘进入胎儿体内，导致发育异常，在妊娠期间不宜使用。产后可用，用药期间不禁忌母乳喂养。

4. 溶栓疗法 应在血栓形成后，确定病期尚未超过3 天前使用。溶栓有胎盘部位出血、胎儿死亡的危险。妊娠期应用报道极少。在分娩前或分娩后 1 周内使用，也有引起严重出血的危险。

5. 下腔静脉过滤网 用于产后有髂静脉深静脉血栓者或深静脉血栓并发肺栓塞者。

6. 分娩期处理 用低分子量肝素维持治疗的孕妇，一旦分娩发动，或正在分娩应停用低分子量肝素（LM-WH）；选择性剖宫产和引产前 24 小时，停用低分子量肝素；使用低分子量肝素治疗的至少 24 小时内不能进行局麻或镇痛技术。

产后或术后 12~24 小时重新用药，孕期使用治疗剂量低分子量肝素者至少使用至产后 6 周。

7. 重视预防和早期识别　妊娠和产褥期为 VTE 的高危因素，预防意义远超过治疗，防重于治。

（1）所有妇女在孕前及孕早期应进行 VTE 风险的评估，加强孕期保健和管理，对于 VTE 高危者，可预防性使用低分子量肝素。

（2）先兆流产及早产患者，避免绝对卧床，增加下肢活动，减少血栓形成风险。

（3）严格掌握剖宫产手术指征，术前补充晶体液，防止血液浓缩，术中操作轻柔，减少对血管的刺激；术后鼓励患者早日起床活动，予以双下肢按摩，保持大小便通畅，加强导管护理，降低药物刺激，避免引起静脉炎，有效降低术后静脉血栓的危险。

（4）阴道分娩后鼓励产妇休息后及早下床活动。

（5）重视患者主诉，有 VTE 临床症状或体征者，进一步检查明确诊断，及时请血管外科会诊，协助诊治。

【注意事项】

1. 妊娠期和产褥期深静脉血栓形成的风险增加，深静脉血栓如果不能正常识别，及时治疗，有形成肺栓塞风险，15% 肺栓塞者危及生命，一旦怀疑肺栓塞，及时向三级医疗机构转诊。

2. VTE 重在预防和早期识别，防重于治。

3. VTE 管理应该为多学科团队的综合治疗，包括内科医师，产科医师和放射科医师。

4. 低分子量肝素为妊娠期和产褥期 VTE 首选药物。

（孙丽洲）

第十三节　外科急腹症

【概述】

急腹症（acute abdomen）是一类以急性腹痛为突出

表现，需要早期诊断和紧急处理的腹部疾病。大多数急腹症的原因来自消化道和妇产科病。妊娠合并外科急腹症虽较少见，但由于妊娠期的生理变化以及子宫增大引起解剖位置改变，使外科疾病的诊断和处理更加困难，加重了对母儿的潜在危险，如何识别和正确处理将直接影响母儿的安危。

一、妊娠合并急性阑尾炎

【概述】

急性阑尾炎（appendicitis）是妊娠期较常见的外科急腹症，发病率约为 0.05% ~ 0.1%，可发生于妊娠各个时期，妊娠早中期多见。由于孕妇特殊的生理状况和解剖位置改变，妊娠期急性阑尾炎临床表现常常不典型，给诊断带来困难，而且炎症容易扩散，易发生阑尾穿孔，刺激子宫发生收缩，使病变进一步恶化，转成弥漫性腹膜炎。如果未能及时识别及处理，将对母婴的生命造成严重威胁。

【临床表现】

1. 症状、体征

（1）早孕时与非孕期阑尾炎相同，恶心、呕吐、食欲缺乏、便秘和腹泻，脐周疼痛转移至右下腹，有反跳痛、肌紧张。

（2）妊娠中、晚期急性阑尾炎与非孕期不同，常无明显的转移性右下腹痛，腹痛和压痛的位置偏高，有时为右腰部疼痛。压痛、反跳痛和肌紧张常不明显。

（3）体温一般不超过38℃，但如发生阑尾穿孔或腹膜炎时，体温可明显升高（>39℃）。

2. 辅助检查

（1）血常规：妊娠期有生理性白细胞增加，因此白细胞计数的增加对诊断阑尾炎意义不大。白细胞计数 $>15 \times 10^9/L$ 有临床意义。

（2）B型超声影像学检查：右下腹B型超声检查对阑尾炎，尤其是阑尾炎穿孔并腹腔积脓者的诊断有意义，但未发现病灶者并不能排除阑尾炎。有文献建议 B 型超声诊断标准为：不受压的阑尾直径大于 6mm，肌壁厚度大于或等于 2mm。

（3）MRI 检查：B 型超声影像学检查无定论时，MRI 检查可以作为辅助诊断的手段。

（4）螺旋 CT：对诊断急性阑尾炎有较高的特异性和准确性，但介于 X 线和 CT 对胎儿的影响，故临床不常用。

【诊断要点】

1. 诊断要点　诊断流程见图 3-16。

（1）早孕时与非孕期相同，恶心、呕吐、脐周疼痛转移至右下腹，有反跳痛、肌紧张。

（2）中、晚期妊娠症状相同，但压痛点自麦氏点上移，反跳痛、肌紧张常不明显。

（3）血白细胞计数升高，分类则中性升高。

（4）体检则体温多有升高。

2. 鉴别诊断

（1）妊娠早期急性阑尾炎：应与卵巢囊肿蒂扭转、黄体破裂、输卵管妊娠等相鉴别。

（2）妊娠中晚期急性阑尾炎：应与卵巢囊肿蒂扭转、肾盂积水、急性肾盂肾炎、输尿管结石、急性胆囊炎等相鉴别。

（3）还应与先兆早产、胎盘早剥、子宫破裂、子宫肌瘤红色变性等相鉴别。

【治疗】

1. 治疗原则　不主张保守治疗，应积极抗感染的同时立即手术治疗。高度怀疑者应放宽剖腹探查指征，以免贻误病情。

2. 手术治疗

（1）妊娠早期急性阑尾炎：选用麦氏切口。诊断不能肯定时行下腹正中切口。

（2）妊娠中晚期急性阑尾炎：宜取右侧腹直肌旁切口，手术体位是将右侧臀部提高 30°~45°，使患者左侧倾斜,让子宫左移,有利于暴露视野。

(3) 术中轻柔,尽量避免刺激子宫。术后一般不放置腹腔引流以防引起早产,若腹腔炎症严重而局限,阑尾穿孔,盲肠壁水肿可放置引流管。

(4) 除非有产科急诊指征,原则上不同时行剖宫产手术。

(5) 以下情况可先行剖宫产,切口选择下腹正中纵切口:

1) 术中暴露阑尾困难。

2) 阑尾穿孔并发弥漫性腹膜炎,盆腔感染严重,子宫已有感染征象。

3) 近预产期或胎儿基本成熟,已具备宫外生存能力。

(6) 腹腔镜手术,一般建议 26 ~ 28 周之前。妊娠后半期慎用。

3. 术后处理

(1) 一般治疗:卧床休息,避免刺激腹部,注意维持水电解质平衡及营养物质的补充,饮食清淡,监测生命体征、感染征象(如体温、白细胞计数、C-反应蛋白、局部体征),同时注意监测胎儿生长发育情况及胎心胎动变化。

(2) 加强抗感染:术后应给与对胎儿影响小的广谱抗生素继续抗感染。本病厌氧菌感染占 75% ~ 90%,应选择针对厌氧菌的抗生素。常用甲硝唑配伍青霉素类、头孢类等。

(3) 保胎治疗:早孕期常规肌注黄体酮,中孕期则给予抑制宫缩药及镇静药等保胎治疗。

【注意事项】

1. 孕妇特殊的生理状况和解剖位置改变,妊娠期急性阑尾炎临床表现常常不典型,诊断比较困难。

2. 妊娠期急性阑尾炎的炎症容易扩散。

3. 不主张保守治疗,应及时手术。

4. 医患沟通中强调妊娠期急性阑尾炎的诊断困难和炎症易扩散这两个特点。告知孕妇及家属及时手术的必要性，积极抗感染并立即手术治疗。

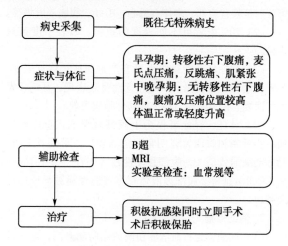

图 3-16　妊娠期急性阑尾炎诊疗流程示意图

（邹　丽）

二、妊娠合并急性胰腺炎

【概述】

急性胰腺炎（pancreatitis）是妊娠期常见的急腹症之一，多发生于妊娠晚期及产褥期。常见病因为胆石症（包括胆道微结石）、乙醇、高脂血症，还有其他病因如壶腹乳头括约肌功能不良，逆行性胰胆管造影术（ERCP）后，十二指肠乳头旁憩室，外伤性，高钙血症，腹部手术后等。妊娠合并急性胰腺炎多为轻症，无器官障碍与局部并发症，以保守治疗为主；重症约占10%～20%，具有发病急、并发症多、病死率高等特点，严重威胁母婴健康。根据病理特点可划分为急性水肿性胰腺炎、急性出血性胰腺炎和急性坏死性胰腺炎3种。

【临床表现】

1. 症状体征

（1）突然发作的持续性中上腹部疼痛常为本病的主

要临床表现和首发症状。腹痛为持续性，阵发性加剧，可放射至腰背肩部。多伴有恶心、呕吐、腹胀、发热等。

（2）20%患者可不同程度的黄疸，以轻中度黄疸多见。

（3）出血坏死性胰腺炎可有严重腹胀；休克表现；胸腔积液和呼吸衰竭；少尿和急性肾衰表现；耳鸣、复视、谵妄、语言障碍、昏迷等胰性脑病表现。

（4）体征：轻症者仅为上腹部轻压痛。重症者压痛、反跳痛和腹肌紧张明显，范围较广，可延及全腹。肠蠕动减弱或消失，腹部移动性浊音阳性，Grey-Turner征、Cullen征等。腹部因液体积聚或假性囊肿形成可触及肿块。

2. 辅助检查

（1）胰酶测定：血清淀粉酶或脂肪酶升高，≥正常值上限3倍，有诊断意义。血清淀粉酶或脂肪酶活性的高低与病情不成相关性。动态检测血淀粉酶不断升高更有意义，血清淀粉酶一般于腹痛8小时开始升高，24小时达高峰，约3~5日降至正常。当血清淀粉酶的活性下降或降至正常时，血清脂肪酶活性的测定有互补作用，敏感性和特异性优于淀粉酶。

（2）血清标志物：C-反应蛋白，发病72小时后＞150mg/L提示胰腺组织坏死；动态测定血清IL-6增高提示预后不好。

（3）B型超声：胰腺体积弥漫性增大，实质结构不均匀。出血坏死时可出现粗大强回声，胰腺周围渗出液积聚呈无回声区。

（4）CT增强扫描：可见胰腺肿大，外形不规则，有明显低密度区，周围有不同程度的液体积聚。

【诊断要点】

1. 诊断要点

（1）恶心、呕吐、持续性中上腹部疼痛为三大症状疼痛，持续性，弯腰时减轻，进食后加剧，有压痛。

（2）急性血性坏死胰腺炎，可以因胰液外溢发生弥

3

漫性腹膜炎。

（3）B 型超声及 CT：胰腺体积增大。

（4）实验检查：血清淀粉酶或脂肪酶升高，≥正常值上限 3 倍。

2. 鉴别诊断

（1）临产：妊娠合并胰腺炎时体征可不典型，炎症刺激子宫，可引起宫缩而掩盖腹痛，易误诊为临产。

（2）胎盘早剥：有腹膜炎时，腹肌紧张，板状腹、压痛，甚至休克，易被误诊为胎盘早剥。

（3）其他：应与消化道溃疡、胆囊炎、阑尾炎、胃肠炎、肠梗阻等相鉴别。

【治疗】

1. 非手术治疗　轻症或水肿性胰腺炎采取保守治疗多数可治愈。

（1）一般处理：血尿常规、肝肾功能、血糖、血清电解质等的测定，心电监护，血气分析，动态观察腹部体征和肠鸣音改变，记录 24 小时尿量和出入量变化。

（2）常规禁食、禁水，对有腹胀者进行胃肠减压，直至腹痛消失。

（3）补液、营养支持和抗休克治疗：中心静脉插管，给予胃肠外高营养，注意水电解质平衡和补充微量元素、维生素。

（4）镇痛解痉：疼痛剧烈时可考虑镇痛治疗。首选注射盐酸哌替啶 50～100mg，不推荐应用吗啡或胆碱能受体拮抗剂（如阿托品，654-2 等），因为前者会收缩奥狄括约肌，后者会诱发或加重肠麻痹。

（5）抑制胰液外分泌：如生长抑素及类似物（奥曲肽），H_2 受体阻断剂如雷尼替丁或质子泵抑制剂等。

（6）给予大剂量广谱抗生素，抗革兰阴性菌和厌氧菌为主，建议甲硝唑联合青霉素或氨苄西林或第三代头孢等。

2. 手术治疗

（1）急性出血坏死性胰腺炎主张急诊手术，争取 48～72 小时内手术。

（2）若保守治疗无效，病情不见好转，B 型超声或 CT 提示胰腺周围浸润范围持续扩大者，需行外科手术治疗。

3. 产科处理

（1）积极保胎并监测胎儿宫内情况及胎心胎动变化。

（2）若无产科指征多数可自然分娩，产程中监测病情变化。

（3）适当放宽剖宫产指征：重症胰腺炎病情较重，估计胎儿已可存活时；腹腔穿刺有血性积液合并高脂血症者。

【注意事项】

1. 突然发作的持续性上腹部疼痛是主要临床表现。

2. 妊娠期急性胰腺炎多为轻症，保守治疗为主，禁食，胃肠减压，抑制胰腺分泌，抗感染。

3. 保守治疗无效，可以考虑手术。

4. 如已足月或近足月，剖宫产后腹腔引流。

5. 医患沟通中与家属交代，急性坏死性胰腺炎的死亡率较高。

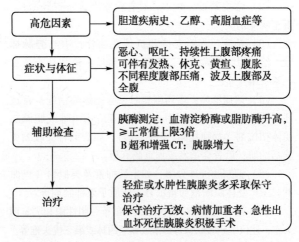

图 3-17　妊娠期急性胰腺炎诊疗流程图

（邹　丽）

三、妊娠合并急性胆囊炎和胆石病

【概述】

急性胆囊炎（cholecystitis）和胆结石（cholelithiasis）是妊娠期较为常见的急腹症，仅次于阑尾炎，居第二位，妊娠晚期更为多见。70%的胆囊炎合并胆囊结石。因妊娠期孕激素的升高，降低了胆道黏膜上皮对胆汁中水钠的再吸收能力，同时排空能力降低，中、晚期妊娠胆汁中胆固醇水平升高，有利于胆固醇的形成，胆道结石使引流不畅，有利于细菌繁殖，形成胆囊炎。70%为大肠杆菌的感染。急性胆囊炎和胆石病可并发胰腺炎、胆总管炎、胆囊积脓、穿孔、胆总管囊肿破裂及急性腹膜炎等，都可威胁母儿的生命。

【临床表现】

1. 症状体征 临床表现与非妊娠期相似。

（1）腹部疼痛：突发右上腹或剑突下剧烈绞痛，阵发性加重，可放射到右肩、后背，甚至可达左上腹或下腹部。疼痛发作多在夜间或油腻饮食后，持续几分钟至数小时。

（2）胃肠反应：常伴有恶心、呕吐。

（3）体征：查体右上腹部有压痛、反跳痛、肌紧张，Murphy征阳性（肝区随深吸气有严重疼痛），有时可触及右上腹痛性肿块。

（4）发热：体温一般在37.5℃左右，如发展为急性化脓性胆囊炎后，可有寒战、高热。上腹部出现腹膜炎体征。

2. 辅助检查

（1）B型超声：首选。能清楚观察胆囊体积增大，壁增厚，胆囊颈部结石嵌顿，胆囊周围积液等。约10%患者有胆结石存在时B型超声不显示，特别是急性患者麻痹性肠梗阻致过多气体在小肠内积聚时。

（2）实验室检查：C-反应蛋白升高（≥30mg/L），白细胞计数增加，但常在妊娠期正常范围内；血肝功

AST、ALT 轻度升高，碱性磷酸酶升高，胆红素、总胆固醇升高。

【诊断要点】

1. 诊断要点 妊娠期胆囊炎及胆石症诊疗流程见图3-18。

（1）右上腹疼痛（可向右肩背部放射），Murphy 征阳性、右上腹包块/压痛/肌紧张/反跳痛。

（2）发热，C-反应蛋白升高（≥30mg/L），白细胞升高。

（3）B 型超声：肿大的胆囊，结石。

2. 鉴别诊断 应注意与妊娠期急性脂肪肝、重度子痫前期、胃十二指肠溃疡穿孔、妊娠晚期阑尾炎、急性肠梗阻和急性胰腺炎等相鉴别。

【治疗】

处理原则与非孕期相似，以手术治疗摘除胆囊为主。

1. 保守治疗 仅适用于病情较轻者或术前的治疗。

（1）饮食控制：发作期应禁水，必要时胃肠减压。缓解期给予低脂、低胆固醇饮食。

（2）支持治疗：补充液体，纠正水、电解质紊乱及酸碱失衡。

（3）对症治疗：发作期给予解痉镇痛药物，如阿托品，必要时肌注哌替啶。缓解期给予利胆药物。

（4）抗感染：给予对胎儿影响小的抗生素，首选氨苄西林、青霉素或头孢菌素类加甲硝唑。

2. 手术治疗 因保守治疗在孕期内有较高的复发率且复发后更易早产及增加手术难度，因此应以手术治疗为主。

（1）多主张腹腔镜下胆囊摘除术。

（2）术后积极抗感染。

（3）继续妊娠者给予保胎治疗。

【注意事项】

1. 妊娠期合并胆囊炎临床表现与非妊娠期相似。

2. 手术治疗为主。

3. 注意并发症的发生。

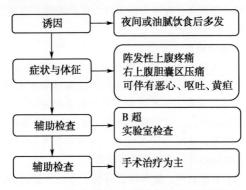

图 3-18　妊娠期胆囊炎及胆石症诊疗流程

（邹　丽）

四、妊娠合并肠梗阻

【概述】

妊娠期肠梗阻（intestinal obstruction）较少见，多发生于妊娠晚期。肠梗阻多与既往手术粘连有关，也可由肠扭转、肠套叠、肿瘤等引起。妊娠不会引起肠梗阻，但妊娠期某些变化可能容易发生肠梗阻，易发期为：①妊娠中期子宫升入腹腔时；②妊娠近足月胎头入盆时；③产后子宫迅速缩小，肠袢急剧移位时。由于诊断、治疗不及时或术前准备不充分，妊娠合并肠梗阻比非孕期病情严重，且死亡率高。该病可并发肠穿孔、坏死、电解质紊乱和休克，若发现和治疗不及时将严重危害母儿健康。

【临床表现】

1. 症状、体征　妊娠期合并肠梗阻受增大子宫的影响，常失去典型症状和体征。

（1）症状：妊娠期肠梗阻的症状与非妊娠期的相似，其常见表现有持续性或阵发性腹部绞痛，伴发热（体温 >37.5℃）、恶心、呕吐、腹胀、停止排气或排便等。

（2）体征：腹部查体可见肠型及肠蠕动波，腹部压痛，叩诊呈鼓音，有腹部振水音，听诊肠鸣音亢进，有气过水声或金属音。

2. 辅助检查

（1）X线检查：对高度怀疑为妊娠期肠梗阻的患者，当无急诊超声诊断结果或超声诊断结果不明确时，应行X线摄片检查。X线腹部平片检查可见肠段扩张、积液和气液平面。由于妊娠期肠梗阻绝大多数发生于妊娠中、晚期，此时进行X线摄片检查对胎儿影响较小，且腹部立卧位片显示的阳性率较高。

（2）B型超声：超声检查简便、无创、安全、诊断正确率高，且可重复进行。

（3）结肠镜：既可以诊断也可以治疗结肠肠扭转。

（4）CT和MRI：对小肠肠梗阻诊断更有益。

（5）尿量、尿密度、血清离子及血气分析：妊娠期肠梗阻严重患者可出现水电解质紊乱，须注意监测患者尿量、尿密度、血清离子及血气分析等。

【诊断要点】

1. 诊断要点　妊娠期肠梗阻诊疗流程见图3-19。

（1）过去手术史。

（2）阵发性腹痛伴呕吐（出现时间与梗阻部位高低有关）。

（3）肠胀气，肠鸣音异常表现。

（4）及时做X线，协助诊断。

2. 鉴别诊断

（1）妇产科急症，与早产、妊娠剧吐、子宫破裂、子宫肌瘤变性、隐性胎盘早剥、先兆子痫呕吐等相鉴别。

（2）妊娠期不完全肠梗阻有时还需与其他的内外科疾病相区别，如阑尾炎、胃炎等。

【治疗】

妊娠合并肠梗阻的治疗取决于梗阻的性质、程度、类别、部位及孕周，该病的治疗原则是纠正肠梗阻引起的水、电解质紊乱及酸碱失衡，解除肠梗阻和进行恰当的产科处理。

1. 保守治疗

(1) 禁食，胃肠减压。胃肠减压对手术后粘连所引起的小肠梗阻的治疗非常有效。

(2) 根据水电解质紊乱情况补充液体及电解质，并给予充分的营养支持。

(3) 孕期合理膳食营养，多食蔬菜、水果等植物纤维，保持大便通畅。

(4) 给予广谱抗生素预防感染，首选氨苄西林或头孢菌素类并加甲硝唑。

2. 手术治疗

(1) 绞榨性肠梗阻一经确诊立即手术。

(2) 单纯粘连性肠梗阻、不完全性和麻痹性肠梗阻可严密观察并保守治疗，12~24 小时仍不缓解应行手术治疗。

3. 产科处理　经保守治疗缓解者可继续妊娠。

(1) 肠梗阻经保守治疗缓解者应积极保胎、继续妊娠。

(2) 肠梗阻发生于妊娠早期需手术治疗者应先行人工流产。

(3) 妊娠中期若无产科指征不必终止妊娠者，术前术后均应积极保胎。

(4) 妊娠晚期尤其是孕 34 周以后，估计胎肺已成熟，可先行剖宫产术再行肠梗阻手术。

【注意事项】

1. 过去有手术史。

2. 妊娠期受增大子宫影响，常使肠梗阻失去典型症状和体征。

3. 医患沟通中与家属交代，妊娠合并肠梗阻较非孕期病情重，死亡率高。妊娠合并肠梗阻严重时可发生肠穿孔、坏死、电解质紊乱和休克等并发症，对母儿的危害极大。

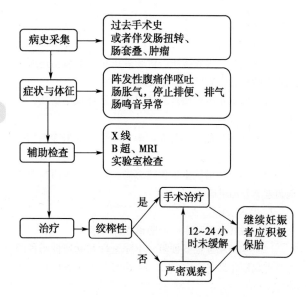

图 3-19　妊娠期肠梗阻诊疗流程图

（邹　丽）

五、妊娠合并卵巢肿瘤蒂扭转

【概述】

卵巢肿瘤蒂扭转为常见的妇科急腹症，约 10% 卵巢肿瘤可发生蒂扭转。常发生于体位突然改变或妊娠期、产褥期子宫大小、位置改变时。妊娠合并卵巢肿瘤蒂扭转的发生一般先有卵巢肿瘤，后有妊娠。由于妊娠盆腔充血，骨盆漏斗韧带变软、变长，随着妊娠子宫增大，肿瘤进入腹腔，活动空间大，体位突然变化而发生扭转，多半发生在孕 6～16 周。肿瘤蒂部由骨盆漏斗韧带、卵巢固有韧带和输卵管组成。扭转后静脉回流受阻，肿瘤高度充血，血管破裂，瘤体增大，继之动脉也受阻，肿瘤坏死、破裂。

【临床表现】

1. 症状、体征　临床表现缺乏特异性，易误诊。

（1）病史：既往有卵巢肿瘤病史。

（2）症状：既往可有反复发作下腹痛，随体位改变加重或减轻。突然发作一侧下腹剧痛，持续性，阵发性加剧。病情严重时，腹痛可放射至腰骶及下肢，常伴恶心、呕吐甚至休克。

（3）体格检查：下腹压痛，肌紧张，反跳痛，肿瘤增大时腹部可触及。内诊检查，肿瘤明显增大，靠近宫体侧压痛，以蒂部最明显，后穹隆触痛及宫颈举痛。

2. 辅助检查

（1）B 型超声：可探及附件区肿物回声。

（2）MRI：是妊娠期诊断卵巢肿瘤蒂扭转的有效辅助检查方法。

【诊断要点】

1. 诊断　妊娠合并卵巢肿瘤蒂扭转诊疗流程见图 3-20。

（1）既往有卵巢肿瘤病史。

（2）既往有反复发作下腹痛，随体位改变加重或减轻。

（3）腹痛突然，持续性，阵发性加剧。严重时可伴有恶心、呕吐及休克。

（4）双合诊检查可扪及压痛性肿块，以蒂部最明显。

（5）B 型超声及 MRI 检查附件区有肿物回声。

2. 鉴别诊断　需与阑尾炎、盆腔脓肿等相鉴别。

【治疗】

治疗方法应根据孕周及病情严重程度而异。

1. 不同孕期的处理方法

（1）孕早期：如为不全扭转，可保守治疗并保胎治疗。如疼痛不缓解并逐渐加重，应剖腹探查。

（2）孕中期：如诊断明确应立即剖腹探查。

（3）孕晚期：扭转易发生破裂，经短时间保胎治疗，如病情加重应立即剖腹探查。

2. 恶性肿瘤合并蒂扭转

（1）应尽早手术并终止妊娠，处理原则同非孕期。

（2）以下情况可以考虑只切除患侧肿瘤：①病灶局限于一侧卵巢，包膜完整，无腹水，腹腔冲洗液肿瘤细胞阴性；②肿瘤细胞分化良好，为交界性或低恶性，孕中晚期珍贵儿；③转移癌晚期迫切要求获得活婴。

3. **术中注意事项**　术时应先在扭转蒂部靠子宫的一侧钳夹后，再切除肿瘤和蒂部，钳夹前不可先将扭转的蒂回复，以防血栓脱落造成重要器官栓塞。

4. **术后一般处理**

（1）营养支持。

（2）继续妊娠者应镇静保胎，并监测胎儿宫内情况及胎心胎动变化。

（3）预防感染：给予广谱抗生素，如青霉素、氨苄西林、头孢等。

【注意事项】

1. **诊断注意事项**　卵巢肿瘤合并蒂扭转易误诊。其主要原因有：①临床表现缺乏特异性；②子宫增大时盆腔脏器变位，急腹症体征不明显；③子宫增大易掩盖肿瘤存在；④由于怕流产遗漏了肿瘤的诊断等。

2. **手术注意事项**　①操作时动作应轻柔；②麻醉用药应对胎婴儿无毒副作用。

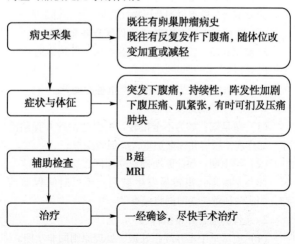

图 3-20　妊娠合并卵巢肿瘤蒂扭转诊疗流程

（邹　丽）

第十四节　抗磷脂综合征

【概述】

抗磷脂综合征（antiphospholipid syndrome，APS）是一种非炎症性自身免疫病，临床上以动脉、静脉血栓形成，病态妊娠（早期流产和中晚期死胎）和血小板减少等症状为表现，血清中存在抗磷脂抗体（antiphospholipid antibody，APL），上述症状可以单独或多个共同存在。

抗磷脂抗体主要包括抗心磷脂抗体（ACL）、抗 β2-糖蛋白 I 抗体（抗 β2-GPI 抗体）和狼疮抗凝物（LA）。

APS 可以分为原发性、继发性和恶性 APS。原发性 APS 的病因目前尚不明确，男女发病比率为 1∶9，女性中位年龄为 30 岁。继发性 APS 多见于系统性红斑狼疮（SLE）、类风湿关节炎（RA）、系统性硬化症（SSC）和干燥综合征（SS）等自身免疫性疾病；恶性 APS 少见，表现为短期内进行性广泛血栓形成，造成多器官功能衰竭甚至死亡。

【临床表现】

1. 症状、体征

（1）动、静脉血栓形成：APS 血栓形成的临床表现取决于受累血管的种类、部位和大小，可以表现为单一或多个血管累及。

（2）病态妊娠：复发性流产、死胎（20 周以上）、胎盘功能不良、早发重型子痫前期/子痫及 HELLP 综合征（34 周前）。胎盘功能不良包括：①异常或不稳定的胎儿监护试验；②多普勒脐动脉血流速度波形异常，出现 AEDV；③羊水过少：羊水指数≤5cm；④出生体重在同孕龄 10th 百分位数以下。

（3）血小板减少。

（4）APS 相关的肾病。

（5）其他：如网状青斑、心脏瓣膜病变、APS 相关的神经精神症状包括偏头痛、舞蹈病、癫痫、格林-巴利综合征、一过性球麻痹等，缺血性骨坏死极少见。

2. 辅助检查

(1) 抗磷脂抗体

1) 狼疮抗凝物（LA）：是 IgG/IgM 型免疫球蛋白。检测 LA 是功能性测定，用几种不同的试验来证实狼疮抗凝物的存在，典型的组合包括：活化部分凝血活酶时间（APTT）、高岭土凝血时间（KCT）、组织凝血活酶时间（PTT）、稀释凝血酶原时间（DPT）、Russell 蝰蛇毒稀释试验（DRVVT）。

2) 抗心磷脂抗体（ACL）：有 IgG、IgM 和 IgA 三种亚型。采用 ELISA 测定亚型和定量。

3) 抗 β2- 糖蛋白 I 抗体（anti- β2- GPI）：有 IgG、IgM 和 IgA 三种亚型。采用 ELISA 测定亚型和定量。

(2) 其他实验室检查：如血、尿常规，红细胞沉降率（ESR），肾功能等常规检查，此外检查抗核抗体、抗可溶性核抗原（ENA）抗体和其他自身抗体以排除其他自身免疫性疾病。

(3) 超声多普勒：监测胎儿生长发育、羊水量、胎盘形态及功能、脐动脉及子宫动脉血流；血管多普勒超声有助于外周动、静脉血栓的诊断；心脏超声有助于心瓣膜结构和赘生物的检测。

(4) 影像学检查：影像学检查对血栓评估最有意义，动静脉血管造影可显示阻塞部位，磁共振成像（MRI）有助于明确血栓大小和梗死灶范围。

(5) 组织活检：皮肤、胎盘和其他组织活检表现为血管内栓塞形成，一般无淋巴细胞或白细胞浸润，同样肾活检也表现为肾小球和小动脉的微血栓形成。

【诊断要点】

2006 年悉尼国际 APS 会议修订的分类标准，诊断 APS 必须具备下列至少 1 项临床标准和 1 项实验室标准。

1. 临床标准

(1) 血管栓塞：任何器官或组织发生 1 次以上的动

脉、静脉或小血管血栓，血栓必须被客观的影像学或组织学证实。组织学还必须证实血管壁附有血栓，但没有显著炎症反应。

（2）病态妊娠

1）发生 1 次以上的在 10 周或以上不能解释的形态学正常的死胎，正常形态学的依据必须被超声或被直接检查所证实。

2）在妊娠 34 周之前因严重的子痫或先兆子痫或严重的胎盘功能不全所致 1 次以上的形态学正常的早产。

3）在妊娠 10 周以前发生 3 次以上的不能解释的自发性流产。必须排除母亲解剖、激素异常及双亲染色体异常。

2. 实验室标准

（1）血浆中出现 LA，至少发现 2 次，每次间隔至少 12 周。

（2）用标准 ELISA 在血清中检测到中～高滴度的 IgG/IgM 类 ACL 抗体（IgG 型 aCL > 40GPL；IgM 型 aCL > 40MPL；或滴度 > 99 的百分位数）；至少 2 次，间隔至少 12 周。

（3）用标准 ELISA 在血清中检测到 IgG/IgM 型抗 β2-GPI 抗体（滴度 > 99 的百分位数），至少 2 次，间隔至少 12 周。

【治疗】

妊娠期的治疗目标是预防妊娠丢失、子痫前期、胎盘功能不良和早产，改善孕产妇和围产儿结局；减少或去除血栓栓塞的风险。抗磷脂综合征孕妇的治疗应根据病例的临床和实验室检查进行个体化治疗。诊断明确者应在专科医师指导下用药。现多采用低分子肝素 + 小剂量阿司匹林治疗，除非合并其他自身免疫性疾病，一般不再采用激素治疗。推荐治疗方案见表 3-9。

表 3-9 典型 APS 患者治疗方案推荐

临床特点	药物及剂量	疗程
复发性流产的 APS	低分子量肝素（LMWH）qd*	确定妊娠后开始用至 12 周。此后根据胎儿生长发育、母体凝血状况等决定是否继续使用。
	阿司匹林 50～100mg qd	妊娠全过程
死胎、重度子痫前期和胎盘功能不良病史的 APS	低分子量肝素（LMWH）qd*	妊娠全过程
	阿司匹林 50～100mg qd	妊娠全过程
有血栓栓塞病史的 APS	低分子量肝素（LMWH）bid*	妊娠前开始，妊娠全过程
	阿司匹林 50～100mg qd	妊娠全过程
分娩后	转诊至有 APS 治疗经验的内科医师，继续抗凝治疗	无血栓病史治疗至产后 6～12 周。有血栓病史产后改为华法林

*临床常用药物为：那曲肝素钙（速碧林）4100U ih 或依诺肝素（克赛）6000U ih

3

【注意事项】

1. 抗磷脂抗体没有完全达到诊断标准，但病态妊娠病史典型者，按标准抗磷脂综合症方案治疗同样可以改善妊娠结局。

2. 应用低分子肝素需注意血小板数量，血小板下降者，减少抗凝剂量，血小板 $< 100 \times 10^9/L$ 停止抗凝治疗。

3. 每日补充钙剂和孕妇用复合维生素，鼓励适当运动。

4. 应告知孕妇及家属，采用这些方案治疗后复发性流产史的活产率可达 70%，仍有部分妊娠丢失；对于其他病态妊娠和血栓，尽管采用全孕期或治疗剂量抗凝，仍有复发可能。尤其产后应重视静脉血栓的发生。

（王谢桐）

第四章

胎儿相关疾病

第一节　胎儿先天异常

【概述】

胎儿先天异常是指胎儿在子宫内发生的结构异常。常见的胎儿异常包括无脑儿、脑积水、开放性脊柱裂、先天性心脏病、唇腭裂、腹裂、脐膨出等。产前诊断排除胎儿染色体问题是继续治疗的前提。

【常见类型】

1. 无脑儿　无脑儿是前神经孔闭合失败所致。胎儿外观表现为颅骨缺失、双眼暴突、颈短。常伴肾上腺发育不良及羊水过多。B型超声检查：颅骨不显像球突出呈"蛙样"面容。孕妇血甲胎蛋白升高，尿E/C及E3偏低。无脑儿一经确诊，应尽早引产。

2. 脊柱裂　脊柱裂为部分脊椎管未完全闭合。根据病变部位有无明显体征，把脊柱裂分为隐性脊柱裂及显性脊柱裂。显性脊柱裂包括脊膜膨出、脊髓脊膜膨出及脊髓膨出。超声是诊断脊柱裂的重要手段，妊娠18~20周是发现的最佳时机。孕中期测孕妇血清中甲胎蛋白（AFP）升高。严重的脊柱裂在有生机儿之前诊断应终止妊娠。也可在妊娠中期24周左右行开放性或胎儿镜下的胎儿脊柱裂修补手术，能够部分改善新生儿的预后。

3. 脑积水　脑积水是指大脑导水管不通，致脑脊液回流受阻，大量蓄积于脑室内外，脑室系统扩张和压力升高，进一步导致颅腔体积增大、颅缝变宽、囟门增大，并常压迫正常脑组织。超声检查有助于诊断，超声提示侧脑室≥1cm 称侧脑室增宽。必要时应当产前诊断排除染色体异常以及行胎儿磁共振检查明确中枢神经系统畸形和鉴别脑出血和积水。若超声提示侧脑室 <1cm 属于正常生理范围，若超声提示侧脑室 >1cm 且 <1.5cm，需动态观察监测侧脑室变化。若超声提示侧脑室≥1.5cm，有胎儿染色体异常可能，需行产前诊断，可建议引产，也可考虑行产时胎儿或新生儿脑积水引流术。

4. 先天性心脏病　先天性心脏病（简称先心病）是常见的一种胎儿畸形，主要包括：法洛四联症、大血管错位、室间隔缺损、房间隔缺损和单心房单心室等。超声检查是孕期筛查先心病的重要手段。诊断后建议到心脏外科进行咨询，若生后可以进行治疗，则继续妊娠，必要时分娩后请儿科医生进行进一步治疗。严重复杂的先心病如单心房单心室，在具备存活能力之前诊断者建议终止妊娠。

5. 唇腭裂　唇腭裂发生是由于胚胎早期胎儿口腔的唇部和腭部的中胚叶组织发育受阻所致。超声检查是孕期筛查唇腭裂的重要手段。必要时可以转诊至有条件的医院进行磁共振检查，了解唇腭裂具体缺损的程度以利于出生后矫正的正确评估。诊断后建议到颌面外科进行咨询，若生后可以进行治疗，则继续妊娠，出生后进行正畸修复治疗。

6. 腹裂　腹裂又称内脏外翻，是一侧前腹壁全层缺损所致。产前 B 型超声检查中可见胎儿腹腔空虚，胃、肠等内脏器官漂浮在羊水中，表面无膜覆盖。确诊后可行产时胎儿手术或产房外科手术，总体预后较好。

7. 脐膨出　脐膨出为腹壁缺损，腹腔内容物突入脐带内，表面覆以腹膜和羊膜。产前 B 型超声检查中可见胎儿脐根部皮肤连续性中断，可见一向外突出的包块，其内容物可有肠管等。此疾病有胎儿染色体异常可能，需尽早行产前诊断，若无染色体异常，可行产时胎儿手术或产房外科手术，预后较好。

【诊断要点】

1. 影像学检查

（1）超声检查：基层医院针对胎儿严重的致死性畸形需进行筛查。

（2）磁共振检查：转入有诊断能力的医院进一步检查。

2. 遗传学检查

（1）筛查方法：目前的早期筛查染色体异常的方法有早期胎儿颈项透明层（NT）测定联合血清学筛查和外周血无创性产前筛查。

（2）确诊方法：妊娠期诊断需要通过绒毛穿刺、羊水穿刺、脐血穿刺等方法进行细胞学、分子学、基因学检测进行诊断。

【处理】

胎儿先天异常的处理流程见图 4-1。

1. 致死性畸形的处理 《产前诊断技术管理条例》规定六种致死性畸形：无脑儿、严重的脑膨出、严重的开放性脊柱裂、严重的胸及腹壁缺损内脏外翻、单腔心、致死性软骨发育不全。一经确诊，可于基层医院尽早引产。

2. 非致死性畸形的处理 需转入有胎儿治疗能力的医院进行细胞学、分子学、基因学检测进行遗传学诊断。若染色体正常，根据胎儿病情严重程度可选择宫内、产时或出生后治疗。若染色体异常，应尽早引产。

【注意事项】

1. 基层医院一旦发现胎儿异常无法明确诊断时需尽快转入母胎治疗水平较高医院进行进一步确诊。

2. 有不良孕产史及高龄妊娠患者应在转入母胎治疗

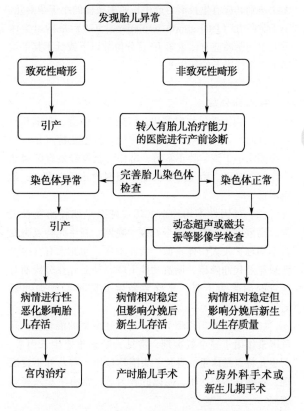

图 4-1　胎儿先天异常的处理流程

水平较高医院进行产前诊断及遗传咨询。

3. 于基层医院引产的胚胎组织可送至有遗传诊断能力的医院进行遗传学检查以指导下次妊娠。

（刘彩霞）

第二节　胎儿生长受限

【概述】

胎儿生长受限（fetal growth restriction，FGR）是指

无法达到其应有生长潜力或生长速率缓慢的小于孕龄儿。小于孕龄儿（fetal growth restriction，SGA）是指出生体重低于同胎龄应有体重第 10 百分位数以下或低于其平均体重 2 个标准差的新生儿。

【临床表现】

1. 临床分型

（1）内因性匀称型 FGR：因胎儿在体重、头围和身长三方面生长均受限，故称均称型。新生儿特点是头围与腹围均小于该孕龄正常值，常伴有脑神经发育障碍和小儿智力障碍。胎儿畸形发生率和围产儿死亡率高，预后不良。

（2）外因性不均称型 FGR：妊娠早期胚胎发育正常，高危因素主要作用于妊娠中晚期。新生儿特点为发育不均称，头大，体重低，营养不良，胎儿常有宫内慢性缺氧及代谢障碍，胎盘功能下降，使胎儿在分娩期对缺氧的耐受力下降，易导致新生儿脑神经受损和低血糖。

（3）外因性匀称型 FGR：为上述两型的混合型。高危因素作用于整个妊娠期，常见为缺乏重要生长因素。新生儿特点是体重、身长、头围均较小，有营养不良表现。各器官体积均小，尤以肝脾为著，常有生长及智力障碍。

2. 辅助检查

（1）B 型超声检查：能明确胎儿大小，排除畸形，进行胎儿血流及子宫动脉血流检查。

（2）磁共振检查：必要时可行胎儿磁共振检查，以评估胎儿脑发育情况。

（3）染色体检查：通过羊水穿刺或脐血穿刺等方法进行染色体疾病诊断，排除胎儿染色体异常的可能。

【诊断要点】

密切监护胎儿生长发育情况是提高 FGR 诊断率及准确率的关键。因此，孕妇应在妊娠早期通过超声检查准确的判断胎龄。胎儿生长受限的诊断流程见图 4-2。

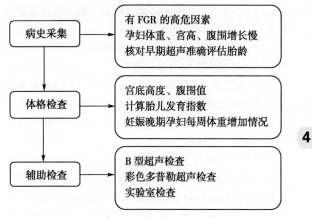

图 4-2　胎儿生长受限诊断流程

1. 病史　有 FGR 的高危因素，孕妇体重、宫高、腹围增长慢等情况，应核对早期超声，准确评估胎龄。

2. 体征　通过测量孕妇体重、宫高、腹围的变化，推测胎儿大小，初步筛查 FGR。

（1）测量宫底高度、腹围值：连续 3 周测量均在第 10 百分位数以下者，为筛选 FGR 指标，预测准确率达 85% 以上。

（2）计算胎儿发育指数：胎儿发育指数 = 子宫长度（cm）−3 ×（月份 +1），指数在 −3 和 +3 之间为正常，小于 −3 提示可能为 FGR。

（3）测量妊娠晚期孕妇体重：正常应为每周增加体重 0.5kg。若体重增长停滞或增长缓慢时可能为 FGR。

3. 辅助检查

（1）B 型超声检查：超声检查评估胎儿体重小于第 10 百分位数和胎儿腹围小于第 5 百分位数，是目前较为认可的诊断 FGR 的指标。采用上述两个指标评估胎儿大小，并且至少间隔 3 周复查 1 次，可有效降低 FGR 诊断的假阳性率。对有高危因素的孕妇，要从妊娠早期开始动态超声监测，包括系统超声检查（筛查胎儿畸形）、胎盘形态、羊水量、脐动脉血流阻力、胎儿生长发育指标等。

1）胎儿头围与腹围比值（HC/AC）：比值小于正常同孕周平均值的第 10 百分位数。

2）测量胎儿双顶径（BPD）：每周动态测量观察其变化。具体监测指标：每周增长 <2.0mm，或每 3 周增长 <4.0mm，或每 4 周增长 <6.0mm，或妊娠晚期双顶径每周增长 <1.7mm。

（2）彩色多普勒超声检查：特点是舒张末期血流缺失或反流。此外，测量子宫动脉的血流可以预测 FGR，尤其以子宫动脉的 PI 值及切迹的意义更大。

（3）实验室检查：如 TORCH 检查、抗心磷脂抗体（ACA）寻找致病原因，严重 FGR 要行胎儿染色体检查及遗传代谢性疾病的筛查。

胎儿电子监护和基于胎龄的生物物理评分也可以反映胎儿健康状况，但需注意无应激试验不应该作为 FGR 患者监测胎儿的唯一手段。

【治疗】

FGR 的治疗原则是积极寻找病因，针对病因进行治疗。若病因不明确，则进行对照补充营养、改善胎盘循环治疗，加强胎儿监测、适时终止妊娠。

1. 妊娠期治疗　常见的补充营养、改善胎盘循环的方法有卧床休息、静脉营养等，但治疗效果欠佳。对于远离足月的生长受限，目前没有特殊的治疗来改善这种状况。

（1）一般治疗：建议孕妇左侧卧位，以增加母体心输出量的同时，可能会增加胎盘血流量。

（2）静脉营养：静脉给 10% 葡萄糖液 500ml 加维生素 C 或能量合剂及氨基酸 500ml，7~10 日为一疗程。亦可口服氨基酸、铁剂、维生素类及微量元素。

（3）药物治疗：低分子肝素、阿司匹林用于抗磷脂抗体综合征对 FGR 有效。丹参能促进细胞代谢，改善微循环，降低毛细血管通透性，有利于维持胎盘功能。硫酸镁能恢复胎盘正常的血流灌注。β-肾上腺素激动剂能舒张血管，松弛子宫，改善子宫胎盘血流。

（4）胎儿宫内安危的监测：计数胎动、听胎心、胎盘功能监测、无应激试验（NST）、胎儿生物物理评分（BPP），以及胎儿血流监测如脐动脉彩色多普勒、大脑中动脉血流和静脉导管血流等。多普勒血流监测可以为终止妊娠时机提供帮助。

2. 产科处理　关键在于决定分娩时间和选择分娩方式。根据胎心监护、生化检查结果，综合评估胎儿宫内状况，了解宫颈成熟度来决定。

（1）终止妊娠的时机：需综合考虑 FGR 的病因、监测指标异常情况、孕周和当地新生儿重症监护的技术水平。妊娠 34 周前终止妊娠者，需促胎肺成熟；基层医院必要时考虑宫内转运。FGR 的多普勒监测结果和其他产前监测结果均异常，考虑胎儿宫内严重缺氧，应及时终止妊娠。但对于 FGR 来说，单次多普勒结果异常并不足以决策分娩。FGR 在妊娠 32 周之前出现脐动脉舒张末期血流消失或反向且合并静脉导管多普勒异常，当胎儿可以存活并完成促胎肺成熟治疗后，应建议终止妊娠，但必须慎重决定分娩方式。若 FGR 在妊娠 32 周前出现生长缓慢或停滞，需住院治疗，进行多普勒血流监测和其他产前监测，若生长发育停滞 > 2 周，或产前监测出现明显异常（生物物理评分 < 6 分、胎心监护频繁异常），可考虑终止妊娠。FGR 的胎儿监测无明显异常，仅出现脐动脉舒张末期血流反向可期待至 ≥32 周终止妊娠，仅出现脐动脉舒张末期血流消失可期待至 ≥34 周终止妊娠，仅出现脐动脉最大峰值血流速度/舒张末期血流速度升高或 MCA 多普勒异常可期待至 ≥37 周终止妊娠。期待治疗期间需加强胎心监护。

（2）终止妊娠方式

1）阴道分娩：FGR 的孕妇自然临产后，应尽快入院，持续胎儿电子监护。FGR 若脐动脉多普勒正常，或搏动指数异常但舒张末期血流存在，仍可以考虑引产，但可适当放宽剖宫产指征。若 FGR 足月，引产与否主要取决于分娩时的监测情况。

2）剖宫产：若 FGR 已足月，剖宫产与否主要根据产科指征而定。单纯的 FGR 并不是剖宫产的绝对指征。若 FGR 伴有脐动脉舒张末期血流消失或反向，须剖宫产尽快终止妊娠。

（3）产时处理

1）产时监测：FGR 通常是胎盘功能不良的结果，这种状况可能因临产而加剧。疑诊 FGR 的孕妇应按"高危孕妇"进行产时监测。

2）新生儿复苏：最好由新生儿科医生完成。此类新生儿分娩时缺氧和胎粪吸入的风险增加，应尽快熟练地清理呼吸道并进行通气。严重生长受限新生儿对低体温特别敏感，也可能发展为其他代谢异常，如低血糖、红细胞增多症和血液黏稠，要及时处理。此外，低出生体重儿发生多动症及其他神经障碍的风险增加，并且出生体重越低风险越高。

【注意事项】

1. FGR 需要与 SGA 进行鉴别。

2. 超声动态监测生长指标及多普勒血流异常是诊断 FGR 的主要依据。

3. 由于 FGR 有胎儿染色体异常风险，建议进行产前诊断。

（刘彩霞）

第三节 巨 大 儿

【概述】

巨大儿（macrosomia）是指胎儿体重达到或超过 4000g。巨大儿易发生相对头盆不称、产程延长及肩难产，从而导致软产道损伤、产后出血、产后感染等。新生儿肩难产易发生臂丛神经损伤、缺血缺氧性脑病等。围产儿死亡率增加。

【临床表现】

1. 病史、临床症状和体征

（1）病史及临床表现：孕妇有糖尿病、过期妊娠或巨大儿分娩史。妊娠晚期体重迅速增加，呼吸困难、腹部胀满。

（2）腹部检查：宫高＞35cm、腹围大，触诊胎体大、先露高浮，多有跨耻征阳性，胎心位置偏高。

2. 辅助检查 B 型超声检查测量胎儿双顶径、股骨长、腹围及头围等各项生物指标。双顶径＞10cm 时，需进一步测量胎儿肩径及胸径，若肩径及胸径大于头径者，发生肩难产的几率增加。

【诊断要点】

巨大儿的诊断流程见图 4-3。

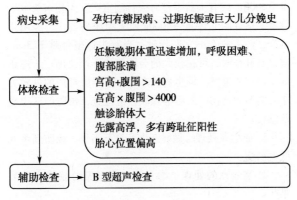

图 4-3 巨大儿诊断流程

【治疗】

1. 妊娠期

（1）孕期体重增长过快时，适当限制母亲体重增加，给予临床营养师的指导。

（2）有糖尿病者应积极控制血糖至理想范围内。

（3）孕妇平均体重增长以 12.5kg 为宜，根据孕前体重指数（BMI），BMI = 体重 kg ÷（身高 m × 身高 m）因人而异（表 4-1）。

表 4-1 孕前体重指数与孕期增重范围

BMI	孕期增重（kg）	每周增重（kg）
低（＜18.5）	12.5～18	0.51
正常（18.5～24.9）	11.5～16	0.42
高（25.0～29.0）	7.5～11.5	0.28
肥胖（≥30.0）	5.0～9.0	0.22

2. 分娩期 尽可能准确估计胎儿体重，选择合适的分娩方式。正常女性骨盆、糖尿病孕妇估计胎儿体重≥4000g，或有头盆不称时应行剖宫产。无相对头盆不称者、估计胎儿体重≥4000g 而无糖尿病者，可经阴道试产，但需放宽剖宫产指针。当胎头达坐骨棘下 3cm、宫口已开全时，可在较大的会阴侧切下产钳助产。应正确使用产钳助产。发生肩难产时，按照肩难产的处理方法协助胎肩娩出，产后常规软产道检查，预防产后出血及感染。

3. 新生儿处理 做好新生儿复苏工作，预防新生儿低血糖症。

4. 肩难产的处理 参见第八章异常分娩第七节肩难产。

【注意事项】

1. 目前尚无准确估计胎儿大小的方法，超声估计巨大儿的准确性不确定，巨大儿只有在出生后才能确诊。但是当 B 型超声提示胎儿腹围≥36cm，或双顶径≥9.8cm、股骨长＞7.8cm，或查体提示宫高加腹围≥140cm 时，应高度疑诊巨大儿。

2. 体重指数偏大的人群，孕前应积极将体重调整至正常范围内，孕期需控制体重适当增加。

（刘彩霞）

第四节　死　胎

【概述】

妊娠 20 周后胎儿在子宫内的死亡，称为死胎（stillbirth or fetal death）。死胎也包括胎儿在分娩过程中死亡的死产。

【临床表现】

1. 症状体征　孕妇自觉胎动消失，子宫不再继续增大，腹部检查：子宫小于相应孕周，未闻及胎心。

2. 辅助检查　B 型超声检查显示胎心搏动消失。若胎儿死亡已久，可见颅骨重叠、颅板塌陷等。

【诊断要点】

死胎的诊断流程见图 4-4。

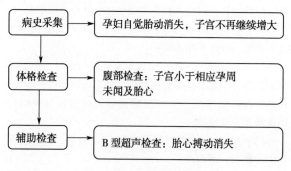

图 4-4　死胎的诊断流程

【治疗】

死胎一经确诊应尽早引产并尽力寻找病因。建议做尸体解剖及胎盘、脐带、胎膜病理检查及染色体检查，做好产后咨询。

常用的经阴道引产方式，包括羊膜腔内注射依沙吖啶引产、米非司酮加米索前列醇引产、缩宫素静脉滴注引产和水囊引产等。引产方法应综合判定，原则是尽量经阴道分娩，特殊情况下可行剖宫取胎术。

胎儿死亡 4 周尚未排出者应做凝血功能检查。发生凝血功能障碍者，应当在按照 DIC 处理原则积极处理的同时，选择适当时机引产。并积极预防产后出血和感染。

（刘彩霞）

第五节 胎儿窘迫

【概述】

胎儿窘迫（fetal distress）是指胎儿在子宫内急性或慢性缺氧危及其健康和生命的综合症状。分为急性胎儿窘迫和慢性胎儿窘迫。

【临床表现】

1. 急性胎儿窘迫 主要发生于分娩期，多因脐带因素（如脱垂、绕颈、打结等）、胎盘早剥、宫缩过强且持续时间过长，以及产妇处于低血压、休克等而引起。

（1）产时胎心率异常：参见第十三章产科常用技术及手术第二节电子胎心监护。

（2）羊水胎粪污染：出现羊水胎粪污染时，如胎心监护正常，不需要进行特殊处理；如出现胎心监护异常，存在宫内缺氧情况，会引起胎粪吸入综合征（MAS），造成胎儿不良结局。

（3）胎动：缺氧初期先表现为胎动过频，继而转弱及次数减少，进而消失。

（4）酸中毒：现多采用出生后抽取新生儿脐动脉血进行血气分析来帮助诊断是否有代谢性酸中毒（pH < 7.15）。

2. 慢性胎儿窘迫 主要发生在妊娠晚期，常延续至临产并加重。多因妊娠期高血压疾病、慢性肾炎、糖尿病等所致。

（1）胎动减少或消失：胎动减少为胎儿缺氧的重要表现，应予警惕。临床上胎动消失 24 小时后，胎心消失，故应注意这点，以免贻误抢救时机。胎动过频则往往是胎动消失的前驱症状，也应予以重视。

（2）产前胎心电子监护异常：胎心率异常提示有胎儿缺氧的可能。

（3）胎儿生物物理评分：≤4分提示胎儿窘迫，6分为胎儿可疑缺氧。

（4）脐动脉多普勒血流异常：脐血流S/D升高、舒张末期血流缺失或倒置。

【治疗】

1. 急性胎儿窘迫　应采取果断措施，改善胎儿缺氧状态。

（1）一般处理：左侧卧位、吸氧，纠正脱水、酸中毒、低血压及电解质紊乱。对于可疑急性胎儿窘迫者行连续胎心监护。

（2）病因治疗：停用催产素，若为不协调子宫收缩过强，或因缩宫素使用不当引起宫缩过频过强，应给予单次静脉或皮下注射特布他林，也可给予硫酸镁或其他β受体兴奋剂抑制宫缩。阴道检查可除外脐带脱垂并评估产程进展。

（3）尽快终止妊娠：如无法即刻阴道分娩，且有进行性胎儿缺氧和酸中毒的证据，一般干预后无法纠正者，均应尽快手术终止妊娠。宫口未开全或估计短时间内无法阴道分娩，应立即剖宫产。若宫口开全，双顶径已达到坐骨棘平面以下，应尽快阴道助产分娩。

2. 慢性胎儿窘迫　应针对病因，根据孕周、胎儿成熟度及胎儿缺氧程度决定处理。

（1）一般处理：胎动减少者，应进行全面检查以评估母儿状况，包括NST和胎儿生物物理评分。左侧卧位，定时吸氧，每日2~3次，每次30分钟。积极治疗妊娠合并症及并发症。加强胎儿监护，注意胎动变化。

（2）期待疗法：孕周小，估计胎儿娩出后存活的可能性小，应尽量保守治疗以延长胎龄，同时促胎肺成熟，争取胎儿成熟后终止妊娠。

（3）终止妊娠：妊娠近足月或胎儿已成熟，胎动减少，胎盘功能进行性减退，胎心监护出现胎心基线异常伴基线波动异常、OCT 提示出现频繁晚期减速或重度变异减速、胎儿生物物理评分 < 4 分，均应剖宫产终止妊娠。

【注意事项】

1. 及时转诊　基层医院遇到慢性胎儿窘迫，特别是远离足月的慢性胎儿窘迫，应根据孕周，首先评估是否要转诊至有新生儿 ICU 水平较高的医院。

2. 充分沟通　对于孕周小，考虑分娩后无法存活的胎儿窘迫，同时孕妇及家人要求期待疗法时，不能保证新生儿存活及远期预后，要充分反复告知期待保胎过程中的诸多风险并签字，同时联系转院到 NICU 水平较高的医院。

（刘彩霞）

第五章

多胎妊娠

第一节 双胎和多胎妊娠

【概述】

一次妊娠子宫腔内同时有两个或两个以上胎儿,称为多胎妊娠(multifetal pregnancy)。多胎妊娠自然的发生率为 $1:89^{(n-1)}$ (n 代表一次妊娠的胎儿数)。多胎妊娠属于高危妊娠范畴,其中以双胎妊娠(twin pregnancy)最多见。本节主要讨论双胎妊娠。

【分类】

双胎的分类包括卵性诊断及膜性诊断(详见表 5-1)。其中,膜性诊断对孕期处理至关重要。应强调在早孕期通过超声确定双胎的膜性诊断。

1. 双卵双胎(dizygotic twins,DZ) 由两个卵子分别受精形成两个受精卵,约占双胎妊娠的 75%。两个胎儿各有其遗传基因,两个受精卵分别着床,形成自己独立的胎盘及胎膜,两胎儿之间有两层绒毛膜及两层羊膜;有时两个胎盘可以紧邻融合在一起,但胎盘血循环互不相通。

2. 单卵双胎(monozygotic twins,MZ) 由一个受精卵分裂而成的两个胎儿,约占双胎妊娠的 25%。由于两胎儿基因相同,其性别、血型、容貌等均相同。

单卵双胎由于受精卵分裂的时间不同有如下四种形式：

（1）双绒毛膜双羊膜囊（dichorionic diamnionic, DCDA）：受精卵分裂发生在受精后 72 小时内（桑葚胚期），约占单卵双胎（MZ）的 18% ~ 36%。

（2）单绒毛膜双羊膜囊（monochorionic diamnionic, MCDA）：在受精后 3 ~ 8 天内（囊胚期）发生分裂，在单卵双胎（MZ）中约占 70%。它们共同拥有一个胎盘及绒毛膜，其中隔有两层羊膜。

（3）单绒毛膜单羊膜囊（monochorionic monoamnionic, MCMA）：分裂发生在受精后 8 ~ 13 天，羊膜腔形成后。两个胎儿共存于同一个羊膜腔内，之间无分隔，由于常常合并脐带缠绕打结，围产儿死亡率高。约占单卵双胎的 1% ~ 2%。

（4）联体双胎（conjoined twins）：分裂发生在受精后的 13 天以后，可导致不同程度、不同形式的联体双胎，预后不良，是单绒毛膜单羊膜囊双胎的一种特殊形式。

表 5-1　双胎妊娠的分类

卵性诊断	膜性诊断
双卵双胎	双绒毛膜双羊膜囊（DCDA）
单卵双胎	单绒毛膜双羊膜囊（MCDA）
	单绒毛膜单羊膜囊（MCMA）
	联体双胎（conjoined twins）

【临床表现】

1. 病史

（1）自然受孕双胎妊娠多有家族史。

（2）部分患者应用促排卵药物或体外受精胚胎移植（IVF-ET）。

2. 症状

（1）早孕反应往往较重，持续时间较长。

（2）中孕期后可以感觉两个或者多个胎儿胎动。

（3）妊娠晚期横膈升高，可出现呼吸困难、胃部饱满、下肢静脉曲张和水肿等压迫症状。

（4）双胎孕妇往往较早出现营养性贫血，有头晕、乏力、心悸等症状。

（5）双胎易并发妊娠期高血压疾病、羊水过多、胎儿畸形、前置胎盘、胎盘早剥、产后出血、早产、流产、胎儿生长受限、胎死宫内及胎位异常等。

3. 体征

（1）查体子宫大于停经孕周。

（2）在妊娠中、晚期可于腹部触及多个肢体及两个或多个胎头。

（3）双胎妊娠的胎位多为纵产式，以头-头或头-臀多见。

（4）可在两个部位闻及两个胎心率，且两音相差10bpm或以上。

4. 辅助检查　B 型超声检查是主要的确诊手段。在妊娠早期可以见到两个胎囊。妊娠中晚期依据胎儿颅骨及脊柱等声像图，B 型超声诊断符合率可达 100%。

【诊断要点】

妊娠早期超声判断双胎绒毛膜性非常重要。诊断流程见图 5-1。

（1）停经 6~9 周根据孕囊及胎芽个数判断。

（2）停经 10~14 周，根据"λ"征或"T"征判断绒毛膜性（图 5-2），再根据两胎儿之间是否有胎膜分隔判断羊膜性。

（3）中孕期判断膜性准确率下降，如性别不同的双胎可明确为双绒毛膜双羊膜囊。

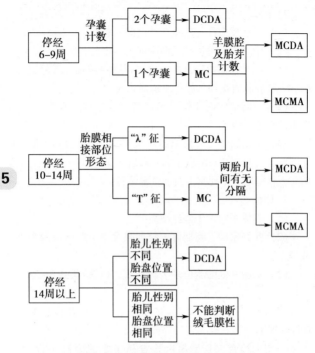

图 5-1　超声判断双胎膜性的诊断流程图

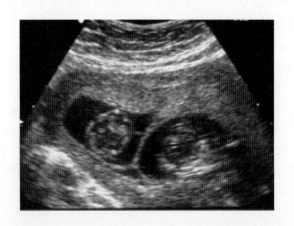

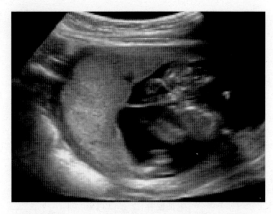

图 5-2　超声判断绒毛膜性（λ 征和 T 征）

【治疗】

1. 妊娠期

（1）定期产前检查，一旦确诊双胎妊娠，应纳入高危妊娠保健和管理。

（2）加强营养，孕期注意补充蛋白质、铁剂、维生素、叶酸、钙剂等。适当休息，避免劳累。

（3）双绒毛膜双胎的超声监测同单胎妊娠，单绒毛膜双胎患者建议自 16 周起至少每 2 周复查 1 次超声，以早期发现复杂性双胎并转诊至胎儿医学中心以进一步诊治（图 5-3）。

2. 终止妊娠的指征

（1）DCDA 双胎已达 38 周尚未临产、MCDA 双胎孕 37 周尚未临产者可酌情终止妊娠，MCMA 双胎终止孕周详见第二节复杂性双胎内容。

（2）合并急性羊水过多，引起压迫症状，如呼吸困难等严重不适。

（3）其他指征同单胎，如胎盘功能减退、胎儿宫内窘迫或母体严重并发症等。

3. 分娩方式选择　结合孕妇年龄、胎次、孕龄、胎先露、绒毛膜性及产科合并症/并发症等因素综合考虑，

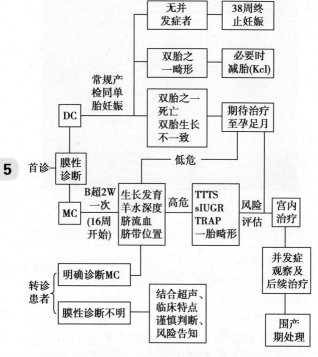

图 5-3 双胎妊娠孕期管理流程图

可适当放宽剖宫产指征。无合并症的单绒毛膜双羊膜囊双胎及双绒毛膜双羊膜囊双胎在双胎均为头先露或第一胎儿为头位、第二胎儿为臀位时可选择阴道试产。单绒毛膜单羊膜囊双胎因整个孕期包括围产期均可能因脐带缠绕而导致突发的胎死宫内，故建议行剖宫产终止妊娠。建议在二级以上医院分娩，做好输血、输液等抢救应急设备，熟练掌握新生儿复苏技术。

4. 产程中处理

（1）第一个胎儿分娩产程中的处理同单胎妊娠。

（2）若出现宫缩乏力，可以给予低浓度的缩宫素缓慢点滴，警惕宫缩过强。

（3）第一个胎儿娩出后，助手在腹部将第 2 个胎儿固定成纵产式并听胎心。

（4）若无阴道出血，胎心正常，可等待自然分娩，若等待 10 分钟仍无宫缩，可以给予人工破膜或给予低浓度缩宫素点滴加强宫缩。

（5）若发现脐带脱垂或可疑胎盘早剥或胎心异常，立即用产钳或臀牵引，尽快娩出胎儿。

（6）注意防治产后出血，在第二胎儿娩出后立即给予缩宫素，产后严密观察子宫收缩及阴道出血量，酌情使用前列腺素制剂促进子宫收缩，必要时抗生素预防感染。

5. 剖宫产指征

（1）异常胎先露，如第一胎儿为肩先露、臀先露。

（2）宫缩乏力导致产程延长，经处理效果不佳。

（3）胎儿窘迫短时间不能经阴道分娩者。

（4）严重并发症需要立即终止妊娠者，如重度子痫前期、胎盘早剥或脐带脱垂者等。

（5）联体双胎，孕周较大，无法经阴道分娩者。

【注意事项】

1. 妊娠期并发症监测

（1）贫血：贫血是双胎妊娠孕妇最常见的并发症，较单胎孕妇出现早，程度重，部分孕妇在 16～20 周即出现中度贫血。

（2）妊娠期高血压疾病：双胎妊娠并发妊娠期高血压疾病高达 40%，往往发生时间早，病情较严重，更容易出现胎盘早剥及孕妇心力衰竭等并发症。

（3）早产：既往早产史是双胎早产的独立危险因素。宫缩抑制剂的应用并不能预防早产，但可以争取促胎肺成熟及宫内转运的时机，糖皮质激素促胎肺成熟治疗方法同单胎妊娠。

2. 分娩期并发症预防

（1）合并羊水过多时，易发生胎膜早破及脐带脱垂。预防：胎膜破裂时脐带脱垂，立即侧卧，或抬高臀部；如果人工破膜，采用小孔缓慢让羊水流出。

（2）易发生胎位异常，第一个胎儿娩出后，而第二个胎儿活动范围大，容易转成横位。预防：第一胎儿娩出后，由助手扶住子宫，固定第二个胎儿胎方位。

（3）当第一个胎儿娩出后，宫腔容积突然缩小，胎盘附着面骤然减小，可能发生胎盘早剥。注意，阴道流血情况，如果可疑胎盘早剥，迅速娩出第二个胎儿。

（4）第一个胎儿为臀位，第二个胎儿为头位分娩时，第一个胎头尚未娩出，第二个胎头已降至骨盆腔内时，易发生两个胎头的颈部交锁而造成难产。尽可能早期发现，采用手术分娩。

因此，双胎孕妇计划阴道试产，无论何种胎方位，产科医师均需做好阴道助产及第二胎儿剖宫产术的准备，并由新生儿医师在场。

3. 转诊时机　双胎妊娠属于高危妊娠，如发生母体并发症或者胎儿并发症（即复杂性双胎），建议及时转诊至有经验的医疗机构进一步咨询和处理。

第二节　复杂性双胎妊娠

双胎妊娠围产儿死亡率较高，与早产、胎儿生长受限、胎儿畸形以及脐带异常等因素有关。而单绒毛膜双胎妊娠具有发生特殊并发症的风险，如双胎输血综合征、双胎一胎死亡、双胎反向动脉灌注等围产儿结局不良，需要引起临床医师足够的重视。双胎之一畸形也属于复杂性双胎范畴，需根据其绒毛膜性个体化处理。

一、双胎输血综合征

【概述】

双胎输血综合征（twin-twin transfusion syndrome, TTTS）是发生在单绒毛膜双羊膜双胎（MCDA）中的一种严重并发症，其发生率在单绒毛膜双胎中为15%，近年来有增高的趋势。其发病是由于85%～100%的单绒毛膜双胎胎盘之间存在吻合血管，包括动脉-动脉吻合、静脉-静脉吻合及动脉-静脉吻合。胎盘深层的动脉-静脉吻合在某种机制的触发下压力失衡，血液从一个胎儿流向另一个胎儿，导致 TTTS 的发生。

【临床表现】

1. 孕中期即腹胀明显，部分孕妇子宫增大明显，不能平卧。部分患者出现流产和早产。

2. 腹部查体子宫张力大、宫高腹围明显大于同孕周患者。可伴有下肢水肿。

3. 超声提示一胎儿羊水过多、心力衰竭，而另一胎儿羊水过少。

【诊断要点】

1. 膜性诊断明确，为单绒毛膜双胎妊娠。

2. 以双胎羊水过多-过少序列为基础，即一个胎儿出现羊水过多（孕 20 周前羊水最大深度 >8cm，孕 20 周后羊水最大深度 >10cm），同时另一个胎儿出现羊水过少（羊水最大深度 <2cm）。

3. 严重程度评估以 Quintero 分期方法最为常用（表 5-2）。

表 5-2 双胎输血综合征 Quintero 分期

期别	羊水过多/过少	供血儿膀胱无充盈	CADs	胎儿水肿	一胎胎死宫内
I	+	−	−	−	−
II	+	+	−	−	−
III	+	+	+	−	−
IV	+	+	+	+	−
V	+	+	+	+	+

CADs（critically abnormal doppler）：多普勒血流极度异常，包括：脐动脉舒张末期血流速率缺如、静脉导管反向或消失、脐静脉血流搏动

【处理】

1. MCDA 双胎妊娠建议每 2 周复查超声以早期发现 TTTS。

2. TTTS Ⅰ期患者可酌情期待治疗并密切监护,如腹胀明显可行羊水减量治疗。

3. Ⅱ期及以上的患者可选用胎儿镜激光治疗,也是治疗 TTTS 的最佳手段。治疗的最佳孕周为孕 16~26 周。

4. 部分病例也可以选择减胎术,但不能采用传统的 KCl 注射法,应选择胎儿镜手术或射频消融减胎术。

二、双胎生长不一致和选择性胎儿生长受限

【概述】

双胎体重差异超过 25%,称为双胎生长不一致。如果同时伴有一个胎儿的体重过低(低于第 10 百分位数)称为双胎之一宫内生长受限,可以发生在双绒毛膜双胎,但更多地发生在单绒毛双胎,后者称为选择性宫内生长受限(selective IUGR,sIUGR)。

【临床特点】

1. 双绒毛膜双胎妊娠,由于两胎儿之间无交通血管吻合,如仅有生长不一致而无其他异常,孕期一般无特殊处理。

2. sIUGR 主要的特点是两胎儿之间体重相差大于 25%,且小胎儿体重低于相应孕周胎儿体重的第 10 百分位数,可以伴有或不伴有羊水量的减少。

3. sIUGR 的小胎儿往往由于胎盘血供的不足,出现脐动脉的异常改变、脑保护效应的发生,胎死宫内。由于单绒毛膜双胎间胎盘的血管吻合,一胎胎死宫内后,另外一个胎儿也容易发生相继死亡和脑损伤等不良预后。

【诊断要点】

诊断 sIUGR 主要依据是胎儿的大小差异和小胎儿的脐带血流多普勒的改变。

Ⅰ型:小胎儿脐动脉舒张末期血流频谱正常。

Ⅱ型：小胎儿脐动脉舒张末期血流持续性的缺失或倒置。

Ⅲ型：小胎儿脐动脉舒张末期血流间歇性的缺失或倒置。

【处理】

1. 目前对于 sIUGR 的治疗尚缺乏统一的标准，建议转诊至有经验的医疗机构咨询。

2. 脐血流异常者（sIUGR Ⅱ型及Ⅲ型）的早产率、早期新生儿死亡率均较高。

3. 发病早而且胎儿体重差异大者建议早期行减胎手术，有利于延长另一胎儿的孕龄，避免因吻合支所导致的低血容量性的脑损伤、胎死宫内。也有应用胎儿镜下激光阻断胎盘间的血管吻合技术，手术后即使有胎儿胎死宫内也不会危及大胎儿生存。

Ⅰ型 sIUGR 多具有较好的妊娠结局，可在严密监护下期待治疗，脐血流没有恶化者可期待妊娠至 35 周。对于Ⅱ型 sIUGR，应该充分告知胎儿的预后，根据病情的严重程度、患者及家属的意愿以及医院是否具备宫内干预的条件，制定个体化的治疗方案。目前，常用的宫内治疗方案为选择性减胎术。大多数Ⅲ型 sIUGR 胎儿的健康情况在孕 32～34 周之前可保持稳定，但有胎儿突然死亡的风险和存活胎儿脑损伤的风险。当患者及家属要求期待治疗时，随访频率与Ⅱ型 sIUGR 一致。建议不超过孕 34 周分娩。

三、双胎反向动脉灌注

【概述】

双胎反向动脉灌注（twin reversed arterial perfusion sequence，TRAP），发生率占单绒毛膜囊双胎的 1%，又称为双胎之一无心畸胎，少数无心胎块有残留的半心结构，其血液供应完全依赖于另一胎儿为之泵入，如"寄生胎"。供血胎儿负荷增加，最终致心衰和胎死宫内，也可能发生羊水过多、早产，其围产儿死亡率高达

50% ~75%。

【临床表现】

部分患者出现羊水过多,导致早产。分娩时巨大的胎块可能阻塞产道。

【诊断要点】

1. 膜性诊断 TRAP 仅出现于单绒毛膜双胎,MCDA 或 MCMA 均可出现。

2. 彩色多普勒超声检查 一个胎儿形态、结构发育相对正常,另一个胎儿为无心畸胎、单脐动脉,彩色多普勒超声可测及脐动脉为入胎血流,脐静脉为出胎血流。

3. 无心畸胎可合并其他严重畸形 包括无头或头部发育严重畸形、无上肢、无躯干,或仅表现为一个不定形软组织包块。

4. 可有充血性心衰的表现 正常胎儿若发生充血性心衰,可表现为水肿、心脏扩大、胸腹腔积液等。

5. 无心畸胎双胎之一停育 对于无心畸胎的诊断,需鉴别双胎之一停育。随孕周的增加,无心畸胎可表现为不规则的胎块随孕周增大,而停育的胚胎则不会生长。多普勒血流频谱可作为鉴别的主要依据。

【处理】

1. 超声筛查 供血儿胎儿畸形的发生率为 10%,因此需要进行严格的超声筛查,必要时行产前诊断。

2. 连续的超声监测 需要对供血胎儿的心脏功能进行连续的超声监测。

3. 减胎治疗 以下情况需要进行无心畸胎的减胎治疗:

(1) 无心畸胎的腹围与供血儿相等甚至大于供血儿。

(2) 伴有羊水过多,AFV≥8cm。

(3) 供血儿出现严重的超声血流异常,包括脐动脉舒张期血液反流或者消失,脐静脉血流搏动或者静脉导管血流反向。

(4) 供血胎儿水肿(胸腹水等腔隙积水)。

(5) 单绒毛膜单羊膜囊双胎(MCMA)。

四、单绒毛膜单羊膜双胎

【概述】

单绒毛膜单羊膜囊双胎（MCMA）约占单绒毛膜囊双胎的1%，两胎儿共存于同一羊膜囊内，脐带附着点往往较邻近，由于先天畸形、脐带缠绕、早产等因素，其围产儿的死亡率高达70%。

【临床表现】

由于出现胎儿畸形以及脐带缠绕的风险较正常的双胎妊娠明显增高，因此孕期羊水过多，突然胎死宫内的发生率较高。

【诊断要点】

1. 孕9~13周超声检查，两胎儿间没有任何间隔，可以确诊为MCMA。

2. 如在妊娠早期仅一个卵黄囊，而后期发现为双胎则需高度怀疑为MCMA。

3. 在妊娠16~20周，有以下情况可诊断为单羊膜囊双胎：双胎间没有任何膜性分隔、两胎儿共用一个胎盘、两胎儿性别相同、胎儿间有足够羊水环绕、胎儿运动无限制。

脐带缠绕的诊断：最早可在孕10周，超声多普勒血流可诊断脐带缠绕，表现为相互缠绕或呈结节的脐血管团，多普勒分析不同血管搏动的频率，对比双胎的胎心率不同，可进一步明确。孕30周时，脐带缠绕的风险高达30%~40%。

【处理】

1. MCMA双胎发生率较低，孕期需加强监测，每2周进行超声检查。

2. 脐带缠绕是MCMA最常见的并发症，孕期超声不一定能明确诊断。

3. 一般建议单羊膜囊双胎的孕妇在分娩前入院待产，行选择性剖宫产为宜。

4. 建议终止妊娠的孕周为32~34周，也可根据母胎情况适当延迟分娩孕周。

五、双胎之一胎死宫内

【概述】

胎儿在妊娠 8 周后至 28 周之前发生死亡。双胎之一胎死宫内的发生率约为 0.5%，单卵双胎中的发生率为 3.7%。临床最显著的特点是体重的巨大差异。死亡原因往往与单绒毛膜以及胎儿宫内发育不一致有关，部分死胎的脐带帆状附着。

【临床特点】

1. 死亡胎儿的胎动消失，有的患者可伴随有腹痛、出血等，休息之后好转。

2. 双胎之一胎死宫内很少会导致母体凝血功能的改变，尤其是双绒毛膜双胎。单绒毛膜双胎之一死亡后母体发生凝血功能异常有个别案例报道，但无严重后果。

3. 如双胎之一死亡发生于中晚孕期，坏死物质可经母体代谢，需监测母体肝、肾功能。

【诊断要点】

早孕期超声诊断为双胎妊娠而之后超声证实其中一胎死亡。在宫腔内正常胎儿的旁边、紧贴宫壁的一个角落处，有一扁平状的胎体轮廓，可显示梭形的高回声颅骨环、脊柱和长骨声像，但内脏模糊。

【处理】

1. 发生一胎死亡后的处理，主要取决于胎儿死亡发生的时间及双胎的绒毛膜性。

2. 单绒毛膜双胎之一死亡后会导致另一胎儿瞬间血液倒流，存活胎儿发生神经系统损伤的风险为 18%，需告知患者及家属不良预后可能，充分知情同意后决定是否终止妊娠。

3. 双绒毛膜双胎则仅有 1% 出现损伤，主要是由于双胎发育不一致或者先天畸形，存活胎儿受累的风险很小，一般不需特殊处理。

六、双胎之一畸形

【概述】

双卵双胎妊娠中胎儿畸形的发生概率与单胎妊娠相似，而在单卵双胎，胎儿畸形的发生率增加 2~3 倍。发现双胎之一畸形后需要根据绒毛膜性质、发现孕周、畸形类型及患者意愿等决定后续处理方式。

【临床特点】

1. 胎儿颈后透明层厚度（NT）检查　双胎之一畸形最常见的类型为心脏畸形、神经管缺陷、面部发育异常、胃肠道发育异常和腹壁裂等。妊娠早期行胎儿 NT 检查时，可对一些严重的胎儿结构异常，如无脑儿、颈部水囊瘤及严重的心脏异常等进行早期产前诊断。

2. 结构筛查　双胎妊娠容易因胎儿体位的关系影响结构筛查的质量，筛查较为困难。有条件的医疗机构可根据孕周分次进行包括胎儿心脏在内的结构筛查，如发现可疑异常，应及时转诊至区域性产前诊断中心进一步评估。

【处理】

1. 期待治疗　双绒毛膜双胎之一畸形一般可在产前诊断确认无染色体异常后期待治疗，如患者不愿畸形胎儿出生，可酌情行 KCl 注射减胎术。

2. 减胎术　单绒毛膜双胎因发生复杂性并发症的风险较高，如发现一胎畸形，在充分知情同意的基础上可进行减胎术，可通过胎儿镜脐带结扎术、超声引导下双极电凝术、微波或射频消融等技术完成减胎，不能通过注射 KCl 的方法进行减胎。

【注意事项】

1. 目前血清学筛查尚不能推广应用于双胎妊娠。NT 的监测、系统结构筛查是目前主要的筛查手段。

2. 高龄产妇、生育过异常胎儿病史的双胎妊娠孕妇应得到产前诊断服务，建议转诊至有能力进行宫内干预的胎儿医学中心进行有创性产前诊断。

（赵扬玉）

第六章

羊水、脐带及胎盘异常

第一节 羊水过多

【概述】

妊娠期间羊水量超过 2000ml，称羊水过多（polyhydramnios）。发生率为 0.5% ~ 1%。羊水量在数日内急剧增多，称为急性羊水过多；羊水量在数周内缓慢增多，称为慢性羊水过多。约 1/3 羊水过多的病因不明，但多数羊水过多可能与胎儿畸形及妊娠合并症、并发症有关。

【临床表现】

1. 症状、体征

（1）急性羊水过多：较少见。多发生在妊娠 20 ~ 24 周。孕妇腹部胀痛、腰酸、行动不便，呼吸困难甚至发绀，不能平卧。检查见腹部高度膨隆、皮肤张力大、变薄，腹壁下静脉扩张或外阴部静脉曲张及水肿；子宫大于妊娠月份、张力大，胎位检查不清、胎心音遥远或听不清。

（2）慢性羊水过多：较多见。多发生在妊娠晚期。压迫症状轻微或无症状，孕妇仅感腹部增大较快。检查见子宫张力大、子宫大小超过停经月份，液体震颤感明显，胎位可查清或不清、胎心音较遥远或听不清。

2. 辅助检查

（1）B 型超声检查：羊水指数（AFI）≥25cm；羊水最大暗区垂直深度（AFV）≥8cm。

（2）羊水直接测量：破膜后及剖宫产时直接测量羊水，总羊水量 >2000ml，可诊断为羊水过多。

（3）其他检查

1）胎儿疾病检查：羊水及母血甲胎蛋白检查、胎儿遗传学检查如染色体检查。

2）母体疾病检查：糖耐量试验、夫妇血型及抗体效价检测等。

〔诊断要点〕

根据病史，体征及辅助检查做出诊断，并尽可能确定病因。

1. 诊断标准 B 型超声检查是产前诊断羊水过多的重要方法。

（1）羊水指数（amniotic fluid index，AFI）：AFI≥25cm 诊断羊水过多，其中 25~35cm 为轻度羊水过多，36~45cm 为中度羊水过多，>45cm 为重度羊水过多。

（2）羊水最大暗区垂直深度（amniotic fluid volume，AFV）：≥8cm 诊断羊水过多，其中 AFV8~11cm 为轻度羊水过多，12~15cm 为中度羊水过多，>16cm 为重度羊水过多。

（3）羊水直接测量：破膜后直接测量羊水，总羊水量 >2000ml，可诊断为羊水过多。

2. 病因 羊水过多多数与下列因素有关，但仍有 1/3 患者原因不明，称为特发性羊水过多。

（1）胎儿疾病检查

1）羊水或母血甲胎蛋白（AFP）测定：开放性神经管缺陷、上消化道闭锁时，羊水中 AFP 明显增高。若羊水 AFP 含量超过同期正常妊娠平均值 3 个标准差以上，或母血 AFP 值超过同期正常妊娠平均值 2 个标准差以上，提示胎儿有开放性神经管缺陷的可能。

2）胎儿遗传学检查：羊水细胞培养或采集胎儿脐

血培养作染色体核型分析，或应用荧光原位杂交技术，了解染色体数目、结构异常。

3）胎儿病毒感染：应用聚合酶链反应（polymerase chain reaction，PCR）技术检测胎儿是否感染细小病毒B19、梅毒、弓形虫、单纯疱疹病毒、风疹病毒、巨细胞病毒等。

4）多胎妊娠：并发羊水过多是单胎妊娠的10倍，尤其是单卵双胎时一胎羊水过多应警惕双胎输血综合征（twin-twin transfusion syndrome，TTTS）、双胎动脉反向灌注序列征（twin reversed arterial perfusion sequence，TRAPS）及双胎选择性生长不一致等。

5）胎儿严重贫血：如夫妇携带地中海贫血基因应进行检测，特别是高发地区。

（2）母体疾病检查：夫妇血型检查及抗体效价测定、糖耐量试验。

1）孕妇血型检查：胎儿水肿者应检查夫妇Rh血型和ABO血型或一些罕见血型，排除母儿血型不合溶血引起的胎儿水肿。必要时检查地中海贫血。

2）孕妇血糖检查：尤其慢性羊水过多者，应做糖耐量试验了解有无妊娠期糖尿病。对于早期检查正常，晚期发生羊水过多，必要时再次做糖耐量试验（OGTT）。

【治疗】

1. 羊水过多的处理主要取决于是否合并胎儿畸形及妊娠并发症，应遵循个体化原则。羊水过多的处理流程见图6-1。

2. 母儿病情监测

（1）监测原发病发展情况。

（2）每周复查羊水指数及监测胎儿生长情况。

（3）监测胎动，重视有无胎动异常。

（4）行电子胎心监护，胎儿生物物理相评分。

3. 分娩期处理

（1）自然临产后，尽早高位人工破膜，缓慢流出羊

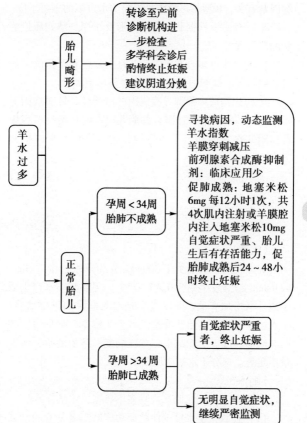

图 6-1　羊水过多处理流程

水，防止脐带脱垂和胎盘早剥。

（2）若破膜后宫缩乏力，可给予 0.5% 缩宫素静脉滴注，增强宫缩，密切观察产程进展。

（3）胎儿娩出后应及时应用宫缩剂，预防产后出血。必要时可应用强宫缩剂，如前列腺素类制剂卡前列甲酯栓或卡前列素氨丁三醇。

【注意事项】

1. 羊水过多与胎儿畸形、多胎妊娠、妊娠期糖尿病等因素有关，B 型超声检查是诊断羊水过多的重要手段。

2. 治疗主要根据胎儿有无畸形及孕周、孕妇压迫症状的严重程度而定。

3. 对羊水过多合并正常胎儿且自觉症状严重的孕妇可经腹羊膜腔穿刺适量放出羊水缓解压迫症状。

4. 医患沟通中强调寻找病因的重要性，针对病因进行治疗，特别是羊水过多合并胎儿畸形时；治疗过程中评估胎儿在宫内和出生时风险，决定终止妊娠时机和方式。

（辛 虹）

6

第二节 羊水过少

【概述】

妊娠晚期羊水量少于 300ml，称为羊水过少（oligo-hydramnios）。发生率为 0.4% ~ 4%。主要与羊水产生减少或外漏增加有关。羊水过少是胎儿危险的重要信号，羊水过少者易发生胎儿窘迫、新生儿窒息。常见原因有胎儿畸形、胎盘功能减退、羊膜病变、孕妇脱水、血容量不足等。部分羊水过少原因不明。

【临床表现】

1. 症状与体征 临床表现多不典型，症状各异。

（1）症状：羊水过少伴胎盘功能减退者常有胎动减少，胎儿宫内生长受限者有子宫紧裹胎儿感。

（2）体征：腹部检查发现宫高、腹围较小，子宫敏感性高，轻微刺激易引发宫缩。临产后阵痛明显，且宫缩多不协调。阴道检查时发现前羊膜囊不明显，胎膜与胎儿先露部紧贴。人工破膜时发现羊水极少。

2. 辅助检查

（1）B 型超声检查：羊水指数（AFI）≤5cm；羊水最大暗区垂直深度（AFV）≤2cm。

（2）羊水直接测量：阴道分娩破膜后及剖宫产时直接测量羊水量，总羊水量 <300ml，可诊断为羊水过少。

（3）其他检查：电子胎心监护，胎儿遗传学检测如染色体检查。

【诊断要点】

根据病史，体征及辅助检查做出诊断，并尽可能确定病因。

1. 诊断标准　B型超声检查是产前诊断羊水过少的主要方法。

（1）羊水指数（amniotic fluid index，AFI）：以脐横线与腹白线为标志，将腹部分为四个象限，各象限最大羊水暗区垂直径之和。AFI≤5cm诊断羊水过少。

（2）羊水最大暗区垂直深度（amniotic fluid volume，AFV）：AFV≤2cm诊断羊水过少，AFV≤1cm诊断严重羊水过少。

（3）羊水直接测量：破膜后直接测量羊水，总羊水量<300ml，可诊断为羊水过少。

2. 病因

（1）胎儿疾病检查

1）B型超声：及时发现胎儿生长受限，排除胎儿畸形。胎儿泌尿系统发育异常如肾缺如、肾发育不全、输尿管或尿道梗阻等以致无尿或尿液不能排入羊膜腔引起羊水过少。胎肺发育不全也可引起羊水过少。

2）胎儿遗传学检查：羊水细胞培养或采集胎儿脐血培养作染色体核型分析，或应用荧光原位杂交技术，了解染色体数目、结构异常。

3）电子胎心监护：无应激试验（NST）可呈无反应型。

4）胎盘功能检查：血/尿雌三醇、胎盘生乳素检测，但临床应用较少。电镜检查发现羊膜退行性病变与羊水过少关系密切。

（2）母体疾病检查

1）胎膜早破：诊断方法见胎膜早破章节。

2）妊娠期高血压疾病，胎盘功能减退。

3）孕妇脱水、血容量不足，服用某些药物如前列腺素合成酶抑制剂、血管紧张素转化酶抑制剂。

【治疗】

1. 根据是否合并胎儿畸形决定患者的下一步处理。处理应遵循个体化原则。羊水过少的处理流程见图6-2。

6

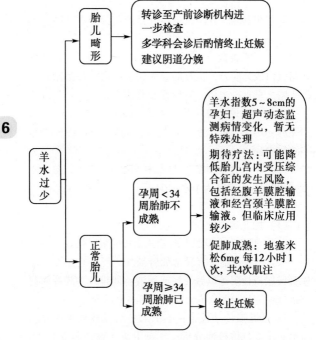

图 6-2 羊水过少的处理流程

2. 母儿病情监测

(1) 监测原发病发展情况。

(2) 每周复查羊水指数及监测胎儿生长情况。

(3) 监测胎动,重视有无胎动异常。

(4) 行电子胎心监护,胎儿生物物理相评分。

3. 终止妊娠时机及方式 强调个体化原则。

(1) 妊娠已足月、胎儿出生后可存活者,及时终止妊娠。

（2）妊娠足月合并严重胎盘功能不良、胎儿窘迫，或破膜时羊水少且粪染严重者，估计短时间内不能经阴道分娩者，应行剖宫产术。

（3）胎儿贮备力尚好，宫颈成熟者，可在密切监护下行缩宫素引产。产程中动态监测胎心变化，观察羊水性状。

【注意事项】

1. 孕妇宫高及腹围小于孕龄、胎动减少、胎动时伴有腹痛或腹部不适时应警惕羊水过少的可能。

2. 羊水过少与胎儿畸形及妊娠合并症或并发症所致胎盘功能减退等因素有关，是胎儿危险的重要信号。妊娠晚期羊水过少应警惕有无胎儿缺氧。

3. B型超声检查是产前诊断羊水过少的主要方法，且能较早地发现胎儿生长受限以及有无胎儿畸形。

4. 医患沟通中告知羊水过少时围产儿发病率和死亡率明显增高。强调自我监测胎动、动态监测羊水指数的重要性。治疗过程中根据胎儿有无畸形、孕周及羊水量，评估胎儿在宫内和出生时风险，决定终止妊娠的时机和方式。

（辛 虹）

第三节 脐带异常

一、脐带先露和脐带脱垂

【概述】

胎膜未破时脐带位于胎先露部前方或一侧称为脐带先露（presentation of umbilical cord），也称隐性脐带脱垂。胎膜破裂后，脐带脱出于宫颈口外，降至阴道甚至外阴，称为脐带脱垂（prolapse of umbilical cord）。脐带脱垂是导致围产儿死亡的重要原因，发生率为 0.1% ~ 0.6%。导致脐带脱垂的主要原因是胎位不正、多次分娩、胎膜早破、羊水过多、产科干预等因素，脐带脱垂导致的胎儿不良结局包括早产、死产、新生儿窒息甚至新生儿死亡。

【临床表现】

1. 症状与体征

（1）症状：脐带脱垂时如果脐带受压不严重，临床上无明显异常；若脐带受压可出现胎心率变快、变慢，胎儿循环受阻时间过长（超过 7~8 分钟），可导致胎死宫内。

（2）体征：阴道检查或肛门检查可在胎先露部旁侧或前方触及有搏动的条索状物。

2. 辅助检查　B 型超声及彩色多普勒超声检查有助于明确诊断。在胎先露部旁侧或前方找到脐血流声像图可确诊。

【诊断要点】

注意高危因素及临床表现，显性脐带脱垂阴道检查即可诊断，隐性者需借助超声检查。

1. 诊断标准

（1）可疑脐带先露：胎膜未破时，胎动及宫缩后胎心突然变慢，通过改变体位、上推胎先露部及抬高臀部后迅速恢复。

（2）确诊脐带先露或脐带脱垂

1）阴道检查：可在胎先露部旁或前方以及阴道内触及脐带者，或脐带脱出于外阴者。

2）B 型超声检查：可在胎先露部旁侧或前方找到脐血流声像图。

2. 病因

（1）胎头未衔接时如头盆不称、胎头入盆困难。

（2）胎位异常，如臀先露、肩先露、枕后位。

（3）胎儿过小或羊水过多。

（4）脐带过长、脐带附着异常或低置胎盘。

【治疗】

1. 脐带脱垂的产前评估

（1）胎产式异常的孕妇可在妊娠 37 周后入院，一且出现分娩先兆或怀疑出现胎膜破裂时，应视为紧急情况紧急处理。臀先露的足月孕妇选择阴道试产时，可行超声检查排除脐带先露的存在。

（2）非头先露以及出现未足月胎膜早破的孕妇应住院防止脐带脱垂的发生。

2. 人工破膜与脐带脱垂 胎先露未固定或先露位置较高时，应尽量避免人工破膜。如需人工破膜时，需要注意：①掌握人工破膜的指征。②破膜前尽可能通过阴道检查或超声排除脐带先露的存在，如发现脐带低于胎先露，则应避免人工破膜。③破膜应在预计宫缩即将开始时进行，破膜后宫缩可促使胎头下降，降低脐带脱垂的风险。④高位破膜时，应将手留置于阴道内等候 1～2 次宫缩，控制羊水流出速度的同时确定有无脐带脱垂。一旦发生脐带脱垂，可及时处理。⑤不能随意上推胎头。

3. 脐带脱垂的处理

（1）妊娠 23～24^{+6} 周脐带脱垂的处理：告知孕妇可选择继续妊娠或终止妊娠，详细告知患者利弊后可进行期待治疗。

（2）孕妇未临产的处理

1）不建议行脱垂脐带的还纳术，尽量减少对阴道外脱垂脐带的操作。

2）可用人工操作或者充盈膀胱等提高胎先露位置的方法预防脐带压迫。

3）保胎治疗时可采用膝胸位或侧卧位（同时保持头低臀高位）。

（3）已临产的处理

1）宫口未开全：存在可疑性或病理性胎心率异常，应尽快剖宫产。

2）宫口开全：预计可以短时间阴道分娩者，尝试阴道分娩。呼叫麻醉医生和新生儿医生共同参与抢救工作。

【注意事项】

1. 脐带脱垂是一种严重威胁胎儿生命的并发症，应注重预防。

2. 胎位异常和胎膜早破是脐带脱垂的高危因素，应注意先露与脐带的关系，防止脐带脱垂发生。

3. 对已确诊脐带脱垂且胎儿有存活能力者应在减轻脐带压迫的同时立即终止妊娠。

4. 医患沟通中强调脐带脱垂严重威胁胎儿生命，且产前超声检查不能预测其发生的可能性。对于存在脐带脱垂的危险因素者应及时到上级医院就诊。

二、其他脐带异常

脐带是胎儿和母体进行气体和物质交换的唯一通道。若脐带发生异常，可使胎儿血供受限或受阻，危及胎儿。脐带异常的类型见表6-1。

表6-1 脐带异常的类型

脐带过短	1）指脐带短于30cm 2）临床特点：临产后可能出现胎儿窘迫，甚至胎盘早剥；也可影响胎先露下降，引起产程尤其是第二产程延长 3）处理：临产后疑有脐带过短，应头低臀高位并吸氧，胎心仍无改善则尽快行剖宫产术
脐带过长	1）指脐带长度超过100cm 2）临床表现：易造成脐带缠绕、打结、脱垂及受压等，影响胎儿安危
脐带缠绕	1）指脐带围绕胎儿颈部、四肢或躯干。约90%为脐带绕颈，以绕颈一周者居多，占分娩总数的20%左右 2）临床特点：与脐带缠绕的松紧、缠绕周数及脐带长短有关。①先露部下降受阻，可使产程延长或停滞；②胎儿窘迫；③胎心率变异；④脐带血流异常

脐带缠绕	3）处理：①若孕妇电子胎心监护出现异常，经吸氧、改变体位不能缓解时，及时终止妊娠。若临产前 B 型超声已诊断脐带缠绕，充分告知孕妇分娩时的风险，在分娩过程中加强监护，一旦出现胎儿窘迫，及时处理。②单绒毛膜单羊膜囊双胎妊娠时可能存在双胎间的脐带缠绕，导致较高的胎儿死亡率。建议定期进行超声检查，评估胎儿的生长发育和多普勒血流，孕晚期也可以通过电子胎心监护发现胎儿窘迫的早期征象
脐带打结	1）脐带假结：脐静脉较脐动脉长时，形成迂曲似结或由于脐血管较脐带长，血管卷曲似结。一般不影响胎儿血液循环，对胎儿危害不大 2）脐带真结：脐带缠绕胎体，随后胎儿又穿过脐带套环而形成，多数在分娩后确诊。一旦影响胎儿血液循环，则可引起胎儿宫内生长受限；脐带真结过紧时可致胎儿窘迫，甚至死胎
脐带扭转	1）指脐带过度扭转呈绳索样 2）可影响胎儿血循环，导致胎儿宫内缺氧甚至死胎
脐带附着异常	1）球拍状胎盘：脐带附着在胎盘边缘，多在产后检查胎盘时发现 2）脐带帆状附着：脐带附着在胎膜上，脐带血管如船帆的缆绳通过羊膜及绒毛膜之间进入胎盘，可增加胎儿宫内生长受限的风险。常伴有单脐动脉。还可发生前置血管（见第二章第十一节胎盘前置血管）

6

续表

单脐动脉	1）正常脐带有两条脐动脉，一条脐静脉。如只有一条脐动脉则称为单脐动脉 2）单脐动脉可伴有胎儿先天畸形，是胎儿染色体异常的软指标之一。超声检查可发现单脐动脉时，产后应行脐带病理学检查确诊
脐带囊肿	1）真性囊肿：脐肠系膜管或尿囊管囊肿发生在脐带的胎儿端，常合并胃肠道及泌尿生殖道畸形，特别是尿囊管囊肿常与脐膨出、开放性脐尿管有关。常体积较小，囊壁有一层上皮细胞，累及羊膜的囊肿有一层羊膜上皮 2）假性囊肿：多为包绕脐带的华通胶局部水肿所致，体积较大

6

【注意事项】

1. 脐带异常影响胎儿安危，特别是脐带脱垂可导致胎儿不良结局，包括早产、死产、新生儿窒息甚至新生儿死亡。

2. 脐带帆状附着时应警惕前置血管。

3. 单脐动脉是胎儿染色体异常软指标之一，应予以重视。

4. 医患沟通中应指出脐带异常一般无特殊临床表现，且并非所有脐带异常均可经超声检出。脐带异常可通过影响胎儿血液供应引起胎儿缺氧，从而危及胎儿生命。

（辛　虹）

第四节　胎盘形态异常

【概述】

正常胎盘呈圆形或卵圆形，在发育阶段时，由于部分蜕膜发育不良，胎盘的血供不足或绒毛发育异常，可致胎盘形态异常。胎盘形态异常的种类很多，如胎盘内母体血池、胎盘钙化、胎盘大小或厚薄异常、轮廓胎盘、有缘胎盘等常无特殊临床意义，多在胎盘娩出后检查时发现。其中可能影响母儿预后的包括单胎多叶胎盘、副胎盘及胎盘绒毛膜血管瘤，如果需要鉴别与妊娠结局的关联可送胎盘病理检查。

1. 单胎多叶胎盘　若两叶胎盘完全分开，其血管不相连，直至进入脐带时才合并，称双叶胎盘（bilobate placenta）；若两叶胎盘完全分开，两叶的血管相连，称为复胎盘（bipartite placenta）；胎盘完全分离为三叶或多叶，称为多叶胎盘（multilobate placenta）。这类胎盘在剥离和娩出时易造成胎盘残留，引起产后出血及感染（图 6-3）。

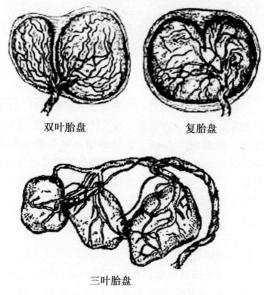

双叶胎盘　　　　复胎盘

三叶胎盘

图 6-3　双叶胎盘、复胎盘及三叶胎盘

2. 副胎盘和假叶胎盘　副胎盘（placenta succenturiate）

是主胎盘分出的一个或多个胎盘叶，与主胎盘有一定的距离（至少 2cm），借胎膜、血管与主胎盘相连（图6-4）。如果其间无血管相连，即为假叶胎盘。可导致前置血管、副胎盘前置及残留。在胎盘娩出后应详细检查，注意胎膜上有无大块残缺，并仔细查看邻近胎膜上有无断裂的血管。

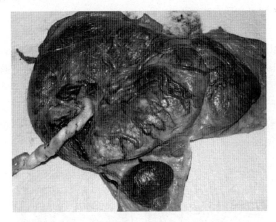

图 6-4　副胎盘

3. 膜状胎盘　功能性的绒毛覆盖全部的胎膜，胎盘发育如薄膜状结构，占据整个绒毛膜的周边，直径大而厚度薄，最薄仅 0.5mm，类似薄膜，称为膜状胎盘（placenta membranacea）。膜状胎盘与前置胎盘及胎盘早剥的发生有关。在分娩后，膜状胎盘可能不易剥离，似中央型前置胎盘样出血，出血不能得到有效控制时，可能需行子宫切除。超声可见胎盘覆盖范围大，厚约 1 ~ 2cm。占据宫腔壁 2/3 以上。

4. 胎盘肿瘤

（1）绒毛膜血管瘤：是胎盘内的血管畸形，形成肿瘤样结构。多位于胎盘内，大时可向胎儿面突起（图6-5）。大型绒毛膜血管瘤可引起胎儿贫血，建议动态监测胎儿大脑中动脉流速。

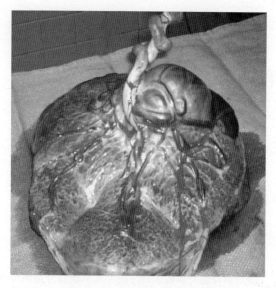

图 6-5 胎盘绒毛膜血管瘤

（2）胎盘畸胎瘤：是一种罕见的胎盘肿瘤，超声可见囊实性混合包块，具有畸胎瘤的声像特征，如有毛发油脂形成的发团征、垂柳征、杂乱结构征等，内部多无血流信号。

（3）胎盘转移瘤：恶性肿瘤很少转移到胎盘，其中黑色素瘤、白血病、淋巴瘤及乳腺癌可转移到胎盘，肿瘤细胞常局限在绒毛间隙，极少转移到胎儿。

【注意事项】

1. 胎盘异常是胎盘发育过程中由于部分蜕膜发育不良、血供不足或绒毛发育异常所致，可引发产前及产后出血。胎盘娩出后应注意检查胎盘，必要时送病理检查。

2. 胎盘重量、厚度及脐带异常插入与母儿不良结局有一定相关性。

3. 医患沟通要点指明胎盘异常多在产后发现，可能造成胎盘残留、出血等并发症。

（辛 虹）

第七章

正常分娩

第一节 分娩前评估

分娩前评估对孕妇选择分娩方式、预防分娩风险至关重要。主要通过查看孕检记录、询问病史、腹部检查、阴道检查、胎心听诊以及超声检查。了解产道、胎儿及其附属物、母体状况，从而作出分娩方式决策。

一、产道检查

1. **骨产道检查** 由于骨盆外测量难以准确反映骨盆内径大小（受孕妇骨质、软组织厚薄影响较大），因此现主要采取经阴道通过测量骨盆对角径确定骨盆前后径的大小，通过测量坐骨棘间径了解中骨盆大小，通过测量坐骨结节间径了解骨盆出口大小，依据此三个径线对骨盆大小进行分类，但该分类仅供评估骨盆参考。

（1）**骨盆对角径**：最好在 37 周后进行，方法为：检查者将一手的食、中指伸入阴道，用中指尖尽量触到骶骨岬上缘中点，示指上缘紧贴耻骨联合下缘，另一手示指固定标记此接触点，抽出阴道内的手指，测量中指尖到此接触点距离可粗略估算对角径，平均值为 12.5cm，此值减去 1.5 ~ 2.0cm 为骨盆入口平面前后径长度。

（2）坐骨棘间径：检查者右手戴手套，用示指经阴道或肛门首先寻找骶尾关节，然后向左或向右沿骶棘韧带走向可触摸到一个小突起，即为坐骨棘。左右坐骨棘间的距离为中骨盆的横径。

（3）坐骨结节间径：屈大腿测量两侧坐骨结节间的距离。

2. 软产道检查　通过阴道和超声检查评估宫颈硬度、容受比例，宫颈及阴道有无梗阻，阴道、外阴有无瘢痕。

二、胎儿评估

1. 用四步触诊法检查胎产式、胎方位、胎先露以及胎先露部是否衔接。

2. 通过听诊胎心，根据胎心位置帮助进一步确定胎方位。

3. 通过测量宫高和腹围及超声测量胎儿径线大小估计胎儿体重。

4. 通过超声及阴道检查发现有无前置胎盘、血管前置状态、脐带先露等异常情况。

附一：四步触诊

第一步：检查者右手拇指与其他四指分开，置于耻骨联合上方握住胎先露部，查清楚胎先露是胎头或胎臀，左右推动以确定是否衔接。若胎先露部仍可以左右移动，表示尚未衔接入骨盆；若不能被推动，则已衔接（图7-1）。

第二步：检查者左右手分别置于腹部左右侧，一手固定，另手轻轻深按检查，触及平坦饱满者为胎背，可变形的高低不平部分是胎儿肢体，有时感到胎儿肢体活动（图7-2）。

第三步：检查者两手置于子宫底部，了解子宫外形并测得宫底高度，估计胎儿大小与妊娠周数是否相符。然后以两手指腹相对轻推，判断宫底部的胎儿部分，胎头硬而圆且有浮球感，胎臀软而宽且形状不规则（图7-3）。

7

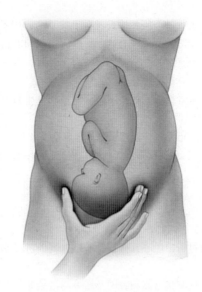

图 7-1 四步触诊第一步

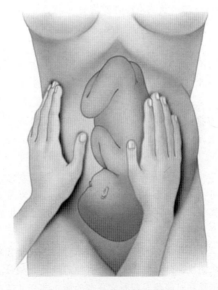

图 7-2 四步触诊第二步

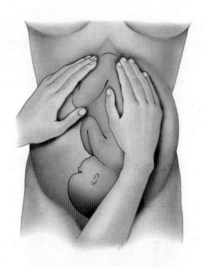

图7-3 四步触诊第三步

第四步：检查者左右手分别置于胎先露部的两侧，向骨盆入口方向向下深按，再次核对胎先露部的诊断是否正确，并确定胎先露部入盆的程度。（图7-4）。

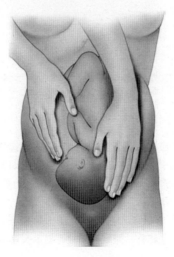

图7-4 四步触诊第四步

【注意事项】

检查时孕妇排尿后仰卧在检查床上，头部稍垫高，暴露腹部，双腿略屈曲稍分开，使腹肌放松。检查者应该站在孕妇的右侧。如果孕妇已经临产，需在宫缩间期进行腹部检查。

附二：胎心位置与胎方位的关系（图7-5）

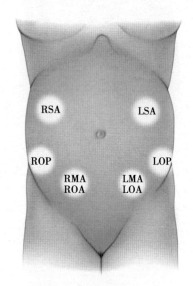

图7-5　胎心位置与胎方位的关系

三、评估头盆关系

主要是通过检查儿头入盆情况评估头盆是否相称。

1. 正常情况下，初产妇大多在预产期前 1～2 周，经产妇于临产后胎头入盆。若已临产，胎头仍未入盆，则应警惕头盆不称。

2. 临产后仍未入盆应检查胎头跨耻征，跨耻征阴性，提示头盆相称；跨耻征阳性，提示头盆不称。

附：跨耻征检查方法及意义

孕妇排空膀胱后仰卧，双腿伸直，检查者一手放在耻骨联合上方，另一手将胎头向骨盆腔方向推压。若胎头低于耻骨联合平面，称胎头跨耻征阴性；若胎头与耻骨联合在同一平面，称为胎头跨耻征可疑阳性，对出现跨耻征阳性的孕妇，应让其取双腿屈曲半卧位，再次检查胎头跨耻征，若转为阴性，提示为骨盆倾斜度异常，而不是头盆不称。头盆不称提示可能有骨盆相对性或绝对性狭窄，但是不能单凭胎头跨耻征阳性轻易做出难产诊断，需要观察产程进展或试产后做出最终诊断。

四、筛查孕妇高危因素

通过问诊、查体及时发现影响分娩和分娩会导致病情恶化的异常情况，依据本院硬软件支撑情况，决定是否需转上一级医院。

1. **妊娠特有性疾病** 妊娠期高血压疾病、妊娠期肝内胆汁淤积症、妊娠期糖尿病。

2. **妊娠合并内外科疾病** 心脏病、病毒性肝炎、贫血及其他血液系统疾病、急性感染等.

3. **有否异常孕产史及手术史** 死胎、死产、剖宫产史、子宫肌瘤剔除史等。

五、选择适宜的分娩方式

无剖宫产指征者鼓励阴道试产。

第二节 正常分娩机制

【概述】

分娩机制（mechanism of labor）指在分娩过程中，胎先露部通过产道时，在产力作用下为适应骨盆各平面的不同形态而进行的一系列、被动地转动，使其能以最小径线通过产道的全过程。包括衔接、下降、俯屈、内旋转、仰伸、复位及外旋转等动作。现就以临床上最常见的枕左前位（LOA）为例详加说明。

一、胎头的分娩机制

1. 衔接（engagement） 胎头双顶径进入骨盆入口平面，胎头颅骨的最低点达到或接近坐骨棘水平（图7-6）。

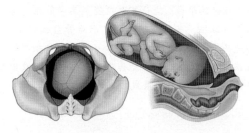

图 7-6　衔接

2. 下降 下降（descent）始终贯穿于整个分娩过程。

3. 俯屈 当胎头以枕额径进入骨盆腔时，胎头处于半俯屈（flexion）状态，当胎头降至骨盆底时，枕部遇肛提肌阻力，使原处于半俯屈状态的胎头进一步俯屈，使下颏靠近胸部，以最小径线的枕下前囟径取代较大的枕额径，以适应产道形态，有利于胎头继续下降（图7-7）。

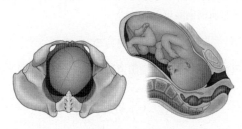

图 7-7　俯屈

4. 内旋转（internal rotation） 为便于胎儿继续下降，当胎头到达中骨盆时，在产力的作用下，胎头枕部向右前旋转45°，达耻骨联合后面，使矢状缝与骨盆前后径一致（图7-8）。

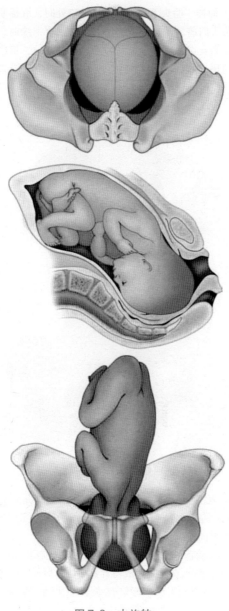

7

图 7-8　内旋转

5. 仰伸　胎头下降到达阴道外口处时，肛提肌的作用使胎头向前，其枕骨下部达到耻骨联合下缘时，即以耻骨弓为支点，使胎头逐渐仰伸（extention），依次娩出胎头的顶、额、鼻、口和颏。此时胎儿双肩径沿骨盆入口左斜径进入骨盆（图7-9）。

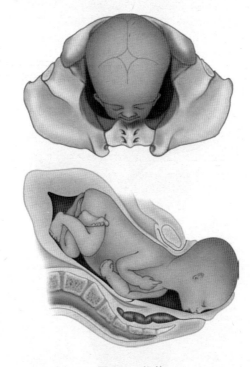

图7-9　仰伸

6. 复位（restitution）　胎头娩出后，胎儿双肩径沿骨盆入口左斜径下降。为使胎头与胎肩恢复正常关系，胎头枕部向左旋转45°（图7-10）。

7. 外旋转　胎肩在骨盆内继续下降，前肩向前向中线旋转45°，胎儿双肩径转成与骨盆出口前后径相一致的方向，胎头枕部则需在外继续向左旋转45°以保持胎头与胎肩的垂直关系，称为外旋转（external rotation）（图7-11）。

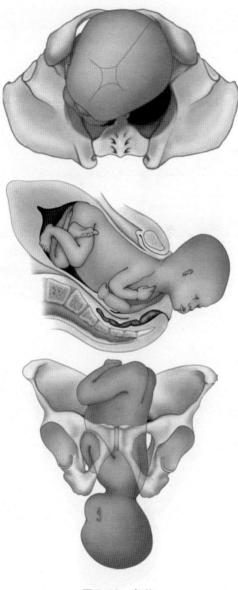

图 7-10 复位

7

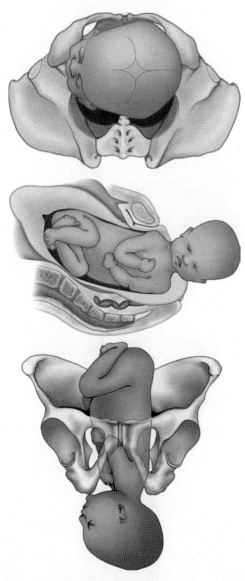

图 7-11 外旋转

二、胎肩及胎儿娩出

外旋转后宫缩和腹压迫使胎儿下降，前肩在耻骨弓下旋转至耻骨联合下方，至此胎肩与胎头重新处于垂直关系，随后前肩从耻骨联合下方娩出，随即后肩从会阴前面娩出。胎儿双肩娩出后，肢体及胎儿下肢随之取侧位顺利娩出（图 7-12）。

7

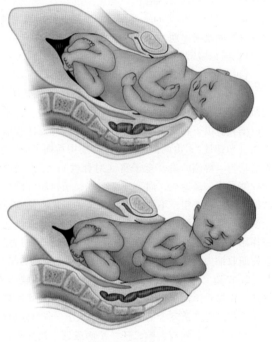

图 7-12　胎肩及胎儿娩出

第三节　正常产程及处理常规

【概述】

妊娠≥28 周，胎儿及其附属物从临产发动至从母体全部自然娩出的过程为正常分娩（delivery），分娩的全过程称为总产程（total stage of labor），包括临产、产程进展（宫颈口扩张、胎头下降）、胎儿及其附属物娩出。临床将总产程分为三个部分，也即三个产程；

第一产程（first stage of labor）从临产到宫口开全，又叫宫颈口扩张期。

第二产程（second stage of labor）从宫颈口开全到胎儿娩出，又叫胎儿娩出期。

第三产程（third stage of labor）从胎儿娩出到胎盘娩出，又叫胎盘娩出期。

【影响分娩的因素】

包括产力、产道、胎儿和精神心理因素

1. 产力 包括子宫收缩力、腹肌和膈肌收缩力、肛提肌收缩力。子宫收缩力是临产后的主要产力，正常子宫收缩具有以下特点：不随意、有规律的阵发性收缩伴疼痛（节律性）；由两侧宫角向宫底集中后向下段扩散，然后均匀、协调的遍及全子宫（对称性）；子宫底部肌肉收缩最强、最持久，向下逐渐变弱，子宫肌纤维每次收缩后变短、变粗，不能恢复至原来的长度，使宫腔逐渐变小，从而使胎儿先露逐渐下降。宫口逐渐开张（缩复作用）。腹压是第二产程胎儿娩出的重要辅助力量。肛提肌收缩力是协助胎儿内旋转和仰伸所必需的力量。

2. 产道 胎儿娩出的通道，分为骨产道和软产道，骨产道由骶骨、两侧髂骨、耻骨、坐骨及其相互连接的韧带组成，骨产道三个平面各径线的大小、骨盆倾斜度、骨盆类型均对分娩有影响，任一平面或任一径线异常都会导致难产，表现为分娩受阻，产程进展迟缓或停滞；软产道由子宫下段、子宫颈、阴道和骨盆底软组织组成。

3. 胎儿 分娩过程中胎儿能否顺利通过产道，除产力和产道因素外，还取决于胎儿大小、胎方位以及有无畸形，枕前位为最有利于分娩的胎位，常见的是枕左前位。

4. 精神心理因素 产道正常的情况下，正常分娩依靠产力促进宫颈口扩张、胎头下降并将胎儿及其附属物排出体外；而产力除受胎儿大小、胎位及其与产道的关系的影响外，还受精神心理影响，如果孕妇情绪稳定使交感神经正常兴奋，会使孕妇的心率、呼吸正常，从而胎儿的胎心会正常，子宫收缩会有力，宫颈口开张进展会顺利，正常分娩的几率会增加，对自然分娩有很好的促进作用。

【先兆临产】

1. 假临产　大多数孕妇在分娩发动前，常出现假临产（false labor）。假临产的特点是宫缩持续时间短（不超过 30 秒）且不恒定，间歇时间长（5 分钟以上）且不规律，宫缩强度不增加，常在夜间出现、清晨消失，宫缩时不适主要在下腹部，宫颈管不缩短，宫口不扩张，给予哌替啶等较强的镇静镇痛药能抑制宫缩。

2. 胎儿下降感（lightening）　先露部下降进入骨盆入口使宫底下降，多数产妇感到上腹部较前舒适，进食量增多，呼吸轻快、孕妇有尿频感觉。

3. 见红（show）　在分娩发动前 24 ~ 48 小时内，因宫颈内口附近的胎膜与该处的子宫壁分离，毛细血管破裂经阴道排除少量血液，与宫颈管内的黏液栓混合排除，称为见红。

注意：若阴道流血量较多，超过平时月经量最多的时候，不应只考虑是先兆临产，应想到妊娠晚期出血如前置胎盘或血管前置破裂。

【临产及鉴别诊断】

临产开始的标志为有规律且逐渐增强的子宫收缩，持续 30 秒或以上，间歇 3 ~ 5 分钟，同时伴有进行性宫颈管消失，宫口扩张和胎先露下降。临床上确定临产开始时间比较困难，多数由孕妇回忆主诉确定临产开始时间，不易与假临产区别；必要时（潜伏期有延长趋势）可以肌肉注射哌替啶 100mg 进行鉴别，用药 4 小时后宫缩不能完全被抑制为临产，宫缩完全被抑制为假临产。

【产程的观察及处理】

产程即分娩的全过程，是指开始出现伴随宫颈管消失、宫口扩张的规律宫缩直到胎儿及其附属物娩出的全过程。分为三个产程：第一产程为宫颈扩张期，从规律宫缩到宫口开全，初产妇需 11 ~ 22 小时；经产妇需 6 ~ 16 小时；第二产程为胎儿娩出期，从宫口开全到胎儿娩出，初产妇未行分娩镇痛最长需 3 小时，行分娩镇痛可延长至 4 小时，经产妇未行分娩镇痛最长需 2 小时，行分娩镇痛可延长至 3 小时；第三产程为胎盘娩出期，从胎儿娩出到胎盘娩出，约需 5 ~ 15 分钟，不超过 30 分钟。

1. 第一产程的观察及处理

（1）临床表现：主要表现为规律宫缩、宫口扩张、胎头下降、胎膜破裂。

1）规律宫缩：俗称"阵痛"，产程开始时，宫缩持续时间较短（约 30 秒钟）且弱，间隔时间较长（约 5 ~ 6 分钟），随产程进展，持续时间渐长（约 40 ~ 50 秒钟）且强度增加，间歇时间渐短（约 2 ~ 3 分钟），当宫口近开全时，宫缩持续时间可达 1 分钟或以上，间歇时间仅 1 ~ 2 分钟。

2）宫口扩张：宫颈管消失后宫口逐渐扩张，宫口扩张分潜伏期和活跃期，按照新产程图，国内外专家均达成共识，将宫口扩张 6cm 作为活跃期的标志。活跃期停滞的诊断标准：当破膜且宫口扩张≥6cm 后，如宫缩正常，而宫口停止扩张≥4h 可诊断活跃期停滞；如宫缩欠佳，宫口停止扩张≥6h 可诊断活跃期停滞。

3）胎头下降：胎头于潜伏期下降不明显，活跃期下降加速，平均每小时下降 0.86cm，当宫口开大 5cm 左右，先露下降在"0"位，可作为估计产程进展顺利与否的一个重要指标。

4）胎膜破裂：简称破膜，胎儿先露部衔接后，将羊水阻断为前后两部，在胎先露部前面的羊水约 100ml 称为前羊水形成前羊水囊，宫缩时楔入宫口，有利于宫口扩张。当前羊膜腔压力增加到一定程度时胎膜自然破裂，自然破裂多发生在宫口近开全时。

（2）观察和处理

1）临产评估：①确定是否临产以及临产开始时间：如宫口已开，以出现规律下腹胀痛的时间为临产开始的时间；如宫颈管未消失、宫口未开，先诊断先兆临产，再根据宫口开张情况修正临产开始时间。②经阴道或经肛门检查宫颈管、宫口、先露高低，进行头位分娩评分。

注意：头位分娩评分是一个动态评分，在不同的阶段或产程出现变化时建议再反复进行。

2）产程中的观察：①规律宫缩：随产程进展，间歇渐短（2~3分钟），持续时间渐长（50~60秒），宫口近开全时，持续时间可达1分钟以上间歇仅为1~2分钟；②宫颈口扩张：宫颈口扩张是临产后规律宫缩的结果，一般是在宫缩时通过肛门或阴道进行检查，当宫口开大10cm左右，即宫口开全，潜伏期2~4小时一次，活跃期1~2小时作一次，疑为宫颈管已开全者随时再次评估；③胎头下降：与宫颈口检查同步进行；④胎膜完整性：胎膜破裂可发生在不同时段，大多发生在子宫颈口近开全时，表现为不可控制的阴道流液。

3）产程中的处理：①精神支持，缓解产妇的焦虑，使其情绪稳定。当产妇情绪稳定时，交感神经正常兴奋，心率，呼吸正常，子宫收缩有力，宫口扩张和胎头下降顺利，胎心正常，可以促进自然分娩。②鼓励产妇自由活动（未破膜时），不提倡长时间仰卧位，以本能、自发的运动为佳，如走动、摇摆、慢舞、更换不同的姿势等。提倡步行和站立，可以增进舒适程度，降低宫缩的频率，促进有效的子宫收缩，直立的姿势使胎儿与骨盆在一条直线上，加速胎头下降、宫口的扩张和变薄，有助于产程进展；步行时关节轻微的移动，可以帮助胎儿的旋转和下降。③鼓励产妇少量多次进食高热量易消化食物，摄入足够水分，保持充沛的体力。必要时给予静脉补液。④大小便管理：临产后，鼓励产妇每 2~4 小时排尿一次，以免膀胱充盈影响宫缩及胎头下降，必要时导尿。因胎头压迫引起排尿困难者，应警惕有头盆不称。⑤观察生命体征，特别是观察血压，正常情况下每 4~6 小时测量一次，以便于及时发现产时高血压；产妇有不适或发现血压增高应酌情增加监测次数并给予相应处理。⑥观察产程进展和胎心变化（详见第四节）

2. 第二产程的观察及处理

（1）临床经过

1）宫口开全：经阴道、经肛门在胎头上触摸不到宫颈边缘，此时宫口已开全，进入第二产程。

2）产生便意：当胎头降至骨盆出口压迫骨盆底组织时，产妇出现排便感，产妇不自主的向下屏气。

3）渐膨隆变薄，肛门括约肌松弛。

4）随着产程进展，胎头在宫缩时露出于阴道口，间歇期缩回阴道内，为胎头拨露。

5）胎头着冠：当胎头双顶径越过骨盆出口，宫缩间歇期不再缩回阴道内，为胎头着冠（图 7-13）。

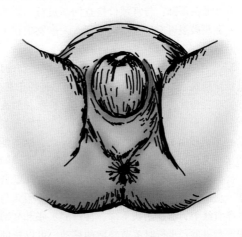

图 7-13 胎头着冠

6）胎头娩出：产程继续进展，胎头枕骨于耻骨弓下露出，出现仰伸，胎头娩出。

7）胎肩胎体娩出：胎头娩出后出现复位和外旋转，使胎儿双肩径与骨盆前后径一致，前肩后肩相继娩出。随之胎体娩出，第二产程结束。

（2）观察及处理

1）持续性的进行情感上的支持，如赞美、鼓励、安慰、陪伴；减轻产妇的焦虑，树立分娩的信心。

2）鼓励自发性用力，指导产妇在有用力欲望时才向下用力，保证每一次用力都能达到较好的效果，避免不必要的体能消耗。过度地用力并不能促进产程进展，因为可能会干扰胎头的下降和旋转，增加阴道助产和剖宫产率。

3）分娩的姿势有半坐位式（常用），直立式（近年使用率增加）。目前研究结果未能显示哪一个更理想，助产士应根据产妇的喜好及实际情况进行鼓励和协助。

4）观察胎心变化及胎头下降情况。

5）接产。

附：助产方法及会阴侧切术

1）常规接产方法：当胎头拔露使会阴后联合紧张时，按常规会阴冲洗，消毒铺巾，助产者位于产妇右侧，左手大鱼际肌轻按胎头，帮助胎头俯屈，同时也控制出头过快，当胎头枕部在耻骨弓下露出时，助产者右手的大鱼际肌及手掌按于会阴体随宫缩起伏自然并向上托起，宫缩间歇时放松。左手于拔露时帮助胎头俯屈，着冠后帮助胎头仰伸，并控制出头速度到胎头娩出，右手托会阴保护动作持续到胎儿娩出。当胎头娩出后不要急于娩出胎肩，先挤出口鼻内的黏液和羊水，待胎头进行外旋转并复位，使胎儿双肩径与骨盆前后径一致，左手示指、中指放于胎儿颈部两侧，向下向外牵拉帮助娩出前肩；然后帮助娩出后肩，紧接着娩出胎体（图7-14）。

7

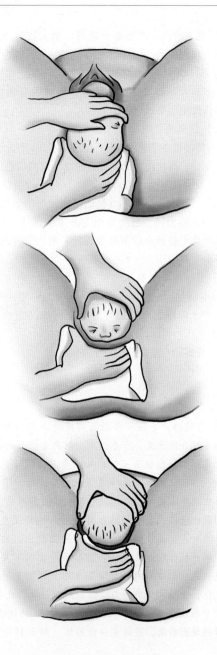

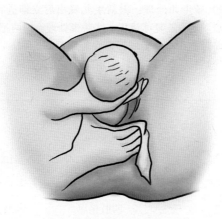

图7-14 常规接产方法

此外，也有会阴无保护接生，此种接生方式要求产妇会阴体长，弹性好。需慎用。

2）会阴侧切术：由于会阴侧切术可能对盆底肌肉造成较大损伤，产时出血量较多，切口恢复时间较长，大多数产妇在产后会出现会阴部不适感，有的时间较长，现不主张无明确指征的会阴侧切术；会阴正中切开术虽避免了会阴侧切术的一些缺点，如剪开组织少、出血不多、术后组织肿胀及疼痛轻微，切口愈合快，但切口延长撕裂至肛门括约肌的风险比较大，胎儿大，接产技术不熟练者不宜采用。因此现主张严格掌握会阴切开指征。会阴切开指征包括：①会阴过紧或胎儿过大，估计分娩时会发生三度撕伤；②母儿有病理情况急需结束分娩者。

3. 第三产程的观察及处理

（1）临床经过：胎儿娩出后，宫底降至脐下，产妇稍感轻松，宫缩暂停数分钟后再次出现，促使胎盘剥离，原因是子宫腔容积明显缩小；胎盘与宫壁分离，胎盘后血肿形成，胎盘完全剥离而排出。

（2）观察及处理　包括新生儿处理、助娩胎盘、评估出血量及病情观察。

1）新生儿处理：①新生儿娩出后立即进行评估，酌情启动新生儿复苏流程。②脐带处理，用两把血管钳钳夹脐带并在中间剪断，再在距脐根 0.5～1cm 的部位用丝线结扎、气门芯套扎或用脐带夹进行处理。

表 7-1　阿普加评分（Apgar score）

体征	评分		
	0	1	2
心跳	无	<100 次/分	≥100 次/分
呼吸	无	浅慢不规则	哭声好
肌张力	松弛	四肢稍屈	四肢活动
喉反射	无	有些动作	咳嗽恶心
肤色	全身苍白	躯干红四肢紫	全身红润

注意事项：评分为 8～10 分属正常新生儿，需简单清理呼吸道就可以了；评分 7 分以下应迅速启动新生儿复苏流程；2 分钟评分反映宫内的情况，5 分钟评分反映复苏效果。对缺氧严重的新生儿应在出生后 5 分钟、10 分钟时再次评分，直至两次评分均大于 8 分。

2）协助胎盘娩出：①观察胎盘剥离征象、胎儿娩出后若出现以下表现，说明胎盘已剥离：a. 宫体变硬呈球形，宫底升高；b. 阴道外露的脐带自行延长；c. 阴道少量流血；d. 按压耻骨联合上方，宫体上升而外露的脐带不回缩。②协助娩出胎盘：正确处理胎盘娩出能减少产后出血的发生，接产者切忌在胎盘尚未完全剥离时用手按揉、下压宫底或牵拉脐带，以免引起胎盘部分剥离而出血或拉断脐带，甚至造成子宫内翻，当确认胎盘已完全剥离时，于宫缩时以左手握住宫底（拇指置于子宫前壁，其余四指放于子宫后壁）并按压，同时右手轻拉脐带，协助娩出胎盘。当胎盘娩出至阴道口时，接产者用手捧住胎盘，向一个方向旋转并缓慢向外牵拉，协助胎盘胎膜完整娩出（图 7-15）。③检查胎盘、胎膜是否完整：胎盘胎膜娩出后将其铺平，先检查胎盘母体面，查看胎盘小叶有无确损，然后将胎盘提起，查看胎膜是否完整，再检查胎盘胎儿面边缘有无血管断裂，能及时发现副胎盘。若有副胎盘、部分胎盘残留或大部分胎膜残留时，应在无菌操作下伸手入宫腔取出残留组织。

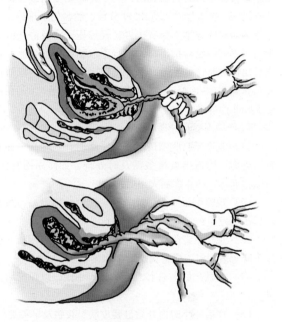

图 7-15

3）检查产道：检查会阴、小阴唇内侧、尿道口周围，阴道及宫颈有无裂伤，若有裂伤应立即缝合。

4）预防产后出血：①正常分娩大多数出血量不超过 300 毫升。遇有产后出血史或易发生宫缩乏力的产妇（如分娩次数≥5 次的多产妇，双胎妊娠、羊水过多、滞产）以及合并有凝血功能异常疾病的产妇，可在胎儿前肩娩出时给予缩宫素 10U 加入平衡液 500ml 中静滴，也可在胎儿娩出后立即肌注缩宫素 10U，均能使胎盘迅速剥离减少出血。②若胎盘未剥离而出血多时，应行手取胎盘术，其步骤为：重新消毒外阴，将一只手并拢呈圆锥状沿着脐带通过阴道伸入宫腔，接触到胎盘后，即从边缘部位，手掌面向着胎盘母体面，手背与子宫接触，手指并拢以手掌尺侧缓慢将胎盘从边缘开始逐渐自子宫壁分离，一手置腹部按压宫底。待胎盘已全部剥离后，用手牵拉脐带协助胎盘娩出，人工剥离胎盘后应立即肌注宫缩剂。③若胎儿已娩出30分钟，胎盘仍未排出，出血不多时应注意排空膀胱，再轻轻按压子宫及静注宫缩剂后仍不能使胎盘排出时，再行手取胎盘术。若胎盘娩出后出血多时，可经下腹部直接注入宫体肌壁内或肌注麦角新碱0.2～0.4mg，并将缩宫素20U加于5%葡萄糖液500ml内静脉滴注。

4. 产后观察及处理

（1）观察子宫收缩情况，每半小时评估一次，如有宫缩乏力，阴道出血量多需及时处理，如使用缩宫素、按摩宫底等，防止产后大出血；

（2）观察生命体征，及时发现产后血压升高，防止产后子痫发生；

（3）观察患者临床表现，如有寒战、呼吸困难、血压下降等表现时，应警惕产后羊水栓塞。

（4）鼓励产妇多喝水，尽早排出小便，以免产后尿潴留。

（5）产后一小时内开始母婴皮肤早接触及早吸吮。

第四节　产程监测

【概述】

产程中，重点监测产程进展、母儿情况，预防母儿不良结局的产生，主要通过监测子宫收缩、胎心变化、产程进展、孕妇的生命体征及其他生理、心理变化，促进阴道分娩，及时发现异常情况，预防母儿不良结局的发生。

1. 子宫收缩

（1）触诊与患者主观感受相结合：检查者将手放到

孕妇腹部，宫缩时宫体部变硬，同时患者有明显的疼痛感，间歇期松弛变软，患者感觉疼痛消失或明显减轻。

（2）电子宫压监测与患者主观感受相结合：在宫底放置宫压探头，宫压增加时患者有明显的疼痛感，间歇期松弛变软，患者感觉疼痛消失或明显减轻。

（3）宫缩间隔时间为宫缩完全缓解后到下次宫缩开始的时间。

2. 宫口扩张

（1）超声测值，不常用。

（2）通过肛门或阴道直接感知并估计，一般是在宫缩时进行，如能容纳一指头为宫颈口开 1cm，如容纳两指，估计宫口约 3cm。宫口进一步开大，也可用剩余宫颈边的宽度推算宫口开大程度，如宫口扩张超过 6cm 时，宫颈边剩余宽度约 2cm，如边宽 1cm，则宫口开大约 8cm，不能在先露周围触摸到宫颈边时为宫口开全。

3. 胎头下降　以胎儿颅骨最低点与骨盆坐骨棘平面关系进行评估，一般是在宫缩时经阴道和经肛门进行检查，与宫颈口检查同步进行，平坐骨棘为"0"，坐骨棘上 1cm 为"–1"，反之为"+1"；一般在宫口开大 5cm 左右时，胎头最低点应到"0"位，胎头能否顺利下降是决定能否经阴道分娩的重要指标。

附：坐骨棘检查方法

检查者右手戴手套，用示指经阴道或肛门首先寻找骶尾关节，然后向左或向右沿骶棘韧带走向就会触摸到一个小突起，即为坐骨棘。

4. 胎心变化　主要通过瞬间胎心听诊和定时段的电子胎心监护进心监测。

（1）第一产程潜伏期每 1～2 小时听一次胎心；活跃期每 15～30 分钟听一次。可每 4 小时进行一次电子胎心监护，不提倡持续的电子胎心监护，会限制产妇活动，影响产程进展；除非有胎心异常表现。

（2）第二产程 5～10 分钟听一次，最好用胎儿监护仪持续监护,发现胎心异常应立即行阴道检查,并尽快结束分娩。

(3) 正常 FHR110~160bpm, <110 或 >160bpm, 提示可能发生胎儿宫内窘迫。

(4) 出现任何胎心异常表现均要进行再次评估,以确定继续试产还是尽早结束分娩,以最大程度地保证胎儿和新生儿的安全。

5. 产程进展 主要观察宫口扩张速度和胎头下降速度。

潜伏期:潜伏期是指从开始出现规律宫缩至宫口扩张 6cm,此期扩张速度较慢。新标准提示,无论产次,正常分娩宫口扩张从 4cm 到 5cm 可超过 6 小时,从 5cm 到 6cm 可超过 3 小时。

活跃期:活跃期是指宫口扩张 6cm 以上至宫口开全,进入活跃期后宫口扩张速度加快。正常情况下,活跃期宫口扩张速度为≥1cm/h。

根据新产程标准,产程异常的诊断标准如下:

1. 活跃期停滞的诊断标准为 破膜后,宫口扩张≥6cm,宫缩良好但宫口停止扩张≥4 小时;如宫缩乏力,宫口停止扩张≥6 小时。

2. 第二产程延长的标准为:初产妇超过 3 小时(行硬膜外镇痛者超过 4 小时),经产妇超过 2 小时(行硬膜外镇痛者超过 3 小时)。

3. 第三产程延长的标准为 ≥半小时。

[附] 宫口扩张及胎头下降检查方法

1. 经阴道检查 检查时需取膀胱截石位,排空膀胱,严格消毒、轻柔、仔细地操作,可通过阴道检查明确以下情况:

(1) 宫颈:阴道检查能够直接接触清宫口四周边缘,准确评估宫颈位置(前/中/后)、宫颈管消失及宫口扩张程度、宫颈厚薄、宫颈软硬度等信息。

(2) 胎先露:需核实胎先露部及位置。若是头先露,还需了解矢状缝及囟门、胎方位,还需检查是否有产瘤形成、颅骨重叠变形等。

（3）胎方位：①若为臀先露，检查胎儿骶骨的位置，是单臀还是混合臀位。②若为头先露，确认矢状缝的位置和方向，矢状缝是横行、纵行还是斜行（图7-16）。③判断矢状缝在耻骨联合和骶骨岬之间的位置。胎头均倾，若胎头矢状缝则位于耻骨联合与骶骨岬的中点，则胎头均倾。若矢状缝偏离中线靠近耻骨联合，则考虑枕横位后不均倾位。若矢状缝偏离中线靠近骶骨岬，则考虑枕横位前不均倾位。④检查前囟（图7-17）和后囟（图7-18）的位置和方向，是前还是后，是左还是有右。⑤如果很难准确判断胎方位，此时可用触摸胎儿耳廓法（图7-19、7-20）。向胎头两侧高位触摸胎耳轮廓，以示指及中指触摸及拨动胎儿耳廓，耳廓边缘所在方向为枕骨的方向。

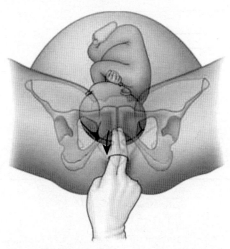

图7-16　确认矢状缝位置和方向

（4）羊膜：如果能够清楚地感受到前羊膜囊，则可考虑胎膜未破。若窥阴器检查可见后穹隆羊水池、胎脂，或可扪及胎头头发，则可考虑胎膜已破。若不确定是否破膜，可行阴道分泌物相关检查。

7

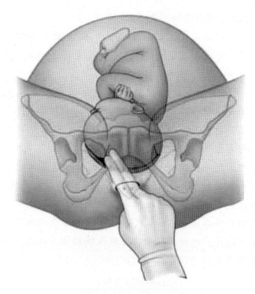

图 7-17　检查前囟

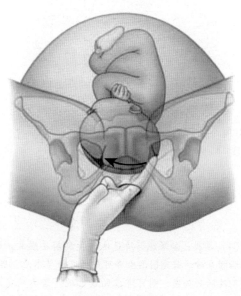

图 7-18　检查后囟

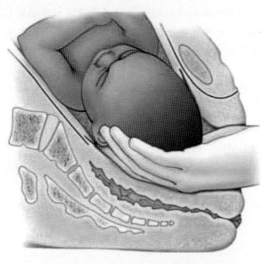

图 7-19 触摸胎儿耳廓法

7

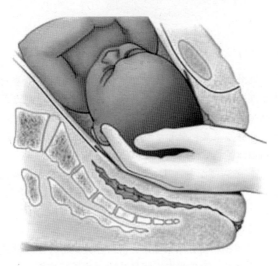

图 7-20 触摸胎儿耳廓法

（5）骨盆的评估：评估骨盆对角径，平均值为12.5cm，此值减去1.5~2.0cm为骨盆入口平面前后径长度。检查者将一手的食、中指伸入阴道，用中指尖尽量触到骶骨岬上缘中点，示指上缘紧贴耻骨联合下缘，另一手示指固定标记此接触点，抽出阴道内的手指，测量中指尖到此接触点距离可粗略等于对角径（图7-21）。

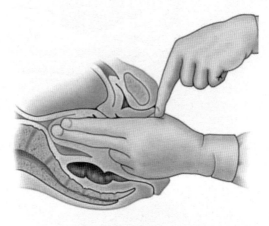

图7-21 评估对角径

此外，大多数孕妇骶骨岬不易扪及，若阴道检查时可扪及骶骨岬，则可考虑对角径较短。与此同时还需要评估坐骨棘是否突出、骶尾关节是否活动、坐骨切迹宽度、耻骨弓角度、坐骨结节间径（图7-22）、后矢状径、会阴组织等内容。

2. 经肛门检查 因肛门检查与阴道检查相比准确性较差、费时、较疼痛，不能很好的区分产瘤或颅骨等，因此肛门检查逐渐被阴道检查取代。

【注意事项】

1. 根据新研究结果显示，宫口开大6cm才出现陡峭的上升曲线；活跃期末无明显减速，故无减速期，新产程标准中活跃期为宫口开大6cm以上。

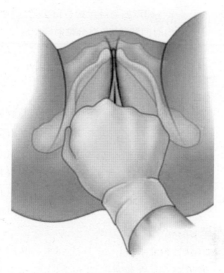

图 7-22 评估坐骨结节间径

2. 由于产程开始时间难以准确确定，主观性较强，潜伏期时间往往不准确，目前在产程观察处理中更强调活跃期宫口扩张和胎头下降速度。在新产程标准中潜伏期延长不作为剖宫产指征。

3. 临产后应在宫缩时通过肛查或阴道检查确定宫口开大和胎头下降情况，并进行动态评估，及时发现难产倾向。

第五节 产 程 图

2014 年中华医学会妇产科分会产科学组发布了"新产程标准及处理的专家共识（2014）"，建议废弃 Friedman 产程图，采用表 7-2 辅助宫口扩张及胎头下降的观察。以宫口扩张 6cm 作为活跃期的标志，正常情况下，活跃期宫口扩张速度为≥1cm/h。

【注意事项】

1. 以宫口扩张 6cm 作为活跃期的标志。

表 7-2 初产妇与经产妇宫口扩张
平均时间和第 95 百分位时间

类别	初产妇 (h)	经产妇 (h)
第一产程宫口扩张程度		
4~5cm	1.3(6.4)	1.4(7.3)
5~6cm	0.8(3.2)	0.8(3.4)
6~7cm	0.6(2.2)	0.5(1.9)
7~8cm	0.5(1.6)	0.4(1.3)
8~9cm	0.5(1.4)	0.3(1.0)
9~10cm	0.5(1.8)	0.3(0.9)
第二产程		
分娩镇痛(硬脊膜外阻滞)	1.1(3.6)	0.4(2.0)
未行分娩镇痛(硬脊膜外阻滞)	0.6(2.8)	0.2(1.3)

2. 在除外头盆不称及可疑胎儿窘迫的前提下，潜伏期延长（初产妇≥20h，经产妇≥14h）和第一产程缓慢但仍然有进展不作为剖宫产指征。

3. 活跃期停滞的诊断标准：当破膜且宫口扩张≥6cm 后，如宫缩正常，宫口停止扩张≥4h 可诊断；如宫缩乏力，宫口停止扩张≥6h 可诊断。正常情况下，活跃期宫口扩张速度可低至 0.5cm/h，活跃期停滞可作为剖宫产的指征。

4. 若出现活跃期停滞或活跃期有延长趋势，需进行再次评估给予适当处理，如未破膜者给予人工破膜，并酌情行阴道检查及时查找原因，确定下一步处理方式。

5. 第二产程初产妇超过 3 小时（行硬膜外镇痛者超过 4 小时），经产妇超过 2 小时（行硬膜外镇痛者超过 3 小时），可诊断第二产程延长。可酌情阴道助产或剖宫产结束产程。

（李 真）

第八章

异常分娩

第一节 难产的定义和诊治要点

【概述】

分娩取决于胎儿、产道、产力和精神心理四大要素及其相互动态适应性，同时受母亲、胎儿对继续妊娠或分娩耐受性的制约。胎儿、产道、产力和精神心理因素任何一个或多个发生异常，或者四个因素间不相协调适应，使分娩过程受阻，称为异常分娩，又称难产（dystocia）。

【临床表现及诊断】

分娩过程是胎头下降通过骨盆入口平面、中骨盆平面和骨盆出口平面，其间为适应内骨盆各个平面的不同形态和径线变化，被动地进行一系列适应性转动，以最小径线通过产道的全过程。核心是胎头下降，本质是头盆适应性，动力是与其相适应的协调产力。分娩进程观察指标包括胎头下降和宫口扩张，临床应用产程图来直观描述。胎头下降是产程进展观察的核心指标，宫口扩张主要是子宫缩复及胎头下降的结果，产程进入活跃期后，应该更多关注胎头下降曲线而非宫口扩张曲线。产程图是监控产程识别难产简单而价廉的工具。难产常表现为产力异常、产程异常、头盆不称和胎儿不能耐受继续分娩。

1. 产力异常　产力是胎头下降通过骨盆各平面的动力。与胎头下降程度和分娩阻力相适应、与头盆关系相适应、与母胎分娩负荷耐受相适应，是完成分娩机制的基本保障，宫缩是最主要的产力。张弛有度、循序渐进的宫缩，是母胎对分娩负荷应激逐步适应的基本条件。与胎头通过骨盆入口平面相适应的宫缩为 30~40~50sec/5~4~3min（潜伏期~进入活跃期），宫缩压力达 25~30mmHg，宫缩时绒毛间腔血液回流受阻。与胎头通过中骨盆平面相适应的宫缩为 50~60sec/3~2min（活跃期~第二产程前期或被动期），宫缩压力达 40~60mmHg，宫缩时绒毛间腔血液回流受阻，螺旋动脉血流逐渐阻断。与胎头通过骨盆出口平面相适应的宫缩为 60⁺sec/1~2min（第二产程后期或活动期），宫缩压力达 60~100mmHg，宫缩时螺旋动脉血流阻断（母胎生理隔绝 <1min，恢复期 >1min）。

与胎头下降通过骨盆各平面相适应的协调产力是分娩动力，不相适应的不协调产力是异常分娩表现。包括子宫收缩乏力和过强。

2. 产程异常　1954 年 Friedman 首先介绍宫颈扩张曲线，1955 年及 1965 年先后发表宫颈扩张曲线和胎头下降曲线及其关系研究结果，1981 年正式被称为 Friedman 分娩曲线。以 Friedman 分娩曲线为基础，1994 年 WHO 发布第 1 版合成产程图，以宫口扩张为重点的、第一产程包含潜伏期和活跃期，是产程管理的基础（图 8-1）。

2010 年 Zhang J 提出了自然分娩现代产程模式，活跃期起点为宫口扩张至 6cm。潜伏期初产妇不超过 20h，经产妇不超过 14h；活跃期约需 1.5~2h，胎头下降速度平均 0.86cm/h；第二产程时限尚未确定。在宫口扩张至 6cm 以前，允许给予足够的时间充分试产。自然分娩现代产程模式先后获得美国妇产科医师协会（ACOG）、美国母胎医学会（SMFM）和中华医学会妇产科学分会产科学组的认同（表 8-1）。

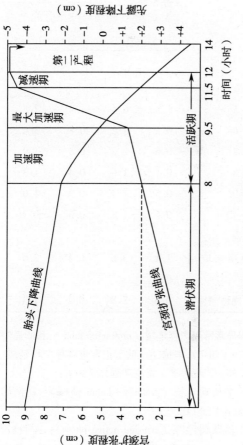

图 8-1 合成产程图

表8-1　初产妇与经产妇第一产程宫口
扩张及第二产程平均时间和
第95百分位时间（h）

类别	初产妇		经产妇	
	平均时间	第95百分位时间	平均时间	第95百分位时间
第一产程宫口扩张程度（cm）				
4～5	1.3	6.4	1.4	7.3
5～6	0.8	3.2	0.8	3.4
6～7	0.6	2.2	0.5	1.9
7～8	0.5	1.6	0.4	1.3
8～9	0.5	1.4	0.3	1.0
9～10	0.5	1.8	0.3	0.9
第二产程				
分娩镇痛（应用硬脊膜外阻滞）	1.1	3.6	0.4	2.0
未行分娩镇痛	0.6	2.8	0.2	1.3

产程异常常用产程延缓（protracted labor）和产程停滞（arrested labor）来描述。低于正常进度称产程延缓，进展完全停止产程停滞。常见产程异常如下：

（1）潜伏期延长（prolonged latent phase）：初产妇>20h，经产妇>14h。

（2）活跃期停滞（arrested active phase）：破膜后，宫口扩张≥6cm，宫缩良好但宫口停止扩张≥4h；如宫缩乏力，宫口停止扩张≥6h。

（3）胎头下降延缓（protracted descent）：第二产程胎头下降初产妇<1.0cm/h，经产妇<2.0cm/h。

（4）胎头下降停滞（arrested descent）：第二产程胎

头下降停止＞1h。

（5）第二产程延缓（protracted second stage）：初产妇≥3h（硬膜外阻滞≥4h），经产妇≥2h（硬膜外阻滞≥3h）；产程进展缓慢（胎头下降、旋转）。

（6）滞产（prolonged labor）：总产程≥24h。

出现产程异常，在加强胎儿监护基础上，积极阴道检查评估头盆关系，寻找原因并作出恰当处理，尤其是第二产程。

3. 头盆不称　头盆关系取决于胎儿大小、骨盆腔及其相互关系。胎儿大小可依据产科检查、B型超声检查综合评估；同时根据骨盆各平面径线大小，尾骨、骶骨及骶岬、韧带、坐骨棘等情况评价骨盆腔。阴道检查是产程中判断头盆关系的基本手段和技能，检查的基本内容包括：与各骨盆平面先适应的胎方位、胎头受压、产瘤、颅缝重叠、胎头拉长变形、头盆间隙、宫缩时先露下降程度等。结合产程进展、产力协调性，判断头盆适应性属于头盆相称、相对头盆不称或难以克服的头盆不称，根据胎儿、母亲对进一步分娩耐受性，确定产程处理措施。

由于胎儿过大（excessive fetal size）、骨盆腔容积不相适应（inadequate pelvic capacity）、胎先露或胎位异常（malpresentation or position of the fetus）等因素，可能导致头盆不称（cephalopelvic disproportion，CPD）。难以克服的头盆不称临床表现为持续的产程进展异常、阴道检查异常、产力不协调等，在不同的骨盆平面表现形式不同。

（1）骨盆入口平面的头盆不称：常可能表现为悬垂腹、胎头浮动、胎膜早破、胎头跨耻征阳性、胎头位置异常、潜伏期延长，最终表现为胎头衔接受阻。

临产后胎头仍未入盆，则应充分估计骨盆入口平面头盆关系，具体方法：孕妇排空膀胱，取两腿屈曲半卧位，检查者一手置于子宫底、一手置于耻骨联合上方下压胎头，将浮动的胎头向骨盆腔方向推压。若胎头低于耻骨联合前表面，表示胎头可以入盆，头盆相称，称胎头跨耻征阴性；若胎头与耻骨联合前表面在同一平面，表示可疑头盆不称，称胎头跨耻征可疑阳性；若胎头高于耻骨联合前表面，表示头盆明显不称，称为胎头跨耻征阳性。

由于胎头俯屈不良入盆，可表现为胎头不同程度仰伸的面先露、高直位。骨盆入口平面胎头仰伸度及面先露主要通过超声检查进行判断，阴道检查也有所发现。

胎头以枕横位入盆（胎头矢状缝坐落于骨盆入口平面横径），若胎头发生侧屈（尤其是悬垂腹易发生），前顶骨先入盆、矢状缝靠近骶岬，骨盆后方骶前空虚，称前不均倾。可通过潜伏期阴道检查有所发现。

（2）中骨盆平面头盆不称：常表现为活跃期停滞、胎头下降延缓甚至停滞、第二产程延缓；阴道检查可能发现尾骨、骶骨及骶岬、韧带、坐骨棘等骨盆腔情况异常，与中骨盆平面相不相适应的胎方位（枕横位及枕后位等非枕前位）、胎头受压、产瘤、颅缝重叠、胎头拉长变形、头盆间隙紧、宫缩时先露下降程度等头盆不称及胎头下降梗阻表现，甚至发生胎儿颅内出血。

【处理】

预测头盆不称及相应的产程管理仍然是产科工作者面临的难题。临产前不能判断产力因素异常。若产道、胎儿、精神心理因素正常，可经阴道分娩；因绝对产道异常或胎儿异常、母亲安全等因素需行择期剖宫产；其余临界异常应给予经阴道试产机会。试产包括骨产道异常的头位试产、臀位试产、瘢痕子宫主要是剖宫产后试产（Trial of labor after cesarean delivery, TOLAC）。头位分娩机制的核心是头盆适应性及产力适应性，胎头才是最好的骨盆测量器，待产或试产无疑是判断头盆适应性最好的方法。临产前预判的分娩方式，必须通过待产或试产过程去考验头盆适应性。

产程以观察和评价为主，应避免过多人为干预。在加强胎儿、产妇对分娩耐受性监护的基础上，积极评价产力适应性及头盆适应性，把握待产、试产程度，适时以剖宫产、阴道助产结束分娩。尤其在胎头通过中骨盆平面的第二产程，应把握剖宫产结束分娩的时机，一次恰当、慎重的剖宫产术，远比一次困难的阴道分娩对母儿有利，未及时发现梗阻性分娩是导致胎儿缺氧、子宫破裂的重要原因。

1. 骨盆入口平面 胎头在潜伏期下降、俯屈入盆，双顶径入盆、先露达到 0 而衔接，通过骨盆入口平面。若出现潜伏期延长等产程异常，宜加强胎儿监护、四步触诊判断胎头入盆情况及胎头跨耻征、阴道检查判断头盆关系，在排除胎儿窘迫及明显头盆不称基础上，必要时给予：

（1）镇静治疗性休息：哌替啶 100mg 肌内注射。

（2）人工破膜，缩宫素催产：12～18h 产程无进展，试产失败。胎膜早破、胎头高浮者，经 4～6h 规律宫缩产程无进展宜以剖宫产结束分娩。

单纯潜伏期延长不应作为剖宫产指征。

2. 中骨盆及骨盆出口平面 胎头衔接后，继续下降、内旋转、俯屈，双顶径通过骨盆最狭窄的坐骨棘平面、先露达 +3，逐渐内旋转至枕直前位，胎头在活跃期及第二产程被动期（前期）通过中骨盆平面。胎头快速下降、内旋转至枕直前位、进一步俯屈，在第二产程主动期（后期）通过不在同一平面有共同底边的前后两个三角形组成的出口平面，胎儿娩出。

中骨盆及出口平面头盆不适应（胎儿过大、骨盆狭窄、胎位异常等）使胎头下降、俯屈、内旋转受阻，双顶径可能被阻于中骨盆平面。常出现继发性宫缩乏力，产程表现为活跃期停滞、胎头下降延缓甚至停滞、第二产程延缓，加强胎心监护、人工破膜可能发现胎儿窘迫。积极阴道检查可能发现头盆不称及胎头下降梗阻表现。

（1）活跃期停滞：宜积极以剖宫产结束分娩。

（2）胎头下降延缓甚至停滞、第二产程延缓：双顶径阻于坐骨棘以上（骨先露 S＜+3）不下降或下降不明

8

显，出现头盆不称、胎头下降梗阻表现，积极以剖宫产结束分娩；宫口开全，双顶径已通过坐骨棘（骨先露 S ≥ +3），无明显头盆不称及胎头下降梗阻表现，可静脉点滴缩宫素加强产力，积极进行阴道助产。

3. 产程中发现面先露、前不均倾、高直后位等严重异常胎位，应积极行剖宫产结束分娩。产力异常出现病理缩复环、胎儿窘迫，应积极抑制宫缩行剖宫产。

【注意事项】

1. 骨盆腔上大下小，中骨盆平面是骨盆最狭窄平面，骨盆出口平面是产道的最低部分，应于临产前对胎儿大小、头盆适应性作出充分评价，决定能否经阴道分娩、能否进行慎重试产。中骨盆及骨盆出口平面狭窄以剖宫产较为安全。

2. 在胎头通过骨盆入口平面及宫口开全双顶径通过坐骨棘平面过程中，无头盆不称及胎头下降梗阻表现，若出现宫缩乏力，可静脉点滴缩宫素加强产力，尤其需要阴道助产时。

3. 虽然单纯潜伏期延长不作为剖宫产指征，但胎头在潜伏期通过骨盆入口平面的过程中，若出现产程延缓，应积极排除面先露、前不均倾、高直后位等严重异常胎位。

4. 产程以观察和评价为主，应避免过多人为干预。在加强胎儿、产妇对分娩耐受性监护的基础上，积极评价产力适应性及头盆适应性，把握待产、试产程度，适时以剖宫产、阴道助产结束分娩。

（王晓东）

第二节　产力异常

【概述】

分娩的核心是胎头下降，本质是头盆适应性，动力是与其相适应的协调产力。产力受胎儿、产道和产妇精神心理因素的制约。产力以子宫收缩力为主，子宫收缩力贯穿于分娩全过程,具有节律性、对称性及极性,以及缩复作用的循序渐进的子宫收缩,推动胎先露下降,促进子宫颈口扩张。分娩过程中,子宫收缩的节律性、对称性及极性,以及缩复作用不正常(不协调性宫缩);或强度、频率有改变,与胎头下降程度(胎头通过骨盆各平面)和分娩阻力不相适应、与头盆关系不相适应、与母胎分娩负荷耐受不相适应,称子宫收缩力异常,简称产力异常(abnormal uterine action)。子宫收缩力异常包括子宫收缩乏力(简称宫缩乏力)和子宫收缩过强(简称宫缩过强),每类又分为协调性子宫收缩和不协调性子宫收缩。

子宫发育不良、子宫畸形、子宫肌瘤等,均能引起宫缩异常。子宫壁过度膨胀,大剂量使用镇静剂、镇痛剂及麻醉药,可以使宫缩受到抑制。产妇精神心理因素可以直接影响产力,对分娩有顾虑的产妇,往往在分娩早期即出现产力异常为原发性宫缩乏力;头盆不称和胎位异常的产妇常出现继发性宫缩乏力。不协调性宫缩,以及与胎头下降程度不相适应的过强、过频宫缩,影响子宫~胎盘~胎儿单位血液供应,使胎儿乏氧甚至缺氧,导致胎儿窘迫或新生儿窒息。

【临床表现及诊断】

1. 子宫收缩乏力

(1)协调性宫缩乏力:即低张性宫缩乏力(hypotonic uterine inertia)。子宫收缩具有正常的节律性、对称性及极性,以及缩复作用,但收缩力弱,对胎儿影响不大,常导致产程延缓甚至停滞。可为原发性或继发性协调性宫缩乏力。

(2)不协调性宫缩乏力:即高张性宫缩乏力(hypertonic uterine inertia)。子宫收缩失去正常的节律性、对称性及极性,以及缩复作用,不能使胎先露下降和宫口扩张,属无效宫缩,并且宫缩间歇期子宫壁也不完全松弛。多为骨盆入口平面头盆不称导致的原发性不协调性宫缩乏力。导致产妇持续性腹痛、烦躁不安、过度消耗、精神疲乏；影响子宫-胎盘-胎儿单位血液供应，使胎儿乏氧甚至缺氧，导致胎儿窘迫或新生儿窒息。

产程中子宫收缩乏力增加产后出血风险。

2. 子宫收缩过强

（1）协调性子宫收缩过强：子宫收缩具有正常的节律性、对称性及极性，以及缩复作用，但收缩力过强。若无头盆不称，可导致产程缩短，甚至出现急产（总产程<3h），可能造成宫颈、阴道以及会阴撕裂伤，来不及接产可致感染、新生儿坠落伤；若伴头盆不称、胎位异常或瘢痕子宫，可发生病理缩复环、血尿、甚至发生子宫破裂。

（2）不协调性子宫收缩过强

1）子宫痉挛性狭窄环（constriction ring of uterus）：常因产妇紧张疲劳，不恰当阴道操作，以及胎膜早破并胎头高浮、头盆不称等不适当使用宫缩剂，导致子宫壁局部肌肉呈痉挛性不协调性收缩形成环状狭窄，持续不放松，称为子宫痉挛性狭窄环。狭窄环可发生在宫体任何部分、宫颈，常见于子宫体与下段交界处、胎体狭窄部如胎颈部。产妇出现持续性腹痛、烦躁不安，宫颈扩张缓慢、胎先露下降停滞，胎盘嵌顿，阴道检查可能触及较硬而无弹性的狭窄环。子宫痉挛性狭窄环与病理缩复环不同，特点是不随宫缩上升。

2）强直性子宫收缩（tetanic contraction of uterus）：由于不适当应用缩宫素，导致子宫持续性强直性收缩，宫缩间歇期短或无间歇。可出现病理缩复环、血尿等先兆子宫破裂征象。产妇烦躁不安，持续性腹痛、高张拒按，胎位触不清、甚至胎心听不清。

（3）宫缩过强、过频影响子宫-胎盘-胎儿单位血液循环，易发生胎儿窘迫甚至胎死宫内、新生儿窒息甚至死亡、新生儿颅内出血。

【处理】

1. 原发性宫缩乏力 在胎头通过骨盆入口平面过程中，进入产程或潜伏期发生原发性宫缩乏力，通过加强胎儿监护、四步触诊判断胎头入盆情况及胎头跨耻征、阴道检查判断头盆关系，在排除胎儿窘迫及明显头盆不称基础上，必要时给予：

（1）镇静治疗性休息：哌替啶 100mg 肌内注射。3～4h 以后，可用地西泮 10mg 缓慢静脉注射（2～3min），软化宫颈、缓解宫颈水肿，促进宫口扩张。

（2）人工破膜，缩宫素催产：宫口扩张 ≥3cm，可于宫缩间隙期人工破膜，观察羊水性状，检查排除脐带脱垂，听胎心，平卧或侧卧待产；排除胎儿窘迫及明显头盆不称后，给予缩宫素催产。12～18h 产程无进展，试产失败。胎膜早破、胎头高浮者，经 4～6h 规律宫缩产程无进展宜以剖宫产结束分娩。

2. 继发性宫缩乏力 临产后出现继发性宫缩乏力，加强胎儿监护排除胎儿窘迫同时，积极阴道检查排除头盆不称及胎头下降梗阻。

（1）在胎头通过骨盆入口平面及宫口开全双顶径通过坐骨棘平面过程中、无头盆不称及胎头下降梗阻表现，若出现继发宫缩乏力，可静脉点滴缩宫素加强产力，尤其需要阴道助产时。

（2）胎头在通过中骨盆平面过程中出现继发性宫缩乏力，加强胎儿监护排除胎儿窘迫同时，积极阴道检查排除头盆不称及胎头下降梗阻。观察产程进展，出现活跃期停滞积极以剖宫产结束分娩；胎头下降延缓甚至停滞、第二产程延缓，双顶径阻于坐骨棘以上（骨先露 S < +3）不下降或下降不明显，出现头盆不称、胎头下降梗阻表现，积极以剖宫产结束分娩。

3. 子宫收缩过强

（1）有急产史的孕妇，分娩前产前检查应注意胎头入盆情况，提前住院待产；临产后提前做好接产及新生儿复苏准备。若属未消毒的接产，应给予抗生素预防感染；若急产来不及消毒及新生儿坠地，应及时请新生儿专业医师给予相应处理，预防颅内出血，必要时尽早预防破伤风。

8

（2）临产后慎用宫缩药物及其他促进宫缩的产科处理，避免不必要的阴道操作，产后仔细检查宫颈、阴道、外阴，若有撕裂应及时缝合。

（3）一旦发生持续性子宫收缩过强：停止阴道操作及停用缩宫素等；吸氧；给予宫缩抑制剂，如25%硫酸镁20ml加入25%葡萄糖液20ml内缓慢静脉注射（不少于5分钟）；若无胎儿窘迫征象，给予镇静剂如哌替啶100mg肌内注射（4h内胎儿不娩出者）。若持续性子宫收缩过强不缓解，宫口未开全、胎先露高，或梗阻性分娩，或伴有胎儿窘迫征象，均应立即行剖宫产术；若异常宫缩缓解，正常宫缩恢复，在加强胎儿监护基础上，可等待自然分娩或适时行阴道助产。若胎死宫内，可用乙醚吸入麻醉，待宫口已开全，行阴道分娩，必要时毁胎；若仍不能缓解强直性宫缩，为避免子宫破裂，可行剖宫产术。

【注意事项】

与胎头下降通过骨盆各平面相适应的协调产力是分娩动力，不相适应的不协调产力是异常分娩表现。临产后慎用宫缩药物及其他促进宫缩的产科处理，避免不必要的阴道操作和产程干预。及时识别不相适应的不协调产力，积极查找原因，排除头盆不称及胎头下降梗阻，在加强胎儿监护的基础上，做出正确处理。

（王晓东）

第三节 产道异常

产道包括骨产道（骨盆腔）及软产道（子宫下段、宫颈、阴道、外阴及骨盆底软组织），是胎儿自然娩出的通道。产道异常可使胎儿娩出受阻，临床上以骨产道异常多见。

一、骨产道异常

【概述】

骨产道即真骨盆，其大小、形态、轴线与分娩密切相关。骨盆腔上大下小，根据大小变化理论上划分为三个界面，即骨盆入口平面、中骨盆平面及骨盆出口平面。骨盆入口平面是骨盆腔最大平面，呈横椭圆形；中骨盆平面是骨盆腔最狭窄平面，呈纵椭圆形；不在同一平面有共同底边的前后两三角形组成的骨盆出口平面是骨盆腔的最低部分。

骨产道异常包括骨盆腔径线过短或形态异常。丧失正常形态及对称性的骨盆称为畸形骨盆。盆腔径线过短或形态异常，致使骨盆腔容积小于胎先露能够通过的限度，阻碍胎先露下降，影响产程正常进度，称为狭窄骨盆（pelvic contraction）。可以为一条径线过短或多个径线同时过短，也可以为一个平面狭窄或多个平面同时狭窄，需结合整个骨盆腔大小与形态进行综合分析，作出正确判断。

【临床表现及诊断】

1. 骨盆入口平面狭窄（contracted pelvic inlet） 骨盆入口平面狭窄以扁平骨盆最常见，表现为入口平面前后径过短，内骨盆检查常表现为骶岬前突、也可表现为骶骨平直。临床分 3 级：Ⅰ 级为临界性狭窄，骶耻外径 18cm，入口前后径 10cm，绝大多数可以经阴道分娩；Ⅱ 级为相对性狭窄，骶耻外径 16.5～17.5cm，入口前后径 8.5～9.5cm，需经头位试产判断胎头能否衔接；Ⅲ 级为绝对性狭窄，骶耻外径 ≤16.0cm，入口前后径 ≤8.0cm，胎头不能入盆，必须以剖宫产终止妊娠或结束分娩。

骨盆入口平面狭窄临床表现常为悬垂腹、胎先露异常、胎头浮动、胎膜早破甚至脐带脱垂、胎头跨耻征阳性；头位试产可能出现头位胎位异常、宫缩乏力、潜伏期延长，最终表现为胎头衔接受阻；骨盆入口平面狭窄头位试产过程中应及时识别骨盆入口平面梗阻性难产表现如病理缩复环、血尿，入口平面严重头位胎位异常如不均倾位、高直位、面先露等。

2. 中骨盆及骨盆出口平面狭窄 中骨盆平面临床测量比较困难，中骨盆平面狭窄常延续至骨盆出口平面，

8

与骨盆出口平面狭窄相伴行，常表现为漏斗骨盆
(funnel shaped pelvis)。骨盆入口各径线值可正常，坐骨
棘间径及中骨盆后矢状径狭窄，坐骨结节间径及出口后
矢状径狭窄。内骨盆检查发现坐骨棘突出、内聚，骶骨
平直，骶棘韧带容受 <2 横指；骶结节韧带坚韧缩短，
骶尾关节不活动甚至融合前突，耻骨弓角度 <90°。临床
分3级：Ⅰ级临界性狭窄，坐骨棘间径 10cm，坐骨结节
间径 7.5cm，坐骨结节间径与出口后矢状径之和 ≥15cm；
Ⅱ级相对性狭窄，坐骨棘间径 8.5～9.5cm，坐骨结节间
径 6.0～7.0cm，坐骨结节间径与出口后矢状径之和 12～
14cm；Ⅲ级绝对性狭窄，坐骨棘间径 ≤8.0cm，坐骨结
节间径 ≤5.5cm，坐骨结节间径与出口后矢状径之
和 ≤11cm。

中骨盆及骨盆出口平面狭窄临床表现，胎头下降至
中骨盆，胎头下降、内旋转受阻，形成持续性枕横位或
枕后位，双顶径可能被阻于坐骨棘平面。常出现继发性
宫缩乏力；产程表现为活跃期停滞及第二产程胎头下降
延缓甚至停滞、第二产程延缓；胎监、人工破膜可能发
现胎儿窘迫；阴道检查发现胎方位异常（非枕前位）、
胎头受压、产瘤、颅缝重叠、胎头拉长变形、头盆间隙
紧、宫缩时胎头无明显下降等头盆不称甚至胎头下降梗
阻表现。甚至发生胎儿颅内出血。

3. **骨盆三个平面狭窄**　骨盆外形属女型骨盆，但骨
盆入口、中骨盆及骨盆出口平面均狭窄，每个平面径线
均小于正常值 2cm 或更多，称为均小骨盆（generally
contracted pelvis）。多见于身材矮小、体形匀称的妇女。
孕妇身高 <145cm 应警惕均小骨盆。

4. **畸形骨盆**　骨盆失去正常形态及对称性称畸形骨
盆，如骨软化症骨盆、偏斜骨盆、骨盆损伤等。可表现
孕妇体形、步态异常，脊柱及髋关节畸形等。

【狭窄骨盆分娩时处理】

骨盆腔上大下小，中骨盆平面是骨盆最狭窄平面，
骨盆出口平面是产道的最低部分。临产前应明确狭窄骨

盆类别和程度，了解胎位、胎儿大小、破膜与否，结合年龄、产次、既往分娩史，对头盆适应性作出充分评价，决定能否进行头位试产。入口平面头盆适应性允许通过充分头位试产进行评价，中骨盆及出口平面头盆适应性可通过慎重试产进行评价。中骨盆及骨盆出口平面狭窄以剖宫产较为安全。

1. **骨盆入口平面狭窄的处理**　临产前胎头仍未入盆，除常规测量骨盆出口径线及骨盆内测量外，应作骨盆各平面外测量。若骨盆入口平面绝对狭窄，骨盆入口平面狭窄合并严重头位胎位异常如胎头过度仰伸（面先露）、非头位胎先露如臀先露及肩先露，宜以剖宫产终止妊娠；骨盆入口平面相对狭窄，若无明显骨盆入口平面头盆不称表现（如悬垂腹、胎头浮动、胎膜早破、胎头跨耻征阳性等），正常足月胎儿允许通过充分头位试产评价入口平面头盆适应性，在一定试产时限内，评价胎头能否下降入盆衔接、头盆关系是否良好。

入口平面头位充分试产过程中，应及时识别骨盆入口平面梗阻性难产表现如病理缩复环、血尿，入口平面严重头位胎位异常如不均倾位、高直位、面先露等，及时以剖宫产结束分娩。出现宫缩乏力、潜伏期延长，通过胎儿监护，四步触诊判断胎头入盆情况、胎头跨耻征及阴道检查判断头盆关系。在排除胎儿窘迫及明显头盆不称基础上，必要时给予：

（1）镇静治疗性休息：哌替啶 100mg 肌内注射。

（2）人工破膜，缩宫素催产：12～18h 产程无进展，试产失败。胎膜早破、胎头高浮者，经 4～6h 规律宫缩产程无进展宜以剖宫产结束分娩。

2. **中骨盆及骨盆出口平面狭窄的处理**　中骨盆平面是骨盆最狭窄平面，骨盆出口平面是产道的最低部分，应于临产前对胎儿大小、头盆适应性作出充分评价，决定中骨盆及骨盆出口平面狭窄能否进行慎重头位试产来评价中骨盆及出口平面头盆适应性。中骨盆平面狭窄，出口横径过短，耻骨弓角度变锐，耻骨弓下

8

三角空隙不能利用，胎头向后移，可利用出口后三角空隙娩出。临床上出口横径与出口后矢状径之和≥15cm，足月胎儿<3000g，多数可经阴道分娩。

若产程进展顺利，宫口开全，无胎头下降梗阻表现，胎头双顶径达坐骨棘水平或更低，可经阴道徒手旋转胎头为枕前位，等待自然分娩，或行产钳或胎头吸引术助产，可用缩宫素催产，应做较大的会阴切开，以免会阴严重撕裂。

若产程进展延缓，通过胎儿监护、必要时人工破膜、及阴道检查，在排除胎儿窘迫及明显头盆不称基础上，可继续试产；若出现继发性宫缩乏力，活跃期停滞及第二产程胎头下降延缓甚至停滞、第二产程延缓，或阴道检查发现胎方位异常（非枕前位）、胎头受压、产瘤、颅缝重叠、胎头拉长变形、头盆间隙紧、宫缩时胎头无明显下降等头盆不称甚至胎头下降梗阻表现，若胎头双顶径未达坐骨棘水平，或出现胎儿窘迫征象，应及时行剖宫产结束分娩。

8

若骨盆出口横径与出口后矢状径之和<15cm，足月胎儿不易经阴道分娩，应行剖宫产终止妊娠。中骨盆及骨盆出口平面狭窄头位试产中应慎重，骨盆及骨盆出口平面狭窄以剖宫产较为安全。

3. 骨盆三个平面狭窄的处理　主要是均小骨盆，参照骨盆入口平面狭窄、中骨盆及出口平面狭窄处理原则。若估计胎儿较大，有明显头盆不称表现，应及时以剖宫产术终止妊娠或结束分娩。若估计胎儿不大，胎位正常，头盆相称，可以头位试产。

4. 畸形骨盆的处理　根据畸形骨盆种类、狭窄程度，胎儿大小等情况具体分析。畸形严重、明显头盆不称者，应及时以剖宫产终止妊娠。

二、软产道异常

软产道是由子宫下段、宫颈、阴道、外阴及骨盆底软组织构成的弯曲管道。软产道异常包括先天发育异常及后天疾病。应于第一次产前检查和分娩前，详细了解病史和体格检查，了解软产道异常情况，判断其对妊娠和分娩的影响。

1. 外阴异常 高龄初产妇会阴坚韧、外阴水肿、外阴阴道瘢痕、外阴阴道严重静脉曲张等，可能影响会阴阴道扩张，可作会阴切开预防会阴阴道撕裂伤。若会阴阴道扩张明显受限，胎头娩出时可能造成严重会阴阴道撕裂伤，应行剖宫产终止妊娠。

2. 阴道异常

（1）阴道横膈影响胎先露部下降。若横膈位置高且坚厚，应行剖宫产终止妊娠。若横膈被胎先露撑薄，可在直视下自横膈小孔处将横膈作 X 形切开，分娩结束切除残膈，用可吸收线间断或连续锁边缝合残端。

（2）阴道纵隔若伴有双子宫、双宫颈，位于一侧子宫内的胎儿下降通过该侧阴道分娩，纵隔被推向对侧，分娩多无阻碍。若阴道纵隔发生于单宫颈，纵隔阻碍胎先露部下降，须在纵隔中间剪断，分娩结束后剪除残留的隔，用可吸收线间断或连续锁边缝合残端。

（3）外阴阴道尖锐湿疣可阻塞产道，易发生裂伤、血肿及感染，同时为预防新生儿患喉乳头瘤及女婴生殖道湿疣，应行剖宫产终止妊娠。

（4）阴道包块阻碍胎先露部下降而又不能经阴道切除者，应行剖宫产终止妊娠。若阴道壁囊肿较大时，可行囊肿穿刺抽吸内容物。阴道病变待产后择时处理。

3. 宫颈异常

（1）宫颈粘连及瘢痕多为损伤性刮宫、宫颈手术或物理治疗所致，可导致宫颈性难产。产程中宫颈管已消失而宫口却不扩张，若宫颈组织不软化、宫口不扩张，宫颈粘连及瘢痕应以剖宫产结束分娩。

（2）宫颈坚韧常见于高龄初产妇，宫颈成熟不良、缺乏弹性或精神过度紧张使宫颈挛缩，宫颈不易扩张。可用地西泮 10mg 缓慢静脉注射（2～3min），也可于宫颈两侧各注入 0.5% 利多卡因 5～10ml。若宫颈软化、宫口不扩张，应行剖宫产结束分娩。

（3）宫颈水肿常是头盆不适应的表现，致使宫颈前唇长时间被压于胎头与耻骨联合之间，血液回流受阻引起水肿，影响宫颈扩张。可于宫颈两侧各注入 0.5% 利多卡因 5～10ml 或地西泮 10mg 缓慢静脉注射，待宫口近开全，用手将水肿的宫颈前唇上推，使其逐渐越过胎头，即可经阴道分娩。若有明显头盆不称，应行剖宫产结束分娩。

（4）宫颈肌瘤影响胎先露入盆、下降，及宫颈容受、扩张，应行剖宫产终止妊娠。

（5）宫颈癌不应经阴道分娩，应于妊娠 32～34 周后行剖宫产术及宫颈癌手术，或剖宫产术后放疗。

4. 子宫异常

（1）子宫畸形：包括纵隔子宫、双子宫、双角子宫、单角子宫等。明显增加异常胎位及胎盘位置异常发生率；产程中易出现宫缩乏力、宫颈扩张缓慢，甚至发生子宫破裂。应严密观察产程，适当放宽剖宫产指征。

（2）瘢痕子宫：剖宫产率飙升和子宫肌瘤手术指征泛滥，前次剖宫产术和子宫肌瘤剔除术成为瘢痕子宫最常见的原因。在高剖宫产率基础上，随着再次妊娠分娩人群增多和妊娠分娩年龄延后，瘢痕子宫再次妊娠分娩率明显提高。并非"一次剖宫产次次剖宫产"，根据前次剖宫产术式、指征、术后有无感染、术后再孕间隔时间、既往剖宫产次数、本次妊娠胎儿因素与头盆适应性以及有无紧急剖宫产条件等综合分析，判断瘢痕子宫是否行剖宫产后试产（Trial of labor after cesarean delivery，TOLAC）。实施 TOLAC 的首要条件，是前次剖宫产的指征在此次妊娠中不复存在以及此次无新的剖宫产指征。美国妇产科医师学会（American college of obstetricians and gynecologists，ACOG）、加拿大妇产科医师协会（society of obstetricians and gynecologists of Canada，SOGC）及英国皇家妇产科医师学会（Royal college of obstetricians and gynecologists，RCOG）推荐的 TOLAC 条件为：最多两次剖宫产史、胎儿纵产式、子宫没有其他瘢痕、无子宫破裂病史、骨盆正常和医疗单位具有紧急剖宫产术条件。瘢痕子宫再次妊娠分娩子宫破裂风险增加，若只有1次剖宫产史且为子宫下段横切口、术后再孕分娩间隔（interdelivery interval）时间2年、胎儿大小适中、胎儿产道及产力因素正常且相互适应，产前B型超声未提示子宫下段不连续，TOLAC成功、剖宫产后阴道分娩（vaginal birth after cesarean section，VBAC）率较高。TOLAC过程中应密切观察头盆不适应、产力过强和子宫先兆破裂征象，高度警惕子宫破裂，必要时应紧急剖宫产结束分娩并同时行子宫破口修补术。

若前次剖宫产为子宫纵切口或T形切口、剖宫产术后有感染、剖宫产史≥2次，应行择期重复剖宫产（elective repeart cesarean section，ERCS）；子宫肌瘤剥除术穿透子宫黏膜，也应行择期剖宫产。

目前子宫下段全层厚度和肌层厚度的界值分别为2.0~3.5mm和1.4~2.0mm，目前没有大家可以普遍接受的临界值（cut-off）来预测子宫破裂，相关指南亦未赞同子宫下段厚度对于子宫破裂的预测价值。有专家推荐cut-off值可以定为3mm。

（3）子宫肌瘤：子宫肌瘤在妊娠期及产褥期可能发生红色变性，表现为肌瘤快速生长、剧烈疼痛，白细胞计数升高甚至发热，保守治疗多能缓解。妊娠合并子宫肌瘤多能经阴道分娩，但要预防产后出血。过大的子宫下段或宫颈肌瘤可能导致产道梗阻，阻碍胎儿下降，宜以剖宫产终止妊娠，可同时行肌瘤剥除术。视肌瘤部位、大小及病人情况，为避免手术失血过多及手术时间延长，也可产后再做处理。

5. 卵巢肿瘤　妊娠合并卵巢肿瘤，围生期可能发生肿瘤蒂扭转、破裂。卵巢肿瘤阻碍胎先露衔接下降，应行剖宫产终止妊娠，同时切除肿瘤送病理检查，若为卵巢恶性肿瘤，处理原则同非孕期。

（王晓东）

第四节 胎头位置异常

胎位异常（abnormal fetal position）包括胎头位置异常、臀先露及肩先露等，是造成难产常见的原因。分娩时枕前位约占90%，而胎位异常约占10%，其中胎头位置异常6%~7%，胎产式异常的臀先露3%~4%，肩先露已极少见。因胎头俯屈、侧屈、旋转等异常导致的胎头位置异常，在骨盆各个平面有不同的表现，包括因胎头俯屈不良呈不同程度仰伸的胎头高直位和面先露，胎头侧屈导致的胎头不均倾位，胎头在骨盆腔内旋转受阻导致的持续性枕横位、持续性枕后位。可通过四步触诊、阴道检查、超声检查等发现。胎头位置异常造成的难产称头位难产。

8

一、胎头高直位

【概述】

胎头呈不屈不仰姿势，以枕额径下降进入骨盆入口平面，其矢状缝与骨盆入口前后径相一致，称为胎头高直位（sincipital presentation）。约占分娩总数的1.08%。胎头枕骨向前靠近耻骨联合者称为胎头高直前位，又称枕耻位（occ ipitopubic position）；胎头枕骨向后靠近骶岬者称为胎头高直后位，又称枕骶位（occ ipitosacral position）。

【临床表现及诊断】

1. 临床表现 胎头不俯屈，以枕额径坐落于骨盆入口平面前后径、下降进入骨盆入口平面。临产后胎头下降延缓或胎头浮动不能入盆，宫口扩张延缓，潜伏期延长甚至活跃期停滞，最终表现为胎头衔接困难，常感耻骨联合部位疼痛。

2. 腹部检查 高直前位胎背靠近腹前壁，不易触及胎儿肢体，胎心位于腹中线位置稍高。高直后位时胎儿肢体靠近腹前壁，胎心遥远，有时可能在耻骨联合上方触及胎儿下颏。

3. 阴道检查 肛查胎头位置高，骨盆腔空虚。阴道检查发现胎头矢状缝与骨盆入口前后径一致，后囟在耻骨联合后，前囟在骶骨前，为胎头高直前位，反之为胎头高直后位。因胎头嵌顿于骨盆入口，宫口常停滞于3~5cm，很难开全。

4. 超声检查 胎头双顶径与骨盆入口横径一致，胎头矢状缝与骨盆入口前后径一致；胎儿脊柱位于母亲腹腔中间。高直后位可在耻骨联合上方探及胎儿眼眶。

【分娩处理】

临产后胎头浮动不能入盆、胎头衔接困难，应积极排除骨盆入口平面胎头位置异常及头盆不称。

胎头高直前位，若骨盆正常、胎儿不大，应给予骨盆入口平面充分试产机会。加强宫缩促使胎头俯屈，胎头可转为枕前位下降入盆衔接；或胎头极度俯屈，胎头枕骨下部以耻骨联合后方为支点，加强产力使前囟和额部先后滑过骶岬下降入盆衔接，胎头在中骨盆平面不需内旋转，以枕前位经阴道分娩。若试产失败积极行剖宫产结束分娩。

高直后位临产后胎头浮动不能入盆，表现为潜伏期产程延长甚至活跃期停滞，即使宫口能开全，由于胎头高浮也易发生滞产、先兆子宫破裂或子宫破裂。高直后位很难经阴道分娩，一经确诊应行剖宫产术。

二、面先露

【概述】

胎头呈极度仰伸、枕骨与背部接触，以面部为先露时，称为面先露（face presentation），以颏骨为指示点。发生率为0.08%~0.27%，多见于经产妇。面先露于临产后发生，通常是胎头以额先露下降入盆受阻进一步仰伸而形成面先露。凡可能阻碍胎头俯屈的因素，均可能导致面先露。

【临床表现及诊断】

1. 临床表现及腹部检查 临产后胎头浮动不能入盆。胎儿颜面部先露不能紧贴子宫下段及宫颈内口，常引起宫缩乏力，加之颜面部径线增大、骨质不能变形，致使潜伏期延长、头盆不称、活跃期停滞，导致梗阻性难产、软产道裂伤、甚至子宫破裂。

胎头受压过久，可引起胎儿窘迫、颅内出血、新生儿窒息。胎儿面部受压变形，颜面皮肤淤血青紫、肿胀，尤以口唇为著，影响吸吮，严重时可发生及喉头水肿影响吞咽及呼吸。新生儿于生后保持仰伸姿势达数日之久。

2. 阴道检查 胎先露不似圆而硬的胎头顶枕骨；宫口开大后可触及高低不平、软硬不均的胎儿颜面部特征，如口、鼻、颧骨及眼眶。依据胎儿口腔及颏部所在部位确定胎方位。

3. 超声检查 能探及过度仰伸的胎头，明确胎头枕部及眼眶位置，鉴别臀先露，确诊面先露并确定胎方位。

【分娩处理】

颏前位若无头盆不称，产力良好，有可能经阴道自然分娩。颏后位不能经阴道自然娩出。为避免面先露阴道分娩对母胎的危害，一经确诊应行剖宫产术。若胎儿畸形，无论颏前位或颏后位，均应在宫口开全后行穿颅术结束分娩。

面先露于临产后发生，临产后出现胎头浮动不能入盆、潜伏期延长、头盆不称、活跃期停滞等表现，应及时阴道检查和超声检查，争取尽早做出诊断。忽略性面先露（neglected face presentation），颏前位若无头盆不称，产力良好，有可能经阴道自然分娩，但产程明显延长，胎儿颜面部受压变形损害较重。在骨盆入口平面很少发生面先露，通常是胎头以额先露下降入盆受阻进一步仰伸而形成面先露。其可能分娩机制包括：仰伸、下降、内旋转、俯屈、复位及外旋转。

颏前位时，胎头以仰伸姿势衔接、下降，胎儿面部达骨盆底时，胎头极度仰伸，颏部为最低点，向前方转

45°，胎头继续下降并极度仰伸，颏部位于最低转向前方，当颏部自耻骨弓下娩出后，极度仰伸的胎颈前面处于产道小弯（耻骨联合），胎头俯屈时，胎头后部适应产道大弯（骶骨凹），使口、鼻、眼、额、前囟及枕部自会阴前缘相继娩出，胎头娩出后进行复位及外旋转，胎肩及胎体相继娩出。

面先露前囟颏径明显大于枕下前囟径，且颜面部骨质变形能力不如颅骨，因此，面先露内旋转阻力大，颏后位内旋转135°成颏前位的可能性小，多以持续性颏后位下降。颏后位胎儿面部达骨盆底后，极度伸展的胎颈不能适应产道大弯，极度仰伸的胎头大部分嵌顿于耻骨联合不能通过产道小弯，成为梗阻性难产。故足月活胎不能经阴道自然娩出。

三、前不均倾

【概述】

胎头矢状缝坐落于骨盆入口横径，以枕横位进入骨盆入口，胎头侧屈使其两顶骨先后依次入盆，呈不均倾势嵌入骨盆入口，称为胎头不均倾。若前顶骨先嵌入，矢状缝偏后靠近骶骨，称前不均倾（anterior asynelitism）；若后顶骨先嵌入，矢状缝偏前，称后不均倾。当胎头不均倾双颅骨均能下降通过骨盆入口平面时，即能较顺利地经阴道分娩。以前不均倾导致头位难产居多，其发生率为 0.55% ~ 0.81%。

【临床表现及诊断】

1. 临床表现 前不均倾常发生于头盆不称、扁平骨盆、骨盆倾斜度过大、腹壁松弛等，因胎体向前倾斜，常表现为悬垂腹。产程中由于前顶骨紧嵌于耻骨联合、后顶骨被阻于骶岬之上，胎头下降衔接困难，常发生胎膜早破、潜伏期延长或活跃期停滞，多在宫口扩张至 3 ~ 5cm 时即扩张延缓甚至停滞不前。因前顶骨紧嵌于耻骨联合压迫尿道及宫颈前唇，导致尿潴留、血尿、宫颈前唇水肿。胎头受压过久，可出现胎头前顶水肿及胎儿窘迫。由于胎头下降受阻常导致继发性宫缩乏力。

2. 腹部检查　前不均倾位因胎体向前倾斜，常表现为悬垂腹，临产后胎头入盆困难，耻骨联合上方可触及胎头顶部；胎头取枕横位并侧屈入盆，于耻骨联合上方可触及一侧胎肩。

3. 阴道检查　胎头矢状缝与骨盆入口横径一致，向后移靠近骶岬；前顶骨紧嵌于耻骨联合后方，产瘤大部分位于前顶骨，宫颈前唇水肿，尿道受压不易插入导尿管；因后顶骨的大部分尚在骶岬之上而不能触及，致使盆腔后半部空虚。

4. 超声检查　临产前 B 型超声提示枕横位，若合并扁平骨盆、骨盆倾斜度过大、腹壁松弛，表现为悬垂腹，应高度警惕前不均倾。

【分娩处理】

后不均倾若胎儿大小及产力正常，后顶骨逐渐进入骶凹处，再使前顶骨入盆，则矢状缝位于骨盆入口横径成头盆均倾势下降衔接。但前不均倾由于耻骨联合后平面直而无凹陷，前顶骨紧紧嵌顿于耻骨联合后，使后顶骨被架于骶岬之上无法下降入盆。因此，一旦确诊为前不均倾，除极个别胎儿小、宫缩强、骨盆宽大可给予短时间试产外，均应尽快以剖宫产结束分娩。

四、持续性枕后位、枕横位

【概述】

为适应骨盆各平面形态变化，胎头入盆通过骨盆入口平面衔接后，继续下降通过中骨盆平面过程中，需要通过内旋转为枕（直）前位。若分娩结束时胎头枕部仍位于母体骨盆后方或侧方，称为持续性枕后位（persistent occiput posterior position）或持续性枕横位（persistent occiput transverse position）。约占分娩总数的5%。

【临床表现及诊断】

1. 临床表现　凡阻碍胎头在产道内内旋转的因素，如男型骨盆或类人猿型骨盆、扁平骨盆及均小骨盆等骨

8

盆形态及大小异常，子宫收缩乏力，胎头俯屈不良，头盆不称等，均可能导致持续性枕后位或持续性枕横位。

临产后若胎头以枕后位入盆，影响胎儿俯屈及衔接，胎先露不易紧贴子宫下段及宫颈内口，常导致宫缩乏力及宫口扩张缓慢。在活跃期晚期及第二产程前期，若为枕后位，因枕骨持续位于骨盆后方压迫直肠，产妇自觉肛门坠胀及排便感，致使宫口尚未开全时过早使用腹压，容易导致宫颈前唇水肿和产妇疲劳，影响产程进展及产力。持续性枕后位，枕横位常致活跃期晚期产程停滞及第二产程胎头下降延缓或停滞、继发性宫缩乏力。

2. 腹部检查　胎背偏向母体后方或侧方，前腹壁能触及胎儿肢体，胎心在胎儿肢体侧也容易听到。

3. 阴道检查　在活跃期晚期及第二产程前期出现产程进展异常、继发宫缩乏力，应行阴道检查。常有宫颈前唇水肿。枕后位盆腔后部空虚，胎头矢状缝常位于骨盆斜径上。枕横位胎头矢状缝位于骨盆横径上，前后囟分别位于骨盆两侧偏后方，因胎头俯屈不良，前囟常低于后囟。若出现胎头水肿、颅骨重叠、囟门及颅缝触不清时，提示存在头盆不称，需借助胎儿耳廓及耳屏位置及方向判定胎方位，同时判断宫缩时胎头下降情况。

【分娩处理】

若骨盆无异常、胎儿不大，无头盆不称表现，可以继续中骨盆平面慎重试产。试产过程中若出现以下情况，宜积极以剖宫产结束分娩：活跃期停滞，第二产程胎头下降停滞、胎头双顶径被阻于坐骨棘平面以上 S < +3，头盆不称，胎儿窘迫等。

若无头盆不称，多数枕后位、枕横位胎头枕部能向前旋转 90°~135° 成为枕前位分娩。若不能转成枕前位时，其分娩机制如下：

1. 枕后位　胎儿枕部到达中骨盆向后行 45° 内旋转，使矢状缝与骨盆前后径一致。胎儿枕部朝向骶骨呈枕直后位（occiput directly posterior）。其分娩方式有：

（1）胎头俯屈较好：胎头继续下降，前囟先露抵达耻骨联合下时，以前囟为支点，胎头继续俯屈使顶部及枕部自会阴前缘娩出。继之胎头仰伸，相继由耻骨联合下娩出额、鼻、口、颏。此种分娩方式为枕后位经阴道分娩或产钳助产最常见的方式。

(2) 胎头俯屈不良：胎头额部拨露，当鼻根出现在耻骨联合下时，以鼻根为支点，胎头先俯屈，从会阴前缘娩出前囟、顶部及枕部，然后胎头仰伸，使鼻、口、颏部相继由耻骨联合下娩出。因胎头以较大的枕额周径旋转，胎儿娩出更加困难，若胎头下降双顶径已达坐骨棘平面或更低 S≥ +3、无头盆不称，可加强产力行产钳助产，否则应积极以剖宫产结束分娩。

2. 枕横位   部分枕横位于下降过程中无内旋转动作，或枕后位胎头枕部仅向前旋转45°成为持续性枕横位。若胎头下降双顶径已达坐骨棘平面或更低 S≥ +3、无头盆不称，可加强产力，徒手或用胎头吸引器将胎头转成枕前位娩出，否则应积极以剖宫产结束分娩。

（王晓东）

第五节   臀 先 露

【概述】

臀先露是最常见的异常胎位，约占妊娠足月分娩总数的3%～4%。臀先露的胎儿位于母体纵轴上，胎头在宫底部，先露部为胎儿的臀、足或膝。分娩时易发生后出胎头困难、脐带脱垂等，从而增加围产儿死亡率。

【原因】

易发生臀先露的原因有：①孕龄小，羊水相对多；②宫腔形态的改变，如双子宫等各种类型的畸形子宫、较大的子宫肌瘤；③羊水过多、多胎妊娠、腹壁松弛，胎儿在宫腔中自由活动加大；④前置胎盘、骨盆狭窄影响胎头入盆；⑤胎儿畸形，如脑积水和无脑儿。

【临床表现】

孕妇常感肋下有圆而硬的胎头。由于胎臀不能紧贴子宫下段及宫颈，常导致子宫收缩乏力，宫颈扩张缓慢，致使产程延长。

根据两下肢所取的姿势不同，分为 3 类：

1. 单臀先露 胎儿双髋关节屈曲，双膝关节直伸，以臀部为先露，又称腿直臀先露，此类最多见。

2. 完全臀先露 胎儿双髋关节及膝关节均屈曲，犹如盘膝坐，以臀部和双足为先露，又称混合先露，较多见。

3. 不完全臀先露 以一足或双足、一膝或双膝或一足一膝为先露，膝先露是暂时的，产程开始后转为足先露，此类较少见。

【诊断要点】

1. 腹部检查 子宫呈纵椭圆形，胎体纵轴与母体纵轴一致。在宫底部可触到圆而硬、按压有时有浮球感的胎头。在耻骨联合上方可触到不规则、软而宽的胎臀，胎心听诊位置较高，在脐左（或右）上方听得最清楚。

2. 阴道检查 可触及软而不规则的胎臀、足或膝。宫口扩张 2cm 以上且胎膜已破时，可直接触到胎臀、外生殖器及肛门。同时应注意发现有无脐带脱垂。

（1）臀先露与颜面的鉴别

1）肛门与两坐骨结节呈一直线，而口与两颧骨呈一等边三角形。

2）手指放入肛门时有环状括约肌的收缩感，指尖上有胎粪。

3）手指放入口内可触及齿龈、下颌骨，有吸吮动作。

（2）胎足与胎手的鉴别

1）胎足趾短而平齐，拇指特别粗，且有足跟。

2）胎手指长，拇指与其余四指粗细相近，指端不平齐。

3. B 型超声检查

（1）诊断胎头有无仰伸即望星式。胎头过度仰伸使胎头入盆的径线增加而下降受阻。经阴道分娩可致胎儿

8

损伤，包括颈椎脱位和脊髓横断。

（2）测量双顶径、胸腹围及股骨长度估计胎儿大小。

（3）了解胎儿有否畸形。

（4）确定臀位类型。

（5）有否脐带先露。

【治疗】

1. 妊娠期　妊娠 30 周前，臀先露多能自行转为头先露。若妊娠 30 周后仍为臀先露可予矫正。既往矫正方法有：胸膝卧位；激光照射或艾灸至阴穴；外倒转术。但前两者缺乏明确的循证证据，唯有外倒转术得到循证研究的肯定。

（1）外倒转术的效果：受过训练的施术者实施外倒转术的成功率约为 50%，但存在个体差异。

（2）外倒转术的时机：国内认为于妊娠 32～34 周时，可行外倒转术，因有发生胎盘早剥、脐带缠绕等严重并发症的可能，应用时要慎重。

（3）外倒转术的步骤

1）术前半小时口服利托君 10mg。

2）行外倒转术时，最好在 B 型超声监测下进行。

3）孕妇平卧，露出腹壁。查清胎位，听胎心率。

4）松动胎先露部：两手插入先露部下方向上提拉，使之松动。

5）转胎：两手把握胎儿两端，一手将胎头沿胎儿腹侧轻轻向骨盆入口推移，另手将胎臀上推，与推胎头动作配合，直至转为头先露。动作应轻柔，间断进行。若术中或术后发现胎动频繁而剧烈、胎心率异常，应停止转动并退回原胎位并观察半小时。

2. 分娩期　应根据孕妇年龄、身体条件、孕周大小、胎产次、胎儿大小、胎儿是否存活、臀先露姿势、孕妇本人及家属意愿等决定分娩方式。

1）剖宫产指针：胎儿体重≥3500g 或 B 型超声检查胎儿双顶径 >9.5cm；骨盆狭窄或有头盆不称者；软产

道异常；B 型超声提示胎头仰伸位；脐带先露、足先露或膝先露；胎膜早破；胎儿窘迫；高龄初产；瘢痕子宫；既往难产史或新生儿产伤史、妊娠合并症等。

2）阴道分娩条件：孕龄≥36 周，单臀先露，胎儿体重 2500～3500g；无胎头仰伸；骨盆大小正常；无其他剖宫产指征。

臀先露经阴道分娩对胎儿损伤较大，可适当放宽剖宫产指征。如遇入院时即宫口开全等急症情况下，可经阴道试产。经阴道分娩的处理见第十三章第八节。

【注意事项】

1. 妊娠 30 周以后产前检查时，单臀位容易误诊为头位，当胎位不能确定时及时超声检查确定胎位。

2. 剖宫产或经阴分娩，娩出胎臀时，勿勾住大腿强行牵引以免引起骨折，因为新生儿股骨的上、中 1/3 交界处为着力薄弱点。

3. 臀位经阴分娩时，为防止双手上举，胎臀娩出后应旋转胎体娩出双肩及上肢；若发生手上举，应该用一只手继续向上牵拉胎儿双脚，另一只手的两根手指沿着上臂摸到手肘。这两根手指平行于上臂放置，并夹住上臂，使其向下滑，从外阴娩出。剖宫产时也应采用这些手法。

4. 臀先露阴道分娩时必须非常谨慎，严格把握指征，需由有经验的医师处理。

5. 臀位剖宫产若是足先露，握住双足娩出则不易发生骨折，但娩出双足往外牵拉时应避免盲目用力；若是单足先露，则牵出单足后向外缓慢牵拉至胎臀露出，再勾住胎儿双侧腹股沟往外牵拉，直至另一胎足娩出宫腔。

6. 胎儿下肢脱至阴道或阴道外，可选择古典式剖宫产术，手娩胎头，再相继娩出胎体余部。如术前估计不足，误施子宫下段横切口，可试行将胎儿肢体牵出骨盆，即上提股骨，屈髋、屈膝，若肢体嵌入盆腔无法缓解，不得不行倒 T 形切口，先娩出胎头，操作应轻巧，忌施暴力。

（王谢桐）

第六节 肩 难 产

【概述】

肩难产是指胎头娩出后，胎儿前肩被嵌顿在耻骨联合上方，用常规助产方法不能娩出胎儿双肩。肩难产发生突然，情况紧急，若处理不当，将导致母婴严重并发症。其发生率因胎儿体重而异，胎儿体重 2500～4000g 时发生率为 0.3%～1%，4000～4500g 时发生率为 3%～12%，≥4500g 时为 8.4%～14.6%。

【高危因素】

1. 产前高危因素 ①巨大胎儿；②既往肩难产病史；③妊娠期糖尿病；④过期妊娠；⑤孕妇骨盆解剖结构异常，如扁平骨盆或耻骨弓位置过低；⑥无脑儿、联体双胎、胎儿颈部肿瘤、胎儿水肿等。

2. 分娩时高危因素 ①分娩过程中表现为胎头下降缓慢，活跃期阻滞，随后发生第二产程延长者；②使用胎头吸引器或产钳助产；③助产不当，如强硬牵拉胎头、按压宫底或过早协助胎头外旋也阻碍胎肩的娩出；④宫缩乏力。

【诊断要点】

分娩过程中最初表现为胎头下降缓慢，随后发生第二产程延长者，提示可能发生肩难产。肩难产为产科急症。胎头娩出后，不能完成复位、外旋转，而胎颈回缩、胎儿下颏紧贴产妇会阴部，形成"乌龟征"。此时双肩径位于骨盆入口上方。若能除外胎儿畸形即可诊断肩难产。

【治疗】

肩难产的处理原则为：

1. 立即请求援助，请有经验的产科医师及新生儿科医师到场协助抢救。

2. 同时做好新生儿复苏抢救准备。

3. 排空膀胱，麻醉下行足够的会阴切开或延长原会

8

阴切口以便助产。

肩难产助产方法详见第十三章第九节。

【注意事项】

1. 各机构均制定本机构的肩难产诊治流程,明确各成员的责任,并进行演练。一旦发生肩难产,应立即呼叫,请有经验的产科医师、新生儿科医师及麻醉师到场协同抢救,迅速有效地处理,尽量控制时间在 4 ~ 6min。

2. 超过 50% 的肩难产发生于正常体重的新生儿,且事先无法预测。

3. 估计胎儿体重大于 4500g 或者糖尿病孕妇估计胎儿体重 >4250g 应选择性剖宫产。

4. 胎体牵引时应用力适当并与产力同步,并沿胎儿颈椎或脊柱轴线方向牵拉胎头。因牵拉和旋转胎头时使用暴力或使颈部过度侧屈和旋转可使臂丛神经处于高度紧张状态,如突然暴力牵引或加大旋转幅度神经损伤几率更大。

5. 新生儿并发症包括 肩难产相关的臂丛神经损伤,锁骨和肱骨骨折。严重的肩难产可能会导致低氧缺血脑病,甚至死亡。因此,应当做好积极的新生儿复苏抢救措施。

6. 臂丛损伤表现为肩下垂,上肢不能外展和伸直,肘关节屈曲和前臂旋前畸形。

7. 肩难产时,产妇最常见的并发症是软组织损伤,会阴三度及四度裂伤发生率增加,并可继发阴道直肠瘘。应及时发现并缝合,预防产后出血及产褥感染。

8. 做好医患沟通及处理记录。即使按照规范的处理流程,肩难产的不良妊娠结局也容易导致医疗纠纷,从而造成医院甚至医师的损失。因此,需充分告知产妇及其家属肩难产的并发症,包括短期以及远期,使产妇及家属在充分了解病情的情况下,选择进一步的处理方案。肩难产处理过程中,及时并详细记载处理的信息,包括如何诊断肩难产、医患沟通的谈话记录、尝试解决肩难产的方法及时间、胎头娩出时间、胎儿娩出时间、参与

8

的工作人员及到达时间，以及新生儿出生时状况（Apgar评分、描述新生儿身上可能的出现的瘀斑或损伤情况、脐带血的 pH）等。

（王谢桐）

第七节 横位、忽略性横位

【概述】

当胎体横卧于骨盆入口以上，其纵轴与母体纵轴相垂直，先露部是肩时，称为横位。占妊娠足月分娩总数的 0.25%。以肩胛骨为指示点，肩左前（LScA）、肩左后（LScP）、肩右前（RScA）、肩右后（RScP）4 种胎位。是最不利于分娩的胎位。足月活胎不可能经阴道自然娩出。若不及时处理，容易造成子宫破裂，威胁母儿生命。

【常见原因】

横位常见于：①经产妇腹壁松弛，使子宫前倾胎体纵轴偏离骨产道；②早产儿尚未转至头先露；③前置胎盘；④骨盆狭窄；⑤子宫异常或肿瘤；⑥羊水过多。

【临床表现】

1. 横位 易发生胎膜早破及宫缩乏力。胎体嵌顿于骨盆上方，使宫颈不能开全。脐带及上肢脱垂，增加了胎儿窘迫及死产的机会。

2. 忽略性横位 发生于胎膜早破后，随着产程进展胎肩被挤入骨盆入口，胎儿颈部进一步侧曲，使胎头折向胎体腹侧，嵌顿在一侧髂窝，胎臀则嵌顿在对侧髂窝或折叠在宫腔上部，胎肩先露侧上肢脱垂入阴道。直接阻碍产程进展。此时若宫缩过强，可形成病理性缩复环，有子宫破裂的风险。

忽略性横位时，妊娠足月的死胎及活胎均无法经阴道自然娩出，因此增加了母体手术产及术中术后出血、感染等机会。

8

【诊断要点】

1. 腹部检查

（1）子宫呈横椭圆形，子宫横径较正常妊娠宽，子宫底高度低于孕周，宫底部及耻骨联合上方空虚。

（2）母体腹部一侧触及胎头，另一侧触及胎臀。胎心在脐周两侧最清楚。

2. 肛门检查或阴道检查　胎膜未破者不易查清胎位，但横位临产后胎膜多已破裂，若宫口已扩张，阴道检查可触到肩胛骨或肩峰、锁骨、肋骨及腋窝，并以此判断胎位，当胎头位于母体右侧，肩胛骨朝向后方，则为肩右后位。胎手若已脱出于阴道口外，可用握手法鉴别是胎儿左手或右手，因检查者只能与胎儿同侧的手相握。

3. B 型超声检查　通过胎头、脊柱、胎心等检测，能准确诊断肩先露，并能确定胎位。

【治疗】

1. 妊娠期　定期产前检查，尽早发现，以利于应对分娩处理。

2. 分娩期　横位最佳分娩方式为剖宫产。具体应根据胎产次、胎儿大小、胎儿是否存活、宫口扩张程度、胎膜是否破裂、有无并发症等，综合判断决定分娩方式。

（1）足月活胎，大于38周或临产后行剖宫产术。

（2）经产妇，足月活胎，首选剖宫产术。若宫口开大5cm以上，破膜不久，羊水未流尽，可在硬膜外麻醉或全麻下行内转胎位术，转成臀先露，待宫口开全助产娩出。

（3）双胎足月活胎，一胎儿娩出后第二胎儿变成肩先露，可行内转胎位术。

（4）出现先兆子宫破裂或子宫破裂征象，无论胎儿死活，均应立即行剖宫产术。术中若发现宫腔感染严重，应将子宫一并切除。

（5）胎儿已死，无先兆子宫破裂征象，若宫口近开全，在全麻下行断头术或碎胎术。术后应常规检查子宫

8

下段、宫颈及阴道有无裂伤。若有裂伤应予及时缝合，注意防治产后出血，给予抗生素预防感染。

【注意事项】

1. 剖宫产手术前明确胎儿头、臀、背的位置，以便胎儿娩出困难时容易找到胎足。

2. 在横位剖宫产术中可能遇到胎儿取出困难而致胎儿损伤，为避免这一问题，可以采用腹内转胎技术：在切开子宫之前，术者抓住胎儿两极，轻柔引导使胎儿先露部进入骨盆，一旦转胎成功，原位固定胎儿，迅速切开子宫，娩出胎头或胎足。如果未行腹内转胎或未成功，取胎儿时通常采用旋转胎足以取出胎儿，但切开子宫后子宫收缩变硬，宫内操作通常有困难，可立即使子宫松弛剂。

3. 横位剖宫产，如胎背向上，行臀牵引多无困难，若胎背向下，胎头及下肢折叠于子宫腔的较高部位，术者应将手伸向宫腔，沿胎臀伸向胎足，握住胎足缓慢牵引娩出子宫切口。

（王谢桐）

第九章

分娩期并发症

第一节 产后出血

【概述】

产后出血仍是目前我国孕产妇死亡的首要原因。避免产后出血所导致的孕产妇死亡的关键在于早期诊断和正确处理。同时，预防产后出血的发生也是降低其所致孕产妇死亡的重要措施之一，因此本节也介绍了产后出血的各项预防措施。

【临床表现】

1. 症状 出血量小于 1000ml 常无明显症状，当出血量超过血容量的 20%~30% 才可出现早期失血性休克的表现。失血性休克的相关症状包括头晕、乏力、心悸等，患者的神志在早期可呈兴奋、烦躁、焦虑或激动，严重出血可表现为表情淡漠、意识模糊，甚至昏迷。然而，患者所表现出的临床症状的严重度在很大程度上取决于个体的失血量、血容量、贫血情况等。临床症状的严重程度与失血量的多少不一定平行，需注意的是血容量与体重、是否贫血、有无子痫前期等密切相关。

2. 体征

（1）阴道流血：不同原因所致的阴道流血的表现形式不同。如胎儿娩出后立即出现的阴道流血，色鲜红，应考虑软产道裂伤；胎儿娩出几分钟后流血，色较暗，应考虑为胎盘因素；胎盘娩出后流血，多为宫缩乏力或胎盘胎膜残留；持续性阴道流血且血液不凝固，考虑凝血功能障碍。

（2）皮肤：面颊、口唇和皮肤色泽呈苍白或青紫，四肢冰冷。

（3）心率和脉搏：增快。

（4）血压：休克前孕妇血压可逐渐下降，其变化常不明显；严重产后出血才表现低血压、脉差缩小，休克指数 >1，如果休克指数 >1.5 常提示非常严重的出血。

（5）尿量：严重大出血时减少。

【诊断要点】

1. 诊断标准

（1）产后出血：胎儿娩出后 24 小时内，阴道分娩者出血量≥500ml 或剖宫产分娩者出血量≥1000ml。

（2）严重产后出血：胎儿娩出后 24 小时内，阴道出血量超过 1000ml。

（3）难治性产后出血：经子宫收缩剂、持续性子宫按摩或按压等保守措施仍无法止血，需要外科手术、介入治疗甚至切除子宫予以处理的严重产后出血

2. 失血量的估计方法　诊断产后出血的关键在于对失血量有正确的测量和估计，方法多样，可综合评估。

（1）称重法：敷料使用前后的重量差值即为出血量，注意应除去冲洗液、消毒液和尿的重量。

（2）容积法：用专用的容器接血，再以量杯测量出血量。

（3）面积法：接血纱布单层（干）每 50cm^2（约 7.07cm×7.07cm）血湿面积约等于 1ml 血液（估计），现手术室常用纱布大小为 42cm×30cm，干纱布被血液浸湿后血量约 25～30ml（根据浸湿程度而定）。

（4）休克指数法：休克指数 = 心率/收缩压（mmHg），见表9-1。

表 9-1　休克指数与估计失血量

休克指数	估计失血量 （ml）	占血容量的比例 （%）
<0.9	<500	<20
1.0	1000	20~30
1.5	1500	30~40
2.0	≥2500	≥50

（5）血红蛋白含量测定：血红蛋白每下降 10g/L，失血 400~500ml。但是在产后出血早期，由于血管收缩，储存血进入循环血液中，血红蛋白值常不能准确反映实际出血量。

（6）监测生命体征、尿量和精神状态（表 9-2）。

表 9-2　出血程度分级

	Ⅰ级	Ⅱ级	Ⅲ级	Ⅳ级
出血量（%）	15	20~25	30~35	40
脉搏（次/分）	正常	100	120	140
收缩压 （mmHg）	正常	正常	70~80	60
平均动脉压 （mmHg）	80~90	80~90	50~70	50
组织灌注	体位性 低血压	外周血 管收缩	面色苍 白、烦 躁、少尿	虚脱、无 尿、缺氧

【预防】

1. 加强产前保健　产前积极治疗基础疾病，充分认识产后出血的病因和高危因素（表 9-3）。高危孕妇尤其

9

是凶险性前置胎盘、胎盘植入者应于分娩前转诊到有输血和抢救条件的上级医院分娩。

表9-3 产后出血的病因和高危因素

四大原因	病因	高危因素
子宫收缩乏力	全身因素	产妇体质虚弱、合并慢性全身性疾病或精神紧张等
	药物	过多使用麻醉剂、镇静剂或宫缩抑制剂等
	产程因素	急产、产程延长或滞产、试产失败等
	产科并发症	子痫前期等
	羊膜腔内感染	胎膜破裂时间长、发热等
	子宫过度膨胀	羊水过多、多胎妊娠、巨大儿等
	子宫肌壁损伤	多产、剖宫产史、子宫肌瘤剔除术后等
	子宫发育异常	双子宫、双角子宫、残角子宫等
产道损伤	宫颈、阴道或会阴裂伤	急产、手术产、软产道弹性差、水肿或瘢痕等
	剖宫产子宫切口延伸或裂伤	胎位不正、胎头位置过低
	子宫破裂	前次子宫手术史
	子宫内翻	多产次、子宫底部胎盘、第三产程处理不当
胎盘因素	胎盘异常	多次人工流产或分娩、子宫手术史、前置胎盘、胎盘早剥、胎盘植入

续表

四大原因	病因	高危因素
胎盘因素	胎盘胎膜残留	产次多，既往有胎盘粘连史，子宫内膜炎症，子宫腔内手术史等
凝血功能障碍	血液系统疾病	遗传性凝血功能疾病、血小板减少症
	肝脏疾病	重症肝炎、妊娠急性脂肪肝
	产科 DIC	羊水栓塞、Ⅱ～Ⅲ度胎盘早剥、死胎滞留时间长、重度子痫前期及休克晚期

2. 积极处理第三产程 能够有效降低产后出血量和发生产后出血的危险度。

（1）预防性使用子宫收缩药：首选缩宫素，使用方法为头位胎儿前肩娩出后、胎位异常胎儿全身娩出后、多胎妊娠最后一个胎儿娩出后予缩宫素 10U 加入 500ml 液体中以 100～150ml/h 静脉滴注或肌内注射。预防剖宫产产后出血还可考虑使用卡贝缩宫素 100μg 单剂静脉推注。如果缺乏缩宫素，也可选择使用麦角新碱或前列腺素制剂。

（2）延迟钳夹脐带和控制性牵拉脐带：胎儿娩出后 1～3 分钟再钳夹脐带。仅在怀疑胎儿窒息而需要及时娩出并抢救的情况下才考虑娩出后立即钳夹并切断脐带。

控制性牵拉脐带以协助胎盘娩出并非预防产后出血的必要手段，仅在接生者熟练牵拉方法且认为确有必要时选择性使用。

（3）预防性子宫按摩：预防性使用宫缩剂后，不常规进行预防性的子宫按摩来预防产后出血。但是，接生者应该在产后常规触摸宫底，了解子宫收缩情况。如果子宫收缩差，应持续按摩或按压子宫，并加强宫缩。

3. 密切观察产妇的情况　产后 2 小时，或有高危因素者产后 4 小时，是发生产后出血的高危时段，应密切观察子宫收缩情况和出血量多少，产妇生命体征等，并应及时排空膀胱。宫缩差者需按摩子宫，必要时双合诊按压。

【治疗】

1. 一般治疗

（1）呼救：向有经验的助产士、上级产科医师、麻醉医师等求助。

（2）建立双静脉通道，积极补充血容量。

（3）合血并通知血库和检验科做好准备。

（4）监测出血量和生命体征，留置尿管，记录尿量。

（5）保持气道通畅，必要时给氧。

（6）实验室检查（血常规、凝血功能、肝肾功能等）并动态监测。

2. 病因治疗

（1）子宫收缩乏力的处理

1）子宫按摩或压迫法：可采用经腹按摩或经腹经阴道联合按压，按摩时间以子宫恢复正常收缩并能保持收缩状态为止，要配合应用子宫收缩药。

2）应用子宫收缩药：①缩宫素：10U 肌内注射或子宫肌层或宫颈注射，再以 10～20U 加入 500ml 晶体液中静脉滴注，给药速度根据患者的反应调整，常规速度 250ml/h，约 80mU/min。大剂量应用时可引起高血压、水中毒和心血管系统副作用；快速静脉注射未稀释的缩宫素，可导致低血压、心动过速和（或）心律失常，禁忌使用。24 小时总量应控制在 60U 内。②卡贝缩宫素：使用方法同预防产后出血，对于已经控制的产后出血，仍可考虑使用 100μg 卡贝缩宫素来维持较长时间的子宫收缩。③卡前列素氨丁三醇：250μg 深部肌内注射或子宫肌层注射，3 分钟起作用，30 分钟作用达高峰，可维持 2 小时；必要时重复使用，总量不超过 2000μg。哮喘、心脏病和青光眼患者禁用，高血压患者慎用；副作用轻微，偶尔有暂时性的恶心、呕吐等。④麦角新碱、米索前列醇及其他前列腺素制剂：在没有明显禁忌证的时候均可使用。

3）止血药物：氨甲环酸，一次 0.25 ~ 0.5g 静脉滴注或静脉注射，一日 0.75 ~ 2g。如合并凝血功能异常，需补充凝血因子等。

4）手术治疗：在上述处理效果不佳时，可根据患者情况和医师的熟练程度选用宫腔填塞、子宫压迫缝合术、盆腔血管结扎、经导管动脉栓塞术、子宫切除术，具体方法详见第十三章第十三节"产后出血相关手术"章节。

（2）产道损伤的处理：具体手术方法详见第十三章第十三节"产后出血相关手术"章节。

1）缝合时注意恢复原解剖结构，注意有无多处损伤。

2）损伤严重者，尽早呼救有经验的上级医师，必要时麻醉下进行缝合，充分暴露手术视野。

3）如发生子宫内翻，产妇无严重休克或出血，子宫颈环尚未缩紧，可立即将内翻子宫体还纳，还纳困难者可在麻醉后还纳。还纳后静脉滴注缩宫素，直至宫缩良好后将手撤出。如经阴道还纳失败，可改为经腹子宫还纳术，如果患者血压不稳定，在抗休克同行还纳术。

4）如发生子宫破裂，立即开腹行手术修补或行子宫切除术。

（3）胎盘因素的处理：胎儿娩出后，在规定时限内尽量等待胎盘自然娩出。

1）胎盘滞留伴出血：对胎盘未娩出伴活动性出血可立即行人工剥离胎盘术，并加用强效子宫收缩药。

2）胎盘残留：对胎盘、胎膜残留者应用手或器械清理，动作要轻柔，避免子宫穿孔。有条件者可在 B 型超声监测下清宫，清宫时如果出血凶猛，应当迅速停止手术并压迫止血,尽快输液,必要时输血。

3)胎盘植入:详见第二章第十节"胎盘植入"章节。

4)凶险性前置胎盘:详见第二章第九节"前置胎盘"章节。

(4)凝血功能障碍的处理

1)凝血因子:一旦确诊,应迅速补充相应的凝血因子,目标是维持凝血酶原时间及活化凝血酶原时间均<1.5倍平均值,并维持纤维蛋白原水平在1g/L以上。常用冷沉淀、新鲜冰冻血浆、血小板、凝血酶原复合物、纤维蛋白原等。

2)血小板:产后出血尚未控制时,若血小板低于$(50\sim75)\times10^9$/L或血小板降低出现不可控制的渗血时,则需考虑输注血小板,治疗目标是维持血小板水平在50×10^9/L以上。

3)新鲜冰冻血浆:使用剂量10~15ml/kg。严重大出血者或休克患者,迅速补充600~1000ml新鲜冰冻血浆。

4)冷沉淀:纠正纤维蛋白原缺乏(<1.5g/L),常用剂量为1~1.5U/10kg。

5)纤维蛋白原:输入纤维蛋白原1g可提升血液中纤维蛋白原0.25g/L,一次可输入纤维蛋白原4~6g。

3. 输血治疗 提倡成分输血,结合临床实际情况掌握好输血的指征,既要及时、合理地输血,又要尽量减少不必要的输血及其带来的相关不良结局。

(1)红细胞悬液:血红蛋白>100g/L可不考虑输红细胞,而血红蛋白<60g/L几乎都需输血,血红蛋白<70g/L应考虑输血。如果出血较为凶险且出血尚未完全控制或继续出血的风险较大可适当放宽输血指征,应尽量维持血红蛋白>80g/L。每输注2个单位红细胞可使血红蛋白水平提高约10g/L。

(2)凝血因子:补充方法同凝血功能障碍的处理。

4. 产后出血的抢救流程 详见第十二章第三节"产

后大出血抢救流程"章节。

【注意事项】

1. 有些产妇即使未达到产后出血的诊断标准，也会出现严重的病理生理改变，如子痫前期、妊娠合并贫血、脱水或身材矮小的产妇等，这些孕妇的血容量常常较少，应尤其重视。

2. 同样失血量在孕妇体重不同者结局不同，因为体重重者血容量更多。最好能计算出失血量占总血容量的百分数，妊娠末期总血容量（L）的简易计算方法为孕末期体重（kg）×7%×（1+40%），或非孕期体重（kg）×10%。

3. 失血速度也是反映病情轻重的重要指标，重症的情况包括：失血速度>150ml/min；3小时内出血量超过血容量的50%；24小时内出血量超过全身血容量。

4. 切记产后出血时一定要反应迅速。呼救、建立两条以上静脉通道、止血、合血、尽早抗休克治疗等同时进行，避免产妇出现失代偿。

（刘兴会）

9

第二节　羊水栓塞

【概述】

羊水栓塞（amnionic fluid embolism，AFE）是指在分娩过程中羊水中的有形成分突然进入母体血循环，引起肺栓塞、过敏性休克、弥散性血管内凝血、肾衰竭甚至猝死的一系列病理改变，是严重的分娩期并发症；其发病率为6/10万～4/10万，产妇死亡率高达70%～80%。

【高危因素】

1. 基本条件　羊水栓塞的发生需具备三个基本条件：羊膜腔内压力增高、胎膜破裂、宫颈或宫体损伤处有开放的静脉或血窦。

2. 发生羊水栓塞的高危因素

（1）高龄产妇及经产妇。

（2）双胎或多胎妊娠。

（3）胎膜早破或人工破膜史。

（4）各种原因导致的宫缩过强。

（5）胎盘早期剥离、前置胎盘、子宫破裂。

（6）手术产。

【临床表现】

1. 症状体征　羊水栓塞多数发生在分娩过程中，一般发生在第一产程末、第二产程宫缩较强时，有时也发生在胎儿娩出后的较短时间内。也有可能发生在中期引产（如钳夹术）或人工破膜操作过程中。突然发作的低血压、低氧血及凝血功能障碍为 AFE 的典型临床表现。

（1）休克：产程中出现烦躁不安、恶心、呕吐、气急等先兆症状，继而出现呛咳、胸痛、呼吸困难、发绀、心率加快、面色苍白、四肢厥冷、血压下降等。严重者发病急骤，甚至无先兆，可于数分钟内猝死。轻微者仅表现为动脉血氧饱和度突然下降。

（2）大量出血：较短时间内发生难以控制的全身广泛性出血，大量阴道流血、切口渗血、全身皮肤黏膜出血、甚至出现消化道大出血。

（3）急性肾衰竭：在羊水栓塞后期出现少尿或无尿和尿毒症的表现。

2. 辅助检查

（1）心电图：提示右心房、右心室扩大，可伴有 T-ST 变化。

（2）胸片：提示肺水肿，表现为圆形或密度不均的片状阴影，沿肺门周围分布，伴有右心扩大。

（3）动脉血气：代谢性酸中毒或呼吸性酸中毒或混合型酸中毒，PaO_2 下降，$PaCO_2$ 升高。

（4）DIC 相关检查：血小板迅速减少、PT 及 APTT 延长、纤维蛋白原 <1.5g/L、FDP>20mg/L、3P 试验（＋）。

在基层医院可采用试管法粗测纤维蛋白原：如凝血时间 <6 分钟，提示纤维蛋白原正常；6～30 分钟或凝后

溶解，提示纤维蛋白原 1 ~ 1.5g/L；如 > 30 分钟不凝，提示纤维蛋白原 <1.0g。

【诊断要点】

切记羊水栓塞是可以根据临床表现做出快速诊断的疾病，及时识别羊水栓塞是抢救成功的关键。根据分娩（或者钳刮及破水）期间出现的上述临床表现，即可做出初步诊断，并立即进行抢救。情况允许时可完善如心电图、胸片、动脉血气等辅助检查，以帮助诊断及观察病情的进展情况。

【鉴别要点】

1. 心源性猝死　此类患者绝大多数有器质性心脏病，大多数为恶性心律失常引起，可有过度劳累或电解质失衡等诱因。

2. 肺栓塞　长期卧床患者、手术创伤是肺栓塞的高危因素，深静脉血栓突然脱落是肺栓塞的常见原因。一般以呼吸困难为主要临床表现。

3. 脑栓塞　细菌性心内膜炎时附壁血栓脱落，脑血栓形成。多见于高血压或血黏度高的患者。

4. 过敏性休克　一般情况下见于抗生素过敏患者，可伴有全身过敏性表现。

5. 失血性休克　出血量应该与休克程度相符，出血量多时才出现凝血功能异常。而羊水栓塞的特点是出血早期即出现凝血功能障碍。

6. 急性左心衰及肺水肿　多有心脏病病史，可有输液过快、应激、高血压等诱因。有急性心衰的临床表现如咳粉红色泡沫痰、听诊肺底有湿啰音等。

【治疗】

羊水栓塞抢救成功的关键在于早诊断、早处理，最初阶段主要是抗休克、抗过敏，解除肺动脉高压，纠正缺氧及心衰。DIC 早期阶段应积极补充凝血因子，晚期注意抗纤溶。少尿或无尿阶段要及时应用利尿剂。在基层医院尽早处理妊娠子宫也是抢救成功的关键。

1. 抗过敏　一旦怀疑羊水栓塞，可立即予地塞米松 40mg，其中 20mg 静脉冲入，20mg 静点。也可予氢化可的松 200mg 入 10% 葡萄糖 100ml 快速静点，之后予 300~800mg 加于 5% 葡萄糖 250~500ml 静点，日用量可达 500~1000mg。

2. 改善低氧血症　面罩供氧，及早进行机械通气，改善脑缺氧及其他组织缺氧。

3. 解痉

（1）前列地尔（1μg/ml）静脉泵入，10ml/h。

（2）罂粟碱 60mg + 25% 葡萄糖液 20ml 缓慢静推，日用量不超过 300mg。

（3）氨茶碱 250mg 加于 10ml 葡萄糖液中静推，可松弛支气管平滑肌及冠状动脉血管。

（4）阿托品 1mg 静推，每 10~20 分钟重复一次，在心动过缓时应用。

4. 抗休克

（1）补充血容量：快速输注晶体液补充前负荷、尽快补充红细胞及新鲜血浆，监测中心静脉压指导补液速度。

（2）升压药物：多巴胺 40mg 加于 5% 葡萄糖液 250ml 中静脉滴注，以 20 滴/分开始，根据病情调节滴速。

5. 防治 DIC

（1）肝素：DIC 的高凝期（羊水栓塞发生 10 分钟以内），一般可用肝素 50mg 加于生理盐水 100ml 静脉滴注，1 小时滴完。此阶段往往不易捕捉到，如应用肝素导致出血，可予鱼精蛋白 1mg 对抗肝素 100IU。

（2）凝血物质：在疾病的后期应补充凝血物质，包括新鲜血、血浆、纤维蛋白原、血小板、凝血酶原复合物。纤维蛋白原每补充 3~4g 可使血浆 Fib 上升 1g/L。

（3）抗纤溶药物：D-Dimer 或 FDP 升高时需进行抗纤溶治疗，可用氨甲环酸 1g 静点，必要时重复给药。也可用 6-氨基己酸 4~6g 加于 5% 葡萄糖或生理盐水 100ml 静点。

6. 防治心衰 可用快速洋地黄制剂静脉注射，西地兰 0.2 ~ 0.4mg 稀释于 25% 葡萄糖液 20ml，静脉注射，必要时 4 ~ 6 小时重复 1 次。辅以呋塞米 20 ~ 40mg 静脉注射防治心力衰竭。

7. 纠正酸中毒 常用 5% 碳酸氢钠 250ml 静脉滴注。

8. 抗生素的应用 应选用对肾脏毒性较小的广谱抗生素，剂量要大。

9. 产科处理 原则上应在产妇呼吸循环功能得到明显改善，并已纠正凝血功能障碍后进行。在第一产程发病应立即考虑剖宫产以去除病因，防治病情恶化。在第二产程发病应在抢救产妇的同时，及时阴道助产结束分娩。对一些无法控制的产后出血，即使在休克状态下亦应在抢救休克的同时尽早行子宫全切术。

10. 转诊 羊水栓塞应就地抢救，在生命体征平稳后可转诊至上级医院或重症监护病房（ICU）进行进一步观察和治疗。

【注意事项】

1. 羊水栓塞为产科第一急症，对高危患者的识别和疾病早期的及时诊断是抢救成功的关键。医疗机构应制定本单位的羊水栓塞紧急抢救流程并进行全员培训，定期进行应急演练，一旦怀疑羊水栓塞，应立即启动抢救流程。

2. 及时的产科处理对于抢救成功与否极为重要。羊水栓塞发生于胎儿娩出前，应积极改善呼吸循环功能、防止 DIC、抢救休克等。如发生于胎儿娩出后，应密切注意出血情况，如有大出血且血液不凝者，应当机立断行子宫切除术。

3. 对于缩宫素的应用目前尚有争议，如尚未分娩，应立即停止使用缩宫素，但产后为防止大出血，权衡利弊还是使用缩宫素为宜。

4. 强调多学科合作的重要性。羊水栓塞的抢救需以产科医师为主导，麻醉科医师的气道开放、液体支持治疗、维持生命体征，以及内科医师对于心、脑、肾等重

9

要脏器的保护治疗都对改善疾病预后有重要作用。

5. 注意及时进行医患沟通，需有专人告知家属疾病的危急程度及治疗进展，尽量减少医疗纠纷。

（赵扬玉）

第三节　子宫破裂

【概述】

子宫破裂（uterine rupture）是指在妊娠晚期或分娩期子宫体部或子宫下段发生裂开，是危及母儿生命的严重并发症，近年来随着剖宫产率、宫腔手术的增加有上升趋势。

【高危因素】

1. 瘢痕子宫　如剖宫产术、子宫腺肌瘤或肌瘤剔除术、子宫角或间质部切除术后，尤其前次切口愈合不良、剖宫产后间隔时间过短再次妊娠者，临产后发生子宫破裂的危险性更大。

2. 梗阻性难产　主要见于高龄孕妇、头盆不称、软产道阻塞、胎位异常等均可因胎先露下降受阻，为克服阻力子宫强烈收缩，使子宫下段过分伸展变薄发生子宫破裂。

3. 子宫收缩药物使用不当　不当的宫缩药物使用可导致子宫收缩过强造成子宫破裂。

4. 产科手术损伤　中-高位产钳牵引、毁胎术、穿颅术可因器械、胎儿骨片损伤子宫导致破裂，强行剥离植入性胎盘或严重粘连胎盘，也可引起子宫破裂。

5. 其他子宫发育异常或多次宫腔操作，局部肌层菲薄可导致子宫破裂。

【临床表现】

子宫破裂多发生于分娩期，部分发生于妊娠晚期。按其破裂程度，分为完全性破裂和不完全性破裂，子宫破裂发生通常是渐进的，多数由先兆子宫破裂进展为子宫破裂。

1. 先兆子宫破裂表现

（1）子宫呈强直性或痉挛性过强收缩，产妇烦躁不安，呼吸、心率加快，下腹剧痛难忍，出现少量阴道流血。

（2）因胎先露部下降受阻，子宫收缩过强，子宫体部肌肉增厚变短，子宫下段肌肉变薄拉长，在两者间形成环状凹陷，称为病理缩复环（pathologic retraction ring）。可见该环逐渐上升达脐平或脐上，压痛明显。

（3）膀胱受压充血，出现排尿困难及血尿。

（4）因宫缩过强、过频，胎儿触不清，胎心率加快或减慢或听不清。

（5）胎心监护显示重度变异减速或延长减速。

2. 子宫破裂

（1）不完全性子宫破裂：子宫肌层部分或全层破裂，但浆膜层完整，宫腔与腹腔不相通。多见于子宫下段剖宫产切口瘢痕破裂，常缺乏先兆破裂症状，仅在不全破裂处有压痛，体征也不明显。若破裂口累及两侧子宫血管可导致急性大出血或形成阔韧带内血肿，查体可在子宫一侧扪及逐渐增大且有压痛的包块，多有胎心率异常。

（2）完全性子宫破裂：子宫肌壁全层破裂，宫腔与腹腔相通，称为完全性子宫破裂。继先兆子宫破裂症状后，产妇突感下腹一阵撕裂样剧痛，子宫收缩骤然停止。腹痛稍缓和后，待羊水、血液进入腹腔，又出现全腹持续性疼痛，并伴有低血容量休克的征象，胎心胎动消失。阴道检查可有鲜血流出，胎先露部升高，开大的宫颈口缩小。

【诊断要点】

典型子宫破裂根据病史、症状、体征容易诊断。结合前次剖宫产史、子宫下段压痛、胎心异常、胎先露部上升、宫颈口缩小等均可确诊。B 型超声检查能协助确定破口部位及胎儿与子宫的关系。胎心率加快或减慢或听不清，胎心监护显示重度变异减速或延长减速。

【鉴别要点】

1. 胎盘早剥 常伴有妊娠期高血压疾病史或外伤史，子宫呈板状硬，胎位不清，阴道出血与贫血程度不成正比，B 型超声检查常有胎盘后血肿或胎盘明显增厚。

2. 难产并发腹腔感染 有产程长、多次阴道检查史，腹痛及腹膜炎体征；阴道检查胎先露部无上升、宫颈口无回缩；查体及 B 型超声检查发现胎儿位于宫腔内、子宫无缩小；患者常有体温升高和白细胞计数增多。

【治疗】

在输液、输血、吸氧等抢救休克同时予大剂量抗生素预防感染。

1. 先兆子宫破裂 应立即抑制子宫收缩，肌内注射哌替啶 100mg 或静脉全身麻醉，立即行剖宫产术。

2. 子宫破裂 无论胎儿是否存活均应尽快手术治疗。

（1）子宫破裂时间在 12 小时以内，裂口边缘整齐，无明显感染，需保留生育功能者，可考虑修补缝合破口。

（2）破裂口较大或撕裂不整齐且有感染可能者，考虑行子宫次全切除术。

（3）子宫裂口不仅在下段，且自下段延及宫颈口考虑行子宫全切术。

（4）前次剖宫产瘢痕裂开，如产妇已有活婴，应行裂口缝合术，同时行双侧输卵管结扎术。

（5）阔韧带存在巨大血肿时，为避免损伤周围脏器，必须打开阔韧带，游离子宫动脉的上行支及其伴随静脉，避免损伤输尿管或膀胱。如术时仍有活跃出血，可先行同侧髂内动脉结扎术以控制出血。

（6）仔细检查膀胱、输尿管、宫颈和阴道，如发现有损伤，应同时行这些脏器的修补术。

手术原则：尽量缩短手术时间，简单、迅速达到止血目的。严重休克者应尽可能就地抢救，若必须转院，应输血、输液、包扎腹部后方可转送。

【注意事项】

子宫破裂并发症严重、死亡率高，应加强围产保健，进行预防。

1. 做好产前检查，有瘢痕子宫、产道异常等高危因素者，应提前入院待产。

2. 对前次剖宫产切口为子宫体部切口、子宫下段切口有撕裂、术后感染愈合不良者，均应行剖宫产终止妊娠。

3. 严密观察产程进展，警惕并尽早发现先兆子宫破裂征象并及时处理。

4. 严格掌握缩宫素应用指征，诊断为头盆不称、胎儿过大、胎位异常或曾行子宫手术者产前均禁用；应用缩宫素引产时，应有专人守护或监护，严防发生过强宫缩，禁用前列腺素制剂引产，同时产房应具备紧急实施剖宫产手术条件。

5. 正确掌握产科手术助产的指征及操作常规，阴道助产术后应仔细检查宫颈及宫腔，及时发现损伤给予修补。

6. 结合前次剖宫产史、子宫下段压痛、胎心异常、胎先露部上升、宫颈口缩小等均可确诊。B 型超声检查能协助确定破口部位及胎儿与子宫的关系。

7. 治疗原则为尽快手术治疗，并尽量缩短手术时间，简单、迅速达到止血目的。

（赵扬玉）

第十章

产褥期并发症

第一节 晚期产后出血

【概述】

晚期产后出血（late postpartum hemorrhage）是指分娩结束 24 小时后，在产褥期内发生的子宫大量出血。多见于产后 1~2 周，亦可迟至产后 2 个月左右发病。临床表现为持续或间断阴道出血，有时可突然阴道大量出血，引起失血性休克。晚期产后出血多伴有寒战、低热。常见病因为胎盘胎膜残留、蜕膜残留、子宫胎盘附着面复旧不全、感染及剖宫产术后切口愈合不良。

【临床表现】

1. 症状与体征

（1）阴道出血：胎盘、胎膜、蜕膜残留出血多发生在产后 10 日左右，表现为血性恶露持续时间延长，反复出血或突然大量出血。子宫胎盘附着面复旧不全出血多发生在产后 2 周左右，表现为反复多次阴道流血后，突然大量阴道流血。剖宫产术后切口愈合不良所致出血多发生在术后 2~3 周，常常是突然子宫大量出血，可导致失血性休克。前置胎盘特别是凶险性前置胎盘有植入胎盘残留时，易发生切口感染，发生晚期产后出血的可能性增加。

（2）腹痛和发热：常是合并感染的表现，以子宫内膜炎多见，伴发热，恶露增加，有恶臭。

（3）全身症状：可因失血而继发贫血，严重者可因失血性休克而危及生命。伴感染时可出现发热。

（4）体征：子宫复旧不佳，可扪及子宫增大、变软、宫口松弛，有时可触及残留组织和血块，伴有感染者子宫压痛明显。

2. 辅助检查

（1）B型超声检查：子宫稍大，宫腔内可有回声。

（2）病原菌和药敏试验：宫腔分泌物病原菌培养常阳性，发热时，特别是出现寒战时行血培养检查阳性率高。

（3）血 hCG 测定：排除胎盘残留及绒毛膜癌，胎盘植入残留时可帮助了解残存胎盘滋养细胞活性。

（4）病理检查：宫腔刮出物应进行病理学检查，以明确诊断。

【诊断要点】

1. 诊断标准

（1）病史：产后恶露不净，有臭味，颜色由暗红变鲜红，反复或突然阴道流血，且无全身出血性疾病病史。

（2）症状体征：阴道流血、腹痛、发热，检查可发现子宫增大、软，宫口松弛。

（3）辅助检查：B型超声检查了解子宫大小，宫腔内有无残留物、剖宫产切口愈合情况、血尿常规、宫腔分泌物培养或涂片有助于诊断，宫腔刮出物病理检查可明确产后出血原因。

2. 诊断流程 晚期产后出血的诊断流程见图10-1。

【治疗】

1. 病因和对症治疗

（1）少量、中量阴道流血，在支持治疗的同时给予抗生素及宫缩剂。

（2）疑有胎盘、胎膜、蜕膜残留或胎盘附着部位复旧不全者，建立静脉通路，备血及做好开腹手术准备后

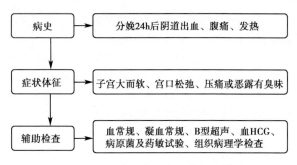

图 10-1 晚期产后出血诊断流程

行刮宫术。刮出物送病理检查,以明确诊断。刮宫后继续给予抗生素及子宫收缩剂。

(3)疑有剖宫产后子宫切口愈合不良者,仅少量阴道流血也应住院,给予广谱抗生素及支持疗法,密切观察病情变化;若阴道流血量多,酌情剖腹探查或动脉栓塞。若切口周围组织坏死范围小,炎症反应轻微,可作清创缝合及子宫动脉结扎止血或行动脉栓塞术;若组织坏死范围大,一般情况差,可酌情做子宫次全切除术或子宫全切术。

(4)输血治疗:一般情况下,血红蛋白水平 >100g/L 可不考虑输注红细胞,而血红蛋白水平 <60g/L 几乎都需要输血,血红蛋白水平 <70g/L 应考虑输血,尤其是还可能有继续出血的可能性,应尽量维持血红蛋白水平 >80g/L。在大量输注红细胞时,注意输注血浆及血小板以纠正凝血功能异常。按照国内外常用的推荐方案,建议红细胞悬液:新鲜冰冻血浆:血小板以 1:1:1 的比例(如 10U 红细胞悬液 + 1000ml 新鲜冰冻血浆 + 1U 机采血小板)输注。

2. 其他原因的处理

(1)肿瘤引起的阴道流血,应按肿瘤性质、部位作相应处理。

(2)凝血功能障碍造成的出血,应积极治疗原发病。

【注意事项】

1. 晚期产后出血多见于产后 1~2 周，亦可迟至产后 2 个月左右发病。

2. 常见的病因是胎盘、胎膜残留，以清宫术为主，辅以抗生素及宫缩剂；如怀疑剖宫产子宫切口裂开，应及时住院治疗，必要时需剖腹探查。

3. 医患沟通应告知患者注意产褥期卫生，预防感染，当出现异常出血、发热腹痛等症状应及时就诊。

（辛 虹）

第二节　产褥感染

【概述】

产褥感染（puerperal infection）是指分娩及产褥期内生殖道受病原体侵袭而引起局部或全身的感染。产褥病率（puerperal morbidity）是指分娩结束 24 小时以后至 10 日内，每日测量 4 次体温，每次间隔 4 小时，其中有 2 次体温≥38℃。产褥病率多由产褥感染所引起，亦可由泌尿系统感染、呼吸系统感染及乳腺炎等引起。产褥感染是常见的产褥期并发症，是导致孕产妇死亡的四大原因之一。产褥感染发病率为 6% 左右。

10

【临床表现】

1. 症状与体征　发热、疼痛、异常恶露为产褥感染三大主要症状。依据感染发生部位、程度、范围不同，其临床症状不同。

2. 辅助检查

（1）影像学检查：B 型超声、CT、MRI 等影像学检查可对感染形成的炎性包块、脓肿做出定位及定性诊断。

（2）C-反应蛋白（CRP）、降钙素原（PCT）检测：有助于早期诊断感染。在术后 1~2 日内 PCT 浓度常有升高，通常为 0.5~2.0ng/ml，偶尔超过 5ng/ml；若不合并感染及脓毒血症则在几天内降至正常，合并感染时常呈高水平或持续高水平。

表 10-1 产褥感染的临床表现

分类	临床表现
急性外阴、阴道、宫颈炎	1. 病原体 以葡萄球菌和大肠杆菌感染为主 2. 会阴感染 会阴裂伤及切开部位是会阴感染最常见的部位。表现为会阴疼痛，局部伤口红、肿、压痛，甚至裂开 3. 阴道感染 可出现局部疼痛，脓性分泌物增多，严重者可有畏寒、发热 4. 宫颈感染 向深部蔓延，可达宫旁组织，引起盆腔结缔组织炎
子宫感染	1. 子宫内膜炎 阴道内有大量脓性分泌物且有臭味 2. 子宫肌炎 腹痛伴恶露增多且成脓性。检查时子宫压痛，可伴高热、寒战、头痛、白细胞升高等全身感染征象
急性盆腔结缔组织炎和急性附件炎	1. 症状 下腹痛伴肛门坠胀可伴持续高热、寒战、头痛 2. 体征 下腹部有明显压痛、反跳痛及腹肌紧张，宫旁结缔组织增厚，可触及包块，严重者形成"冰冻骨盆"
急性盆腔腹膜炎及弥漫性腹膜炎	1. 炎症扩散至子宫浆膜，形成急性盆腔腹膜炎 2. 继而发展为弥漫性腹膜炎，伴有全身中毒症状，病情危重
血栓静脉炎	1. 血栓静脉炎表现为反复高热、寒战、下肢持续性疼痛。以单侧居多，多见于产后 1~2 周，厌氧菌为其常见病原体

10

续表

分类	临床表现
血栓静脉炎	2. 当下肢血栓静脉炎影响静脉回流时，可出现肢体疼痛、肿胀，局部皮肤温度上升，皮肤发白，俗称"股白肿" 3. 小腿深静脉有栓塞时可有腓肠肌和足底部压
脓毒血症和败血症	1. 脓毒血症 感染血栓脱落进入血液循环引起 2. 败血症 细菌大量进入血液循环并繁殖形成败血症，出现高热、寒战、全身中毒症状，危及生命

（3）细菌培养和药敏试验：取宫腔分泌物、脓肿穿刺物或后穹隆穿刺物做细菌培养和药敏试验，必要时做血培养和厌氧菌培养。病原体抗原和特异性抗体可以作为快速确定病原体的方法。

【诊断要点】

根据病史、症状体征和辅助检查做出诊断，注意病原体检查和鉴别诊断。

1. 诊断标准

（1）病史：详细询问病史及分娩经过，对产后发热者，首先考虑产褥感染。

（2）全身及局部检查：检查腹部、盆腔及会阴伤口，确定感染的部位和严重程度。

（3）辅助检查：B 型超声、CT、MRI 了解由感染形成的炎性包块、脓肿的位置及性状。

（4）实验室检查：C-反应蛋白（CRP）、降钙素原（PCT）检测有助于早期诊断感染；可取宫腔分泌物、脓肿穿刺物或后穹隆穿刺物作细菌培养和药敏试验，确定病原体。

10

2. 鉴别

（1）上呼吸道感染：多有鼻塞、流涕、咽痛等不适，查体可见咽部红肿。

（2）急性乳腺炎：产妇自觉乳房肿胀疼痛、局部红肿、硬结、发热等不适。

（3）泌尿系统感染：可表现为尿频、尿急、尿痛。尿常规可见白细胞。

【治疗】

1. 支持治疗　加强营养，严重贫血者可酌情输血或血浆，以增加抵抗力。产妇取半卧位，有利于恶露引流和使炎症局限于盆腔内。产褥期应保持会阴清洁。

2. 切开引流　会阴伤口或腹部切口感染时，应及时行切开引流术；疑盆腔脓肿时，若位置低、突向阴道后穹隆时，可经阴道切开引流，若位置较深可经腹切开引流。

3. 胎盘胎膜残留处理　胎盘胎膜残留者应在抗感染的同时，清除宫腔内残留物。患者急性感染伴高热，应有效控制感染和体温下降后，再彻底刮宫，避免因刮宫引起感染扩散和子宫穿孔。

4. 应用抗生素　未确定病原体时依据临床表现及临床经验选用广谱高效抗生素，待细菌培养和药敏试验结果后再作调整，抗生素应用应足剂量足疗程。中毒症状严重者，酌情短期给予肾上腺皮质激素，提高机体应激能力。

5. 血栓静脉炎的治疗　一旦可疑血栓性静脉炎，应尽早请专科医生会诊，按会诊意见处理。在应用抗生素的同时可酌情选择使用下列抗凝药物：

（1）肝素钠150U/（kg·d）加入5%葡萄糖液500ml，静脉滴注，每6小时1次，体温下降后改为每日2次，连用4~7日。

（2）尿激酶40万U加入0.9%氯化钠液或5%葡萄糖液500ml中，静脉滴注10日，用药期间需监测凝血功能，同时还可口服双香豆素、阿司匹林等。

6. 手术治疗　子宫严重感染，经积极治疗无效，体温持续不降、感染中毒症状不改善；脓肿持续存在甚至增大，脓肿破裂；或出现不能控制的出血、败血症或脓毒血症时，应及时在抗菌药物治疗的同时行手术治疗。

【注意事项】

1. 产褥感染重在预防。注意细菌培养指导合理应用抗生素，同时给予对症支持治疗。

2. 掌握会阴切开指征和剖宫产手术技术是预防切口感染的关键。

3. 胎盘胎膜残留感染伴发高热，可先将残留物取出，待有效控制感染和体温下降后，再彻底刮宫。

4. 医患沟通时强调产褥感染严重时可危及产妇生命，一经诊断应积极治疗。

(辛　虹)

第三节　围产期抑郁

【概述】

围产期抑郁（peripartum depression，PPD）特指从妊娠开始至产后 4 周内发生的抑郁症，病因不明，可能与神经内分泌因素、遗传因素、心理因素、妊娠因素、分娩因素和社会因素等有关。

【临床表现】

围产期抑郁的主要表现是抑郁，多在产后 2 周内发病，产后 4~6 周症状明显。临床表现见图 10-2。

【诊断要点】

1. 诊断标准

（1）爱丁堡孕产期抑郁量表（Edinburgh postnatal depression scale，EPDS）：是目前最常用的诊断标准（表 10-2）。此外还有产后抑郁筛查量表（PDSS）、医院焦虑抑郁量表（HADS）等。PPD 发生峰值处于产后 1 个月以内，EPDS 筛查的最佳时间为产后 2~6 周。

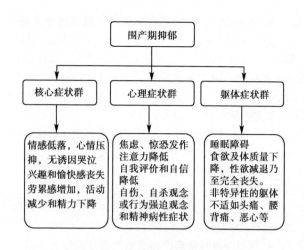

图 10-2 围产期抑郁的临床表现

表 10-2 EPDS 产后抑郁量表

您刚生了孩子，想了解一下您的感受，请选择一个最能反映你感受的答案。

1）我能看到事物有趣的一面，并笑得开心	我总能做到	0 分
	现在不是那样多	1 分
	现在肯定不多	2 分
	根本不	3 分
2）我欣然期待未来的一切	我仍能做到	0 分
	较我原来做得少	1 分
	明显较原来做的少	2 分
	难得有	3 分
3）当事情出错时，我会责备自己	永远不	0 分
	并不经常	1 分
	有时如此	2 分
	大多时间如此	3 分

10

4）我无缘无故感到焦虑和担心	从不	0分
	极难得	1分
	有时	2分
	非常多	3分
5）我无缘无故感到害怕和惊慌	从不	0分
	不多	1分
	有时	2分
	相当多	3分
6）我面对很多事情，使我透不过气	应付与过去一样好	0分
	多数我能应付	1分
	有时不能应付	2分
	我多不能应付	3分
7）我很不开心，以至失眠	全然不	0分
	并不经常	1分
	有时	2分
	大多数时间如此	3分
8）我感到难过和悲伤	根本不	0分
	并不经常	1分
	相当经常	2分
	大多数时间	3分
9）我很不愉快，我想哭泣	绝不	0分
	偶然有	1分
	相当常见	2分
	大多数时间	3分
10）我想过要伤害自己	永远不	0分
	极难得	1分
	有时	2分
	相当经常	3分

10

（2）EPDS 界值：推荐 13 分为极有可能患 PPD 的界值，临床常规使用时可采用 9 分作为界值。当得分 ≥13 时，则需要进一步确诊；如果第 10 个问题回答不是 0，有自杀及其他奇怪的想法或无序行为，则需要立刻转诊到精神专科医院。

2. 鉴别诊断　应注意与其他精神疾患相鉴别，同时注意与甲状腺功能减退症相鉴别，建议请专科医生会诊。

3. 诊断流程　围产期抑郁的诊断流程见图 10-3。

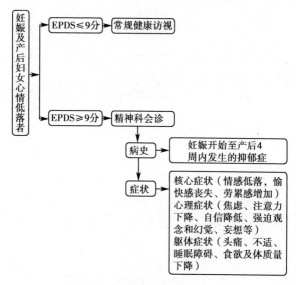

图 10-3　围产期抑郁诊断流程

【治疗】

1. 治疗原则　在保障孕产妇和婴儿安全的前提下，在综合治疗的基础上按程度分级治疗，并注重全病程治疗。

2. 心理治疗　根据患者的个性特征、心理状态、发病原因给予个体化的心理辅导，解除致病的心理因素；增强患者的自信心，提高患者的自我价值意识。

3. 药物治疗　需要药物治疗时，建议请专科医生会诊指导用药。

（1）抗抑郁药物

1）选择性 5-羟色胺再摄取抑制剂（SSRIs）：是 PPD 的一线治疗药物。对于哺乳妇女应慎用药物。研究发现舍曲林对哺乳安全性较高，但尚缺乏远期影响资料的研究结果。

2）其他抗抑郁药：除三环类抗抑郁药（TCAs）及选择性 5-羟色胺及去甲肾上腺素再摄取抑制剂（SNRIs）文拉法辛属慎用外，其他药物不建议服用。

（2）其他药物：如抗焦虑药和镇静催眠药物、抗精神病药、情感稳定剂、雌激素等。PPD 患者若需要抗精神病药或情感稳定剂治疗，往往提示病情较重，很难维持对婴儿的正常哺乳，因而不推荐此类产妇进行母乳喂养。

4. 物理疗法及其他疗法

（1）物理疗法：包括改良电痉挛治疗及重复经颅磁刺激。如具有强烈自杀及伤害婴儿倾向时可作为首选治疗。

（2）其他疗法：运动疗法、光疗、音乐治疗、饮食疗法等也被用来辅助 PPD 的治疗。与药物及心理治疗相比，这些治疗的可行性及可及性更好。

5. 产后访视　产后访视一般安排在产后 1～10 日内进行，包括心理咨询、营养指导、卫生指导、健康宣教、母乳喂养技术等。

【注意事项】

1. 围产期抑郁常不被发现，应给予重视。产后抑郁应注意检查甲状腺功能，排除甲状腺功能减退。

2. 本病预后良好，约 70% 患者于 1 年内治愈，但 50% 以上会在 1～5 年内再次发作，子代的认知能力可能受到一定影响。

3. 医患沟通中指出本病对母儿双方均可产生危害，以预防为主，强调家人与社会的关怀与照顾。

（辛　虹）

第十章 ●●●●

新生儿观察及处理

第一节 新生儿常见症状及处理

一、发热

1. **概述** 新生儿正常核心温度（肛温）为 36.5 ~ 37.5℃，新生儿发热通常指肛温 >37.5℃。新生儿体温测量常用部位包括肛温和腋温，临床最常用腋温，接近新生儿核心温度（肛温），但比肛温略低（约低 0.5℃）。

2. **常见原因**

（1）环境温度过高。

（2）新生儿脱水热：多发生于出生后 3 ~ 4 天，体温突然升高，患儿哭吵不安、面色潮红、呼吸增快、尿量减少或无尿，但应与新生儿感染引起的发热进行鉴别，多见于母乳喂养的新生儿，如母乳量不足而未及时补充，可引起新生儿体内水分不足，甚至脱水。

（3）新生儿感染：感染是引起新生儿发热的常见原因，可由细菌、病毒或真菌引起新生儿全身或局部感染，新生儿感染除引起发热外，还有其他表现，如反应较差、有感染部位表现，严重者末梢循环差、肢端发凉等。但也需要注意，并非感染新生儿均有发热，有些严重感染的新生儿可表现低体温。

（4）其他：少见的原因包括先天性外胚层发育不良、颅内出血引起中枢性发热等。

3. 处理原则　明确发热原因，根据发热原因进行相应处理，进行物理降温，慎用退热药。

二、低体温

1. 原因　新生儿低体温原因如下：

（1）寒冷：是引起低体温的重要原因，尤其在冬春季节，严重者可引起新生儿寒冷损伤。

（2）早产、低出生体重：因机体产热不足、散热增加、体温调节中枢发育不成熟等。

（3）疾病：严重窒息、感染等。

（4）热量摄入不足。

2. 临床表现　新生儿发生低体温时，机体发生一系列病理生理变化，可引起呼吸系统、心血管系统、神经系统、血液系统、肾脏等器官系统表现，严重者引起新生儿寒冷损伤。

3. 处理原则　处理包括复温、控制感染、补充热量、纠正水、电解质和酸碱平衡紊乱、监测重要器官功能等。早产、低出生体重儿出生后应注意保暖，防止发生低体温。

三、呼吸困难

11

1. 概述　新生儿呼吸困难是指新生儿出生建立正常呼吸后，由各种原因引起的呼吸频率、节律、强弱、深浅度等发生改变，表现为呼吸急促、吸气性凹陷、鼻翼扇动、呻吟、青紫、呼吸节律不整、呼吸暂停等，严重者可导致急性呼吸衰竭。呼吸急促是指安静时呼吸频率持续超过 60～70 次/分，是呼吸困难的早期症状；吸气性凹陷、鼻翼扇动和呻吟等表示呼吸困难进一步加重，严重者出现呼吸暂停或呼吸节律紊乱，最终导致呼吸衰竭。

2. 原因　新生儿呼吸困难是危重症，原因较为复杂，包括肺部疾病、心脏疾病、中枢神经系统疾病等。其中呼吸系统疾病最常见，包括：

（1）肺部疾病：是引起新生儿呼吸困难最常见的原因，包括新生儿呼吸窘迫综合征、湿肺、胎粪吸入综合征、肺炎、肺出血等，此外，如先天性肺囊肿、先天性膈疝等先天畸形也可引起呼吸困难。

（2）呼吸道阻塞性疾病：如后鼻孔闭锁、声门下狭窄等各种先天发育异常引起的上呼吸道梗阻，表现为吸气性呼吸困难，另外支气管狭窄、胎粪吸入等可引起下呼吸道梗阻。

（3）气胸、胸腔积液。

（4）循环系统疾病：包括心脏疾病、持续肺动脉高压等也可引起新生儿呼吸困难。

（5）中枢神经系统疾病：新生儿缺氧缺血性脑病、颅内出血、中枢神经系统感染等中枢神经系统疾病可引起中枢性呼吸困难。

3. 处理原则 包括：①明确呼吸困难原因，针对病因治疗；②呼吸支持；③生命体征监护。

四、青紫

1. 类型 可由多种原因引起，分为生理性和病理性。

（1）生理性青紫：是指健康新生儿出生时，从宫内到宫外转换过程中出现短时间青紫，主要是因正常新生儿刚出生时肺未完全扩张，肺通气换气功能不足，同时周围皮肤血管灌注不良引起青紫。另外出生后早期新生儿动脉导管和卵圆孔尚未关闭，在新生儿哭吵时肺动脉压力升高，引起经过动脉导管或卵圆孔水平右向左分流，出现一过性青紫。

（2）病理性青紫

1）中央性青紫：部位为唇周、舌、面部，由心、肺及神经系统疾病引起，患儿动脉血氧分压和氧饱和度降低。

2）周围性青紫：在新生儿常见，发生于肢体末端，主要因血流通过外周血管速度缓慢、瘀滞，局部组织缺氧引起，可见于全身性疾病如心力衰竭、休克、红细胞增多症等，也可发生于局部受压、寒冷引起局部循环不良，患儿动脉血氧分压和氧饱和度正常。少数患儿因高铁血红蛋白血症也可出现青紫。

2. 处理原则　首先确定青紫类型及原因。生理性青紫不需要治疗；周围性青紫如经保暖后好转，不需要特殊治疗；如考虑局部受压引起不需要处理；而其他疾病因素引起的青紫需要针对原发病进行积极治疗。

五、呕吐

1. 类型与原因　呕吐是新生儿常见症状，分为内科性呕吐和外科性呕吐。

（1）内科性呕吐：大多数呕吐为内科性呕吐，原因包括：胃黏膜受刺激、胃肠功能障碍、胃肠道感染、喂养不当等，呕吐物以奶汁为主，偶尔有咖啡样物质，不含胆汁样物质，腹部 X 线平片无肠梗阻表现。

（2）外科性呕吐：由各种外科疾病导致肠梗阻引起呕吐，呕吐物含胆汁，偶尔含粪汁，有明显肠梗阻表现。但外科疾病中肥厚性幽门狭窄因梗阻部位在胆总管开口以上，呕吐物不含胆汁，可进行 B 型超声检查以明确诊断。

2. 处理原则

（1）区分内科性与外科性呕吐：呕吐最主要的处理原则是首先排除外科疾病，根据呕吐物性质及是否伴随肠梗阻表现区分内科性与外科性呕吐，但部分外科疾病早期 X 线平片可无明显肠梗阻表现，必要时需要进行胃肠造影检查以明确。

（2）内科性呕吐：主要针对病因治疗。

（3）外科性呕吐：需要及时请外科会诊进行诊断及治疗。

11

六、腹胀

1. 概述 腹胀是新生儿常见症状,可为生理性,但也可为危重症的临床表现,需要注意鉴别。生理性腹胀主要与新生儿以腹式呼吸为主、腹部肌肉张力较低、胃肠胀气等因素有关,除腹胀外,新生儿无其他异常表现。

2. 原因 新生儿病理性腹胀的原因,主要有:①感染:最常见;②严重窒息缺氧缺血;③肠梗阻:内、外科疾病均可引起;④腹水;⑤气腹;⑥腹腔占位。

3. 处理原则 首先明确是否外科疾病以决定治疗,内科疾病进行对症支持治疗,治疗原发疾病。

(曹 云)

第二节 新生儿复苏

【快速评估】

新生儿出生时是否需要复苏取决于以下3个快速评估内容:①足月吗?②有呼吸或哭声吗?③肌张力好吗?如有任何一项回答为"否",需要依次开始以下复苏步骤。

【复苏前准备】

1. 明确有无新生儿需要复苏的相关危险因素

(1)产前因素:孕妇疾病、既往死胎死产史、妊娠中晚期阴道出血、孕妇感染、羊水过多或过少、过期妊娠、多胎妊娠、胎儿畸形或异常、胎动减弱、无产前检查等。

(2)产时因素:急诊剖宫产、胎先露异常、早产、胎膜早破超过18小时、滞产(超过24小时)、第二产程延长(超过2小时)、巨大儿、持续胎儿心动过缓、急产、产妇使用全身麻醉剂、子宫收缩异常、分娩前4小时用过麻醉药品、羊水胎粪严重污染、脐带脱垂、胎盘早剥、前置胎盘、明显的产时出血等。

2. 器材与设备 产房与新生儿监护室需要定期检查

11

复苏设备。复苏人员应熟悉抢救车内药物及器材的位置。

3. 人员 能够胜任复苏的所有步骤，包括气管插管、心外按压、用药等。

【初步复苏】

1. 保暖 将新生儿置于辐射台上，用毛巾或毯子将新生儿擦干，不要将毛巾或毯子盖在新生儿身上，应使身体暴露以便观察。

2. 摆正体位 新生儿应处于仰卧位，颈部轻度后仰成"鼻吸气"的位置，使其咽后壁、喉和气管成直线，使空气自由进入。应注意不要使颈部过度伸展或过度屈曲。

3. 清理气道（必要时） 无胎粪的情况下，口鼻内的分泌物可用毛巾擦去或用吸引球囊吸引。新生儿口内若有大量黏稠分泌物，要将其头部转向一侧，使分泌物积于口腔内以便吸出。使用吸引器应将负压设置为100mmHg左右。以"先口后鼻"的顺序进行吸引。吸引过程中如出现心动过缓，应立即停止吸引，重新评估。

如羊水有胎粪污染，但新生儿呼吸正常，肌张力正常，心率 >100 次/分，则考虑该新生儿为"有活力的"，处理方法与羊水无胎粪相同。

如新生儿出生时羊水有胎粪污染，且呼吸异常，肌张力差，心率 <100 次/分，应立即气管插管吸引胎粪，以减少胎粪吸入综合征发生。

4. 擦干全身，刺激呼吸，重新摆正体位 用干净的预热毛巾继续擦干并刺激身体，擦干身体的过程中及擦干以后都应保持新生儿"鼻吸气"体位，保持其呼吸道通畅状态。

刺激呼吸的方法：①拍打或弹足底；②轻柔摩擦新生儿背部、躯干或四肢。

5. 新生儿的评估 评估呼吸、心率、肤色。经过刺激后，新生儿应该有正常的胸廓起伏，呼吸加快、加深。心率应 >100 次/分。确定心率的最简单方法是触摸新生儿脐动脉脉搏，如无法感触脉搏，可用听诊器听诊胸部

11

左侧心跳，一般可数 6 秒的心跳，即可快速估算心率。
新生儿的肤色应当由中心部位的皮肤来评价。低氧所引
起的口唇发绀、舌及躯干部位的青紫，称为中心性发绀。
仅有手和脚呈青紫色为周围性发绀，可能会持续较长的
时间，一般不提示新生儿血氧水平低。只有中心性发绀
才需要干预。如果对新生儿的评估结果不正常，则应进
入下一个环节的复苏。

【人工呼吸】

1. 常压给氧　新生儿如存在自主呼吸，心率 > 100
次/分，但存在中央型发绀可考虑常压给氧。有条件时应
使用氧饱和度仪进行监测，将传感器放在新生儿右腕上
监测导管前氧饱和度。复苏足月新生儿时，开始使用空
气，然后根据氧饱和度结果调节吸入氧浓度。

2. 正压通气　新生儿没有呼吸（或呼吸暂停）或喘
息样呼吸，即使有呼吸但心率 < 100 次/分，和（或）在
氧浓度上升到 100% 常压给氧下，血氧饱和度仍低于目
标值，应给予正压通气。正压通气频率为 40 ~ 60 次/分。

正压人工通气 30 秒后，应予再评估。心率迅速上升
以及继之而来的肤色与肌张力改善是达到足够通气的最
好指征。当心率稳定在 100 次/分以上，减少通气的频率
和压力，逐渐减少给氧，直至停氧。如心率 > 60 次/分，
则继续予正压通气，并每 30 秒进行一次评估，直至好
转。如果无改善，需要使用改善面罩正压通气的技术
（"MRSOPA"）矫正通气步骤：①调整面罩（M）；②重
新摆正体外（R）；③吸引口鼻（S）；④轻微张口（O）；
⑤增加压力（P）；⑥改变气道（A）。气囊面罩正压通
气数分钟后，应考虑留置胃管，引流胃内过多的气体，
避免胃膨胀向上迫膈肌阻碍肺的膨胀。

3. 气管插管　气管插管指征：

（1）羊水胎粪污染，新生儿无活力。

（2）面罩正压通气无效。

（3）需要进行胸外按压。

（4）需要进行气管内给药。

（5）特殊情况，极低出生体重儿、先天性膈疝患儿。

【胸外按压】

1. 按压方法 30秒有效正压通气后心率<60次/分，需要进行胸外按压。胸外按压的方法有两种：

（1）拇指法：双手握住患儿胸部，两拇指置于胸骨上，其余手指托患儿背后。如患儿体形小时，两拇指可重叠放置。

（2）双指法：用一手的中指加示指或中指加无名指，用指尖按压胸骨。背部需放置硬垫，无硬垫时用另一手支撑患儿背部。

2. 按压位置 胸外按压位置位于乳线之下，剑突之上，胸骨下1/3处，每次按压深度为使胸廓前后径下陷1/3。两次按压之间，双指或拇指不应离开胸部。

3. 按压与通气比例 按压须与通气配合，每3次胸外按压后正压人工呼吸1次，共计每分钟30次正压人工呼吸和90次胸外按压，每2秒钟完成一个周期。

4. 密切观察 30秒胸外按压与正压通气后，需再次评估心率。如心率>100次/分，则停止按压，此时新生儿如开始自主呼吸，可慢慢撤去人工通气；如心率>60次/分，则停止按压，以每分钟40~60的频率继续正压通气。若此时患儿的心率仍持续<60次/分，在胸外按压与人工通气操作正确无误的前提下，应考虑气管插管，建立静脉通路，给予肾上腺素。

【药物使用】

1. 给药途径

（1）脐静脉：是新生儿最快速和直接的静脉通路。

（2）气管内：气管内是插管的患儿给肾上腺素最快的途径，但肺部吸收的反应时间长且有不可预计性，目前仍推荐静脉途径为给药的最佳途径。如气管内给药，则需要较大剂量。

（3）骨髓内：如在门急诊的环境，或医疗人员对脐静脉插管经验有限的情况下，可考虑骨髓内给药。

11

2. 肾上腺素　有效的正压通气 30 秒及胸外按压配合正压通气后心率仍 <60 次/分,是使用肾上腺素的指征。推荐新生儿肾上腺素剂量是 1∶10 000 溶液 0.1～0.3ml/kg(相当于 0.01～0.03mg/kg),经静脉快速给药,给药后予生理盐水 0.5～1ml 冲洗,确保药物达到血液。经气管内给药时,仍使用 1∶10 000 的溶液,但可考虑予较大剂量(0.5～1ml/kg,或 0.05～0.1mg/kg),并在给药后予几次正压通气,使药物向下分布到整个肺而利于吸收。经骨髓腔给药与静脉给药的剂量、方式相同。

3. 扩容剂　以下情况应考虑给予扩容剂:新生儿对复苏反应不良、呈现休克征象(包括肤色苍白、脉搏微弱、持续心动过缓等)以及合并有胎儿期失血病史(大量阴道出血、胎盘早剥、前置胎盘及胎-胎输血等)。

紧急治疗低血容量推荐使用等渗晶体液,包括生理盐水、乳酸林格液,剂量为 10ml/kg,可根据情况再次追加,给药可通过静脉或骨髓内。速度以 5～10 分钟为宜。

复苏过程中不提倡常规使用纳洛酮与碳酸氢钠。使用纳洛酮必须同时满足两个条件:①分娩前 4 小时母亲使用麻醉剂;②正压人工呼吸使心率和肤色恢复正常但仍持续呼吸抑制,剂量 0.1mg/kg(1mg/ml),首选静脉给药。碳酸氢钠必须在保证肺充分通气的情况下用于纠正代谢性酸中毒,剂量 2mmol/kg。

【复苏后监护】

复苏后的新生儿可能有多脏器损害的危险,应继续监护,包括:①体温管理;②生命体征监护;③并发症防治。继续监测维持内环境稳定,包括:氧饱和度、心率、血压、红细胞压积、血糖、血气分析及电解质等,并对各个脏器进行评估,早期干预多脏器功能不全。

【早产儿的复苏】

1. 额外的训练有素的医务人员　早产儿发生呼吸暂停的可能较大,插管的几率比足月儿大。因此特别需要一些能熟练插管的人员。

2. 额外维持体温的措施 早产儿皮肤薄，体表面积相对较大，脂肪少，使其更容易丢失热量。在复苏时除了使用辐射抢救台之外，还可使用透明聚乙烯袋和便携式加热垫。复苏后使用暖箱来维持体温。

3. 空气压缩机、空氧混合器、经皮氧饱和度监护仪 在复苏中以及复苏后应用血氧饱和度监护仪使 SPO_2 维持在 85% ~ 95%。辅助通气时沿用与足月儿相同的原则，但是应用能达到治疗目的的最小吸气压力，持续发绀或血氧饱和度低时可考虑使用 CPAP，并预防性应用肺表面活性物质。

4. 尽可能减少脑损伤 为最大程度避免脑损伤，复苏时应注意轻柔地对待早产儿，避免将早产儿摆成头低位，避免过度通气或过高的 CPAP 压力，应根据经皮氧饱和度和血气分析结果来调节通气与氧浓度。输液速度不宜过快。

5. 早产儿复苏后监护 包括：①监测和控制血糖；②及时发现与处理呼吸暂停，心动过缓及血氧饱和度下降；③监测氧合状态与通气；④考虑推迟肠内喂养；⑤预防感染发生。

【终止复苏】

如可确定无可测及的心率至少 10 分钟可以终止复苏。

（曹 云）

11

第三节 产伤性疾病

产伤（birth trauma）是指分娩过程中机械因素对胎儿或新生儿造成的损伤，发生率约为 0.6% ~ 0.8%。大部分产伤性疾病是自限性的，预后良好，但严重的产伤也会导致死产、新生儿死亡或后遗症。易致产伤性疾病的高危因素包括巨大儿（尤其是出生体重大于 4500g 的新生儿），器械（产钳或真空吸引）辅助分娩，臀位阴道分娩和分娩过程中产力异常等。本章节中主要介绍常见的几种产伤性疾病。

一、头颅血肿

1. **临床表现** 头颅血肿是颅骨和骨膜之间血管破裂所造成的骨膜下出血。由于受到骨膜的限制，多边界清晰，不跨颅缝，体检时容易发现。一般不需要做特殊检查，如果患儿有神经系统症状或体征，可进行颅骨摄片或头颅 CT 检查以了解有无颅骨骨折或颅内出血。头颅血肿较大时要注意有无贫血或休克。

2. **鉴别诊断**

（1）帽状腱膜下出血：是骨膜和帽状腱膜之间的出血，大部分是由于真空吸引助产所致，常伴发颅内出血或颅骨骨折。由于该层组织疏松，出血后不易局限，所以血肿会跨过颅缝（与头颅血肿的鉴别点）覆盖整个颅顶，失血量较大，可能发生失血性休克。

（2）产瘤：由位于皮下、骨膜外的血清血液混合液堆积形成，是由于扩张的子宫颈对先露部持续的挤压所致。产瘤一般边界不清，可跨越颅缝，体检时往往发现患儿头部变形。

3. **治疗** 产瘤通常在生后几天内就会吸收消失，无需特殊治疗或处理。

二、臂丛神经损伤

1. **原因** 多见于巨大儿、臀位产或有肩难产史。大部分是 Erb（厄布尔）瘫，可合并有锁骨骨折、肱骨骨折、颈椎半脱位、颈髓损伤或面瘫等。

2. **临床表现** 受损侧肢体呈内收、旋前和旋内位，该侧肢体拥抱反射和握持反射不能引出。一旦怀疑有臂丛神经损伤，需要进行肩部和上肢部位摄片检查以除外骨折。需要进一步行 MRI、肌电图和神经传导等检查以了解神经受损情况。

3. **治疗** 需要请骨科医生会诊将受损肢体固定于特殊位置，防止肌肉挛缩。

三、面神经损伤

1. 原因 可能是面神经在产道中受压或被产钳损伤所致，多引起周围性面神经麻痹。

2. 临床表现 可表现为哭吵时面部不对称、口角歪向健侧、患侧鼻唇沟变浅，患侧皱额和闭眼均受到影响（中枢性面神经麻痹时不受影响）。大部分患儿可在生后数周内自行恢复。

3. 治疗 主要是支持治疗，使用眼罩遮盖不能闭合的眼睛并给予甲基纤维素滴眼液滴眼以防止角膜损伤。

四、锁骨骨折

1. 原因 是新生儿出生时最常见的骨折，大多与出生体重大、中位产钳分娩和肩难产有关。

2. 临床表现 通常无症状从而易于漏诊。体检可发现捻发音、锁骨触诊不连续或不规则以及胸锁乳突肌痉挛。X线片有助于诊断。

3. 治疗 产伤性锁骨骨折一般无需特殊处理，短期内保持受损侧肢体的制动，必要时请骨科会诊予以固定。

4. 注意事项 在诊断锁骨骨折的时，应注意评估有无臂丛神经的损伤以避免漏诊。

五、长骨骨折

1. 临床表现 常见肱骨骨折和股骨骨折。产科医生可在分娩过程中感觉或听到骨骼断裂而进行诊断。患儿通常表现为受损肢体的自发运动减少或受限、局部肿胀和被动运动时哭吵不安。X线片有助于诊断。

2. 治疗 需要骨科医生进行夹板固定。

3. 注意事项 需要注意评估有无相应神经或血管的受损。

六、内脏损伤

1. 临床表现 出生时的内脏损伤并不常见，但往往

11

是致命的。内脏损伤通常是实质脏器的出血,其中肝脏是最易受损的脏器。内脏出血可以是隐匿或暴发的,临床表现为循环衰竭。如果刚出生的新生儿临床上表现为不能解释的贫血、苍白、休克或腹胀应考虑内脏出血的可能。腹腔穿刺可确定腹腔内出血,超声、CT 或 MRI 检查可明确出血部位。

2. 诊断 虽然大部分产伤性疾病是自限性的,预后良好,但严重的产伤也会导致新生儿死亡或后遗症。所以观察重点在于发现这些产伤性疾病,避免漏诊而造成不必要的伤害。尽管产伤性疾病临床表现不一,但通过病史的询问、仔细的体检和基本的辅助检查诊断并不困难。

3. 治疗 对于诊断基本明确、生命体征稳定的患儿无需急诊特殊处理,可请相关科室医生会诊并对新生儿进行密切观察。对症状较重、生命体征不稳定的患儿应先给予急诊对症处理,然后收治入院。

(曹 云)

11

第十二章

产科危急重症处理

第一节　重症孕产妇的识别

【概况】

产科重症是指在产科范围内发生的、严重威胁孕产妇和（或）胎儿生命安全的疾病或情况，若不及时施加干预将发生严重不良妊娠结局，可发生于妊娠期、分娩期及产褥期。

【产科重症】

高危孕产妇预警标识见表 12-1。

1. **严重产科并发症与合并症**　如重度子痫前期、早发型子痫前期、子痫、HELLP 综合征、重度妊娠期胆汁淤积症、早产（≤32 周）、前置胎盘、前置胎盘大出血、凶险性前置胎盘、近足月完全性前置胎盘、胎盘早剥、胎盘植入、复杂类型双胎（双胎输血综合征、双胎一死一活、双胎发育不均衡、双胎之一合并畸形），三胎及以上多胎。妊娠合并巨大子宫肌瘤，妊娠合并严重子宫畸形。产后出血≥1000ml、严重软产道裂伤、先兆子宫破裂及子宫破裂、忽略性横位、脐带脱垂、肩难产、羊水栓塞、严重感染、晚期产后出血、瘢痕子宫放弃胎儿引产。

2. **严重内、外科合并症**　妊娠合并严重血液系统疾

表 12-1　高危孕产妇预警标识

	异常情况	预警标识		异常情况	预警标识
一般情况	年龄<18 岁或≥35 岁	黄	本次妊娠异常情况	骨盆狭小	黄
	身高≤1.45 米	黄		畸形骨盆	黄
	体重指数<18 或>24	黄		瘢痕子宫	黄
	胸廓脊柱畸形伴肺功能不全	橙		臀位、横位（30 周后）	黄
	生殖道畸形	黄		先兆早产 34 周	橙
异常产史	自然流产、人工流产≥2 次	黄		先兆早产 34～36 $^{+6}$ 周	黄
	早产史≥2 次	黄		盆腔肿瘤	黄
	死胎、死产史	黄		羊水过多或过少	橙
	早期新生儿死亡史	黄		妊娠期高血压、轻度子痫前期	黄
	先天异常儿史	黄		重度子痫前期	红
	难产史	黄		子痫	红
	巨大儿分娩史	黄		妊娠期阴道流血	橙
	产后出血史	黄		胎心持续>160 次/分	黄

12

续表

内科合并症

异常情况	预警标识
血红蛋白≤100g/L	黄
血红蛋白≤60g/L	橙
血小板减少	红
自身免疫性贫血合并血小板减少；再障未缓解	红
心脏病心功能 I～II 级	橙
心脏病心功能 III～IV 级，肺动脉高压，右向左分流型先心，严重心律失常，风湿热活动期	红
活动性肺结核	橙
肺心病	橙
哮喘伴肺功能不全	橙
糖尿病有严重并发症	红
糖尿病需胰岛素治疗	橙
妊娠期糖尿病	黄

	异常情况	预警标识
本次妊娠异常情况	胎心<120次/分但>100次/分	橙
	胎心<100次/分	红
	胎动<20次/12小时	黄
	胎动<10次/12小时	橙
	多胎	黄
	胎膜早破	黄
	前置胎盘	橙
	估计巨大儿或 FGR	黄
	妊娠 41～41^{+6} 周	黄
	妊娠≥42 周	橙
	母儿 ABO 血型不合	黄
	母儿 Rh 血型不合	红
	妊娠胆汁淤积症	黄
妊娠合并性病	淋病	紫
	梅毒	紫
	尖锐湿疣	紫

12

续表

	异常情况	预警标识		异常情况	预警标识
内科合并症	乙肝病毒携带者	紫	妊娠合并性病	沙眼衣原体感染	紫
	活动性病毒性肝炎肝功失代偿	红		艾滋病	紫
	肝硬化失代偿	红	致畸因素	孕妇及一级亲属有遗传病史	黄
	慢性肾炎伴严重高血压，蛋白尿、肾功能不全	红		妊娠早期接触可疑致畸药物	黄
	肾炎伴肾功能损害	橙		妊娠早期接触化学因素及病毒感染等	黄
	甲亢或甲低病情未稳定	橙	社会因素	家庭贫困	黄
	甲亢或甲低病情稳定	黄		由居住地到卫生院需要一个小时以上	黄
	危及生命的恶性肿瘤	红		孕妇或丈夫为文盲或半文盲	黄
	精神病急性期	红		丈夫长期不在家	黄
	癫痫、智力障碍	橙			

12

病（血友病、白血病、再障、重度血小板减少症、严重贫血等）；妊娠合并心脏病（风心、先心、冠心、心脏病换瓣后长期抗凝者、心力衰竭、严重心律失常）；妊娠合并糖尿病（有并发症者）；妊娠合并甲亢危象；妊娠期急腹症（指卵巢囊肿蒂扭转、子宫肌瘤红色变性、急性阑尾炎、肠梗阻、胆囊炎、胃穿孔、腹膜炎、肾结石、胰腺炎等）；妊娠合并风湿病（系统性红斑狼疮及干燥综合征等合并器官损害）；妊娠合并急慢性肾功能不全；妊娠严重肝病（合并肝硬化、妊娠期急性脂肪肝、重症肝炎）；妊娠合并呼吸系统疾病（重症肺炎、成人呼吸窘迫综合征、哮喘持续状态等）；妊娠合并神经系统疾病（脑血管意外、多发性硬化、格林巴综合征、脑炎、各种原因引起的颅高压等）；产科各种部位栓塞。

【识别要点】

重视妇产科疾病的常见症状及体征的早期表现，及早识别可能出现的危急重症，尽早明确诊断及作出鉴别诊断，做到正确而及时的处理。心率、收缩压、呼吸频率、体温、意识等是妊娠特有疾病以及合并内外科疾病的重要观察指标，与病情密切相关。某些指标达到一定数值时即为危急值，提示病情处于危重状态。

1. 症状体征

（1）阴道出血：产道裂伤、胎盘滞留、胎盘残留、胎盘植入、流产、异位妊娠、滋养细胞疾病、胎盘早剥、前置胎盘、子宫破裂。

（2）腹痛：流产、先兆临产、临产、异位妊娠、胎盘早剥、子宫破裂、绒毛膜羊膜炎、产褥感染、卵巢囊肿蒂扭转、阑尾炎、盆腔炎。

（3）昏迷：意识障碍的严重阶段，表现为意识持续中断或完全丧失，对内外环境不能够认识，随意运动丧失，并对刺激反应异常或反射活动异常的一种病理状态。孕产妇昏迷常见于：

1）低血容量性休克：孕期出血，如异位妊娠破裂

12

出血、前置胎盘；产后出血。

2）妊娠期高血压疾病：重度子痫前期并发脑血管破裂出血、脑水肿、子痫发作。

3）脑血栓栓塞：可并发于妊娠期高血压疾病、胎盘早剥、羊水栓塞、产科感染、糖尿病合并妊娠并发血管病变、心瓣膜病等。

4）电解质紊乱：如妊娠剧吐导致的低钾血症可致昏迷。

5）妊娠合并其他内科疾病：肾衰、肝性脑病、低血糖、甲亢危象等。

（4）抽搐：子痫、癫痫、破伤风、脑血管意外、糖尿病酮症酸中毒、肺性脑病。

（5）下肢疼痛肿胀：需警惕下肢深静脉血栓形成（DVT）的发生。大于80%的孕产妇DVT首发症状是患肢的胀痛。可通过血管多普勒超声及D-二聚体可对其进行筛查。D-二聚体结果为正常值时基本排除DVT及肺栓塞可能。

（6）体温：体温>39℃或<35℃：妊娠期发热对分娩方式的选择有影响且可导致不良妊娠结局，故需排除呼吸系统感染、尿路感染、急性绒毛膜羊膜炎、流产并发感染、腹膜炎、乳腺炎。产后发热多见于产褥感染。低体温尤其是手术期低体温可增加心血管并发症，影响凝血功能，体温<35℃为危急值。

12

（7）心率：静息状态下心率>100次/分或<40次/分：妊娠晚期血容量增加，心脏负荷加大，严重的心律失常易导致心功能不全甚至致死，故心率>100次/分意味着孕产妇病情危重。清醒状态下，心率长期<40次/分是窦房结功能不良的永久起搏器置入适应证，具备独立预警功能。

（8）呼吸：呼吸频率>30次/分或<12次/分：健康人静息状态下呼吸频率为12~20次/分。孕产妇呼吸变化不大，不超过20次/分。当孕产妇自觉"气急"、"呼吸费力"、"胸闷"，呼吸频率明显增快或减慢，出

现吸气三凹征、端坐呼吸、发绀时，多见于妊娠合并严重心肺疾病，如急性左心衰、肺栓塞、肺炎、哮喘、自发性气胸等，也见于甲亢危象、糖尿病酮症酸中毒、尿毒症、严重颅脑病变等，故呼吸频率 > 30 次/分判定为独立预警指标；呼吸频率 < 12 次/分须警惕呼吸抑制。

（9）血压：收缩压 < 90mmHg 或 > 160mmHg：收缩压 < 90mmHg，脉压 < 20mmHg 提示休克进入严重阶段，需排除产前、产后出血、感染性休克、重症脓毒血症等。妊娠期高血压疾病是妊娠期常见疾病，处理不及时容易进一步发展为 HELLP 综合征（溶血、肝酶升高、血小板减少）或子痫，危及孕妇及胎儿生命，收缩压 > 160mmHg 提示妊娠期高血压疾病已进展至严重阶段。

2. 辅助检查

（1）实验室检查

1）血清钙：当血清钙 < 1.75mmol/L 时，出现全身性痉挛的危险性极高；而 > 3.37mmol/L 时出现高血钙危象的可能性很大，都具有一定的危险性。

2）WBC < 1.0×10^9/L 时，患者极易发生严重感染，起病急骤，死亡率可高达 25%。

3）Hb < 60g/L 时，应予输血，但应考虑患者的临床状况，如对患充血性心功能不全的患者，依母体情况而定。

4）PLT < 20×10^9/L 时，可有严重的出血，为临床采取预防性 PLT 输血的医学依据。

5）其他提示孕产妇处于严重危机状态的生化指标：血钠 ≤ 115mmol/L 或 ≥ 160mmol/L；血钾 ≥ 7.5mmol/L 或 ≤ 2.8mmol/L；血肌酐 ≥ 442μmol/L；血尿素氮 > 21.4mmol/L；空腹血糖 ≥ 16.6mmol/L 或 < 2.5mmol/L，糖尿病患者空腹血糖 < 3.9mmol/L；pH > 7.8 或 < 6.8；氧分压 < 30mmHg；二氧化碳分压 > 70mmHg；凝血酶原时间 > 30s；活化部分凝血酶原时间 > 80s；纤维蛋白原 < 1.0g/L。

12

（2）B 超检查

1）胎儿脐血流：脐动脉舒张期血流消失或逆向。

2）脐带异常：脐带先露、脐带脱垂、脐带扭转、脐带真结以及脐带绕颈。

3）胎盘异常的超声：帆状胎盘，即帆状脐带伴有前置血管、完全性前置胎盘以及胎盘早剥等情况。

4）胎心异常的超声：胎心缓慢（<110 次/分）或过速（>170 次/分或>160 次/分，持续时间>10 分钟）、胎心律失常或者胎儿心跳停止。

5）异位妊娠的超声：间质部妊娠、宫角妊娠、输卵管妊娠、残角子宫妊娠、宫颈妊娠以及剖宫产切口妊娠等。

（陈敦金）

第二节　产科危重症总体处理原则

【概述】

重症孕产妇病情进展迅速，参与救治的医护人员需保持清醒的头脑以及清晰的抢救思路，有条不紊地开展重症孕产妇抢救工作。高效有序的救护基于正确的病情判断及识别，而表现各异的产科重症其总体处理原则是有章可循的。

【处理原则】

12

1. 先救后治　重症孕产妇的救治过程中，首要任务是稳定患者生命体征，如血压持续升高需使用降压药，如呼吸困难可采用辅助呼吸，保持血氧分压于正常范围内，然后再通过病史、查体、相关辅助检查明确具体诊断。重症孕产妇的处理中运用的是与常规诊疗思维相反的逆向思维。在急救的环境下，医护人员应从病情出发，先考虑"是否危及生命"，再寻找病因、原发病的性质、部位。在这紧要关头，处置原则应该为：对症，但暂不对因；救命，但暂不治病。

2. 在"时间窗"内尽快实施目标治疗　产科急危重

症分三级：第一级最危险，孕产妇短时间内可能死亡，如孕产妇心跳呼吸骤停，其救治时间窗非常短，需立即展开抢救，需要即刻心肺复苏；第二级非常严重，若不及时展开救治可能发展成第一级，如妊娠合并心脏病并发心力衰竭，妊娠合并严重支气管哮喘、产后出血导致的失血性休克等。第三级比较危险，要在时间窗内完成检查、治疗，尽可能缩短院前和（或）院内救治时间，避免不必要的繁杂检查。要做到边救治、边检查、边诊断，有秩序地展开救治。时间窗的判断需要深厚扎实的临床基本功以及丰富的临床经验，并且应该考虑胎儿的子宫内环境，医护人员面对产科重症时应提高警惕，严阵以待，主动诊疗，确保孕产妇及胎儿的生命安全。

3. 主动预防 防止疾病由无到有，由轻转重。产科重症病情进展迅速，救护人员应积极发挥主动性，主动规避风险，在产科重症的救护中不忘"防变"。

4. 突出重点兼顾全局 重症孕产妇往往并发多种疾病或病理现象，或者在疾病的进展中出现其他危险情况，面对产科重症患者救治情况，医护人员应组建多学科救治团队，分清轻重缓急，先处理最危及母儿安全的病情。等病情适当缓解时在聚焦于稍轻的病情。重点突出并不意味着可以忽略疾病的全身影响，若不在有限的时间内兼顾全局，失衡的内环境将反过来加重局部的病情。

5. 严密监护 危重患者专人守护，密切观察，及时处理。护士是与患者接触最紧密的医护人员，产科重症的救护中强调建立"以护士为主导的产科快速反应团队"，密切跟进病例，随时报告，以提高救护成功率。

【救治流程】

为方便临床工作，重症孕产妇救治可以参考 ABC-DEF 的救治流程，A.（airway）开放气道（昏迷的前提下）；B.（breathing）给氧，保证氧供充足；C.（circulation)保证血流动力学的稳定；D.(drug)药物，主要为镇静、降压、加强子宫收缩药物的选择与使用；E.(evaluation)评估病情，主要是评价治疗效果，主要观察指标为生命指标、胎儿心率等；F.(fetus)胎儿评估。

【注意事项】

1. 组建快速反应团队　日常工作中建立快速反应团队，一旦孕产妇出现危急重症，即刻启动快速应对团队；抢救过程中出现危急情况，应由在场的最高级别医务人员及时召集会诊和讨论，做到抢救有序及时，详细记录抢救过程，并根据当时的情况及病情的变化，及时处置，必要时联系转院。院内与院间紧密配合，挽救患者生命，做到及时会诊、及时转诊。有效的快速反应团队应具备精湛的急救技能、丰富的救护经验、娴熟的产科技能操作，以及日常培训和科室组织的演练。

2. 多学科合作　重症孕产妇往往合并产科以外的疾病，组织产科、急诊科、麻醉科、内科、外科、儿科、ICU、输血科、药剂科、检验科、护理部等多个部门，开展多学科之间的密切合作交流，更能保障重症孕产妇的救治及生命安全。

3. 加强护理　急危重症患者极易发生各种并发症，如肺炎、口腔炎、尿路感染，加重原有病情，因此应严格遵守各种操作规程，认真执行消毒隔离制度，加强口腔护理，预防吸入性肺炎。

4. 遵守诊疗常规　产科危急重症常涉及法律纠纷，必要时，须有家属、执法人员、其他医护人员的陪同下接诊，需在抢救室及隔离室进行诊治时，注意隐私保护，杜绝无关人员入内。必要时向行政负责部门汇报。及时正确如实书写病历，做好抢救记录。注意遵守保护性医疗制度，谨慎言辞，以免给予患者精神上的打击而加重病情。与孕产妇家属沟通到位，做好知情同意工作。

5. 开通通畅的院间转诊通道并保证其正常运转　当

12

孕产妇生命体征不平稳、暂时不具备转诊条件时，如出现以下情况：心衰、呼衰、低血容量性休克、活动性出血、意识下降、反复抽搐等引起生命体征极不平稳等情况，要权衡转院治疗的利与弊，原地抢救，维护生命体征平稳。稳定病情后再考虑转至 ICU 或外院。向转送人员或家属交代病情时，如实说明病情严重程度及初步救治情况，切勿轻易做出预后判断。

6. 及时召开病例讨论　总结归纳经验，吸取教训，扬长避短。要组建一支优秀的产科救护团队，最好的学习素材来自病例。每个重症孕产妇病情变化各有不同，救治经验也有所不同，定期总结经验教训，发现问题，不断改进，才能锻造出一支临危不惊的产科救护团队。

（陈敦金）

第三节　产后大出血抢救流程

【概述】

产后出血的处理可分为预警期、处理期和危重期，分别启动一级、二级和三级急救方案，见图 12-1（见文后折页）。

产后 2 小时出血量达到 400ml 且出血尚未控制为预警线，应迅速启动一级急救处理，包括迅速建立两条畅通的静脉通道、吸氧、监测生命体征和尿量、向上级医护人员求助、交叉配血，同时积极寻找出血原因并进行处理；如果继续出血，应启动相应的二、三级急救措施。病因治疗是产后出血的最重要治疗，同时抗休克治疗，并求助麻醉科、重症监护室、血液科医师等协助抢救。在抢救产后大出血时，团体协作十分重要。

如果缺乏严重产后出血的抢救条件，应尽早合理转诊。转诊条件包括：①产妇生命体征平稳，能够耐受转诊；②转诊前与接诊单位充分的沟通、协调；③接诊单

12

位具有相关的抢救条件。但是，对于已经发生严重产后出血且不宜转诊者，应当就地抢救，可请上级医院会诊。

产科大量输血在处理严重产后出血中的作用越来越受到重视，应用也越来越多，但目前并无统一的产科大量输血方案，按照国内外常用的推荐方案，建议红细胞、血浆、血小板以 1∶1∶1 的比例（如 10U 红细胞悬液 +1000ml 新鲜冰冻血浆 +1 单位机采血小板）输注。

【流程图】

此流程图中包括的具体止血方法、输血、纠正凝血功能等详见第九章第一节"产后出血"。

（刘兴会）

第四节　羊水栓塞抢救流程

流程	内容
1. 及时识别	1）高龄、经产、宫缩过强、胎膜破裂、手术产等高危因素 2）突然出现烦躁不安、恶心、呕吐、气急、呛咳、胸痛、呼吸困难 3）心率加快、血压下降、面色苍白、四肢厥冷、血氧饱和度下降 4）短时间内发生难以控制的全身广泛性出血 5）一旦早期诊断，立即呼叫并启动抢救
2. 抗过敏	1）立即给予地塞米松 40mg，其中 20mg 静脉冲入，20mg 静点 2）或氢化可的松 200mg 入 10% 葡萄糖 100ml 快速静点
3. 供氧	1）高流量面罩供氧 5～10L/min 2）及早进行机械通气

12

续表

流程	内容
4. 解痉	1）前列地尔（$1\mu g/ml$）静脉泵入，10ml/小时 2）罂粟碱 60mg + 25% 葡萄糖液 20ml 缓慢静推 3）氨茶碱 250mg 加于 10ml 葡萄糖液中静推 4）如心率过缓，阿托品 1mg 静推，每 10~20 分钟重复一次
5. 抗休克	1）快速补充晶体液、尽快补充红细胞及新鲜血浆 2）多巴胺 40mg 加于 5% 葡萄糖液 250ml 中静点，20 滴/分开始 3）间羟胺 20~80mg 加于 5% 葡萄糖 250ml 中静点
6. 防治 DIC	1）高凝期用肝素 50mg 加于生理盐水 100ml 静脉滴注 2）补充凝血物质：血浆、纤维蛋白原、血小板、凝血酶原复合物 3）晚期抗纤溶治疗：氨甲环酸 1g 静点
7. 防治心衰	1）西地兰 0.2~0.4mg 稀释于 25% 葡萄糖液 20ml，静脉注射 2）循环稳定时予呋塞米 20~40mg 静脉注射 3）纠正酸中毒：5% 碳酸氢钠 250ml 静脉滴注

12

（赵扬玉）

第五节　心衰抢救流程（见文后折页）

第六节　子痫抢救流程

表 12-2　子痫抢救流程

流程	内容
1. 一般急诊处理	1）抬起病床两侧的护栏并衬垫软物；预防患者坠地外伤 2）侧卧位防止误吸口腔分泌物或呕吐物 3）放置压舌板，防止产妇子痫发生时咬伤舌头 4）保持气道通畅 5）面罩给氧（8~10L/min），持续监测氧饱和度 6）密切观察生命体征、尿量（留置导尿管监测）等 7）避免声、光等一切不良刺激
2. 控制抽搐再发作	1）硫酸镁 4~6g（常用 5g），溶于 10% 葡萄糖 20ml 静推（20 分钟内），或者加入 5% 葡萄糖 100ml 内，快速静滴（20 分钟内）；如不能止抽，再以 25% 硫酸镁 60ml（15g）溶于 5% 葡萄糖 500ml 中，以 1~2g/h 速度静脉滴注。或地西泮 10mg 肌内注射或静脉注射（>5min）或冬眠合剂加入 5% 葡萄糖 250ml 内静脉滴注

12

续表

流程	内容
2. 控制抽搐再发作	2）监测膝反射、呼吸频率和尿量 3）子痫患者产后需继续应用硫酸镁24~48h
3. 控制血压	当收缩压 ≥ 160mmHg、舒张压 ≥ 110mmHg 时要积极降压以预防心脑血管并发症，具体参见妊娠高血压疾病"降压治疗"
4. 监控并发症	1）注意监测子痫之后的胎盘早剥、DIC、肺水肿等并发症 2）DIC，可输注血液制品（红细胞、血小板、新鲜冰冻血浆、冷沉淀等） 3）呼吸急促、心动过速、SPO_2 < 94%，肺部啰音等，应考虑肺水肿，进行胸部 X 线片检查 4）肺水肿处理：给氧，呋塞米 20~40mg 静脉推注，然后 80mg 缓慢静滴
5. 尽快终止妊娠	1）子痫患者抽搐控制后应尽快考虑终止妊娠 2）分娩方式参见"终止妊娠时机和分娩方式"

12

（漆洪波）

第七节 胎儿窘迫处理流程

胎儿窘迫处理流程见图 12-2。

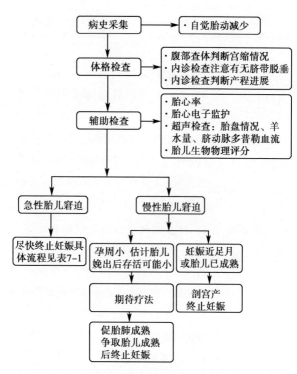

图 12-2　胎儿窘迫处理流程图

表 12-3　急性胎儿窘迫抢救流程

流程	内容
1. 积极寻找可能导致胎儿窘迫的原因	1）母体因素：心衰、呼吸困难、出血性疾病、急产等 2）胎儿因素：胎儿先天畸形如先心病 3）胎盘脐带因素：胎盘早剥、脐带脱垂、脐带受压、脐带打结等。 4）药物因素：宫缩剂使用不当导致强直宫缩

12

续表

流程	内容
2. 尽快解除或缓解导致胎儿窘迫的病因	1）纠正母体脱水、酸中毒、低血压及电解质紊乱 2）因缩宫素等药物使用不当引起宫缩过频过强立即停止此类药物 3）若为强直宫缩应给予单次静脉或皮下注射特布他林，也可给予硫酸镁或其他 β 受体兴奋剂抑制宫缩 4）若为羊水过少，有脐带受压征象，可经羊膜腔输液
3. 积极宫内复苏	1）左侧卧位 2）吸氧 3）连续胎心监护
4. 尽快终止妊娠	1）立即剖宫产：宫口未开全或估计短时间内无法阴道分娩 2）尽快阴道助产分娩：若宫口开全双顶径已达到坐骨棘平面以下

（刘彩霞）

第八节　产科 DIC 抢救流程

12

【概述】

弥散性血管内凝血（disseminated intravascular coagulation, DIC）是在原发疾病基础上致病因素损伤微血管体系，导致凝血活化，全身微血管血栓形成、凝血因子大量消耗并继发纤溶亢进，引起以出血及微循环衰竭为特征的临床综合征。产科 DIC 往往发病急骤，病势凶险，母婴死亡率高，常见病因为胎盘早剥、羊水栓塞、产科大出血、重度子痫前期、死胎稽留、产科感染等。

【临床表现】

1. 症状体征

（1）出血：特点为自发性、多部位出血，如阴道持续性流血、手术创面广泛渗血、穿刺部位渗血、血尿等。

（2）休克或微循环衰竭：不能用原发病解释，顽固不易纠正，早期即出现肾、肺、大脑等器官功能不全。

（3）微血管栓塞：可表现为顽固性的休克、呼吸衰竭、意识障碍、颅内高压和肾衰竭等，严重者可导致多器官功能衰竭。

（4）微血管病性溶血：贫血程度与出血量不成比例，偶见皮肤、巩膜黄染。

2. 辅助检查

（1）反映凝血因子消耗的指标：凝血酶原时间（PT）、活化部分凝血活酶时间（APTT）、纤维蛋白原浓度及血小板计数。

（2）反映纤溶系统活化的指标：纤维蛋白降解产物（FDP）、D-二聚体、3P试验。

【诊断要点】

1. 临床表现

（1）存在易引起DIC的基础疾病。

（2）有下列一项以上临床表现：①多发性出血倾向；②不易用原发病解释的微循环衰竭或休克；③多发性微血管栓塞的症状、体征。

2. 实验检查指标（同时有下列3项以上异常）

（1）PLT $< 100 \times 10^9$/L或进行性下降。

（2）血浆纤维蛋白原含量 <1.5g/L或进行性下降。

（3）血浆FDP >20mg/L，或D-二聚体水平升高或阳性，或3P试验阳性。

（4）PT缩短或延长3秒以上，或APTT缩短或延长10秒以上。

【治疗】

不具备诊治条件者应转诊或请会诊（图12-3）。

1. 治疗基础疾病及去除诱因　根据原发疾病分别采

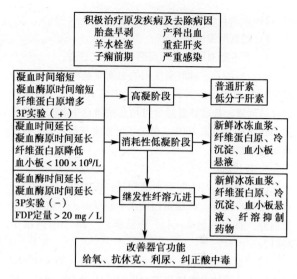

图 12-3 产科 DIC 抢救流程图

取及时终止妊娠、迅速止血、补充血容量、抗过敏、抗休克、控制感染等措施。

2. 抗凝治疗

（1）抗凝药物

1）普通肝素：一般不超过 12500U/d，每 6 小时用量不超过 2500U，静脉或皮下注射，一般连用 3~5 天。

2）低分子量肝素：剂量为 3000~5000U/d，皮下注射，一般连用 3~5 天。

（2）抗凝药物使用适应证

1）DIC 早期（高凝期）。

2）血小板及凝血因子呈进行性下降，微血管栓塞表现（如器官功能衰竭）明显者。

3）消耗性低凝期但病因短期内不能去除者，在补充凝血因子情况下使用。

4）除外原发病因素，顽固性休克不能纠正者。

（3）抗凝药物使用禁忌证

1）手术后或损伤创面未经良好止血者。

2）近期有严重的活动性出血。

3）蛇毒所致 DIC。

4）严重凝血因子缺乏及明显纤溶亢进者。

（4）监测：普通肝素使用的血液学监测最常用者为 APTT，肝素治疗使其延长为正常值的 1.5 ~ 2.0 倍时即为合适剂量。普通肝素过量可用鱼精蛋白中和，鱼精蛋白 1mg 可中和肝素 100U。低分子肝素常规剂量下无需严格血液学监测。

3. 替代治疗

（1）新鲜冷冻血浆等血液制品：每次 10 ~ 15ml/kg，也可使用冷沉淀。纤维蛋白原水平较低时，可输入纤维蛋白原：首次剂量 2 ~ 4g，静脉滴注。24 小时内给予 8 ~ 12g。

（2）血小板悬液：未出血的患者 PLT < 20×10^9/L，或者存在活动性出血且 PLT < 50×10^9/L 的 DIC 患者，需紧急输注血小板悬液。

（3）FⅧ及凝血酶原复合物：偶在严重肝病合并 DIC 时考虑应用。

4. 其他治疗

（1）支持对症治疗：抗休克治疗，纠正缺氧、酸中毒及水电解质平衡紊乱。

（2）纤溶抑制药物治疗：临床上一般不使用，仅适用于继发性纤溶亢进已成为迟发性出血主要或唯一原因的患者。

12

（3）糖皮质激素治疗：不作常规应用，但下列情况可予以考虑：

1）基础疾病需糖皮质激素治疗者。

2）感染中毒性休克合并 DIC 已经有效抗感染治疗者。

3）并发肾上腺皮质功能不全者。

（陈敦金）

第九节　孕妇创伤与
急救流程

【概述】

孕妇创伤是非产科因素所致孕产妇死亡的主要原因，常见于交通事故、跌落、家庭暴力、穿刺伤、烧伤等，严重威胁母胎健康和生命安全。孕妇发生创伤时不但要考虑孕妇的救治，还要考虑到胎儿的安危，临床处理较为棘手，往往需要多学科协作诊疗，包括产科、急诊科、创伤外科、儿科、麻醉科、超声科、放射科、输血科等。

【首要措施】

1. 所有遭受创伤的育龄女性均须明确是否已怀孕，必要时行妊娠试验和（或）超声检查。

2. 孕妇创伤后若出现意识障碍，需要安插鼻饲管预防误吸胃内容物。

3. 维持孕妇血氧饱和度大于95%，以确保胎儿有充分血氧供应。

4. 孕妇创伤后如果需要安放胸腔闭式引流管，插管部位需要比普通患者高1~2个肋间隙。

5. 严重创伤的孕妇需要建立两条可靠有效的静脉通路（14~16G）。

6. 血管升压药仅用于对液体复苏无反应的顽固性低血压患者，以免对子宫胎盘血液灌流产生不利影响。

7. 妊娠中期以后，对于急性创伤的孕妇宜采取左侧卧位，减少增大的子宫对下腔静脉的压迫，避免回心血量和心输出量减少，但当采取左侧卧位时避免脊柱损伤。

8. 紧急情况下，在没有特定的血液前可以给Rh阴性的孕妇暂时输入O型Rh阴性的血液，以避免Rh阴性孕妇产生溶血反应。

9. 特殊情况如果需要使用抗休克裤，应避免腹部的

12

部分充气，以免减少胎盘的血液灌注。

【转诊选择】

1. 创伤严重时，无论孕周大小，均应将孕妇转入创伤外科或急诊室，多科会诊。当妊娠预计胎儿可以存活，孕妇无生命危险和明显肢体损伤时，将孕妇收入产科。

2. 当创伤的严重性或孕周暂时不能确定时，应将患者留置创伤外科或急诊科进行评估，以排查重大损害。

【母体诊疗】

1. 如果是严重创伤，优先对孕妇进行评估，维持生命体征稳定，加强护理，听诊胎心和胎心监护。

2. 如果胎儿可以存活，怀疑孕妇有胎盘早剥、创伤性子宫破裂等危及母胎生命时须立即终止妊娠。

3. 如果妊娠≥23周，患者有阴道流血，应行超声检查排除前置胎盘后再行阴道窥诊、不能确定胎盘位置时不推荐指诊。

4. 如果患者因病情需要行放射线或CT检查，不应考虑放射线暴露对胎儿的影响而耽误患者病情判断、延误处理，但需要向患者告知射线对胎儿可能的影响。

5. 除了常规检查，患者还应进行凝血功能检查。

6. 对创伤的患者行腹部超声检查以排查腹腔内出血。

7. 当怀疑有腹腔内出血时可以考虑行腹部CT检查。

12

【胎儿诊疗】

1. 如胎儿可能存活时，所有创伤孕妇都应进行电子胎心监护。

2. 如果创伤患者（妊娠≥28周）出现子宫收缩、明显腹痛、阴道流血、频繁宫缩（＞1次/10分钟）、胎膜早露、胎心率异常、高风险的机械损伤、血清纤维蛋白原＜200mg/dl等情况时均需住院观察。

3. Rh阴性的患者均需要注射抗-D免疫球蛋白。

4. 破伤风疫苗在妊娠期应用是安全的，有指征的时候应该予以注射。

5. 当孕周不明确，并有可能分娩时，行急诊产科超声检查。

6. 所有创伤孕妇，如果胎儿可以存活，在患者出院前行产科超声检查。

7. 当涉及家庭暴力，特别是涉及法律问题时，须详细记录母亲、胎儿健康状况。

【注意事项】

1. 常规的放射线检查，对患者应充分告知 X 线对胎儿有可能的影响，并取得患者知情同意，并尽量减少检查的次数。

2. 超声对胎盘早剥的诊断早期诊断不是十分敏感，所以在等待超声结果的时候，对怀疑有胎盘早剥的患者不要延误诊疗。

3. 任何有创伤的妇女，都要怀疑遭受暴力，特别是家庭暴力可能。

4. 当妊娠≥28 周，胎儿可以存活时，如果母体出现心脏骤停，在进行心肺复苏的同时，争取在 4 分钟内行急诊剖宫产以挽救胎儿。

5. 附：孕妇创伤与急救流程图（图 12-4）。

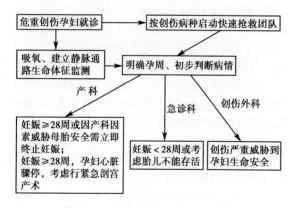

图 12-4　孕妇创伤与急救流程图

（陈敦金）

12

第十节　孕妇心脏骤停抢救流程

【概述】

孕妇心脏骤停是临床上最具挑战的不良事件之一，关系到母胎两个生命的安危，在临床复苏上既同于标准的成人复苏，又有其独特性。孕产妇心脏骤停发生的原因主要是产科出血、羊水栓塞、血栓栓塞、创伤、妊娠期高血压疾病、严重感染、医源性因素以及基础心脏病等。针对孕产妇的生理变化特点，及时有效地实施心肺复苏，有助于降低妊娠期心搏骤停的死亡率，挽救母胎生命。

【诊断依据】

1. 突然发生的意识丧失。

2. 心音和大动脉搏动消失。

3. 叹息样呼吸，如不能紧急恢复血液循环，呼吸很快停止。

4. 瞳孔散大，对光放射减弱以至消失。

5. 心电图检查为心室颤动或直线等。

【救治原则】

实施基础生命支持、组建救治团队（图 12-5）。

1. 胸外按压

（1）使患者处于仰卧位，后背垫一块硬板，如果子宫底达到或超过脐水平，可用手搬动子宫使其向左侧倾斜，减轻子宫对下腔静脉压迫。

（2）立即胸外按压，按压部位在胸骨下段，幅度至少 5cm，频率至少 100 次/分，每次按压后胸廓充分回弹，胸外按压与通气比例为 30∶2。

（3）除行气管插管或电除颤外，尽量缩短复苏中断时间，不要超过 10 秒。

（4）如果具备剖宫产条件，建议就地行心肺复苏开始后的剖宫产（PMCS），不建议再转运。

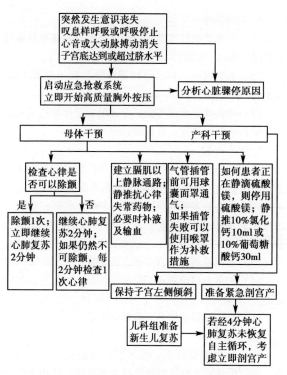

图 12-5　孕妇心脏骤停抢救流程图

2. 心脏除颤

（1）孕期与非孕期心脏除颤步骤相同，心脏骤停后可立即进行心脏除颤，双向波 120～200J，如果第一次除颤无效，第二次增加能量。也可以考虑应用自动体外除颤器。

（2）除颤后立刻继续胸外按压。

3. 气道管理

（1）气管插管前可用球囊面罩通气，氧气浓度 100%，氧气流量至少 15L/min。

（2）气管插管应用 6～7mm 细的气管导管，操作不要超过 2 次，如果插管失败可以使用喉罩作为补救措施。

12

4. 药物治疗

（1）出现难治性室颤或心动过速时，快速静脉推注胺碘酮300mg，必要时150mg重复。

（2）心脏骤停期间，可以静脉推注肾上腺素1mg，每3～5分钟一次。

（3）难治性室速或室颤，可试用β受体阻滞剂：美托洛尔5mg静脉推注，总量15mg。

5. 终止妊娠

（1）心肺复苏持续约4分钟后母体仍未恢复自主循环，且子宫底达到或超过脐水平时需考虑PMCS。

（2）在心脏骤停5分钟内实行PMCS。

（3）如果判断母体生命已不可挽回，须立即剖宫产。

（4）可以就地行剖宫产术，尽量缩短手术时间。

（5）如果宫口已开全，胎头足够低，可以考虑经阴道助产。

（6）新生儿科医师负责抢救新生儿。

【复苏后管理】

（1）如果继续妊娠，在不影响母胎监护、气道管理、静脉输液的情况下继续保持左侧卧位，或用手搬动子宫使其向左侧倾斜减轻对下腔静脉压迫。

（2）如果不需要手术，将患者转入ICU。

（3）如果心肺复苏后患者仍然昏迷，为预防脑损伤，可以考虑低体温治疗。

（4）监测胎心率，如果胎儿状态不佳，可以考虑终止妊娠。

【注意事项】

（1）建立医疗机构应急抢救系统，组建心脏骤停抢救小组。

（2）危重孕妇可以入住ICU、内科或外科病房。在这些病房的团队需要做好应对突发事件的准备，包括心脏骤停复苏、PMCS、新生儿复苏、产科并发症管理等。

（3）建立早期预警评分系统，通过有效的产科早期预警评分对有潜在生命危险的孕妇进行风险分层管理。

（4）使患者充分左侧卧位，以减少妊娠子宫对下腔静脉压迫。建立膈肌以上的静脉通路，以减少妊娠子宫的阻碍。

（5）与患者家属充分沟通，告知不良预后，PMCS既是挽救胎儿也是抢救孕妇的急救措施。

（6）在院外发生的孕妇心脏骤停，立即启动应急抢救系统，边抢救边运送，及时通报对应医院急诊科。

（陈敦金）

第十一节　危急重症孕产妇转诊及注意事项

【概述】

孕产妇死亡率是衡量一个国家或地区经济、文化、医疗卫生水平的重要指标。早期识别产科危急重症，加强管理，及时抢救和转诊是影响其预后的重要因素。延误是影响危急重症孕产妇救治的主要因素，包括个人就诊的延误和医疗机构提供服务的延误。能否有效转运已成为救治危急重症孕产妇的重要环节。及时有效的转诊是降低孕产妇死亡率，保证母婴健康的最重要措施。

【转诊原则】

1. 转诊至最近的、有救治条件的助产机构，有利于孕产妇救治。

2. 危急重症孕产妇转诊争取一步到位。有严重内外科并发症的孕产妇直接转诊到有能力处理的综合性医院。有些特殊病种要考虑接收医院的救治水平，避免在转诊中延误。

3. 对危急重症孕产妇实行村、乡、县或县、市、省三级转诊模式。必要时可进行跨级转诊。

4. 凡是高危妊娠应在二级以上助产机构分娩。危及患者生命的妊娠合并症、并发症患者尽可能及时转诊到省、市级医疗机构救治。

12

5. 转院前必须与上级医疗机构相关人员取得联系，并简要叙述病情，以便上级医院确定是否需转院，并告知转院前的必要处理，作出最有利于患者的决定。同时要有熟悉病情的医师、护士护送，携带必要的抢救物品及转院记录等相关资料，严密观察途中病情变化，并及时处理。送达后护送人员应在介绍完病情并办理好相关转诊手续后方可离开。

6. 任何医疗保健机构不得以任何借口截留超出本院救治能力的危急重症孕产妇，必须及时呼救或转诊，避免延误病情。

7. 接诊医院应及时告知转院方拟接收患者的具体地点，并由主治医师以上人员接诊，不得以任何理由推诿和延误危急重症患者的救治。

【转诊时机】

1. 转诊目的是为了保证母婴安全，因此不要延误，要为上级医院成功抢救患者创造条件。

2. 转诊的最好时机应是在识别高危时，不应等病情危重再转；对病情危重，在当地无条件抢救，且患者可以运送时应尽早转。情况危重，不便当时转送的，要立即报告上级产科急救中心派有经验的医师到现场参与并指导抢救。

3. 转诊医院应对危急重症孕产妇做初步急救处理，并估计在转诊途中不会发生意外时方可转诊，如病情危急无法转诊应及时请上级医院会诊，如路途遥远，为缩短转诊时间，应在转诊时同时呼叫上级医院派车中途接诊。

4. 医疗保健机构一旦识别出高危孕产妇，或产程中发现滞产、难产等情况，并超出自身抢救条件与能力时，应按危急重症孕产妇转诊流程图（图 12-6），立即转送至有抢救能力的医院产科急救中心或者省、市级医疗机构进行救治。

【注意事项】

1. 失血性休克患者转诊前处理　患者取平卧位，保

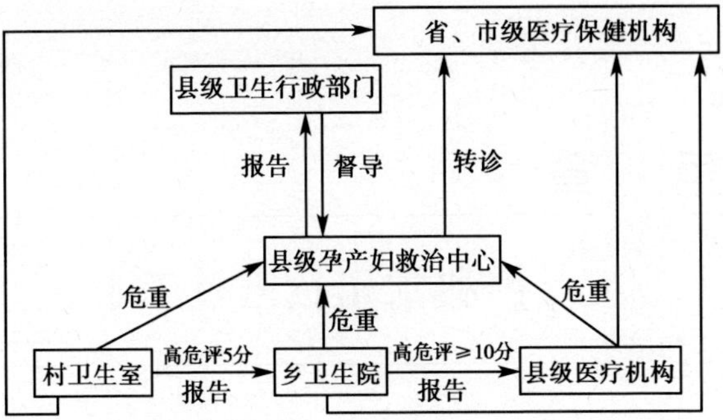

图 12-6 危急重症孕产妇转诊流程

暖、吸氧、避免剧烈振动,观察生命体征;保留有效静脉通路,输血、输液;局部压迫止血,观察子宫收缩及外出血情况。

2. 避免或减少因道路交通、运输工具等造成转诊不及时的延误;接受转诊的医疗保健机构应保证孕产妇急救通道通畅,简化入院手续。

3. 转诊前要充分告知患者及其家属转诊的原因及转诊的利弊,并取得知情同意。

4. 转送人员必须如实填写《高危孕产妇转诊通知单》和《转诊反馈单》。

12

第一节 电子胎心监护

【概述】

电子胎心监护（electronic fetal monitoring，EFM）作为一种监测评估胎儿宫内状态的手段，已越来越广泛地用于全国各级医院。其应用目的在于及时发现胎儿宫内缺氧，以便及时采取进一步评估措施，或考虑阴道助产或剖宫产终止妊娠。正确地理解 EFM 图形对减少新生儿脑瘫、癫痫、分娩期胎儿死亡率、预测新生儿酸中毒、同时减少不必要阴道助产和剖宫产等产科干预非常重要。有效性的评估主要是通过其是否能够在减少新生儿并发症发生率同时不增加过多的产科干预来评估的。中华医学会围产医学分会 2015 年 7 月发布了"电子胎心监护（2015）"，为临床处理提供了重要参考依据。

【EFM 图形的描述】

EFM 图形的完整的描述应包括 5 个方面，即基线、基线变异、加速、减速及宫缩。相关描述的定义见表 13-1。

另外，由于正弦波形有着非常特殊的临床意义，往往预示胎儿已存在严重缺氧，常见于胎儿重度贫血、母胎输血的病例，需要特别引起重视。

表 13-1 电子胎心监护图形的术语和定义

术语	定义
基线 (baseline)	正常胎心基线范围是 110~160 次/分。基线必须是在任何 10min 内持续 2min 以上的图形，该图形可以是不连续的。如果在观察阶段基线不确定，可以参考前 10min 的图形确定基线。其中： 胎儿心动过速（tachycardia）：指胎心基线 >160 次/分，持续 ≥10min 胎儿心动过缓（bradycardia）：指胎心基线 <110 次/分，持续 ≥10min
基线变异 (baseline varia-bility)	指每分钟胎心率自波峰到波谷的振幅改变，其中： 变异缺失（absent variability）：指振幅波动消失 微小变异（minimal variability）：指振幅波动 ≤5 次/分 正常变异（normal variability）：指振幅波动 6~25 次/分 显著变异（marked variability）：指振幅波动 >25 次/分 短变异（short-term variability）：指每一次胎心搏动至下一次胎心搏动瞬时的胎心率改变，即每一搏胎心率数值与下一搏胎心率数值之差。这种变异平估测的是 2 次心脏收缩时间的间隔 长变异（long-term variability）：指 1min 内胎心率基线肉眼可见的上下摆动的波形。此波形由振幅和周期组成。振幅是波形上下摆动的高度，以次/分表示。周期是 1min 内肉眼可见的波动的频数，以周期/min 表示。正常波形上下摆动频率为 3~5 周期/min

13

续表

术语	定义
加速（acceleration）	指基线胎心率突然显著增加，开始到波峰时间 <30s 从胎心率开始加速至恢复到基线胎心率水平的时间为加速时间 妊娠 32 周前，加速在基线胎心率水平上 ≥10 次/分，持续时间 ≥10s，但 <2min 妊娠 32 周及以后，加速在基线水平上 ≥15 次/分，持续时间 ≥15s，但 <2min 延长加速（prolonged acceleration）：指胎心率增加持续 ≥2min，但 <10min 如果加速持续 ≥10min，则考虑胎心率基线变化
减速（deceleration）	早期减速（early deceleration, ED）：指伴随宫缩出现的减速，通常是对称地，缓慢地下降到最低点再恢复到基线，开始到最低点的时间 ≥30s，减速的最低点常与宫缩的峰值同时出现。一般来说，减速的开始、最低点、恢复和宫缩的起始、峰值及结束相同 晚期减速（late deceleration, LD）：伴随宫缩出现的减速，通常是对称地，缓慢地下降到最低点，再恢复到基线，减速的最低点通常延迟于宫缩峰值。一般来说，减速的开始、最低点和恢复分别落后于宫缩的起始、峰值及结束

13

续表

术语	定义
减速 (deceleration)	变异减速（variable deceleration，VD）：指突发的、显著的胎心率急速下降，开始到最低点时间 <30s，胎心率下降 ≥15 次/分，持续时间 ≥15s，但 <2min。当变异减速伴随宫缩，减速的起始、深度和持续时间与宫缩之间无规律 延长减速（prolonged deceleration，PD）：指明显的低于基线的胎心率下降，减速 ≥15 次/分，从开始到恢复持续 ≥2min 但 <10min，如果减速超过 10min，是基线改变 反复性减速（recurrent deceleration）：指 20min 观察时间内 ≥50% 的宫缩均伴发减速 间歇性减速（intermittent deceleration）：指 20min 观察时间内 <50% 的宫缩伴发减速
宫缩（uterine contraction）	正常宫缩（normal uterine activity）：10min≤5 次宫缩，观察 30min，取平均值 宫缩过频（tachysystole）：10min >5 次宫缩，观察 30min，取平均值
正弦波形 （sinusoidal fetal heart rate pattern）	明显可见的、平滑的、类似正弦波的图形，长变异 3～5 周期/min，持续 ≥20min

【产前 EFM】

1. 产前 EFM 的指征和频率

（1）低危孕妇：对没有合并症及并发症的低危孕妇常规进行产前 EFM 以降低胎死宫内等不良妊娠结局的发生尚无明确证据，故国内外指南并不推荐对于低危孕妇妊娠晚期常规进行 EFM。但是，当低危孕妇出现胎动异常、羊水量异常、脐血流异常等情况时，应及时进行 EFM，以便进一步评估胎儿情况。

（2）高危孕妇：对于高危孕妇包括母体因素，如妊娠期高血压疾病、糖尿病合并妊娠、妊娠期糖尿病、母体免疫性疾病、有胎死宫内等不良孕产史等；胎儿因素，如双胎妊娠、胎儿生长受限、羊水偏少、胎动减少、脐血流异常等），建议从妊娠 32 周开始进行 EFM，但具体开始时间和频率应根据孕妇情况及病情进行个体化临床应用：如患者病情需要，EFM 开始的时间最早可从进入围产期（妊娠 28 周）开始；另外，鉴于我国新生儿科技术的飞速进展，在 28 周前，开始 EFM 的时间应以新生儿可能存活、且患者及家属决定不放弃新生儿抢救为前提，同时告知患者及家属对于这个时期的胎儿，胎心监护解读将存在较大误差，对于医护人员，应认识到这个时期的胎儿由于其神经系统发育尚不完善，故其胎心监护的特点有别于足月儿，但目前尚缺乏更多明确指导临床医师如何判读这部分监护图形的相关研究。

2. 无应激试验（non-stress test，NST）

（1）NST 的原理：在胎儿不存在酸中毒或神经系统发育不完善的情况下，胎动时会出现胎心率的短暂上升，预示着正常的自主神经功能。无反应最常见的情况是胎儿睡眠周期所致，但也可能与胎儿神经系统抑制（如酸中毒）有关。

（2）NST 的方法：孕妇取坐位或侧卧位。由于胎儿睡眠周期的存在，NST 可能需要监护 40min 或更长时间。

（3）NST 的判读：NST 分为反应型和无反应型。

1）NST 反应型：指监护时间内出现 2 次或以上的胎

13

心加速。妊娠 32 周前，加速在基线水平上 ≥10 次/分、持续时间 ≥10s 已证明对胎儿正常宫内状态有足够的预测价值。在 NST 图形基线正常、变异正常且不存在减速的情况下，NST 监护达到反应型标准即可停止，不需持续监护至满 20min。

2）NST 无反应型：指超过 40min 没有足够的胎心加速。妊娠 24～28 周，约 50% NST 为无反应型；妊娠 28～32 周，约 15% 的 NST 为无反应型。

NST 无反应型图形的处理应该根据监护图形的基线、变异、有无减速、是否存在宫缩以及是否应用可能对监护图形产生影响的药物（如硫酸镁等），并结合孕周、胎动及临床情况等决定复查监护。声震刺激所诱导的胎心加速能可靠地预测胎儿正常酸碱平衡状态，减少 40% 的 NST 无反应型的出现，并且能减少达到 NST 反应型的监护时间，同时不会影响胎儿酸中毒的发现。或者采用宫缩应激试验或超声等方法对胎儿宫内状态进行进一步评估。

（4）NST 图形中减速的处理：50% 的 NST 图形中可能观察到变异减速，当变异减速类型为非反复性，且减速时间 <30s 时，通常与胎儿并发症无关，不需产科干预。对于反复性变异减速（20min 内至少 3 次），即使减速时间 <30s，也会增加行剖宫产术终止妊娠的风险。如 NST 图形中减速持续 1min 以上，需剖宫产术分娩及胎死宫内的风险将显著增加，是否终止妊娠，应取决于继续期待的利弊风险评估。

3. 宫缩应激试验（contraction stress test，CST）

（1）CST 的原理：CST 是观察胎心率对宫缩的反应。CST 的理论基础是宫缩的应激下，子宫动脉血流减少，可促发胎儿一过性缺氧表现，对已处于亚缺氧状态的胎儿，在宫缩的刺激下缺氧逐渐加重将诱导出现晚期减速；宫缩的刺激还可引起脐带受压从而出现变异减速。

（2）CST 的适应证和禁忌证：当 EFM 反复出现 NST 无反应型，可疑胎儿宫内缺氧状态时，可行 CST 进一步评估胎儿宫内状态。CST 的相对禁忌证即阴道分娩的禁忌证。对于孕周 <37 周的孕妇，如 EFM 出现 NST 无反应型，应用 CST 对胎儿进行评估是安全、有效的，并且不会增加胎儿死亡和产科并发症的发生。

应注意，当 NST 严重异常，例如出现正弦波形时，胎儿宫内缺氧状态已非常明确，不需要进行 CST，以免加重胎儿缺氧状态并延误抢救胎儿的时机。

（3）CST 的方法：足够的宫缩定义为至少 3 次/10min，每次持续至少 40s。如果产妇自发的宫缩满足上述要求，无需诱导宫缩，否则可通过刺激乳头或静脉滴注缩宫素诱导宫缩。

（4）CST 图形结果判读：CST 图形的判读主要基于是否出现晚期减速。①阴性：无晚期减速或明显的变异减速；②阳性：50% 以上的宫缩后出现晚期减速（即使宫缩频率 <3 次/10min）；③可疑阳性：间断出现晚期减速或明显的变异减速；④可疑过度刺激：宫缩过频时（≥5 次/10min）或每次宫缩时间 >90s 时出现胎心减速；⑤不满意的 CST：宫缩频率 <3 次/10min 或出现无法解释的图形。

【产时 EFM】

1. 产时 EFM 的指征和频率　对于低危孕妇，推荐产程中间断胎心听诊。产程中推荐胎心听诊频率见表 13-2。

表 13-2　低危孕妇间断胎心听诊的频率

时期	间断听诊频率
第一产程	
潜伏期 （宫口 <6cm）	每 30~60min 听诊一次胎心，并记录
活跃期 （宫口 ≥6cm）	每 30min 听诊一次胎心，并记录
第二产程	每 10min 听诊一次胎心，并记录

13

对于高危孕妇，可根据情况适当增加产程中听诊频率，而是否进行持续 EFM，应根据医疗机构情况及患者病情决定。当进行间断听诊时，应至少听诊 60s，并包括宫缩的前、中、后。如间断听诊发现异常，应立即行 EFM。

2. 产时电子胎心监护的评价方法——三级系统　目前国际上存在多种产时电子胎心监护的评价系统。结合各评价方法的科学性及实用性，中华医学会围产医学分会目前推荐产时电子胎心监护的三级评价系统，见表 13-3。

Ⅰ类胎心监护为正常的胎心监护图形，对于胎儿正常血氧状态的预测价值极高，不需特殊干预。

Ⅲ类胎心监护为异常的胎心监护图形，对于预测胎儿正在或即将出现窒息、神经系统损伤、胎死宫内有很高的预测价值，因此一旦出现，需要立即分娩。

Ⅱ类胎心监护在这上述两种情况之间的图形，是可疑的胎心监护图形，对于这一类监护需要后期进一步的评估、监测、必要的临床干预以及再评估，直至转为Ⅰ类胎心监护。在各种Ⅱ类监护图形中，存在胎心加速（包括自发加速及声震刺激引起的加速）或正常变异，对于胎儿正常酸碱平衡的预测价值很高。

另一方面，由于 EFM 图形反映的是胎儿在监护时间内酸碱平衡状态，故常需要对其进行动态观察，以动态了解胎儿宫内情况。例如，当出现Ⅱ类胎心监护图形时，随着宫内复苏措施的实施或产程的进展，Ⅱ类监护可能转变为Ⅰ类或Ⅲ类监护。临床工作中，EFM 图形的处理还应该结合患者个体情况、产妇和胎儿是否存在高危因素及产程进展等因素进行综合分析。

EFM 的优势在于它对预测胎儿正常酸碱平衡有极高的灵敏度；而其缺陷在于对胎儿酸中毒和神经系统损伤的预测缺乏特异性。对 EFM 规范化的定义和解读有助于在临床工作中做出正确的评估和处理。鉴于临床和基础研究的发展日新月异，上述标准和定义及处理原则也将

13

表 13-3 产时电子胎心监护三级评价系统及其意义

分类	描述	意义
I类	同时包括以下各项： 基线：110~160 次/分 正常变异 晚期减速或变异减速：无 早期减速：有或无 加速：有或无	正常的胎心监护图形，提示在监护期内胎儿酸碱平衡状态良好。后续的观察可按照正常情况常规处理，不需要特殊干预
II类	除I或III类以外的图形，包括以下任一项： 1. 基线率： 胎儿心动过缓但不伴基线变异缺失 胎儿心动过速 2. 基线变异： 变异缺失：不伴反复性减速 微小变异 显著变异 3. 加速：刺激胎儿后没有加速	可疑的胎心监护图形。既不能提示胎儿宫内有异常的酸碱平衡状况，也没有充分证据证明是I类或III类胎心监护图形。II类胎心监护图形需要持续监护和再评估。评估时需充分考虑产程、孕周，必要时实施宫内复苏措施。如无宫内加速伴微小变异或变异缺失，应行宫内复苏；如宫内复苏后胎心监护图形仍无改善或发展为III类监护图形，应立即分娩

13

分类	描述	意义
II类	4. 周期性或偶发性变异减速：反复性变异减速伴基线微小变异或变异正常变异 延长减速 反复性晚期减速伴正常变异 变异减速有其他特征，如恢复基线缓慢，"尖峰"（overshoot）或"双肩峰"（shoulder）*	
III类	包括以下任何一项： 1. 基线变异缺失伴以下任一项： 反复性晚期减速 反复性变异减速 胎儿心动过缓 2. 正弦波形	异常的胎心监护图形，提示在监护期间内胎儿出现异常的酸碱平衡状态，必须立即宫内复苏，同时终止妊娠

* 变异减速的前后出现一过性胎心率上升，称为代偿性加速，也称为"尖峰（overshoot）"或"双肩峰（shoulder）"波形。这种加速是暂时性低血压的一种反射。若反复发生脐带循环障碍，胎儿缺氧逐渐加重，这些伴随减速的加速或增大或消失，皆为判断变异减速严重程度的指标之一。

13

不断变更以更好的指导临床实践。

（杨慧霞）

第二节 引产与催产术

引产是指因母体或胎儿因素，需要通过人工的方法诱发子宫收缩而终止妊娠。根据引产时的孕周分中期引产（28 周前）和晚期引产（≥28 周）。妊娠晚期引产是在自然临产前通过药物等手段使产程发动，达到分娩的目的，是产科处理高危妊娠最常用的手段之一，但如果应用不得当，将危害母儿健康，因此，应严格掌握引产的指征、规范操作，以减少并发症的发生。目前临床上主要参考中华医学会妇产科学分会产科学组 2014 年制定的《妊娠晚期促宫颈成熟与引产指南（2014）》。

【引产的适应证】

1. 延期妊娠（妊娠已达 41 周）或过期妊娠的孕妇应予引产，以降低围产儿死亡率，和导致剖宫产率增高的胎粪吸入综合征的发生率。

2. 妊娠高血压疾病 妊娠期高血压、轻度子痫前期患者妊娠满 37 周，重度子痫前期妊娠满 34 周或经保守治疗效果不明显或病情恶化。

3. 母体合并严重疾病需要提前终止妊娠 如糖尿病、慢性高血压、肾病等内科疾病患者能够耐受阴道分娩者。

4. 胎膜早破 足月胎膜早破 2 小时以上未临产者。

5. 胎儿及附属物因素 如严重 FGR、死胎及胎儿严重畸形及羊水过少、胎盘功能不良，但胎儿尚能耐受宫缩者。

【引产的禁忌证】

1. 绝对禁忌证

（1）孕妇严重合并症及并发症，不能耐受阴道分娩或不能阴道分娩者（如心功能衰竭、重型肝肾疾患、重度子痫前期并发脏器损害者等）。

13

（2）子宫手术史，主要是指古典式剖宫产，未知子宫切口的剖宫产术，穿透子宫内膜的肌瘤剔除术，子宫破裂史等。

（3）完全性及部分性前置胎盘和前置血管。

（4）明显头盆不称，不能经阴道分娩者。

（5）胎位异常，如横位、初产臀位估计经阴道分娩困难者。

（6）宫颈浸润癌。

（7）某些生殖道感染性疾病，如未经治疗单纯疱疹感染活动期等。

（8）未经治疗的获得性免疫缺陷病毒（HIV）感染者。

（9）生殖道畸形或手术史，软产道异常，产道阻塞，估计阴道分娩困难者。

（10）严重胎儿胎盘功能不良，胎儿不能耐受阴道分娩。

（11）脐带先露或脐带隐性脱垂。

（12）引产药物过敏者。

2. 相对禁忌证 ①臀位（符合阴道分娩条件者）；②羊水过多；③双胎或多胎妊娠；④经产妇分娩次数≥5次者。

【引产前准备】

1. 仔细核对引产指征和预产期，防止医源性早产及不必要引产。

2. 判断胎儿成熟度 如果胎肺未成熟，情况许可，尽可能先进行促胎肺成熟后再引产。

3. 详细检查骨盆大小及形态、胎儿大小、胎位、头盆关系等，排除阴道分娩禁忌证。

4. 在引产前应行胎心监护和超声检查，了解胎儿宫内状况。

5. 妊娠合并内科疾病及产科并发症者，在引产前，充分估计疾病严重程度及经阴道分娩的风险，并进行相应检查，制订详细防治方案。

13

6. 医护人员应熟练掌握各种引产方法及其并发症的早期诊断和处理，要严密观察产程，做好详细记录，引产期间需配备有阴道助产及剖宫产的人员和设备。

7. 引产能否成功与宫颈成熟度密切相关。宫颈不成熟，引产往往不易成功。引产前检查宫颈，了解宫颈成熟状态，对预测引产的效果有帮助。

【促宫颈成熟】

促子宫颈成熟的目的是促进宫颈变软、变薄并扩张，来降低引产失败率、减少从引产到分娩的时间。若引产指征明确且宫颈条件不成熟，就应采取促宫颈成熟的方法。对于宫颈不成熟而实施引产的初产妇，剖宫产的风险明显提高，且引产的产程进展明显较自然临产慢。

（一）宫颈评分

1964 年，Bishop 制定了一个评分系统来确定孕妇是否适合选择性引产。目前公认的估计宫颈成熟度的常用方法是 Bishop 评分，评分≥6 分，提示宫颈成熟。评分 0~3 分，引产不易成功；4~6 分者成功率 50%，7~8 分者成功率 80%；9 分以上者成功率更高。如果宫颈评分在 6 分以下，应先给予促宫颈成熟。Bishop 宫颈评分见表 13-4。医务人员应认真对宫颈成熟度进行评价，以决定适合的引产方式并预测成功概率，引产前，应将孕妇宫颈 Bishop 评分详细记录在病案中。

（二）促宫颈成熟的方法

促宫颈成熟的方法有多种，目前临床上促宫颈成熟的方法可分成两大类：机械性和药物性，见表 13-5。

1. 机械性促宫颈成熟的方法 包括低位水囊、Foley 导管、海藻棒等，需要在阴道无感染及胎膜完整时才可使用。主要是通过机械刺激宫颈管，促进宫颈局部内源性前列腺素合成与释放而促进宫颈软化成熟。国内学者采用随机对照研究比较了 Foley 导管充盈 60ml 与 30ml 的临床效果无差异。

与前列腺素相比，机械性促宫颈成熟的方法成本低、室温下稳定和引发宫缩过频的风险低。其缺点是有潜在

表 13-4 Bishop 宫颈评分

	0	1	2	3
宫颈口开大	0	1~2	3~4	5~6
颈管消退	0~30%	40%~50%	60%~70%	80%~100%
先露位置	-3	-2	-1~0	+1~+2
宫颈硬度	硬	中	软	
宫颈口位置	后	中	前	

表 13-5 促宫颈成熟方法

机械性方法	药物性方法
宫颈扩张水囊或 Foley 导尿管	地诺前列酮 (PGE2)
吸湿扩张物或 Lamicel 棒 (少用)	米索前列腺醇 (PGE1)
乳头刺激 (少用)	
人工剥膜 (基本不用)	

13

感染、胎膜早破、宫颈损伤的可能。在宫颈条件不成熟的引产女性中，使用机械性宫颈扩张器促宫颈成熟可有效缩短临产时间；与单独使用缩宫素相比，可有效地降低剖宫产率。尽管机械性促宫颈成熟的方法存在着感染、宫颈损伤和出血，以及孕妇感到不适等的局限性，但对于瘢痕子宫需要促宫颈成熟时应优先选择。

2. 药物性促宫颈成熟的方法　目前在临床常使用的促宫颈成熟药物是前列腺素制剂。

（1）可控释地诺前列酮栓：是全球多个国家指南推荐的促宫颈成熟的药物。它是可控制释放的前列腺素 E2（PGE2)栓剂，含有 10mg 地诺前列酮，以 0.3mg/h 的速度缓慢释放。

1）优点：可以控制药物缓慢释放，在出现宫缩过频时能方便取出；促宫颈成熟临床效果明显。注意需规范用药。

2）使用方法：外阴消毒后将可控释地诺前列酮栓置于阴道后穹隆深处，将其旋转 90°，使栓剂横置于阴道后穹隆，宜于保持原位。在阴道外保留 2～3cm 终止带以便于取出。在药物置入后，嘱孕妇平卧 20～30min 以利栓剂吸水膨胀。2h 后复查，仍在原位后可活动。

3）出现以下情况时应及时取出：①出现规律宫缩（每 3min 1 次的规律性疼痛的宫缩）并同时伴随有宫颈成熟度的改善，宫颈 Bishop 评分 ≥6 分；②自然破膜或行人工破膜术；③子宫收缩过频（每 10 分钟 5 次及以上的宫缩）；④置药 24h；⑤胎儿宫内不良状况证据：胎动减少或消失、胎动过频、胎心电子监护结果为Ⅱ类或Ⅲ类；⑥出现不能用其他原因解释的母体不良反应，如恶心、呕吐、腹泻、发热、低血压、母体心动过速或者阴道流血增多；⑦取出后，至少 30min 后方可静滴缩宫素。

4）禁忌证：包括哮喘、青光眼、严重肝肾功能不全等；急产史的经产妇或有 3 次以上足月产；瘢痕子宫妊娠；有子宫颈手术史或宫颈裂伤史；已临产；Bishop 评分 ≥6 分；急性盆腔炎；前置胎盘或不明原因出血；

13

胎先露异常；可疑胎儿窘迫；正在使用缩宫素；对地诺前列酮或任何赋形剂成分过敏时。

（2）米索前列醇：人工合成的前列腺素 E1（PGE1）制剂，有 $100\mu g$ 和 $200\mu g$ 两种片剂。

1）优点：价格低、性质稳定易于保存、作用时间长，尤其适合基层医疗机构应用。

2）使用规范：美国食品药品管理局（FDA）2002年批准米索前列醇用于孕中期促宫颈成熟和引产，美国妇产科学会（ACOG）2009 年又重申对米索前列醇在产科领域使用的规范。结合我国米索前列醇临床使用经验，中华医学会妇产科学分会产科学组在制定的《妊娠晚期促宫颈成熟及引产指南（2014）》中提出米索前列醇在妊娠晚期促宫颈成熟的应用常规如下：①用于妊娠晚期未破膜而宫颈不成熟的孕妇，是一种安全有效的引产方法；②每次阴道放药剂量为 $25\mu g$，放药时不要将药物压成碎片；③如首次用药 6h 后仍无宫缩，在重复使用米索前列醇前应做阴道检查，重新评价宫颈成熟度，了解原放置的药物是否溶化、吸收，如未溶化和吸收者则不宜再放；④每日总量不超过 $50\mu g$，以免药物吸收过多，多数母体和胎儿使用米索前列醇产生的不良后果与每次用药量超过 $25\mu g$ 相关；⑤如需加用缩宫素，应该在最后一次放置米索前列醇后 4h 以上，并阴道检查证实药物已经吸收才可以加用；⑥使用米索前列醇者应在产房观察，监测宫缩和胎心率，一旦出现宫缩过频，应立即进行阴道检查，并取出残留药物。其他药物取出的指征同可控释地诺前列酮栓。

13

【引产方法】

1. 缩宫素静脉滴注　小剂量静脉滴注缩宫素为安全常用的引产方法，但在宫颈不成熟时，引产效果不好。其优点是：可随时调整用药剂量，保持生理水平的有效宫缩，一旦发生异常可随时停药。缩宫素作用时间短，半衰期约为 $5\sim12min$。

使用方法：静脉滴注缩宫素推荐使用低剂量，有条件者最好使用输液泵。具体应用方法是：

1）静脉滴注药的配制方法：应先用乳酸钠林格注射液500ml，用7号针头行静脉滴注，按每分钟8滴调好滴速，然后再向输液瓶中加入2.5U缩宫素，将其摇匀后继续滴入。切忌先将2.5U缩宫素溶于注射液中直接穿刺行静脉滴注。

2）掌握合适的浓度与滴速：因缩宫素个体敏感度差异极大，静脉滴注缩宫素仍从小剂量开始循序增量，起始剂量为2.5U缩宫素溶于乳酸钠林格注射液500ml中，以每毫升15滴计算相当于每滴液中含缩宫素0.33mU。从每分钟8滴开始，根据宫缩、胎心情况调整滴速，一般每隔20分钟调整1次。有效宫缩的判定标准为10分钟内出现3次宫缩，每次宫缩持续30~60s，伴有宫颈管的缩短和宫口扩张。最大滴速不得超过每分钟40滴即13.2mU/min，如达到最大滴速，仍不出现有效宫缩时可增加缩宫素浓度。增加浓度的方法是在乳酸钠林格注射液500ml中加5U缩宫素变成1%缩宫素浓度，先将滴速减半，再根据宫缩情况进行调整，增加浓度后，最大增至每分钟40滴（26.4mU）。原则上不再增加滴数和浓度。

2. 缩宫素的副作用 主要与剂量相关，最常见的副作用是宫缩过频和胎心率曲线异常。宫缩过频会导致胎盘早剥或子宫破裂。小剂量给药和低频率加量可能减少伴胎心率改变的宫缩过频的发生。大剂量给药和高频率加量可能缩短临产时间、减少绒毛膜羊膜炎和因难产而导致的剖宫产，但可能增加伴胎心率变化的宫缩过频。

3. 注意事项

（1）要专人观察宫缩强度、频率、持续时间及胎心率变化并及时记录，调好宫缩后行胎心监护。破膜后要观察羊水量及有无胎粪污染及其程度。

（2）警惕过敏反应。

（3）禁止肌内注射、皮下、穴位注射及鼻黏膜用药。

（4）用量不宜过大，以防止发生水中毒。

（5）宫缩过强及时停用缩宫素，必要时使用宫缩抑制剂。

（6）引产失败：缩宫素引产成功率与宫颈成熟度、孕周、胎先露高低有关，如连续使用 2～3d，仍无明显进展，应改用其他方法引产。

4. 人工破膜术

（1）定义：用人工方法使胎膜破裂，引起前列腺素和缩宫素释放，诱发宫缩。

（2）适应证：应针对理想的宫颈条件实施（改良 Bishop 评分≥6 分）。适用于头先露并已衔接的患者。

（3）禁忌证：①明显头盆不称；②产道有梗阻者；③胎位异常（横位或臀位）；④宫颈不成熟；⑤脐带先露；⑥血管前置。

（4）操作方法：患者取膀胱截石位，常规消毒会阴。

戴无菌手套，进行宫颈检查后一只手的示指及中指置于宫颈内口处，另一只手持血管钳于两个手指之间伸入宫颈，抵达胎头下方的胎膜处，于宫缩间隙期夹破羊膜囊。可见胎儿毛发，或有多量羊水流出。

（5）人工破膜术相关的潜在风险包括：脐带脱垂或受压、母婴感染、前置血管破裂和胎儿损伤。不适用于头浮的孕妇。

（6）注意事项

1）阴道检查应准确查清宫口大小，位置和羊膜囊局部状况，以防钳夹宫颈引起出血。

2）破膜前要排除阴道感染。

3）应在宫缩间歇期破膜，以避免羊水急速流出引起脐带脱垂或胎盘早剥。

4）破膜前后要听胎心，破膜后观察羊水性状和胎心变化情况，准确记录。

5）破膜 12 小时以上，予抗生素预防感染。

6）观察并记录羊水的性质和量。

13

单独使用人工破膜术引产时，引产到发动宫缩的间隔难以预料。单纯应用人工破膜术效果不好时，可加用缩宫素静脉滴注。人工破膜术加缩宫素的方法有效缩短了患者从引产到分娩的时间。

5. 特殊情形下的引产　特殊情况包括母体存在瘢痕子宫、前置胎盘、胎盘早剥、胎死宫内及严重胎儿畸形者，引产应具备相应条件的医疗机构进行引产。引产前应充分了解病情及引产适应证，除外禁忌证，术前应充分知情告知。既往有子宫下段横切口剖宫产史的患者可以选择宫颈的 Foley 导管等机械扩张法促宫颈成熟。催产素可以应用于计划阴道分娩的既往剖宫产史患者。而既往有古典式剖宫产史的患者临床经验尚不足，引产方法应个体化。有剖宫产史或子宫大手术史的孕周≥28 周的孕妇，使用米索前列醇等前列腺素制剂可能增加子宫破裂的风险，因此，妊娠晚期应避免使用。

主要方法有：

（1）依沙吖啶引产术

1）适应证：妊娠 14～27 周要求终止妊娠而无禁忌证者，和妊娠 27 周后产前诊断发现胎儿具有致死性畸形者。

2）禁忌证：①有急慢性肝、肾疾病，和肝肾功能不良者；②各种急性感染性疾病；③全身状态不佳，如严重贫血、心衰或凝血功能障碍；④术前有两次体温在 37.5℃以上者；⑤子宫壁上有手术瘢痕、宫颈有陈旧性裂伤、子宫发育不良者，慎用。

13

3）注意事项：①在引产过程中应密切观察患者有无副反应，体温宫缩等情况，10%～20% 孕妇在应用依沙吖啶后 24～48 小时内体温一过性上升达 37.5℃，1% 超过 38℃，偶有达到 39℃以上，大多数不需处理，胎儿娩出后即恢复正常；超过 38℃可对症降温治疗。②规律宫缩，宫口开大后应送入产房待产。③胎儿娩出后，肌肉注射缩宫素 10～20U，如出血不多，可等待胎盘自然娩出。④胎盘娩出后仔细检查是否完整，如怀疑有残留、或肉眼检查完整但阴道有活动性出血时，应即行刮宫术。若出血不多可待 24 小时后复查超声了解宫内残留情况决定是否刮宫。⑤注射药物 120 小时尚未发动宫缩者，考虑引产失败，应改用其他方法终止妊娠。

（2）Foley 导管或者水囊引产经宫颈的 Foley 导管或者水囊促宫颈成熟导致子宫破裂的风险与自然临产者相同。宫颈管内 Foley 导管是可以被接受的引产方法，安全应用于拟打算阴道分娩的既往剖宫产史患者。

6. 引产中相关注意事项

（1）引产时应严格遵循操作规程，严格掌握适应证及禁忌证，严禁无指征的引产。如果引产不成功，则引产的指征及引产方法需要重新评价。

（2）可疑巨大儿不应作为独立的引产指征。

（3）所有妊娠妇女最好在早孕期进行过超声检查，以确定孕周。

（4）根据不同个体选择适当的引产方法及药物用量、给药途径。

（5）不能随意更改和追加剂量。

（6）操作准确无误。

（7）密切观察产程，仔细记录。

（8）一旦进入产程常规行胎心监护，随时分析监护结果。

（9）催引产过程中若出现宫缩过频、胎儿窘迫以及梗阻性分娩、子宫先兆破裂、羊水栓塞等证候，应：①立即停止使用催引产药物；②立即左侧卧位、吸氧、静脉输液（不含缩宫素）；③静脉给子宫松弛剂，如羟苄麻黄碱或硫酸镁等；④立即行阴道检查，了解产程进展。可疑胎儿窘迫未破膜者给予人工破膜，观察羊水有无胎粪污染及其程度。经上述综合处理，尚不能消除危险因素，短期内又无阴道分娩的可能，或病情危重，应迅速选用剖宫产终止妊娠。

【催产术】

催产是指临产后因宫缩乏力，以人工方法促进宫缩，

13

加速分娩。适应证为无明显头盆不称及胎位异常的原发性和继发性宫缩乏力、潜伏期或活跃期延长与停滞者。近年来随着产程图的广泛应用，能及时发现原发性或继发性宫缩乏力，积极给予处理，可减少滞产给母儿造成的危害。

催产的方法　常用的催产方法有两种：非药物性和药物性。非药物性方法最常使用的是人工破膜术。药物性最常使用的是小剂量缩宫素静脉点滴。

（1）非药物方法

1）人工破膜术：由于人工破膜后能使胎先露下降紧贴宫颈，反射性引起内源性缩宫素释放，加速产程进展。用于催产时，人工破膜术可在产程的不同阶段进行，多数是在宫缩乏力所致产程延长或停滞时。人工破膜应在宫缩间歇期进行，以防羊水栓塞。对怀疑胎儿窘迫者，也可行人工破膜术，了解羊水的性状，帮助判断胎儿宫内状态。人工破膜术的方法及注意事项见前文。

2）乳头按摩刺激乳房也可反射性引起内源性缩宫素释放，加强子宫收缩。

（2）药物性方法，缩宫素静脉点滴。缩宫素是一种安全有效的催产药物，但是使用缩宫素加速产程时应注意，缩宫素不可滥用，要严格掌握用药指征，正确的使用方法和剂量，见前文。

最有效的催产方法是人工破膜术联合缩宫素点滴。

（3）催产术注意事项。产程一旦出现停滞，应积极寻找原因，不可盲目使用加强宫缩的催产方法。

1）首先除外头盆不称，产道有无异常。

2）估计胎儿体重。

3）纠正产妇全身一般状况，解除产妇紧张、恐惧心理，鼓励产妇的信心。

4）若产力异常可先行人工破膜术，及时了解羊水性状和监测胎儿宫内安危，部分产妇破膜后，产程进展较快，可避免使用药物加强宫缩。

5）人工破膜无明显效果时，可选择小剂量缩宫素

13

点滴。一般破膜后观察 1~2 小时，无有效宫缩，即可使用静脉点滴缩宫素。

6）处理后，需密切关注产程进展，注意母儿情况。

（杨慧霞）

第三节 宫颈环扎术

宫颈环扎术可分为预防性（选择性）环扎和治疗性环扎。预防性环扎是针对已明确诊断为宫颈功能不全者进行的选择性或预防性环扎，在妊娠早中期（13~16周）宫颈变化尚未开始之前进行。而治疗性环扎是指当宫颈发生变化或已经发生早产临产时所采取的以干预为目的、进行病程阻断的环扎。还有对早产临产者当宫颈进行性开大或胎囊突入阴道内并伴有规律宫缩时采取的环扎为紧急环扎和急症环扎，一般在入院的 24 小时内完成宫颈环扎术。

【术前评估】

手术适应证仅有如下 2 种：①宫颈功能不全，既往有宫颈功能不全妊娠丢失病史，此次妊娠 12~14 周行宫颈环扎术对预防早产有效；②对有前次早产或晚期流产史、此次为单胎妊娠，妊娠 24 周前 CL<25mm，无早产临产症状、也无绒毛膜羊膜炎、持续阴道流血、胎膜早破、胎儿窘迫、胎儿严重畸形或死胎等宫颈环扎术禁忌证，推荐使用宫颈环扎术。术前需要评估胎儿发育及明确现时无胎儿发育畸形。对于 3 次以下中孕期流产及早产史者，进行超声监测，出现宫颈变化时行治疗性环扎；对于妊娠期宫颈缩短或有宫颈漏斗形成者，应当谨慎决定紧急环扎术；单纯的宫颈缩短在 2.5cm 并不是紧急环扎的指征，还需要进行宫缩监测，中期妊娠宫颈在 1.0~1.5cm，需要更为密切的观察和相应筛查，有宫颈进展趋势者则需要适时宫颈环扎。在妊娠期间发现宫颈功能不全证据，宫颈进行性变短、宫颈口开大或胎囊突出宫颈外口者行紧急宫颈环扎术；术前应当排除炎症存在。

13

宫颈环扎术最晚实施孕周不同医院可以不同，主要参考新生儿在体外成活的机会大小，最晚可以选择到 28～32 周。

【宫颈环扎术禁忌证】

1. 怀疑胎儿畸形，必须先排除畸形才能实施此术。

2. 胎盘早剥。

3. 宫内感染如羊膜炎等。

4. 阴道炎。

5. 当存在所有不适宜继续妊娠的母体并发症和合并症时。

【术前准备】

1. 感染检测　宫颈环扎术前进行阴道和宫颈的微生物学检测，预防性环扎术可以在术前进行检测，紧急环扎术可以在进行环扎术时取样，同时严格消毒并在术后先给予广谱抗生素抗感染，再根据细菌培养和药敏结果选择抗生素；注意血象变化和 C-反映蛋白变化及宫内感染指标的监测。若有炎症存在需治愈后再行手术。

2. 宫缩抑制剂的选择　在术后给予宫缩抑制剂。对于术前即有宫缩时需要在术前即予宫缩抑制剂，尤其是宫口开大胎囊已经突入阴道很深的病例更需要强力抑制宫缩，使膨大的胎囊张力减低也有利于宫颈环扎术的操作。

3. 与患者和家属进行沟通交流获得知情同意　对于宫口开大胎囊已经突入阴道者更需要强化沟通，获得知情同意后还要进行心理辅导，增强信心，减缓紧张情绪，并掌握术后的注意事项和自我监测观察。

4. 人员技术准备　对于胎囊突入阴道较深及宫口开大的病例最好由高年医师和有经验的医师实施操作。

【麻醉选择】

1. 麻醉可以选择全身麻醉或者脊髓麻醉。可以是连续硬膜外麻醉，也可以是单次腰麻。

2. 对于宫口开大胎囊已经突入阴道者尤其要注意避

13

免麻醉后的恶心和呕吐,以免腹压增加使已经突入阴道的胎囊压力更大,增加手术难度或致胎膜破裂丢失手术机会。

3. 对于阴道深、软组织厚的病例,对于宫口开大胎囊已经突入阴道者尤其要注意麻醉肌松效果,以免影响操作。

4. 估计手术难度大和操作艰难的手术不宜选择单次腰麻。

5. 对于阴道松弛的预防性环扎术也可采取局部麻醉方法:1%利多卡因8~10ml宫颈旁注射,深度1cm,回抽无血后每侧注入4~5ml。也可以采取局部双侧阴部神经阻滞麻醉。避免药物注入血管内。

【手术操作步骤】

1. 体位,膀胱截石位。

2. 消毒外阴,铺无菌巾单。

3. 消毒阴道和宫颈 对于宫口开大并胎囊突入阴道的病例用窥器直视下消毒阴道和宫颈及穹隆;必要的阴道和宫颈管的细菌培养。采用局麻可在术前自行排空小便;术中通过导尿了解膀胱底位置。

【手术方式】

1. MacDonald 手术 用单叶阴道拉钩暴露宫颈,用卵圆钳或宫颈钳夹持宫颈前唇轻轻向下牵拉,靠近阴道穹隆部宫颈内口水平自宫颈口11点处进针,出针处在约9~10点处,继而环宫颈缝绕数针,最后在1点处出针,逐渐将环绕宫颈的缝线收紧,将宫颈管缩小到5~10mm径线,在阴道前穹隆部打结扎紧。

2. 改良 Shirodkar 手术 用单叶阴道拉钩暴露宫颈后,横行切开宫颈前唇的阴道黏膜,上推膀胱,切开宫颈后的黏膜,用卵圆钳或 Allis 钳将宫颈前后唇拉近,从切开的黏膜下由前向后进针,再由后向前进针,从切开的黏膜下出针打结,连续缝合黏膜并包埋线结。

3. 胎囊突入阴道的急症宫颈环扎术 此时,胎囊堵塞于阴道,不能见到宫颈,可以用小块生理盐水纱布附

13

于胎囊之上略加遮盖，轻轻上推胎囊，尽量暴露宫颈边缘，若仍不能暴露可以用单叶阴道拉钩单向拉开左上部分阴道，暴露部分宫颈边缘，再用无齿卵圆钳夹住此处宫颈略加牵拉，先行按前述方法进针和出针，再逐渐暴露其他部分宫颈边缘再行缝合。最后在 1 点处出针。胎囊脱出较大较深者、宫颈较薄者，针间距离酌情调整在 1.5cm 左右，行针漂浮，避免穿透宫颈，也要避免进针时刺穿胎膜。胎囊脱出较大较深者，注意抑制宫缩减轻胎囊张力，同时取头低脚高位，轻轻牵拉缝线，必要时可轻轻施力推送胎囊，逐渐收紧缝线和打结。

【术后处理】

1. 留置导尿管；观察宫颈色泽有无变化。

2. 听胎心，胎儿宫内监测；观察宫缩，必要的宫缩抑制剂。

3. 抗感染及相应的感染指标监测。

4. 继续处理可能存在的母体诱发因素。

【注意事项】

1. 预防性宫颈环扎术和宫颈功能不全的紧急宫颈环扎术，一般在术前并没有宫缩，出现的术后宫缩与手术和缝线刺激有关，此时宫缩抑制剂应用时间不需要太长。一般在手术后 24～48 小时应用。对于在术前已经存在规律宫缩尤其是宫口开大者，术前术后都需要强有力的宫缩抑制剂压抑宫缩。

2. 宫颈监测问题　术后注意宫颈的超声监测，及早发现有无宫颈继续缩短情况发生。尤其是对于接受紧急宫颈环扎术者。

3. 环扎线拆除时机　没宫缩时预防性环扎术可在妊娠达 37～38 周时；对于宫颈口开大和胎囊脱入阴道较深的紧急宫颈环扎术在妊娠达 35 周后，有宫缩且分娩不能避免时随时拆除环扎线避免宫颈损伤；必要时酌情及时剖宫手术结束分娩。

（徐先明）

13

第四节 会阴切开缝合术

会阴切开可分为四种，分别是侧斜切开，即切口侧斜45°。中切开即切口在会阴正中线。中侧切开，即切口先侧斜15°～30°到距肛门括约肌2cm处转变剪刀方向使尖端指向外侧。侧切开即切口侧斜90°。目前临床一般使用较多的是侧斜切开。也有习惯做正中切开术。近年来更主张即使对初产妇不应常规行会阴切开术。把会阴侧切率控制在5%～20%以内比较合适。

【适应证】

1. 初产妇头位分娩，或会阴体高、组织坚硬紧张，发育不良或炎症、水肿、或急产时会阴体没能充分扩张。估计胎头娩出时会发生比较严重的裂伤时。

2. 轻度头盆不称。

3. 胎儿宫内窘迫需立即娩出胎儿或妊娠并发症，合并症需缩短第二产程者。

4. 阴道助产时包括胎吸助产、产钳助产、臀位助产术和肩难产时。

5. 经产妇会阴体瘢痕，影响会阴扩张者。

【术前准备及评估】

会阴切开术的重要问题是切开术实施的时机，通常可在宫缩时看到胎头露出直径3～4cm或估计接下来的3～4次宫缩后胎头着冠时切开。此时能够避免会阴阴道裂伤、盆底过分拉伸和失血过多。过早会阴切开，可能导致不必要的失血。切开过晚，盆底的肌肉可能已经过度扩张，无法保护盆底及避免会阴阴道裂伤。

13

【麻醉方式的选择】

采用局部浸润麻醉。用0.25%～0.5%普鲁卡因或0.5%的利多卡因10～20ml，向预定切开部位的皮下及阴道黏膜下做扇形浸润注射。

阴部神经阻滞麻醉：阴部神经丛坐骨棘稍后方绕过，又以3个分支支配外阴。会阴阻滞时一手示指伸入阴道内触摸坐骨棘做引导，一手用长针头注射器，先在坐骨结节与肛门之间注射少许麻药形成一小皮丘。再垂直进针到坐骨棘稍下方，因抽无回血，注入麻药 10ml，然后缓慢出针，并边出针边注射麻药 5～10ml，也可同时在前述局部浸润麻醉部位再注射 5～10ml 麻药，以加强麻醉效果。为增加麻醉效果，可在对侧再同法注射麻药。

【手术步骤】

1. 会阴正中切开术　左手中、示指伸入阴道内置于胎头与会阴体之间，撑起绷紧阴道壁并稍向上推胎儿先露部，避免损伤胎儿。右手持会阴切开剪刀或钝头直剪刀，剪刀一叶置于阴道内，另一叶置于阴道外，沿会阴后联合中线，于胎头拨露后、着冠前、会阴高度扩张变薄后、宫缩开始时，由阴唇系带开始剪开会阴，直达肛门括约肌外部纤维处止，注意不剪开肛门外括约肌。如有出血，纱布压迫或立即 1 号丝线结扎止血。切开组织为会阴中心腱，包括球海绵体肌、会阴浅横肌和部分肛提肌以及肛门括约肌外部纤维。其优点在于不切断肌腹，切口两侧解剖学对称使手术修补更为容易，出血量较会阴侧切术少，但切口可能延伸经肛门外括约肌进入直肠。手术助产、巨大儿或接产技术不够熟练者不宜采用。

2. 会阴侧切术　左手中、示指伸入阴道内置于胎头与会阴体之间，撑起拟切开侧阴道壁并推开胎儿先露部，避免损伤胎儿。右手持会阴切开剪刀或钝头直剪刀，剪刀一叶置于阴道内，另一叶置于阴道外，使剪刀切线与会阴后联合中线呈 45°，切口从阴唇系带后缘向坐骨结节方向以避免损伤肛门外括约肌，于胎头拨露后、着冠前、会阴高度扩张变薄后、宫缩开始时，剪开会阴 4～5cm，切口向左侧或右侧由操作者习惯决定。切开组织包括球海绵体肌、会阴浅横肌和耻骨直肠肌。如有出血，纱布压迫或立即 1 号丝线结扎止血。

宫缩时保护会阴，协助胎头俯屈，使胎头以最小径线在宫缩间歇期缓慢通过阴道口。

13

3. 缝合　子宫收缩良好，胎盘娩出且检查完整性后，消毒外阴阴道，阴道纱条填塞阴道后穹隆及阴道上段，上推子宫，暴露宫颈及阴道下段，仔细检查产道有无裂伤、血肿、肛门括约肌的完整性等。

缝合阴道黏膜：用中、示指撑开阴道壁，暴露阴道黏膜层切口顶端及整个切口，用 2-0 或 3-0 可吸收线，自切口顶端上方 0.5 ~ 1cm 处开始，间断或连续缝合，直到处女膜缘。创缘对齐。如组织血管丰富采用连续锁边缝合，连续缝合至阴唇系带并拉紧缝线。缝合过程中每一针都应包括阴道黏膜及黏膜下阴道及直肠间组织，以减少出血、死腔形成，有助于更好的愈合。最后的两针应包括会阴切开切口的黏膜下组织，但不应经过皮肤。

2-0 可吸收线间断缝合回缩的球海绵体肌及筋膜，应注意缝合力度，如缝合过紧，可能会导致性交痛，如缝合过松，可能存在阴道口裂口。

2-0 可吸收线间断缝合会阴浅横肌、肛提肌肌肉及筋膜，如合并其他深层肌肉的撕裂或切开，应注意仔细缝合。

3-0 可吸收线间断缝合或连续皮内缝合会阴皮肤，应避免缝合过紧以防术后水肿。

4. 检查　取出阴道内纱条，仔细检查缝合处有无出血或血肿。常规肛诊检查有无肠线穿透直肠黏膜。如有，应立即拆除，重新消毒缝合。

【术后处理】

术后注意伤口清洁卫生，每天观察伤口，24 ~ 48 小时内常有不同程度的水肿，及早发现伤口裂开及感染。若水肿严重可在术后 24 小时内，用 95% 酒精湿敷或冷敷，24 小时后可用 50% 硫酸镁纱布湿热敷或进行超短波或红外线照射。

【注意事项】

1. 掌握会阴切开时机。

2. 会阴切开时避免伤及胎儿先露部。

3. 缝合时阴道黏膜切口上端 0.5cm 以防回缩血管

13

出血。

4. 切口缝合仔细止血、缝合不留死腔、组织结构的良好对合。

（徐先明）

第五节　产钳助产术

【概述】

产钳助产术是指在产妇进入第二产程后，由产科医师借助产钳对胎先露进行牵引而帮助胎儿娩出的一种助产方式。根据助产时胎儿骨质部所到的位置，可将产钳分为：出口产钳、低位产钳、中位产钳和高位产钳。中位产钳和高位产钳常引起母胎的严重损伤，目前已被剖宫产术替代。此节我们仅介绍比较常用于枕前位的 Simpson 产钳助产术的手术方法。

【适应证】

1. 产妇患有各种合并症及并发症，不宜在分娩时施加腹压或需缩短第二产程，如心脏病心功能 Ⅰ～Ⅱ 级、哮喘、妊娠期高血压疾病等。

2. 因持续性枕横位、持续性枕后位、宫缩乏力等所致的第二产程延长。

3. 胎儿宫内窘迫。

4. 剖宫产胎头娩出困难者、臀位后出头困难者。

5. 胎头吸引术失败者，经检查无明显头盆不称，可行产钳者。

【禁忌证】

1. 不具备产钳助产条件者：骨盆狭窄或头盆不称；胎先露在 S^{+2} 以上；胎头最大横径未达坐骨棘。

2. 异常胎方位，如颏后位、额先露、高直位或前不均倾等。

3. 严重胎儿宫内窘迫，估计短时间内不能结束分娩者。

4. 宫口未开全者。

13

【应用前提和术前准备】

1. 应用前提

（1）宫口开全、胎心存在、产道无异常。

（2）胎膜已破。

（3）胎头已经衔接，无明显头盆不称，胎先露已达 S^{+2} 或以下，胎头无明显变形。

（4）胎方位明确，应是枕先露、面先露的颏前位或臀位后出头。

（5）与产妇及其委托人充分沟通，告知实施产钳术的原因及可能导致的母胎并发症，征得患方的知情同意选择及签字后方能实施。

（6）所在单位具备新生儿复苏的人员及设备。

2. 术前准备

（1）产妇取膀胱截石位，常规消毒铺巾，导尿。

（2）再次阴道检查，确定宫口已开全，触摸囟门位置和产瘤大小、胎方位及先露下降平面，再次排除头盆不称。

（3）开放静脉通道。

（4）准备新生儿抢救用品。

（5）检查产钳，涂润滑剂。

（6）双侧阴部神经阻滞麻醉，行会阴侧切。

【手术步骤】

1. 放置产钳左叶 左手以执笔式持左钳柄，钳叶垂直向下，右手伸入胎头与阴道壁之间，使左叶产钳沿右手掌进入胎头与掌心之间，直至胎头左耳前的颊部，钳叶与钳柄在同一水平位，右手退出阴道，助手固定左叶产钳（图 13-1）。

2. 放置产钳右叶 右手垂直握右钳柄如前述，左手中、示指伸入阴道后壁与胎头之间，引导右钳叶滑向胎头右侧方到达与左侧对称的位置（图 13-2）。

3. 扣合钳柄 如两叶产钳放置位置正确，则锁扣恰好吻合，左右钳柄内面自然对合。

4. 检查钳叶位置 检查钳叶与胎头之间有无夹持产道软组织或脐带，小囟位于钳叶上缘一指处。

13

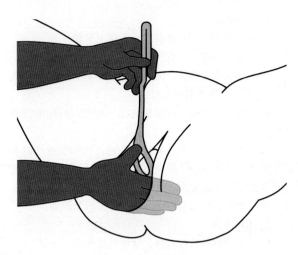

图 13-1　放产钳左叶

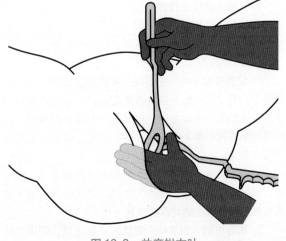

图 13-2　放产钳右叶

13

5. 牵拉 宫缩时沿骨盆轴向外、向下缓慢牵拉，同时指导产妇屏气，当胎头拨露时，逐渐将钳柄向上旋转使胎头逐渐仰伸，着冠时注意保护会阴（图 13-3、13-4）。

6. 取出产钳 当双顶径露出会阴口时应取出产钳。先取出右叶产钳，再取出左叶产钳，随后按自然分娩机转娩出胎体。

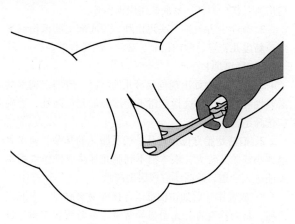

图 13-3 向外向下牵拉

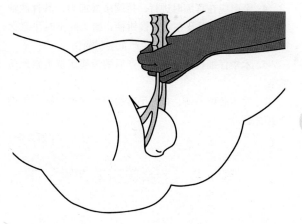

图 13-4 向外向上牵拉，协助仰伸

13

7. 胎盘娩出后，仔细检查软产道有无撕裂伤，如有则立即缝合止血，再缝合会阴。

8. 术后处理 注意排尿，会阴水肿者可硫酸镁外敷，可预防性应用抗生素，仔细检查新生儿。

【并发症】

1. 母体并发症 产道损伤、阴道壁血肿、感染、产后出血、伤口裂开、盆底软组织损伤等。

2. 新生儿并发症 头皮血肿、头面部皮肤擦伤或夹痕、新生儿窒息、颅内出血、脑瘫、颅骨骨折等。

【注意事项】

1. 在产程中如出现危及母儿的情况，应确定施术的必要性和合理性，选择产钳不能增加母儿危险性，否则应选择剖宫产术。

2. 扪清楚胎方位，尤其是扪及胎儿的耳朵，如果骨盆狭小或胎儿较大，根本扪不到胎儿耳朵或操作者根本不能进入产道，此时不宜产钳助产术。

3. 放置钳叶后如钳柄难以合拢或易滑脱时，应取出产钳，行内诊复查，无明显异常者，重新放置产钳，试行牵引，如再次失败应及时改行剖宫产术。

4. 牵引应在宫缩时进行，持续缓慢加力，沿骨盆轴方向，忌暴力牵引及左右摇摆钳柄，胎头娩出时注意保护会阴，缓慢娩出胎头，避免严重会阴撕伤。

5. 术毕仔细检查软产道，产后酌情使用抗生素预防感染。

6. 对于胎位不清，最好手转胎位为枕前位行产钳助产更安全。

（刘兴会）

第六节 胎头吸引助产术

【概述】

胎头吸引助产术是使用胎头吸引器，利用负压吸住胎头，通过牵引和旋转使胎头下降的一种助产方法，多用于阴道助产。胎头吸引器由吸引杯、吸引管和负压装置三部分组成，其常见的种类有：硅胶喇叭形吸引器、金属牛角形吸引器、金属杯状吸引器、自带吸引装置的一次性吸引器（图 13-5）。

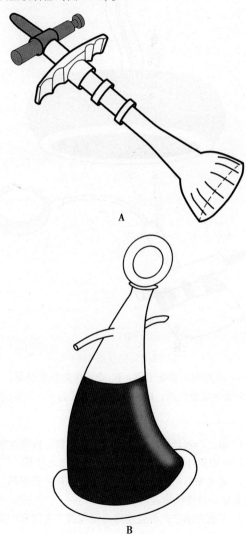

A

B

13

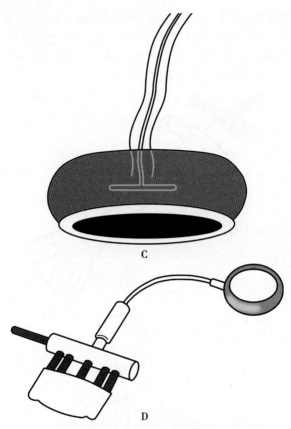

图 13-5　胎头吸引器

A. 硅胶喇叭形吸引器；B. 金属牛角形吸引器；
C. 金属杯状吸引器；D. 自带吸引装置的一次性吸引器

13

【适应证】

1. 第二产程延长　包括持续性枕横位、持续性枕后位、持续硬膜外麻醉致产妇用力差、宫缩乏力等。

2. 需要缩短第二产程　产妇有高血压、心脏病、哮喘或其他全身性疾病者。

3. 不宜在第二产程过度用力屏气者　有剖宫产史或子宫其他手术史。

4. 胎儿宫内窘迫。

【禁忌证】

1. 无阴道分娩条件　严重头盆不称、骨盆狭窄、软产道畸形、产道梗阻。

2. 异常胎位　如臀位、面先露或胎位不清、胎头未衔接。

3. 子宫脱垂或尿瘘修补术后。

4. 巨大儿。

5. 早产（<34周）。

6. 怀疑胎儿有凝血功能障碍。

7. 产钳助产失败后。

【应用前提和术前准备】

1. 应用前提

（1）只能用于顶先露，不适用于面先露、额先露、高直位。

（2）宫口已开全或接近开全（仅限于胎儿较小者）。

（3）胎膜已破。

（4）双顶径已达坐骨棘水平以下，先露部已达盆底。

（5）术前已向产妇及家属交待可能的并发症，并取得知情同意。

（6）操作者已熟练掌握胎吸助产的技能。

（7）若胎吸助产失败，有条件立即施行剖宫产。

2. 术前准备

（1）取膀胱截石位，外阴消毒铺巾。

（2）导尿排空膀胱。

（3）再次阴道检查排除头盆不称等禁忌证，了解宫颈口是否开全，明确胎先露的位置和胎方位，未破膜者行人工破膜。

（4）检查吸引器有无损坏、漏气，橡皮套是否松动，将导管接在吸引杯上并连接好负压装置。

（5）行双侧阴部神经阻滞麻醉（紧急情况下也可不麻醉），初产妇需常规做会阴侧切口。

13

【手术步骤】

1. 放置吸引器　在吸引杯外缘涂润滑剂，左手分开两侧小阴唇，暴露阴道外口，以左手中、示指掌侧向下，撑开阴道后壁，右手持吸引器将杯下缘向下压入阴道后壁前方，然后左手中、示指掌面向上，分开阴道右侧壁，使吸引杯左侧缘滑入阴道内，继而手指转向上，提拉阴道前壁，使吸引器上缘滑入阴道内，最后拉开左侧阴道壁，使吸引器完全滑入阴道内并与胎头顶部紧贴（图 13-6）。

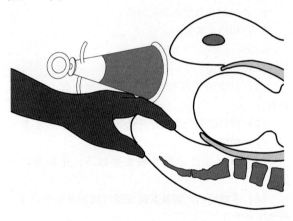

图 13-6　胎头吸引器的放置

放置位置：胎头吸引器的中心应位于胎头的"俯屈点"，即：矢状缝上，后囟前方两横指（约 3cm）处。吸引器放置好后，吸引杯的杯后缘达到后囟，杯前缘距前囟约 3cm（详见图 13-7）。在牵引时才能让胎头更好地俯屈并沿骨盆轴方向娩出。

2. 检查吸引器　左手扶持吸引器，并稍向内推压，使吸引器始终与胎头紧贴，右手中、示指伸入阴道内，沿吸引器杯缘摸一周，检查吸引器与胎头是否紧密连接、有无阴道壁或宫颈软组织夹入其间，若有应将组织推开。调整吸引器的牵引横柄，使其与胎头矢状缝一致，以作为旋转胎头的标记。

13

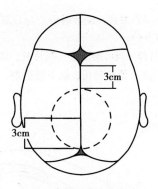

图 13-7 胎头的俯屈点

3. 抽吸负压

（1）电动吸引器抽气法：将吸引器牵引柄气管上的橡皮管与电动吸引器的橡皮管相连，然后开动吸引器抽气，胎头位置低可用 40kPa（300mmHg）负压，胎头位置高或胎儿较大，可酌情增加负压，一般情况选用 51kPa（380mmHg）负压。

（2）注射器抽吸法：术者左手扶持吸头器，不可滑动，由助手用 50ml 空针逐渐缓慢抽气，一般抽出空气 150ml 左右，如胎头位置较高，可酌情增加抽气量，负压形成后用血管钳夹紧橡皮导管，然后取下空针。

注意：负压形成一定要缓慢，使胎头在由小到大的负压作用下，逐渐形成产瘤，以避免损伤胎头微血管，造成头皮血肿。

4. 牵引　先用右手中、示两指轻轻握持吸引器的牵引柄，左手中、示两指顶住胎头枕部，先轻轻缓慢适当用力试牵引，了解吸引器与胎头是否衔接正确，不漏气。牵引方向应根据先露所在平面，循产道轴所取的方向在宫缩时进行，先向下向外协助胎头俯屈下降，当胎头枕部抵达耻骨联合下方时，逐渐向上向外牵引，使胎头逐渐仰伸，直至双顶径娩出。在宫缩间歇期应停止牵引。在枕左/右前或枕横位时，牵引同时应顺势旋转胎头，若为枕后位，最好用手旋转胎位至枕前位，再行胎吸助产，

13

每次宫缩旋转 45°为宜，旋转时助手应在腹部行外倒转以协助（图 13-8）。

5. 取吸引器 当可触及胎儿颌骨时，即应拨开橡皮管或放开气管夹，消除负压，取下吸引器，按正常分娩机转娩出胎儿。

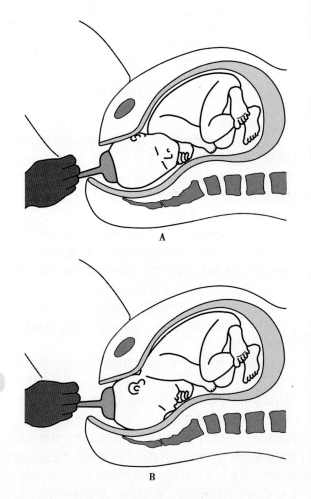

A

13

B

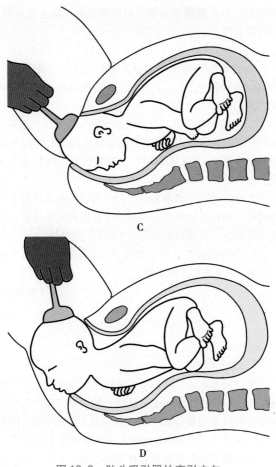

图 13-8　胎头吸引器的牵引方向

A. 向下向外牵引并旋转；B. 向下向外协助俯屈；C. 向上向外牵引，协助胎头仰伸；D. 牵引直至双顶径娩出

13

【并发症】

1. 产妇并发症　宫颈裂伤、外阴阴道裂伤、阴道血肿、盆底组织损伤、尿失禁等，多因宫口未开全、侧切口过小、阴道壁夹入吸引器与胎头之间等导致。

2. 胎儿并发症　头皮水肿、头皮擦伤或撕裂伤、头皮血肿、帽状腱膜下血肿、视网膜出血、新生儿黄疸、颅骨骨折等。

【注意事项】

1. 放置胎头吸引器时，其中心应位于"俯屈点"，待负压达所需要求后，再牵引。切忌将负压吸引杯放在胎儿囟门处。

2. 于宫缩时牵引，与孕妇屏气用力相配合，宫缩间歇时应放松，从使用负压杯到胎头娩出的最大时限为20分钟；牵引2~3次无效时，应视为失败，换其他方法助产。

3. 如牵引时负压杯脱落，应仔细评估头盆条件及具体情况，如符合胎吸术的要求，可再次放置负压杯，如第二次脱落，则应临床评价是否继续阴道分娩。

4. 分娩成功后，应与新生儿家属解释负压吸引处"产瘤"的原因和注意事项。

（刘兴会）

第七节 臀位助产术

【概述】

臀位助产术是指臀位胎儿分娩时，需要接生者协助完成部分机转才能经阴道分娩的一种助产方法。完全或不完全臀位采用臀位助产法（压迫法），单臀位采用臀位第二助产法（扶持法）。胎儿由下肢开始直至胎头全部由接生者手法牵引娩出者称臀牵引术，对胎儿损伤极大，已极少采用。

【适应证】

1. 具备以下6项条件者 单臀或完全臀位、孕龄≥34周、估计胎儿体重2000~3500g、胎头无仰伸、骨产道及软产道无异常、无其他剖宫产指征。

2. 死胎或估计胎儿于出生后难以存活者。

3. 无禁忌证且孕妇及家属要求。

13

【禁忌证】

1. 足先露。

2. 估计胎儿体重 > 3500g。

3. B超见胎头仰伸者。

4. B超提示脐带先露或隐形脐带脱垂。

5. 妊娠合并症或并发症不能耐受助产者，如重度子痫前期、心脏病等。

6. 骨盆狭窄或软产道异常。

【术前准备】

1. 再次与产妇及家属确定分娩方式，知情同意并签署同意书。

2. 高年资助产士、产科医师、儿科医师到场配合。

3. 建立静脉通道、备血，准备产妇及新生儿复苏抢救设备。

4. 产妇取膀胱截石位，常规消毒铺巾，导尿。

【手术步骤】

1. 臀位助产法（压迫法） 适度用力阻止胎足娩出，使宫缩反射性增强，迫使胎臀下降，使胎臀与下肢共同挤于盆底，以充分扩张宫口和阴道。要点为"堵"。

（1）堵臀：当胎儿下肢露于阴道口时，用消毒巾盖住阴道口，每次宫缩时以手掌抵住，迫使胎臀下降，充分扩张产道（图13-9）。当胎儿臀部下降至盆底，双下肢亦盘曲于胎儿腹部前形成完全臀位，此时阴道充分扩张，外阴膨隆，肛门松弛，宫缩时助产者感到较大的冲击力，在阴道外口可见或触及胎儿的外生殖器、肛门或臀部。这时宫口开全，可准备接生。

（2）娩臀：宫口开全，会阴膨起，胎儿粗隆间径达坐骨棘以下，宫缩时逼近会阴时，行会阴切开。于强宫缩时嘱产妇用力，助产者放开手，即可娩出胎臀及下肢。

（3）娩肩：以治疗巾裹住胎儿下肢和臀部，双手拇指放在胎儿背部髂骨边缘上，其余四指放在臀部侧方，

13

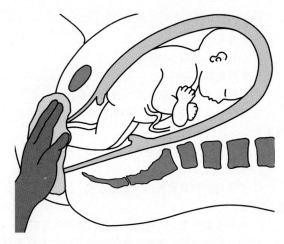

图 13-9 堵臀

紧握胎儿臀部徐徐转动，骶左前向左侧，骶右前向右侧转动45°，使双肩径落于骨盆前后径上（图13-10）。

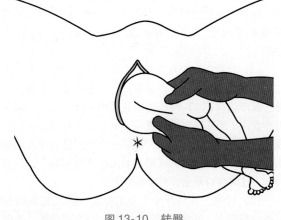

图 13-10 转臀

13

边旋转边向下牵引直至胎儿脐部露于阴道口外，将脐带轻轻向外牵引出数厘米，以免脐带绷得过紧影响胎儿血液循环。助产者需渐下蹲，向下向外用力牵拉，使胎儿前肩部分暴露于耻骨联合下（图 13-11）。

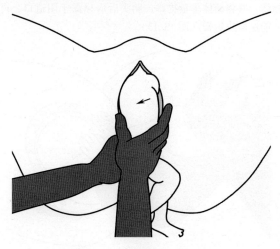

图 13-11　暴露胎儿前肩

以示指和中指顺胎肩滑至胎肘，将其钩住使上肢紧贴胎胸，顺势牵拉拔出。（图 13-12）

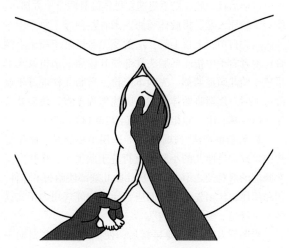

图 13-12　取前臂

13

用左手拇指、示指及中指将胎儿双足紧紧钳住提起胎体，并将胎体尽量提举，胎头后肩显露于阴道口，再依前法取出后臂（图 13-13）。

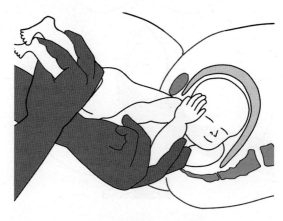

图 13-13 暴露后肩，取后臂

（4）娩胎头：将胎背转至前方，使胎头矢状缝与骨盆出口前后径一致，助手迅速在母体耻骨联合上方加压，使胎头俯屈入盆。将胎体骑跨在术者左前臂，左手中指伸入胎儿口中，上顶上腭，示指及无名指附于两侧上颌骨；术者右手中指压低胎头枕部使其俯屈，示指及无名指置于胎儿颈部两侧，先向下牵拉。当胎儿枕部低于耻骨弓下时，逐渐将胎体上举，以枕部为支点，使胎儿下颌、口、鼻、眼、额相继娩出（图 13-14）。

2. 臀位助产法（扶持法） 适用于单臀位。接生过程中始终保持胎儿的小腿伸直折叠于胎体上，压住交叉在胸前的双臂使之不上举，压住胎儿颈部使胎头不仰伸。切忌用压迫法堵先露部，而应指导产妇屏气用力使先露部尽早娩出。要点是"拔"。

当胎臀及双侧大腿显露后，使胎背朝上略斜向一侧，让臀部的最大径（股骨粗隆间径）适应骨盆出口面的斜径。助产者用手紧握胎臀的两侧，拇指压在胎儿

13

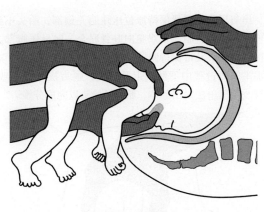

图 13-14 娩胎头

腿部，其余四指在骶部。宫缩时将胎体及双腿向上抽拔，宫缩间歇期助产者的拇指及其他四指顺着胎腿及胎体下滑至阴道口，使双腿紧贴胎体不致脱出阴道口外（图 13-15）。

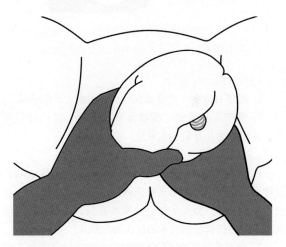

图 13-15 胎背斜向上，紧握胎臀，宫缩时抽拔，间歇期顺滑至阴道口使双腿紧贴胎体

13

出肩后双腿仍然保持原位压住胎儿颏部，胎头不致仰伸，再继续将胎体及双腿向耻骨联合、向母体腹部方向提举，胎头及可保持俯屈为顺利娩出（图 13-16）。若在提举胎体过程中下肢或上肢脱出，则为扶持法失败，只有改用压迫法娩出胎体、胎肩及胎头以完成分娩。

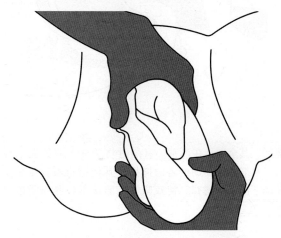

图 13-16 将胎体及双腿向耻骨联合、向母体腹部
方向提举，胎头及可保持俯屈为顺利娩出

【并发症】

1. 母体并发症 产道损伤、产后出血、产褥感染。

2. 围产儿并发症 颅脑及脊柱损伤、臂丛神经损伤、骨折、胎儿及新生儿窒息。

【注意事项】

1. 后出头娩出顺利与否是臀位阴道助产分娩成功的关键。后出头困难可由多种失误造成，如：宫颈口未开全、胎头仰伸、胎头呈枕后位或枕直位、胎臀上举。因此，应严格按臀位助产术的操作娩出胎儿。

2. 合理掌握压迫法的堵臀时间，避免堵臀时间不够所造成的宫颈、阴道未充分扩张，造成胎体或胎头娩出困难；也应避免堵臀时间过长，造成宫缩过强，胎盘缺

13

血缺氧致胎儿窒息，甚至子宫破裂。

3. 扶持法在胎臀及胎体余部娩出之前，切忌先取出下肢的不当操作，以免造成宫颈阴道扩张不全或脐带受压。

（刘兴会）

第八节　肩难产助产术

【概述】

肩难产是胎头娩出后，胎儿前肩嵌顿于耻骨联合后上方，用常规手法不能娩出胎儿双肩的急性难产。肩难产难以预测和预防，常猝然发生，如果处理不当，将发生严重的母婴并发症。因此，接产者应熟知肩难产的高危因素，熟练掌握紧急情况下解除肩难产胎肩嵌顿的技能，随时做好处理肩难产的急救准备。

【肩难产临床判定指征】

1. 胎儿面部、下颌娩出困难。

2. 胎头娩出后紧贴产妇会阴部甚至回缩（出现"乌龟颈征"）。

3. 胎头复位失败。

4. 胎肩下降失败。

【手术步骤】

美国妇产科学会介绍处理肩难产的口诀——"HELP-ERR"。有关肩难产每项操作所用时间应为 30 ~ 60 秒，因时间有限，建议由在场经验最丰富、受过肩难产培训的接产人员操作。要注意虽然口诀有先后顺序，但操作不一定按照口诀的先后顺序完成，可以同时应用多项操作，有效且合理地使用每项操作比按部就班地完成口诀重要。

（1）Help：请求帮助，请产科高年资医师、助产士、麻醉科医师、儿科医师迅速到位，导尿排空膀胱。

（2）Episiotomy：会阴侧切，以利于手术操作及减少软组织阻力。

459

（3）Leg：屈大腿法，协助孕妇大腿向腹壁屈曲。

（4）Pressure：压前肩法，耻骨联合上方加压，配合接生者试牵引胎头。

（5）Enter：旋肩法，使胎儿肩部内收或外展，以解除嵌顿。

（6）Remove：牵后臂法，经阴道将胎儿后臂牵出，使胎儿降到骨盆陷凹内，使前肩内收从前方解脱嵌顿。

（7）Roll：如以上方法失败，则采用手-膝位法，将孕妇翻身，取双手掌、双膝着床呈跪式。

1. 屈大腿法　该法简单、有效，是处理肩难产的首选方法。具体方法为：孕妇去枕平卧，大腿极度屈曲、并压向其腹部；当操作有效时，正常牵引力量可娩出胎儿。困难肩难产反复尝试屈大腿法会增加胎儿臂丛损伤风险、耻骨联合分离、暂时股神经病变。因此，在操作过程中要避免孕妇髋关节屈曲、外展过度（图 13-17）。

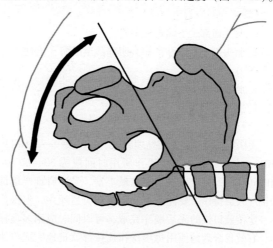

图 13-17　屈大腿法

2. 压前肩法　孕妇排空膀胱后，助手在孕妇耻骨联合上方触及胎儿前肩，按压胎肩使其内收、或向前压下使胎肩通过耻骨联合。压前肩法常与屈大腿法同时应用；可以持续或间断加压加使胎肩通过耻骨联合（图 13-18）。

必须注意：在处理肩难产的操作过程中，禁止对孕妇施加腹压，并嘱孕妇停用腹压，因孕妇直接用力已经不能娩出胎肩，增加腹压会加剧胎肩嵌顿，增加新生儿并发症的风险。

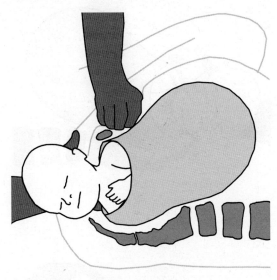

图 13-18　压前肩法

3. 旋肩法　包括 Rubin 法和 Woods 法。

Rubin 法：接产者一手手指伸入阴道内，放在胎儿前肩或后肩背侧将胎肩向胎胸侧推动，试图解除胎肩嵌顿（图 13-19）。

Woods 法：接产者一手从阴道进入到胎儿后肩处，向胎儿后肩前表面施压外展后肩，试图解除胎肩嵌顿（图 13-20）。

如果以上方法单独应用无效，可尝试采用 Rubin 法和 woods 法联用。术者一只手放在胎儿前肩背侧向胸侧压前肩，另一只手从胎儿前方进入胎儿后肩处向背侧压后肩。两手协同使胎肩在耻骨联合下转动，像转动螺丝

13

钉一样旋转胎肩以解除嵌顿。旋肩过程中，在未解除胎肩嵌顿之前，切勿扭转或牵拉胎儿颈部及胎头，以免损伤胎儿臂丛神经。

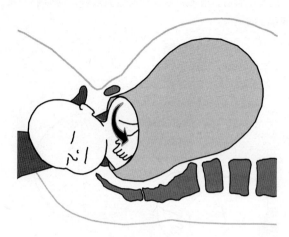

图 13-19 Rubin 法

13

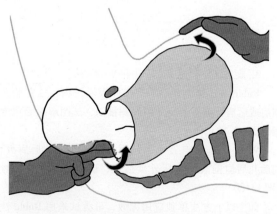

图 13-20 Woods 法

4. 牵后臂法　术者一手进入阴道，扣及胎儿后臂，并使胎儿手臂肘关节屈曲，紧接着将胎儿后臂掠过胎儿胸部，以"洗脸"的方式使后臂从胸前娩出；通常先拉出胎手，然后是上臂，最后是胎肩。当手臂被拉出时，胎儿呈螺旋样旋转，前肩转至耻骨联合下方，然后娩出（图13-21）。

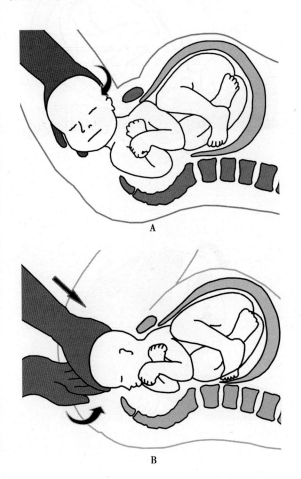

A

B

13

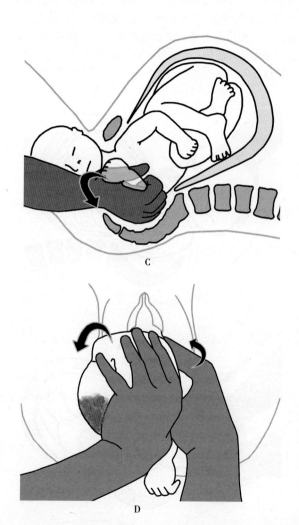

C

D

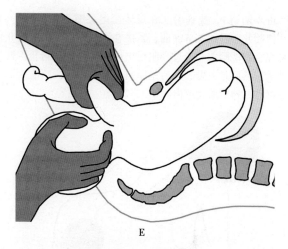

E

图 13-21　牵后臂法

A. 压胎头，以利于操作者的手进入阴道；B. 一手抬胎头，另一手滑向后方；C. 屈肘窝，抓住后臂；D. 娩后臂，旋转胎儿，解除嵌顿的前肩；E. 旋转并娩出胎儿

注意：有时需要旋转胎体使后臂转至前面以利于牵出；正确的受力点应作用于胎后臂肘窝处，使肘关节屈曲，再使其从胎儿胸前滑出。不能紧握和直接牵拉胎儿上肢，以免造成胎儿骨折。

5. 手-膝位　是处理肩难产安全、快速而有效的操作方法，可以在肩难产"孕妇曲大腿、耻骨联合上加压"无效后立即实施。

实施手-膝位时需迅速将孕妇由膀胱截石位转为双手掌＋双膝着床、呈趴在产床姿势（图 13-22）；如无效，可先借助重力轻轻向下牵拉胎儿，先娩出靠近尾骨的后肩；如胎肩仍然无法娩出，还可以与上文所提到的肩难产助娩法（如：旋肩法、牵后臂法）相结合进行助产；其中最常用的是手-膝位法＋牵后臂法，当孕妇翻转成标准的手-膝位后，胎儿后肩变成了前肩；接产者不再行会阴保护，从胎儿面部、胸一侧，接产者将手掌进入阴道（如：胎儿面部朝向术者右侧则进入右手，否则术者左

13

手进入阴道），找到胎儿在母体骶尾关节下方的手臂，并使胎儿手臂肘关节屈曲，紧接着将胎儿后臂掠过胎儿胸部、呈洗脸式并通过会阴娩出。通常先拉出胎儿后臂的手、然后是上臂、最后是胎肩；拉出手臂，胎前肩嵌顿解除，然后胎儿娩出（图 13-23）。

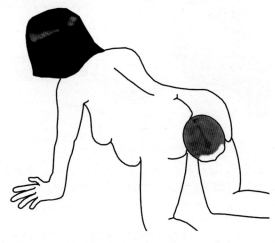

图 13-22　手-膝位

13

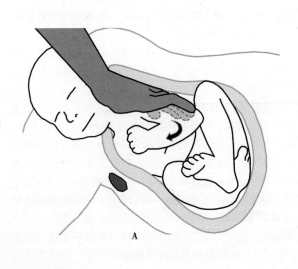

A

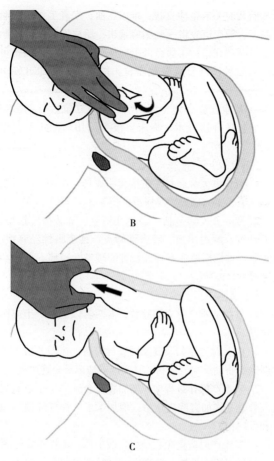

图 13-23 手-膝位法 + 牵后臂法
A. 手进入阴道，找到骶尾关节下方的手臂，屈曲肘关节；B. 依次牵拉出手、上臂及胎肩；C. 将后臂掠过胎胸，呈洗脸式娩出

13

注意事项：①将孕妇翻转后需迅速放低产床（或操作者用垫脚凳站高）便于操作；②接产者的手需选择从孕妇阴道一侧进入，根据胎儿面胸部朝向选择左或右手进入阴道助娩，否则操作困难，不易成功；③进入阴道

后如胎儿肘关节呈伸直状，难以屈曲，术者手指放置胎儿腋下，顺产道先将一侧胎肩娩出，胎肩嵌顿解除后胎儿即可顺利娩出；④如经以上操作后仍分娩胎儿困难可再将孕妇尽快恢复膀胱截石位，按常规方法即可娩出胎肩。

6. 其他方法　锁骨切断法、胎头复位后行剖宫产术、耻骨联合切开术，临床上极少应用，在此不予以介绍。

【并发症】

1. 母体并发症包括　重度会阴撕伤、血肿、产后出血、感染、子宫破裂、泌尿道损伤等。

2. 婴儿并发症包括　新生儿窒息、臂丛神经损伤、锁骨骨折、颅内出血、吸入性肺炎，甚至膈神经麻痹、死亡等。远期后遗症有神经精神心理发育障碍、语言功能障碍、口吃等。

【注意事项】

1. 发生肩难产时立即呼救，需两名以上助产士或医师协助。

2. 应及时与孕妇及其家属进行沟通，在胎儿娩出后立即进行脐动脉血气分析；详实准确地记录分娩过程。

3. 肩难产操作过程中，增加腹压会进一步压迫胎肩进入骨盆并增加宫腔内压力，增加了永久性神经损伤风险和骨损伤。

4. 肩难产时应避免在孕妇宫底加压，最简单方法是孕妇尽量屈腿、外展，助产士压耻骨等方法，如果不行可迅速改为手-膝位。

5. 在肩难产分娩过程中，胎头娩出，发生胎肩嵌顿，发现任何脐带绕颈，禁止切断或钳夹脐带，因为此时伴有脐带绕颈，仍有一些脐带血液循环会继续，而一旦剪断脐带，仅有胎头娩出，胎儿无法迅速建立正常有效的呼吸，将加重胎儿缺氧和低血压。

6. 术后严密观察产妇，严防产后出血及感染；胎儿娩出后除必须心肺复苏外，应常规采脐动脉血行血气分析，行臂丛神经功能检查，观察新生儿双上肢肌张力、活动度、是否有锁骨骨折等，并详细记录，必要时请儿科、骨科医师查体，并及时将结果告知产妇及家属，充分知情同意。

（刘兴会）

第九节　毁　胎　术

毁胎术是经阴道将死胎或畸形胎儿分解后娩出的一类手术。其目的在于缩减胎儿体积，防止对产妇造成损伤。如施行得当，可减少不必要的剖宫取胎，对高危孕妇尤为适用。较常用的有穿颅术、断头术和除脏术。

一、穿颅术

穿颅术（craniotomy）指用器械穿破胎儿头颅，排出颅内组织，缩小胎头，以利从阴道分娩。

【适应证】

1. 胎儿脑积水。

2. 明确诊断的胎儿严重畸形。

3. 各种头位的死胎。

4. 臀先露或横位内倒转术后胎儿死亡，胎头娩出受阻。

【禁忌证】

1. 骨盆入口前后径小于5.5cm，虽经穿颅后亦不能自然分娩者。

2. 有先兆子宫破裂征象者。

【手术步骤】

1. 取膀胱截石位，消毒外阴，铺巾，导尿。

2. 阴道检查　确定胎头囟门及矢状缝的位置、先露部高低等情况，胎膜未破者应先行人工破膜。

3. 将穿颅器、碎颅器、长剪刀、长组织钳、长针头、单叶宽阴道拉钩等消毒备用（图13-24）。

13

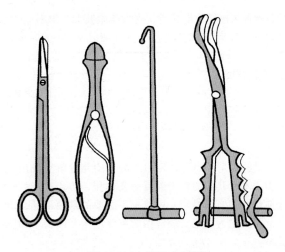

图 13-24　毁胎术器械

4. 固定胎头　助手可于产妇耻骨联合向下推、压胎头并固定。

5. 切开头皮　用单叶宽阴道拉钩扩开阴道，以长组织钳钳夹囟门及颅缝处皮肤，向下牵引，再剪开钳夹处的头皮 2~3cm（图 13-25）。

13

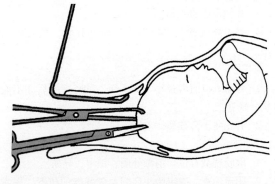

图 13-25　剪开头皮

6. 穿颅　右手握闭合的穿颅器，在左手保护下送入阴道，放入头皮切口内，用压力与钻，使穿颅器尖端穿透囟门或颅缝，垂直刺入颅腔。顶先露时以囟门或骨缝作为穿刺点（图 13-26），颜面先露则经眼窝（图 13-27）或由口腔经上腭刺入（图 13-28），臀位分娩后出儿头时由枕骨大孔或颈椎刺入（图 13-29）。脑积水可用长针头刺入囟门或颅缝放水。并用示指、中指两指将刃部固定于穿刺点上，避免刺进时滑脱损伤产道软组织。

7. 扩大穿孔 刺入颅内后，张开穿颅器，旋转并多次张开，以进一步扩大穿孔。

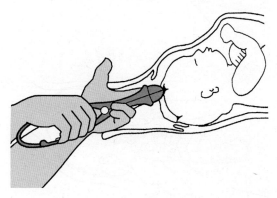

图 13-26　经囟门穿刺

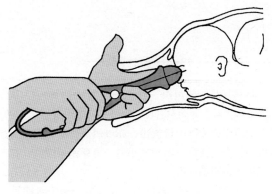

图 13-27　经眼窝穿刺

13

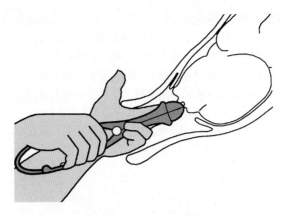

图 13-28 经口腔穿刺

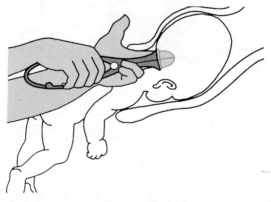

图 13-29 经枕骨大孔穿刺

13

8. 破坏排除脑组织 打开进入穿颅器的轴锁，使穿颅器顶端张开，并向左右旋转以毁碎脑组织（图 13-30），可见脑组织或液体大量流出，亦可用负压吸引管吸引颅腔内脑组织或液体。胎头缩小后，将穿颅器合拢，在左手保护下由阴道取出。

9. 碎颅、牵引 若脑组织排出后，胎头未能迅速娩出，可用碎颅器夹住并压轧颅骨。先将碎颅器的内叶插入穿颅孔直入颅底，该叶凸面指向额骨内面（图

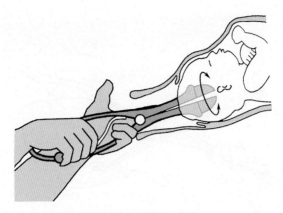

图 13-30　张开、捣碎

13-31)，然后放入外叶凹面向着额骨外面（图 13-32），
经阴道检查确认无宫颈、阴道壁夹在两叶之间，做适当
调整将两叶扣合，拧紧柄部螺旋（图 13-33）。然后持碎
颅器沿产轴渐渐牵出胎头（图 13-34），左手应始终置于
胎头周围，注意防止颅骨片伤及阴道壁。如无碎颅器，
可用有齿长钳数把紧夹颅骨，另将手指伸入胎儿口内扣
住上腭协同牵出胎儿。牵出时，应边牵边将胎儿面部向
母体盆腔后方旋转，以利娩出。

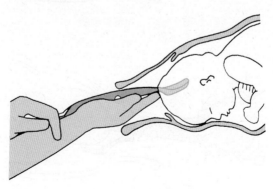

13

图 13-31　置钳颅器内叶

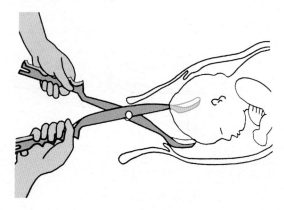

图 13-32　置钳颅器外叶

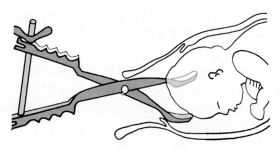

图 13-33　固定钳颅器

13

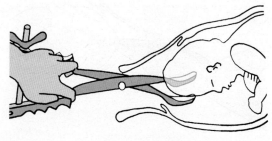

图 13-34　牵拉钳颅器娩出

【关键点】

1. 宫口需开全或近开全，胎头先露部应达盆底。

2. 根据不同胎位选择最佳穿刺部位，以最近于阴道口、能直视、最易穿透处实施。

3. 器械在阴道中必须用手保护，以防软产道损伤。

4. 穿颅器需与头颅垂直进入颅腔，谨防歪斜，损伤母体。

5. 碎颅器放入颅内一定要达颅底，并加颅骨夹夹牢，以免滑脱。

二、断头术

断头术（decapitation）用于横位产、胎儿死亡，不适于进行内外联合倒转牵引术及骨盆无明显狭窄者。

【适应证】

1. 横位死胎无法实施内倒转术者。

2. 双头畸形者。

3. 双胎双头绞锁，第一胎已死者。

【禁忌证】

1. 有先兆子宫破裂征象。

2. 骨盆明显狭窄或畸形。

3. 宫口未接近开全。

【手术步骤】

1. 取膀胱截石位，消毒外阴，铺巾，导尿。

2. 阴道检查　探清宫颈扩张情况，胎胸嵌入程度，胎头及胎颈位置。

3. 断头　将脱出的手臂适当用力向下牵拉，以利操作。手臂未脱出者，可先设法将其牵出。胎儿颈部位置低着，安装线锯多无困难；位置较高放置有困难时，可将线锯系于一"顶针"上，套在手指上缓缓带入产道设法将环由颈后绕送到颈前取出（图 13-35），在线锯两头接上拉柄（图 13-36），抓住线锯两头来回拉锯，使颈椎离断（图 13-37），但不要离断胎颈下面的皮肤，以利于牵出胎头。

13

4. 娩出躯干 断头后，缓缓牵拉脱出的手臂，即可娩出躯干（图13-38）。牵拉前，可用组织钳夹住胎颈断端皮肤，以防骨骼断端刺伤阴道。

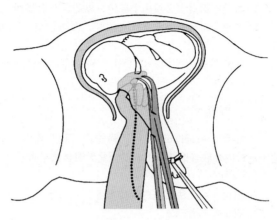

图13-35 送入线锯

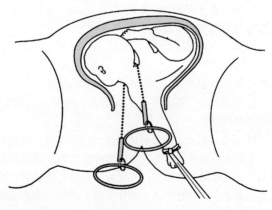

图13-36 接上拉柄

13

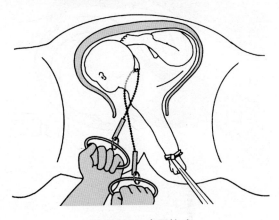

图 13-37　来回拉动

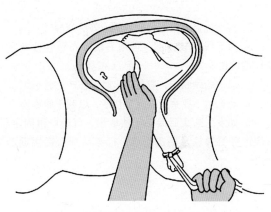

图 13-38　牵出胎体

13

5. 娩出胎头　将手伸入产道，以中指或示、中两指插入胎儿口内，勾住下颌，使胎儿枕骨向上，按头位后出头机转娩出胎头（图 13-39）。

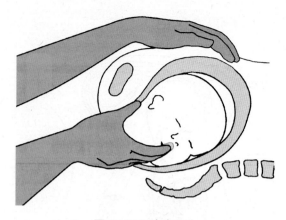

图 13-39 牵出胎头

【关键点】

1. 宫口需开全或近开全, 胎肩进入盆腔, 胎颈接近宫口。

2. 宫缩过强者可用乙醚麻醉或静脉麻醉。

3. 由于线锯较锋利, 可用一块纱布包住线锯的一端, 然后送入。

4. 保护胎颈断端, 避免牵出时损伤产道软组织。

5. 断头后不要将皮肤完全切断, 以利于胎头娩出。

6. 如发生断头后胎头无法取出, 可用产钳固定后, 宫颈钳牵引脊柱及周边组织, 行穿颅及产钳协助胎头娩出。

三、除脏术

除脏术 (evisceration) 包括移除胎儿腹部和胸部的内容物, 目的是使胎儿体积缩小, 从而可以经阴道娩出。

【适应证】

1. 忽略性横位, 羊水流净, 宫缩甚紧, 胎头位置高, 胎儿胸腹部挤入阴道, 胎手脱出于外阴部, 行断头术困难者。

2. 胎儿有胸腹部畸形或肿瘤, 胎儿胸腹部过大 (胸水、腹水）等。

3. 胎儿连体畸形。

【禁忌证】

1. 有先兆子宫破裂征象者。

2. 骨盆明显狭窄或畸形。

3. 宫口未接近开全。

【手术步骤】

1. 取膀胱截石位，消毒外阴、阴道及脱出于外阴的胎儿上肢，铺消毒巾，导尿，排空膀胱。

2. 阴道检查 检查骨盆是否狭窄，先露部位高低。

3. 扩张阴道，外牵脱垂的胎手，暴露其胸腔、肋间隙或腹腔，选择距阴道口最近处、在直视之下做切口（图 13-40）。

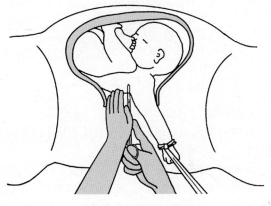

图 13-40 切开皮肤

13

4. 术者左手入阴道，扶持切口点，右手持长剪刀在左手掩护下，垂直慎重剪破死胎胸腹皮肤，扩张切口，避免歪斜损伤阴道。

5. 以卵圆钳刺入胎体切口，进入胎儿胸部或腹部，夹除其内脏器（图 13-41），使其胸腹腔塌陷，体积缩小，用以下方法娩出胎体。

（1）牵拉胎儿上肢，胎体折叠娩出。伸手入宫腔寻找胎足，行内倒转以臀牵引术牵出胎儿。

（2）脱出的手不能内回转时，可行断臂术。将此手上臂中段皮肤、肌肉切开，将肌肉向肩上推，从肩关节处扭断或用剪刀切断上肢，这样使骨断端有上臂肌肉遮掩，不至于损伤软产道。在脱垂手失去牵拉情况下行内倒转术，牵出胎足，娩出胎儿。

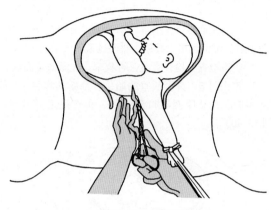

图 13-41　除脏

【关键点】

1. 选择距阴道口最近的、可直视下操作的部位为切口。

2. 断臂选择关节处，且保证没有骨盆。

3. 除脏术多由腋窝进入，需注意局部解剖。若不能在直视下剪开肋间隙，剪刀操作必须以手指引，防止损伤软产道。

4. 剪刀前端不必张开过大，保护软产道。

（陈 叙）

第十节　软产道裂伤修复术

【概述】

会阴阴道裂伤是阴道分娩常见的并发症，该疾病的提出可追溯至希波拉底年代。为了防止并发症的发生，正确评价和修复是必要的。凡产后子宫收缩良好而有阴道持续鲜血流出者，均应检查是否存在软产道损伤。一经发现，除非为最表浅的会阴撕裂外，均应进行缝合修复。对撕裂的程度分级以确定修补方法。会阴阴道裂伤分度：按损伤程度分为 4 度：Ⅰ度裂伤指会阴部皮肤及阴道黏膜撕裂，出血不多；Ⅱ度裂伤指裂伤已达会阴体筋膜及肌层，累及阴道后壁黏膜，向阴道后壁两侧沟延伸并向上撕裂，解剖结构不易辨认，出血较多；Ⅲ度裂伤指会阴阴道撕裂累及肛门括约肌，肛括约肌包膜及部分肛门括约肌撕裂为Ⅲ度不完全撕裂，括约肌完全撕裂为Ⅲ度完全裂伤；Ⅳ度裂伤指肛门、直肠和阴道完全贯通，直肠肠腔外露，组织损伤严重，出血量可不多。

一、会阴Ⅲ、Ⅳ度裂伤

【手术步骤】

1. 缝合直肠前壁　Ⅳ度裂伤时首先以消毒液消毒裂伤创口及直肠下端黏膜。这是会阴Ⅳ度裂伤修补术能否成功的关键之一。缝合方法是用细圆针和 3-0 可吸收线间断内翻缝合直肠壁裂口，从裂口顶端上约 0.5～1cm 起始，针距 0.3～0.5cm，不穿透直肠黏膜，再褥式加固缝合直肠筋膜一层覆盖前缝线创面。

2. 缝合肛门括约肌　裂伤的肛门括约肌常缩向肛门两侧后方，在其周围组织所形成的陷凹内。修补术能否成功的另一重要关键是准确的找到两侧肛门括约肌的断端。

（1）用两把 Allis 钳自陷凹处（有时需从陷凹较深处）钳夹出肛门括约肌断端，分别夹住后将其拉出陷凹并拉向中间，拉拢后可见肛门围成规整、紧缩的外观，置示指于肛门内体会是否有紧缩感，两把 Allis 钳夹持肌肉断端向中间交错，感觉会更明显，并由此进一步证实钳夹的组织是否确为肛门括约肌。若无此表现或认为未夹准肛门括约肌应重新钳夹，直至满意为止。

13

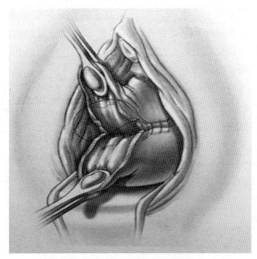

图 13-42 直肠前壁缝合

（2）提起肛门括约肌断端，缝合可采用端-端缝合或重叠缝合。端-端缝合可对合撕裂的肌肉断端，避免"8"字缝合，以防组织缺血。重叠缝合可将两侧的肌肉断端重叠 1~1.5cm，用 3-0 可吸收线间断缝合。

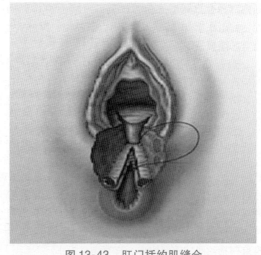

图 13-43 肛门括约肌缝合

13

3. 缝合肛提肌 以 3-0 可吸收缝线间断 "8" 字缝合肛提肌 2 针,缝合时带缝直肠筋膜,以免肛提肌与直肠筋膜之间留有死腔。若不能完全消灭死腔可放置引流条。

4. 其余肌肉、阴道壁、会阴皮肤等同会阴Ⅱ度裂伤修补术。

5. 对位置高且广泛的阴道裂伤,有必要在缝合后用纱布紧密填塞止血并防止血肿形成,留置导尿管。纱布和尿管于术后 12 ~ 24 小时后取出,推荐常规使用广谱抗生素预防感染。

6. 术后处理

(1) 保持局部清洁。每天定时 2 次及大、小便后均清洁外阴。

(2) 禁用灌肠、肛管,尽量避免肛查。

(3) 广谱抗生素预防感染。

(4) 术后予无油渣半流质饮食,3 ~ 5 天后改半流质饮食。

(5) 术后服用抑制肠蠕动的药物复方樟脑酊 2 ~ 5ml 或鸦片酊 0.5ml,每日 3 次,连续 3 ~ 4 天。第 5 日晚口服缓泻剂如石蜡油 30ml,以利通便。

【关键点】

1. 手术助产前,对会阴条件应有充分的估计,及时作会阴切开。切口要适度,并应注意将阴道黏膜,黏膜下结缔组织、肌肉各层的切口保持一致,以免切口向上、向下或向旁侧撕裂。

2. 正确识别和评价会阴阴道裂伤分度是修复的基础。

3. 阴道纱条填塞后穹隆及阴道上段上推子宫、良好的麻醉以及术者示指和中指的巧妙应用等,是清晰暴露、准确手术的关键。

4. 操作技术务求正确、轻巧,切忌使用暴力。修补术时应有充分的照明,充分暴露术区。解剖关系必须辨认清楚,出血点要结扎,然后将各层撕裂的组织按原有

13

的解剖关系逐层修复。

5. 创面的清洁处理 包括甲硝唑、1%聚维酮碘液等冲洗创面。

6. 阴道黏膜缝合时，第一针要超过裂口的顶点，以保证彻底止血。止血是修复的第一要务。

7. 组织结构对合是修复的重点。断裂处女膜缘及肛门括约肌的完整对合是修复组织结构的标志，缝合修复直肠壁及阴道壁是手术的基础，缝合修复肛提肌及会阴体肌层是盆底功能康复的关键。

8. 直肠腔为高压腔，要防止粪瘘发生。直肠壁修复缝合要密实。要求内翻对合、黏膜下层进、出针尽量靠撕裂缘，浆膜层进、出针距撕裂缘 0.5cm。避免缝线穿过直肠黏膜。

9. 损伤缝合后应取出阴道纱条，常规性直肠指检，检查直肠黏膜的完整性，测试肛门应力，肛周外观应为皮肤皱襞紧缩呈轮状。对探及的缺损应立即进行重新探查及二次修复。

【预防】

1. 做好产前检查，及时发现软产道的异常情况。

2. 正确合理使用催引产药物，避免医源性急产。

3. 尽量准确评估胎儿体重，对巨大胎儿尽早决定适当的分娩方式。

4. 提高助产人员的技术水平，正确保护会阴，对可能发生会阴阴道裂伤者，应适时行会阴切开术。

5. 锻炼助产人员的应急能力，避免发生急产时因临时仓促慌乱而导致会阴裂伤。

6. 掌握阴道手术助产指征及操作技巧，尤其行产钳术时，置钳手法要正确，牵引要用力均匀，卸下产钳时，放松锁扣的动作幅度要尽量小，取下钳叶时应按胎头弯度及骨盆轴顺势滑出，切不可急切拽下。

二、阴道裂伤

阴道前壁撕裂伤可能涉及尿道旁区、小阴唇、阴道侧壁、阴蒂、尿道及膀胱等。浅表的小撕裂伤无需缝补，大的撕裂伤应间断缝合裂口边缘，以促进伤口愈合。深部撕裂伤必须修补，活动出血点行"8"字缝合修补及止血。如出血点接近尿道或阴蒂，可能导致大量出血。撕裂接近尿道者修补困难，为避免损伤尿道，应安置导尿管以引导缝合。若裂伤位于静脉曲张处，缝合可能引起新的出血，应加压按压或填塞止血。

【手术步骤】

1. Ⅰ度会阴阴道裂伤缝合 修复时以处女膜缘作为恢复原来解剖关系的标志。缝合的目的在于止血、恢复组织结构。

(1) 处女膜环及阴道内黏膜以2-0可吸收线间断缝合或酌情连续缝合。如出血较多可"8"字缝合止血。如血运丰富，可采用连续锁边缝合。

(2) 会阴皮肤用3-0可吸收线皮内缝合或1-0丝线间断缝合。缝合打结不宜过紧，以免造成张力过大或局部不适。

2. Ⅱ度会阴阴道裂伤缝合

(1) 暴露撕裂的部位：用阴道纱条上推子宫，填塞阴道上部，达到暴露和止血的目的。探明裂伤的部位、深度，弄清解剖关系。

(2) 缝合阴道黏膜：用2-0可吸收线间断缝合撕裂的阴道壁黏膜，或酌情连续扣锁缝合，缝合部位应超过顶端1cm。如果无法看清裂伤的顶端，可以先尽可能高的缝一针，并以此作为工具牵拉裂伤的顶端进入视野。

(3) 缝合裂伤的肌层及皮肤黏膜下层：用2-0可吸收线间断缝合撕裂的肌层及皮肤黏膜下层。

(4) 缝合会阴皮肤：用3-0可吸收线皮内缝合或1-0丝线间断缝合。打结不宜过紧。

(5) 取出阴道纱条，常规行直肠指诊检查。检查直肠黏膜的完整性及有无缝线暴露，若有缝线应及时拆除，并感觉肛门括约肌的收缩力及有无血肿。

13

【关键点】

1. 修补术后应进行完整的手术记录。其内容包括对裂伤的详细描述，修复的简单步骤，修复术检查后的结论。

2. 会阴阴道裂伤是各种类型阴道分娩的常见并发症，充分的止血、良好的组织对合以及防治感染是修补术成功与否的关键。

3. 修补术后常见的并发症包括血肿、感染、会阴脓肿、伤口裂开、泌尿道阴道瘘、直肠阴道瘘、肛门功能不全、性交困难等。裂伤区域的清楚暴露、彻底清洗消毒、解剖层次对合良好、消除死腔和充分止血、注意肛门括约肌是否断裂并正确缝合断端、避免穿透直肠、术后阴道填塞纱布压迫、加强防治感染，是预防各种术后并发症的关键措施。

三、宫颈裂伤

子宫颈侧壁的肌肉组织成分少，易发生撕裂。宫颈撕裂为分娩期并发症，是阴道分娩最常见的软产道损伤之一。较深的宫颈裂伤可延及阴道穹隆部、阴道上 1/3 段甚至子宫下段，损伤严重者发生盆腔血肿，甚至危及生命。

【手术步骤】

宫颈裂伤一经诊断，尤其是有活动性出血者，必须立即缝合。

1. 将两把无齿卵圆钳分别夹住撕裂的宫颈两侧裂缘，向下牵拉，尽量暴露撕裂全貌，直视撕裂的顶端。在裂伤顶端 0.5～1cm 上，2-0 可吸收线"8"字缝合第一针，避免断裂的血管回缩造成血肿。打结的松紧以刚好能控制出血和对合组织为宜。继而间断内翻缝合或连续锁边缝合宫颈全层，至距宫颈外端 0.5cm 处打结，不缝至边缘，以防日后发生宫颈口狭窄。

2. 对宫颈环形撕裂或撕脱者，可横向间断缝合止血。

3. 对波及阴道穹隆的宫颈撕裂或宫颈撕裂向上延伸

超过宫颈阴道部不能暴露撕裂顶端的，按子宫破裂行剖腹探查，在直视下处理高位撕裂。

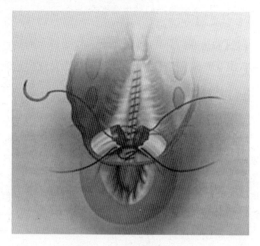

图 13-44　宫颈裂伤缝合

【关键点】

1. 对有宫颈撕裂高危因素的产妇，产后子宫收缩良好而有阴道持续流血者，产后常规阴道检查即能识别评估宫颈撕裂。

2. 缝合宫颈要掌握"两个 0.5cm"原则。即第一针于撕裂顶端 0.5cm 以上"8"字缝合，可有效缝扎撕裂处已经回缩断裂的血管。最末一针至距宫颈外缘游离端 0.5cm 止，不能缝合至宫颈边缘，以防宫颈缩复后形成宫颈管狭窄。

3. 要求内翻缝合。

四、产道血肿

【概述】

产道血肿是在分娩过程中产道不同部位的血管破裂，血液因不能外流形成血肿。血肿可以发生于外阴、阴道、阔韧带，甚至沿腹膜后上延至肾区，临床最常见的部位

13

为阴道，属产后出血的一种形式。因其发病隐蔽，血肿的发现易被延误，常致出血增多，如处理不当，可引起严重后果，甚至威胁产妇的生命安全。

【血肿类型】

1. 外阴血肿　血肿局限于外阴部，表现为外阴局部隆起，皮肤或黏膜呈紫色，常由于产道裂伤或会阴侧切修补时缝合技术不当、止血不彻底、血管回缩等，诊断凭肉眼观察即可发现。

2. 阴道血肿　血肿范围在阴道旁组织，外表难于发现，也称隐蔽性血肿，初起产妇无明显症状，局部胀疼明显时血肿范围已很大，处理也较困难。常发生于产程过长或滞产，软产道血管因长时间受压而坏死、破裂。也可发生于急产，产道未充分扩张，可直接造成深部的血管受损撕裂。还可发生于会阴侧切或侧切伤口上延，缝合时未将顶端血管缝住。

3. 外阴阴道血肿　原因同上述两种情况。血肿可在阴道、会阴体旁、坐骨直肠窝等处。

4. 腹膜后血肿　出血沿阔韧带内向后腹膜发展，出血量多时向下可达盆膈筋膜，向上可达肾区。常发生宫颈裂伤或剖宫产术中切口延裂至宫旁血管而缝扎不当。如果小静脉破裂，出血缓慢，若伤及动脉则发展凶猛，处理棘手，后果严重。

【手术步骤】

1. 保守处理　血肿局限或较小，但不再继续增大，产妇无不适，可局部压迫，冷敷。

2. 外科处理　血肿较大且继续出血，需行切开，清除血块，缝扎止血。生理盐水冲洗血肿腔后肠线8字缝合，术后常规纱垫压迫12小时，给予抗感染，必要时补液。

3. 产后严密观察　仔细观察伤口局部情况，有无紫蓝色包块形成。询问产妇有无疼痛加重，肛门坠胀，便意感等，严密观察产妇生命体征，精神状态，面色等，发现异常及时处理。

4. 产后会阴护理　每日会阴冲洗2次，观察伤口有无渗血、红肿、分泌物及肿块，外阴水肿明显者给予50%硫酸镁湿热敷，产妇取健侧卧位，避免恶露感染。

（陈　叙）

第十一节　剖宫产术

剖宫产术是指孕龄满28周行剖腹切开子宫取出胎儿的手术。随着麻醉、输血、消毒及外科缝线的发展剖宫产术已成为一个比较安全的手术。作为解决难产的一种术式，使用得当利于母儿健康，恰当掌握剖宫产的手术指征是衡量产科医师工作质量的一个重要指标。剖宫产是解决阴道难产、某些孕期并发症的一种有效、快速且相对安全的手术，但不应对无医疗指征的孕妇滥用此术，若轻率施行此术，对孕妇及胎儿并非无害，且临床已证实，围产儿死亡率的下降与剖宫产升高并不呈正相关。古典式剖宫产术（子宫体部剖宫产术）因并发症多，目前已极少采用，腹膜外剖宫产术因操作复杂、并发症较多，目前也很少采用。经腹子宫下段剖宫产术是目前临床应用最广术式。

一、剖宫产适应证

1. 母亲方面的适应证

（1）骨盆明显狭窄或畸形。

（2）阴道、软产道、盆腔、宫颈有特殊病变或畸形。

（3）胎位异常，如臀位、横位及足先露。

（4）估计胎儿体重 >3500g。

（5）产科出血如胎盘早剥、前置胎盘及前置血管。

（6）瘢痕子宫。

（7）二次及以上刮宫产手术后再次妊娠；既往子宫肌瘤剔除术穿透宫腔。

（8）孕妇存在严重合并症和并发症：如合并心脏病、呼吸系统疾病、重度子痫前期或子痫、急性妊娠期脂肪肝、血小板减少等不能承受阴道分娩者。

13

（9）做过生殖道瘘修补或陈旧性会阴Ⅲ度撕伤修补者，或有生殖器官畸形。

（10）先兆子宫破裂。

（11）外阴疾病：如外阴或阴道发生严重静脉曲张者。

（12）生殖道严重的感染性疾病：如严重的淋病、尖锐湿疣等。

（13）妊娠合并肿瘤：如妊娠合并子宫颈癌、巨大的子宫颈肌瘤、子宫下段肌瘤等。

2. 胎儿方面的适应证

（1）胎儿宫内缺氧。

（2）脐带脱垂：胎心尚好，但短时间又不能经阴道分娩。

（3）巨大儿（GDM 孕妇估计胎儿出生体重超过4250g）。

（4）双胎第 1 个胎儿为非头位；复杂性双胎；连体双胎、三胎及以上的多胎妊娠。

二、术前准备

1. 孕妇及家属心理准备　术前谈话内容需充分告知孕妇及家属术中及术后可能出现的不良结局。客观介绍剖宫手术的必要性及手术的危险性，既不言过其实也不要轻描淡写。

2. 医学准备

（1）术前基本检查：术前应根据手术的迫切性与否合理选择下述检查，血常规、尿常规、血型、肝、肾功能、心电图，凝血功能、感染性疾病筛查（乙型肝炎、丙型肝炎、HIV 感染、梅毒等）、生化检查（包括电解质、肝肾功能、血糖）、胎儿超声检查等。若病情需要适当增加其他相关检查。有合并症及并发症的孕妇在择期手术前应先多学科合作尽量使合并症或并发症病情稳定后再行剖宫产。再次核查手术指征，同时核定手术时机，若因胎儿宫内窘迫，需一边准备手术一边进行胎儿宫内复苏治疗，并同时做好新生儿复苏的准备。

13

（2）酌情备皮：一般腹部皮肤无需剃毛。

（3）留置导尿管。

（4）备血：术前酌情备血。

（5）预防感染：抗菌药物使用按照卫生部抗菌药物使用规范。剖宫产手术（Ⅱ类切口）的抗菌药物使用为预防性用药，可减少手术后切口感染的发生。

（6）术前评估：对重症孕妇做好充分的术前评估，做好术前讨论并记录，决定麻醉方式及手术方式。

三、麻醉方式的选择

首选硬膜外麻醉，也可选用细针穿刺的腰麻，情况紧急时可用局麻。特殊情况也可选用全身麻醉。

四、手术步骤

1. 切开腹壁打开腹腔　剖宫产腹壁切口主要采用下腹正中纵切口或下腹横切口，下腹正中纵切口一般取在脐耻之间。也可采用 Pfannenstiel 切口，即耻骨联合上两横指（3cm）的浅弧形切口。切口的长度应考虑胎儿大小，通常以 12cm 左右为宜。

2. 切开腹壁打开腹腔

（1）切开皮肤层（表皮及真皮），于中线处切开脂肪 3~5cm 长，在中线两侧筋膜各切一小口，钝头弯剪沿皮肤切口的弧度向两侧稍剪开筋膜，主刀和助手分别用两示指从中线向两侧一手撕拉开脂肪及筋膜至与皮肤切口等长；也可用剪刀裁剪法剪开筋膜。

（2）主刀和助手分别用鼠齿钳提起筋膜上切缘中线两侧，示指钝性向脐孔方向从筋膜下游离两侧腹直肌，并用钝头弯剪剪断筋膜与腹白线的附着组织。

（3）用 Kelly 沿中线分离两侧腹直肌，并用手指上下钝性分开。

（4）手指钝性分离腹膜外脂肪，暴露腹膜，Kelly 轻轻提起腹膜，先用刀切开一小孔或用 Kelly 打洞，再用剪刀横向剪开 1~2cm，然后左右撕开或剪开腹膜。

13

（5）主刀和助手双手重叠放入腹腔，提起两侧腹壁和腹膜，向两侧牵拉以扩大腹壁和腹膜切口，用力应均匀、缓慢，评估腹壁切口各层大小是否能顺利娩出胎儿，必要时扩大切口。

3. 暴露和切开子宫下段

（1）暴露子宫下段：观察子宫旋转方向、子宫下段形成情况，看清子宫膀胱腹膜反折和膀胱的位置，充分暴露子宫下段。

（2）切开子宫下段：将子宫扶正，于子宫下段腹膜反折下 2cm 之中线处，横弧形（弧形凹面向上）切开反折腹膜及子宫肌层长约 3~4cm，待羊水基本吸净后，主刀两手指均匀用力，缓慢地向两侧稍呈弧形撕开子宫切口至约 10cm 长。也可用剪刀向两侧稍剪开子宫肌层延长切口至需要大小。

4. 娩出胎儿和胎盘

（1）娩出胎儿：主刀以右手进入宫腔，探清胎方位，（以头先露为例）四指从胎头侧方越过头顶到达胎头后方，托胎头于掌心，手掌要达到枕额周径平面；主刀手指以盆底为支点，屈肘向上向孕妇足方用力，同时助手左手向上向孕妇头方提起子宫切缘上方，右手在宫底适当加压，利用合力缓慢将胎头娩出子宫切口。

（2）胎头娩出后，助手继续向下推宫底，主刀顺势牵引，娩出前肩、后肩和躯干；主刀将胎儿置于头低位，用手挤出胎儿口鼻黏液和羊水，助手钳夹切断脐带，胎儿交台下人员处理。

（3）胎儿娩出后，台下人员在静脉输液中加入缩宫素（常规是 500ml 晶体液加入缩宫素 10U，给药速度根据患者反应调整，常规速度是 250ml/h），主刀和助手迅速用卵圆钳或 Allis 钳钳夹子宫切口出血点，要特别注意钳夹好切口两端，以免形成血肿，子宫肌壁注射缩宫素 10U。

（4）娩出胎盘：给予宫缩剂后，等待胎盘自然剥离后牵引娩出。若有较明显的活动性出血或等待超过 5 分钟后胎盘仍无剥离征象时，可行徒手剥离。

13

（5）清理宫腔：胎盘娩出后，检查胎盘胎膜是否完整，并用卵圆钳钳夹纱布块擦拭宫腔清除蜕膜组织。

5. 缝合子宫　用 1-0 可吸收线，分两层连续缝合。第一层从主刀对侧开始，先用两把 Allis 钳夹好切口两端，在顶端外侧 0.5～1cm 做一"8"字缝合后，打结，不剪断缝线，然后全层连续缝合至主刀侧，最后一针扣锁缝合，也要超出切口顶端 0.5～1cm。第二层从主刀侧向对侧将浆肌层（包括反折腹膜）做连续包埋缝合，应在第一层缝线中间进针，缝到对侧后，与第一层保留的缝线打结。

6. 关腹

（1）关腹前检查子宫及双附件有无异常。彻底清除盆腹腔羊水及积血，清点纱布器械无误。

（2）2-0 可吸收线连续缝合腹膜。

（3）2-0 可吸收线间断缝合腹直肌 2～3 针。

（4）2-0 可吸收线间断或连续缝合腹直肌前鞘或筋膜。

（5）2-0 可吸收线间断缝合皮下脂肪。

（6）4-0 可吸收线皮内缝合或 1 号丝线间断缝合皮肤。

（7）切口覆盖纱布，按压宫底，挤出宫腔内积血。

五、术中胎儿娩出困难的处理

常见的原因有麻醉效果不佳使得肌肉紧张，腹壁及子宫切口选择不当、胎儿过大、胎儿过小，胎头高浮、胎位异常、胎头深定等。当然术者的经验及手术操作技巧也是重要的影响因素之一。在娩出胎儿前应尽量吸尽羊水，预防羊水栓塞。娩胎儿一定要沉着、稳健、宁慢勿快，避免急躁、粗暴，切忌一见胎头就急欲娩出而行暴力引起胎儿损伤和子宫切口的撕裂。一旦失败反而增加胎儿宫内缺氧的机会。不论何种情况，当娩胎困难，各种方法无效时，以挽救胎儿生命为原则。

由于胎头过低致使术者无法或很困难从胎头侧面顺

13

利把手伸入到胎头的顶部（底部），导致胎儿娩出困难者即可考虑是胎头深定。胎头深定的原因多数是由于产程中宫口已经扩张到5cm以上，头先露时颅骨的最低点已下降到坐骨嵴水平以下。剖宫产率越低的地区或医院这种情况发生率越高，发生胎头深定的多数产妇是在产程发动后进行剖宫产的。宫口扩张越大、先露越低发生这种情况的机会也就越大。

术前应对胎头深定有所预估，在阴道分娩试产过程中，如产程已进入活跃期尤其是在进入第二产程先露较低时，改行剖宫产者就应想到有胎头深定的可能。这时手术应由技术比较熟练的医师进行，台下备用助产士或医师以备必要时协助。可以采取以下措施：首先调整体位，使头低臀高；术者上半身弯曲右肩适当向术野靠近（术者立于产妇右侧为例），以利右手四指插入胎头与骨盆之间，等待宫缩间隙期以持续缓慢的斜向上（向头部）的力量使胎头逐渐移动至子宫切口处，若无法判定子宫收缩与否，应把手置于胎头下方，向前上方用力需持续达1分钟以上，多数情况下会发现胎头突然松动。这与子宫收缩间隙期到来有关，有时术者操作数秒或数十秒不成功又更换术者再次进行操作。上述困难依旧，反而增加胎儿宫内缺氧的风险。一旦胎头上移，则按常规即可轻易娩出胎儿。

若在子宫切开前预估到有可能胎头深定，可以有手触摸胎头位置，再次证实胎头深定，这时子宫下段切口应适当向上移到子宫体与子宫下段交界下2cm，这里子宫肌层较厚，切开后扩张性较好在娩出胎儿时不易撕裂。子宫切开后，可发现切口下是胎儿的肩部，进一步确实胎头深定。术者先用双手示指和中指分置左右胎肩，以持续向斜上的力量上拉胎肩，使胎头从盆腔脱出至切口水平，再娩出胎头，同样持续用力的时间也可以达到1分钟以上，胎儿多会在宫缩间隙期向上松动，接着以常规方法娩出胎儿。

阴道内上推胎头法：估计出头困难者，术前外阴阴

13

道消毒，在切开子宫前，台下助手应做好上推胎头的准备。术中确实困难者台下助手用手指持续向上用力推动胎头，胎头松动后再于台上娩出胎儿。

使用单叶产钳：若术者对产钳操作比较熟练也可用单叶产钳助娩胎儿，用剖宫产出头产钳插入胎头下方，持续缓慢用力逐渐将胎头撬出切口。忌用大角度暴力上撬胎头，以避免子宫下段的严重撕裂。

六、术后处理

1. 依据麻醉要求采取相应体位，硬膜外麻醉可以自由体位，腰麻采取平卧位 48 小时后自由体位。

2. 术后对原有的合并症及并发症继续给予相应处理。

3. 禁食 6 小时后可流食，排气排便后逐渐改为普通饮食，可以补液抗炎治疗 1~2 天。术后催产素持续静滴 4~6 小时以防产后出血及促进子宫复旧。

4. 术后监测生命体征每半小时一次，连续 6 次直到平稳，同时观察子宫收缩、阴道流血情况。

5. 尿管拔除时机　剖宫产术后次日酌情拔除留置的导尿管。

6. 术后第二天检测血常规，依据需要可行尿常规检查。

七、出院标准

1. 一般状况良好，体温正常。

2. 血、尿常规基本正常。

3. 切口愈合良好。

4. 子宫复旧良好，恶露正常。

【关键点】

1. 严格掌握剖宫产指征。

2. 术中胎儿、胎盘缓慢娩出。

3. 注意子宫切口位置选择在膀胱腹膜反折下 2~3cm。

4. 子宫切口缝合松紧适中，尤其注意切口两端缝合。

（徐先明）

13

第十二节 产后出血
相关手术

产后出血的原因包括子宫收缩乏力、胎盘残留、产道裂伤及凝血功能障碍。有时同一个患者可能存在两个或两个以上的原因。除药物治疗外，手术是治疗产后出血的重要方法。常用的治疗产后出血的手术有：产道裂伤缝合、子宫按摩压迫、纱布填塞、血管结扎、子宫缝合、胎盘剥离术及子宫切除术。实践中应依据患者的具体情况以及术者对各个术式的熟练程度选择性使用。产道裂伤缝合术见第十一节。

一、子宫按摩压迫

主要针对子宫收缩乏力引起的产后出血，通常是在宫缩剂使用后仍无效情况下使用，同时在使用此术过程中及施术后仍需用宫缩剂。

麻醉：一般不需麻醉。

操作步骤：患者取膀胱截石位，可以单手操作，也可以双手操作。

单手操作法：将拇指放于宫底部前方，其他四指放于子宫底后方，抓住子宫进行按摩。若是子宫下段收缩乏力性出血，则用一手拇指和四指放在子宫下段两侧，握住子宫下段进行按摩，按摩时注意节律力度要适当。

双手法：多在单手按摩无效时使用，一手伸入阴道，一手放在腹部。如为宫体收缩乏力，则阴道内之手抓住宫颈并上举，另一手于腹壁上单手法抓住宫体做有效的按摩，并两手配合对压子宫。如为子宫下段收缩乏力，则阴道内之手握拳顶在子宫颈及子宫下段前面，腹壁之手则将宫体前屈以对合压迫整个子宫，一般持续 10 ~ 15 分钟内即可奏效。

术后处理：术后继续用宫缩剂，注意子宫收缩及阴道流血量。

13

二、阴道穹隆纱布块堵塞术

主要适用于子宫下段收缩不良而子宫体收缩良好的产后出血，如中央型或部分型前置胎盘。

术前准备：准备数块消毒纱布，予以足量促宫缩药。

麻醉：不用麻醉。

操作步骤：用阴道拉钩充分暴露阴道穹隆部及宫颈。用宫颈钳钳夹宫颈前唇向后下方牵拉，将数块纱布整齐从前穹隆顶端起塞紧前穹隆。然后将宫颈钳钳夹宫颈后唇向前下方牵拉，再将数块纱布同前堵塞后穹隆。最后用纱布块堵塞紧阴道，防止前后穹隆部纱布下移，使子宫下段前后壁紧紧压在前后穹隆纱布之间，达到压迫止血目的。记录使用纱布块数。为保证止血效果助手可在腹壁协助下压宫底。

术后处理：安放导尿管，标记宫颈高度，密切观察宫底高度及血压变化。继续用宫缩剂，24 小时后取出纱布。

三、子宫腔纱布填塞术

主要用于产后子宫收缩乏力性出血。

术前准备：术前应保证患者血流动力学稳定，必要时纠正休克，经阴道填塞纱条时可肌注哌替啶或吗啡以镇痛及镇静。准备宫腔填塞专用纱条，一般要求长 2 米宽 3 厘米。

麻醉：经阴道填塞可不用麻醉，经腹填塞同剖宫产术。

操作步骤：经阴道法：当阴道分娩后，徒手堵塞法：术者左手在腹壁上握住子宫体并下压，右手以示指及中指夹持纱条一端，掌面向上伸入宫腔，由手指不断向上提拉塞纱布条入宫腔，自宫腔的一侧填向对侧，然后又填回去，有顺序逐层自上而下地填塞。应填紧不留空腔，宫腔填满后继续填满宫颈及阴道。也可用器械辅助填塞：由助手在腹壁协助固定子宫，术者右手同上伸入宫腔，

13

左手持卵圆钳夹持纱布一端在右手的引导下达宫底并逐步向上伸拉纱布，在右手的引导下同上原则填塞纱条。

经腹腔填塞法：剖宫产时或经阴道堵塞术失败后，后者要打开腹腔及子宫。术者一手拉纱布条经子宫切口进入宫腔，同经阴道法填塞宫腔，最后填塞子宫下段切口处，末端由宫颈引入阴道。再缝合子宫切口，缝合子宫切口最好在直视下进行，避免缝到纱条。

术后处理：同穹隆纱布块堵塞术。

四、人工剥离胎盘术

适应证：胎儿经阴道娩出30分钟，剖宫产胎儿娩出5~10分钟，胎盘仍未娩出时，或虽未达到上述时限，但阴道流血量已达200ml者。

既往有胎盘粘连史，胎儿娩出后可立即用手剥离胎盘。

术前准备：给予促宫缩药。

麻醉：经阴道分娩时同子宫按摩术，剖宫产时无需进一步另外麻醉。

操作步骤：由于剖宫产时施术，基本在直视下操作，手法与阴道施术类同但操作更简单。以下介绍阴道施术方法。术者一手牵拉脐带，一手涂以润滑剂，五指合拢呈圆锥状，将脐带轻轻握在手掌中，顺脐带进入宫腔，探到脐带附着位置，亦可探到了胎盘附着位置。术者另一手在腹部下压宫体，另一手顺胎盘面向下找到胎盘下缘，尽量使手掌朝向胎盘，手背靠近宫体，四指并拢，以手指尖指腹部分或桡侧缘向上左右划动，将胎盘自宫壁剥离。如胎盘附着于子宫前壁，手掌朝向胎盘面操作困难时，可手掌朝向子宫前壁从宫壁剥离胎盘。当整个胎盘完全剥离后，则宫腔内手将胎盘握在手中，边旋转边向下牵引。动作要轻柔，如遇胎盘与宫壁之间有条索状或似草根样的牢固粘连时不可勉强剥离，如不出血可保守治疗观察，如出血较多，应开腹处理。

剥离下的胎盘应检查是否完整，如有残留可疑，再

13

伸手进入宫腔寻找并剥出残留部分。如用手指难以剥出时可用胎盘钳或大刮匙在宫腔内手指的指引下轻轻进行钳除或刮除。

术后处理：给予促宫缩药同时给予抗生素预防感染。

五、子宫压迫缝合术

子宫压迫缝合术是采取缝合方法达到收紧和压迫子宫平滑肌，封闭子宫血窦达到止血目的的一种方法。可根据出血部位及出血多少的不同而采取不同的缝合方法，使用得当，子宫压迫缝合术提高了产后出血治疗的成功率，在减少严重产后出血的发生和降低子宫切除率，保持器官完整性发面发挥重要作用。子宫压迫缝合术具有操作简单、迅速、有效、安全等特点。

1. 适应证　子宫收缩乏力、胎盘因素（前置胎盘、胎盘粘连等）引起的产后出血，不同子宫压迫缝合术的适应证有所不同。B-Lynch 缝合术和 Hayman 缝合术主要用于子宫收缩乏力性产后出血；CHO 缝合术主要用于子宫收缩乏力性产后出血和前置胎盘引起的产后出血；针对前置胎盘子宫下段胎盘剥离面出血的止血方法有，子宫下段水平峡部-宫颈压迫缝合法、子宫下段平行垂直压迫缝合法、子宫峡部-宫颈环状压迫缝合法、子宫下段横行环状压迫缝合法。

2. 不同术式

（1）B-Lynch 缝合术：行 B-Lynch 缝合术先行子宫压迫试验：将子宫托出腹腔，双手握住整个子宫进行压迫，加压后出血基本停止，则成功可能性大；适当下推膀胱腹膜反折，进一步暴露子宫下段。

缝合步骤：先从子宫切口右侧下缘 2~3cm、子宫切口远端内侧 3cm 处进针，经宫腔至距切口上缘 2~3cm、子宫切口远端内侧 4cm 出针；然后经距宫角约 3~4cm 宫底将缝线垂直绕向子宫后壁，与前壁相应位置进针进入宫腔横向至左侧后壁与右侧相应位置进针，出针后将缝线垂直通过宫底至子宫前壁，与右侧相应位置分别于

13

左侧子宫切口上、下缘缝合。助手双手加压宫体，同时收紧两根缝线，检查无出血即打结。整个缝合过程中助手一直压迫子宫以减少出血。

（2）Hayman 缝合术：是一种改良 B-Lynch 缝合术，主要适用于宫体收缩乏力。

压迫试验后下推膀胱腹膜反折，进一步暴露子宫下段；从右侧子宫切口右侧下缘 2cm、子宫内侧 3cm，从前壁进针到后壁出针，然后绕到宫底打结；左侧同法操作。

（3）CHO 缝合术：缝合步骤：在子宫出血严重处任选第一个进针点，从子宫前壁到后壁贯穿缝合；在第一个进针点一侧 2~3cm，从子宫后壁到前壁贯穿缝合；然后再第二进针点一侧 2~3cm，从子宫前壁到后壁贯穿缝合；在第三进针点一侧 2~3cm，从子宫后壁到前壁贯穿缝合；组成一个方形，然后打结。

若为宫缩乏力则从宫底到子宫下段行 4~5 个缝合；若胎盘粘连则需要在胎盘剥离面进行 2~3 个缝合；若系前置胎盘剥离面的出血，在缝合之前需下推膀胱。

子宫放回腹腔观察，若正常即逐层关腹。

3. 其他缝合止血法

（1）子宫下段加固缝合：适用于子宫下段菲薄者，尤其是瘢痕子宫宫下段菲薄者，剖宫产时常规缝合子宫切口后，若切口下方子宫下段菲薄出血可用此法。用 1-0 可吸收线，行平行"∞"字缝合，使过宽的下段适当变窄。使子宫下段菲薄的肌层折叠，达到压迫止血目的。

（2）子宫下段袖套缝合法：适用于前置胎盘子宫下段收缩不佳时的出血。用 1-0 可吸收线，环绕缝扎子宫下段一圈，收紧打结，松紧度以能通过小指为宜以免恶露流出不畅。

（3）注意事项：各种止血方法应依据术者的经验和习惯选择最熟练的方法。

在各种止血方法实施过程中及施术后仍需用宫缩剂。

13

B-Lynch 缝合术实施前先行子宫压迫试验，以预先判定缝合效果。

（徐先明）

第十三节　产科子宫切除术

产科子宫切除术是指产前、产时及产后因妊娠的各种异常情况或合并严重的疾病危及产妇生命需要切除子宫者。按手术途径有一般为经腹子宫切除术，按手术切除的范围可分为次全切子宫切除术和全子宫切除术；按手术时机分为急诊及择期子宫切除术。目前产科子宫切除术主要是指因发生威胁母亲生命的大出血或感染而进行的子宫切除术。

一、适应证

1. 子宫破裂、宫缩乏力、胎盘因素（包括胎盘植入、胎盘早剥和胎盘早剥等）导致的产科出血，用一般方法仍出血不止而有威胁母亲生命可能者。胎盘因素导致的产后出血占 50%。

2. 产科感染，引起子宫肌层发生结缔组织化脓性感染者。

3. 因某些特殊情况为抢救孕产妇的生命，经过常规的保守治疗措施后仍无法控制的出血、感染和损伤者。

二、术前评估和准备

1. 告知患者家属手术的必要性及风险，以及子宫切除术后的后果。

2. 备血、抢救物资、手术器械（必要时介入）。

3. 建立恰当静脉通道。

4. 准确估计术前、术中及术后出血。

5. 明确有无手术适应证、禁忌证。通过全面体格检查和完善相关实验室检查，了解子宫出血情况以及患者全身各脏器的功能状态。

13

6. 产科急诊子宫切除术者，往往一般状态较差，酌情给予支持治疗，必要时予输血治疗。

7. 若有内科合并症和（或）并发症，应请相关专科医师会诊，共同制定最适合患者的治疗方案，并对术中可能出现的意外情况做出对策。

8. 安排有经验的手术人员，巡回护士、医师（联络员、沟通员）、麻醉医师、新生儿医师。

9. 检验科医师、介入医师、外勤工人等。

10. 备血问题，除产后出血本身输血要求外，子宫切除的手术时机应把握精准。若血源不足患者血色素较低者应在保证合适时间血源到位才能手术。

三、手术禁忌证

1. 全身情况不能耐受手术者应行积极支持治疗，必要时予输血，待病情好转后再施行手术。

2. 希望保留生育功能，可以采用其他保守治疗方法有效者。

四、手术步骤

剖宫产时行急诊子宫切除术：手术中临时决定切除子宫，腹腔已打开且子宫已切开的基础上施行，一般剖宫产切口多能子宫切除。剖宫产后子宫感染行择期子宫切除术：可选择原剖宫产切口，术中可根据手术难度再延长切口。

1. 打开腹腔、切开子宫、取出胎儿　同剖宫产术，若为子宫感染进腹后探查子宫情况慎决定切除子宫。

2. 子宫切口和胎盘的处理　已经决定行子宫切除者不管胎盘粘连、胎盘植入者，不应强行剥离胎盘以免增加出血，若其留置宫腔内，或缝扎、或钳夹或纱布垫填塞出血部位，如宫腔、子宫切口若胎盘剥离面等。必要时子宫峡部用止血带结扎，目的是使在子宫切除过程中尽可能少的出血。

3. 次全子宫切除　用两把长弯血管钳近宫角两侧钳

13

夹两侧输卵及卵巢固有韧带及圆韧带，身腹腔外提起子宫，两把长弯血管钳距离子宫 3 ~ 4cm 处钳夹输卵及卵巢固有韧带及圆韧带，从中间切或剪断。暂不缝扎，继续用两把长弯血管钳，钳夹宫旁组织及子宫动静脉。直到膀胱子宫反折处。对侧同法处理。若剖宫产时已下推部分膀胱则不必再下推膀胱，在子宫颈内口水平环形切除子宫体部。子宫颈残端用在子宫峡部水平切断子宫下段，1-0 可吸收线连续锁边缝合。有时为考虑孕妇年龄较轻，术后仍有少量月经，可以保留部分子宫下段，但前提是需达到止血目的。这时可以子宫下段适当部分环形切除子宫体部，残端用 Alice 钳钳夹止血。对于宫缩乏力性出血这时多数出血会明显减少或停止。再缝扎各残端，严密止血。残余子宫下段用 1-0 可吸收线连续锁边缝合。

4. 全子宫切除　适用于前置胎盘子宫下段出血的病例。从钳夹子宫两侧角到处理两侧子宫动脉与次全子宫切除基本相同，之后下推膀胱到阴道穹隆部。在相当于子宫颈内口水平与宫颈呈 45°，钳夹切断子宫动静脉，残端用 7 号丝线缝扎。紧贴子宫颈，分次钳夹切断主骶韧带至阴道穹隆部，残端 7 号丝线缝扎。沿穹隆环形切下子宫。消毒阴道残端，用 1-0 可吸收线连续锁边缝合。之后再仔细检查前述步骤中切断结扎的各残端。术毕常规关腹，关腹前最好置盆腔引流管。

五、注意事项

1. 严格控制产科子宫切除的手术指征，常规方法难以奏效的产科出血或感染。

2. 准确把握子宫切除的时机，过晚可能会发生难以逆转并发症。术前备足血源。

3. 手术以快速止血为目的，过于精细延长手术时间增加不必要的出血，手术过程应严密监测患者的生命体征。

4. 术毕盆腔引流管的放置非常必要，尤其是对于

13

DIC 尚未完全纠正的病例更是如此。

（徐先明）

第十四节　产科麻醉及分娩镇痛

一、分娩镇痛

【概述】

分娩疼痛主要来自子宫收缩、宫颈扩张、盆底组织受压、阴道扩张、会阴伸展，其主要感觉神经传导至胸 11～骶 4 脊神经后，经脊髓上传至大脑痛觉中枢，因此阴道分娩镇痛需要将神经阻滞范围控制在胸 11～骶 4 之间。

分娩镇痛是指用药物或精神疗法减少产妇在分娩过程中的疼痛。分娩镇痛可以缩短产程，减少剖宫产率，减少产后出血量，降低胎儿缺氧和新生儿窒息。

迄今尚无一种绝对安全、满意、简单、能普及的镇痛分娩方法。目前认为理想的分娩镇痛技术应该是：①对产妇及胎儿的副作用小；②药物起效快，作用可靠，便于给；③避免运动阻滞，不影响宫缩和产妇运动；④产妇清醒，能配合分娩过程；⑤能满足整个产程镇痛要求。

【分娩镇痛的方法】

目前镇痛分娩的方法可以分为非药物镇痛分娩和药物镇痛分娩两大类。

1. 非药物镇痛

（1）精神镇痛法

1）拉玛泽疗法：该方法是运用呼吸分散注意力，以减轻产痛。

2）导乐（Doula）陪伴分娩：是国际上推荐的一种回归自然的精神分娩镇痛方式。

3）其他方法：包括音乐疗法、变换体位、水中分

13

娩等。

（2）针刺镇痛法：通过穴位刺激而使痛阈值增高的一种分娩镇痛方法，有较为确切的效果。但因选穴不一，手法不同而使镇痛效果出现差异，镇痛效果评定标准各异，故尚待进一步系统研究。

2. 药物镇痛

（1）连续硬膜外镇痛：指经硬膜外途径连续输入低浓度的局麻药（0.04%～0.1%布比卡因或罗哌卡因）和小剂量麻醉性镇痛药（如芬太尼 1～2μg/ml 或 0.25～1μg/ml），每小时 6～12ml。其优点为镇痛平面恒定，镇痛效果确切，绝大部分情况能将模糊视觉疼痛（VAS）评分降至 3 以内，对下肢运动影响轻微，母婴耐受良好；缺点是产程中镇痛需求发生变化时，难以及时调整给药量。

（2）产妇自控硬膜外镇痛：易于掌握用药剂量、便于自行给药为其优点，能减少用药剂量，从而减轻相应的副作用。

（3）腰麻-硬膜外联合阻滞：腰麻给药采用 10～20μg 芬太尼或苏芬太尼 8～10μg 单独或复合布比卡因或罗哌卡因 0.5～2mg。腰麻能维持镇痛 1～1.5 小时，腰麻作用减退时需要开始连续硬膜外镇痛。第二产程宫缩强烈时，往往需要增加局麻药浓度。该方法优点是镇痛起效快，用药剂量少。缺点是腰麻是局麻药常常暂时影响下肢运动，麻醉性镇痛药也可引起暂时性瘙痒。

（4）微导管连续腰麻镇痛：用 28G 导管将苏芬太尼和布比卡因按比例注入蛛网膜下腔镇痛。

（5）产妇自控静脉瑞芬太尼镇痛：采用静脉镇痛泵产妇疼痛时，按压静脉输入瑞芬太尼，产生中枢镇痛作用。优点是对腹肌和下肢肌力无影响，产力正常。

（6）氧化亚氮吸入镇痛。

上述镇痛方法均适用于第一、二产程。

【药物性分娩镇痛的时机和指征】

1. 药物性分娩镇痛的时机 产妇进入临产至第二产程均可用药。目前认为在没有分娩镇痛禁忌的产妇，当

13

开始规律宫缩，疼痛 VAS 评分 >3 时即可开始分娩镇痛。在产程过程中，只要产妇提出要求，排除分娩镇痛禁忌，均可给予镇痛。

2. 药物性分娩镇痛的适应证 ①无剖宫产适应证；②无硬膜外禁忌证；③产妇自愿。

3. 分娩镇痛的禁忌证 ①凝血功能障碍、接受抗凝治疗期间；②穿刺置管部位皮肤感染和全身感染未控制；③原发性或继发性宫缩乏力和产程进展缓慢；④对所使用的药物过敏；⑤已经过度镇静；⑥伴严重的基础疾病，包括神经系统严重病变引起的颅内压增高、严重主动脉瓣狭窄和肺动脉高压、上呼吸道水肿等。

（漆洪波　王谢桐）

二、产科麻醉

【概述】

产科麻醉关系到母体和胎儿的安全，有其特殊性。产科医师要了解麻醉方面知识、及麻醉方法和药物对母体、胎儿的影响等方面的知识。

【常用麻醉药物】

1. 镇痛药

（1）哌替啶：一般肌注 50～100mg 或静脉 25～50mg，有较好的镇痛效果。最强的镇痛效应出现在肌注后 40～50 分钟或静注后 5～10 分钟，作用时间一般为 3～4 小时。

哌替啶对新生儿有一定的抑制作用，抑制程度和用药的剂量、给药-胎儿娩出的时间有明显的相关性。

（2）芬太尼：常用剂量为肌注 50～100μg 或静脉 25～50μg，静脉注药后 3～5 分钟作用达高峰，维持时间 30～60 分钟。

该药可迅速通过胎盘，对胎儿有不良影响。但最常用于硬膜外分娩镇痛，低浓度的局麻药复合小剂量的芬太尼从硬膜外给药，镇痛效果良好且对母婴无不良影响。

（3）瑞芬太尼：该药是一种作用强的短时效 μ-阿

13

片受体激动剂。半衰期1.3分钟，持续使用无蓄积效应。可对产妇提供良好的镇痛，同时对胎儿无明显的副作用。但是，瑞芬太尼在产科中应用时间还短，需要更进一步的研究。

（4）布托啡诺和纳布啡：为合成的阿片受体激动拮抗药，2mg布托啡诺10mg纳布啡对呼吸的抑制作用和10mg吗啡的作用相当。但再增大剂量，呼吸抑制的作用并不随着剂量的增大而增加。

这两种药的临床剂量可引起胎心的改变。

（5）曲马多：主要作用于μ-阿片受体，镇痛效价约为吗啡的十分之一，其对呼吸循环的影响轻微。该药起效稍慢，但镇痛时间长，可维持4~6小时，因此适合于分娩镇痛的孕妇。分娩时，100mg曲马多静脉单次应用，对母婴没有明显不良影响。

2. 局部麻醉药 产科麻醉和镇痛最常用的局麻药有三种：利多卡因，布比卡因以及罗哌卡因。

（1）利多卡因：用于剖宫产的麻醉。

（2）布比卡因：是一种长效的局麻药，低浓度时有明显的运动-感觉神经阻滞分离的特点，因此较早地应用于分娩镇痛。

（3）罗哌卡因：基本结构和布比卡因相同，低浓度镇痛时运动-感觉神经阻滞分离的特点更明显。

3. 全身麻醉药

（1）硫喷妥钠：产科最常应用的全麻诱导药。全麻时用4~7mg/kg硫喷妥钠诱导，对新生儿并没有明显的影响。剂量超过7mg/kg，可抑制新生儿呼吸。

（2）氯胺酮：可迅速通过胎盘，但静脉用1~1.5mg/kg氯胺酮对胎儿没有明显影响。剂量超过2mg/kg可对胎儿产生呼吸抑制。氯胺酮有交感兴奋作用，故高血压的孕妇禁用。

（3）异丙酚：可用于产科麻醉诱导和麻醉维持，诱导时，异丙酚2.0~2.5mg/kg和硫喷妥钠4~5mg/kg效果相同，对新生儿都没有明显的抑制作用，但母亲易发

13

生低血压而影响胎儿血供。

（4）依托咪酯：0.3mg/kg 依托咪酯可用于孕妇的麻醉诱导，但插管反应较强，新生儿评分和硫喷妥钠相似。依托咪酯可用于血压低、心血管功能较差的孕妇。

（5）肌肉松弛剂：在临床剂量下，去极化或非去极化肌松药都不容易通过胎盘，因此对胎儿没有影响。

【剖宫产麻醉方式选择】

1. 硬膜外麻醉　硬膜外麻醉是剖宫产手术的首选麻醉方法，其麻醉效果良好，麻醉平面和血压较容易控制，对母婴安全可靠。穿刺点选择 L1～L2 或 L2～L3 间隙，麻醉药一般选择 1.5%～2% 利多卡因或 0.5% 布比卡因，麻醉平面应达到 T8 左右。硬膜外用药剂量可比非孕妇减少 1/3。为预防子宫压迫下腔静脉，导致仰卧位低血压综合征的发生，产妇最好采用左侧倾斜 30° 体位，或垫高产妇右髋部，使之左侧倾斜 30°，这样可减轻巨大子宫对腹后壁大血管的压迫。麻醉前应常规开放静脉，给予预防性输液。孕妇硬膜外血管处于怒张状态，穿刺置管应小心，以免误入血管。

2. 腰麻和腰麻-硬膜外联合阻滞（CSE）　CSE 结合了腰麻和硬膜外的特点，起效快并且肌肉松弛良好，和腰麻相比可较好地控制麻醉平面并可任意延长麻醉时间，并可提供术后镇痛。另外，现在 CSE 的穿刺器械有了很大的改进。例如普遍使用管内针技术，从而使针芯更细，减弱了硬膜的损伤程度，同时避免了和皮肤的直接接触，减少了感染的机会；笔尖式针芯、针孔侧置使针芯不像传统的斜面式腰麻针那样切开硬脊膜，而是分开硬脊膜，对硬脊膜的损伤更小、且更容易愈合，明显减少了脑脊液的外露。行 CSE 麻醉时，应当注意孕妇的血压波动。麻醉之前一定要开放静脉通道，预防性地输入晶体液 500ml 左右，产妇最好采用左侧倾斜 30 度体位，这些措施能有效地预防低血压的发生。

3. 全身麻醉

（1）适应证：孕妇合并有凝血障碍、腰椎感染、精神障碍或其他一些严重的并发症时，最好采用全身麻醉。

（2）优点：主要有诱导迅速，心血管功能稳定，良好的气道控制。

（3）可能出现的问题：最严重的问题是气管插管失败和反流误吸，其他的问题如新生儿抑制，子宫收缩的抑制等，可通过良好的麻醉管理来有效地预防。

（4）全身麻醉管理

1）诱导前 1 小时口服抗酸药，如 H2 受体拮抗剂西咪替丁。

2）产妇采用左侧倾斜 30 度体位，心电图、血压、氧饱和度等监测措施。

3）诱导前充分供氧（流量大于 6L/min）；消毒铺巾以及医师上台后开始麻醉诱导，诱导成功后尽快开腹以减少胎儿暴露于全麻下的时间。

4）诱导采用硫喷妥钠 4 ~ 5mg/kg + 1.5mg/kg 琥珀胆碱。

5）麻醉维持采用 50% 的氧化亚氮复合 0.5% 氟烷或 0.75% 异氟醚或 1% 安氟醚。

6）避免过度通气。

7）胎儿取出后，立即加深麻醉，可适当提高氧化亚氮的浓度，追加阿片类镇痛药。

8）吸入麻醉药浓度要维持低浓度，以免影响宫缩。

9）产妇清醒后拔管。

（王谢桐）

13

第十四章

产科知情告知及医患沟通

一、概述

知情同意是患者双方就医学治疗共同决策的过程，是主动交流、建立互相信任和尊重的过程。我们的卫生事业规定和相关法律文件中对患者的知情同意权有多项以法律为基础的怎样合理实施有相应的规定，以保护医患双方的合法权益。作为医务工作者应熟知相应的法律规定，尽到救治及急救风险告知义务。

二、知情告知的相关法律依据

患者知情同意权是指向医务人员了解自己的病情、医师拟采取的医疗措施以及这些医疗措施可能会给其带来的医疗风险，并在此基础上决定是否接受或拒接受医师的建议医疗措施的权利。

患者的知情同意权由两部分构成：一是患者的知情权；二是患者的同意权或选择权。患者知情是基础不是目的，而是其行使选择权和决定权的前提，在充分知情的基础上做出自我选择和决策，以保护其人身权和财产权是其知情的最终目的。患者的知情同意权是法律对患者自主权和自我决定权的尊重。

患者知情同意权是受法律保护的公民权利之一，随着我国公共卫生医疗事业及其相关制度的变化，我国法律对医疗机构和相关医务人员对如何正确实施患者知情同意权和保护患者合法权益的法律规定也在不断进行着调整和变化。

1982 年原卫生部颁布的《医院工作制度》规定："实施手术前必须有病员家属或单位签字同意"，首次在我国法律规范中提出患者"同意"的概念，并且在对其重新修订的《医院工作制度》中第一次出现了术前签字制度，可以看作是患者知情同意权在我国萌芽。在我国，目前与患者知情同意权相关的主要法律规定详见表 14-1。

我国《宪法》第 38 条规定："中华人民共和国公民的人格尊严不受侵犯"。《民法通则》第 98 条也规定"公民享有生命健康权"。这是基本法对患者知情权的概括性规定。

2012 年 4 月 3 日国家卫生和计划生育委员会（原卫生部）表示，医疗机构是人民群众看病就医的重要社会公共场所，强烈谴责在医疗卫生机构发生的暴力犯罪行为，要求切实维护医疗机构正常诊疗秩序，保护医务人员和就诊患者的人身安全。

三、患者知情同意应告知内容

根据我国《中华人民共和国侵权责任法》第 55 条第 1 款规定："医师应向患者告知的内容可以分为两种情况：一是一般情况下的告知内容；二是特殊情况下的告知内容。"

（一）一般情况下的告知内容

在一般情况下，医务人员在诊疗活动中应当向患者告知的内容包括患者的病情、医师拟采取的医疗措施。所谓患者的病情，主要包括患者所患疾病的名称或诊断、目前的状态、严重程度，亦应当包括对患者病情的解释和分析。所谓医疗措施，是指医师根据患者病情提出的有关疾病治疗方法，如肿瘤患者可以采取的放疗、化疗

14

表 14-1　我国目前与患者知情同意权相关的主要法律规定

法律名称	颁发时间	颁发部门	条款数
《尸体解剖规则》	1979/09/10	国家卫生和计划生育委员会（原卫生部）	第 2、7、10 条
《医疗机构管理条例》	1994/02/26	国务院	第 26、30、33 条
《医疗机构管理条例实施细则》	1994/08/29	国家卫生和计划生育委员会（原卫生部）	第 62 条
《中华人民共和国母婴保健法》	1994/10/27	主席令	第 19 条
《中华人民共和国执业医师法》	1998/06/26	主席令	第 26 条第 37 条第 8 款
《中华人民共和国母婴保健法实施办法》	2001/06/20	国务院	第 4 条
《中华人民共和国人口与计划生育法》	2001/12/29	主席令	第 4、19 条
《医疗事故处理条例》	2002/02/20	国务院	第 10、11 条
《产前诊断技术管理办法》	2002/09/24	国家卫生和计划生育委员会（原卫生部）	第 16、23、24 条
《中华人民共和国侵权责任法》	2009/12/26	主席令	第 55、56 条
《卫生部修订病历书写基本规范》	2010/02/04	国家卫生和计划生育委员会（原卫生部）	第 10 条

或手术治疗方式；妊娠足月妇女发现羊水过少可采取剖宫产或阴道分娩方式。

需要注意的是，在《医疗事故处理条例》第11条规定中，医务人员的告知内容除患者的病情和医疗措施还包括医疗风险。所谓医疗风险，是指医务人员拟采取的医疗措施可能会给患者造成的不良后果，如药物反应、化疗并发症、麻醉意外等情况。

（二）特殊情况下的告知内容

特殊情况下的告知内容，是指在需要实施手术、特殊检查、特殊治疗之前，除一般告知事项外的特别需要告知的内容。根据《中华人民共和国侵权责任法》的规定，医务人员应特别告知的内容包括特殊情况下的医疗风险、替代治疗方案等情况。

1. 特殊检查、特殊治疗 我国《医疗机构管理条例实施细则》第88条规定，特殊检查、特殊治疗，是指具有下列情形之一的诊断、治疗活动：①有一定危险性，可能产生不良后果的检查和治疗；②由于患者体质或者病情危笃，可能对患者产生不良后果的检查和治疗；③临床试验性检查和治疗；④收费可能对患者造成较大经济负担的检查和治疗。

2. 替代医疗方案 所谓替代医疗方案，又称"替代医疗措施"，是指除医务人员建议的医疗方案或医疗措施外，其他可能用于患者治疗的医疗方案或措施。这些替代治疗方案可能有利于患者，也可能不利于患者，把这些替代治疗方案告知患者是法律对患者自我选择权的尊重，患者在知晓所有可能的医疗方案的基础上可以进行自主选择。

3. 妇产科特有的特殊情况下的告知内容

（1）死胎：我国现有法律规定，死胎不具有法律人格，不享有民事权利，故死胎不属于尸体，但其具有物的属性，应归娩出死胎的产妇所有。分娩死胎的产妇对死胎所享有的所有权并不是完全的所有权这种所有权的内容是：第一，对死胎享有管理和殡葬的权利；第二，

14

对死胎享有部分处分权，但仅限于不违背善良风俗的死胎捐献与合法利用；第三，对于捐献死胎给予补偿的收取权；第四，当死胎受到侵害时，享有防止侵害、损害除去的请求权以及损害赔偿的请求权。因此，医务人员对死胎处理方式的相关问题要充分告知患者，并经得患者的同意并签字。这是法律对孕妇知情选择权的保护和尊重。

（2）胎盘：2005 年《卫生部关于产妇分娩后胎盘处理问题的批复》产妇分娩后胎盘应当归产妇所有。产妇放弃或者捐献胎盘的，可以由医疗机构进行处置。任何单位和个人不得买卖胎盘。如果胎盘可能造成传染病传播的，医疗机构应当及时告知产妇，按照《传染病防治法》、《医疗废物管理条例》的有关规定进行消毒处理，并按照医疗废物进行处置。

四、医患沟通

古希腊医学之父希波克拉底曾有一句名言："医师有三在法宝，第一是语言，第二是药物，第三是手术刀。"加强医患之间的沟通，既能提高患者对疾病诊疗全过程及其风险性的认识，减少医患之间由于信息不对称而产生的矛盾和纠纷，同时，又能增强医务人员的责任意识和法律意识，提高医疗服务质量，使患者及其近亲属学习到更多的健康卫生知识，增进医患互信、科学的战胜疾病，确保医疗安全，化解医患矛盾，稳步提升医疗质量。

（一）医患关系及医患沟通

医患关系是医务人员与患者在医疗过程中产生的特定医治关系，是医疗人际关系中的关键。医患沟通，就是医患双方为了治疗患者的疾病，满足患者的健康需求，在诊治疾病过程中进行的一种交流。医患之间的沟通不同于一般的人际沟通，患者就诊时，特别渴望医护人员的关爱、温馨和体贴，因而对医护人员的语言、表情、动作姿态、行为方式更为关注、更加敏感。这就要求，

14

医务人员必须以心换心，以情换真，站在病患的立场上思考和处理问题。

（二）医患沟通技巧

基本要求是尊重、诚信、同情、耐心；关键是以患者为中心的态度。

与患者或家属沟通时应体现尊重对方，耐心倾听对方的倾诉，同情患者的病情，愿为患者奉献爱心的姿态并本着诚信的原则，坚持做到以下几点：

1. 一个技巧 多听患者或家属说几句，尽量让患者和家属宣泄和倾诉，对患者的病情尽可能作出准确解释，真正消除他们不必要的担心，从而使双方相互理解，建立起良好的医患关系。

2. 二个掌握 掌握病情、检查结果和治疗情况；掌握患者医疗费用情况及患者、家属的社会心理状况。应积极主动将患者的病情、诊断、治疗等情况，尽早与他们进行病情沟通，帮助他们卸下思想包袱，树起战胜疾病的信心。

3. 三个留意 留意沟通对象的教育程度、情绪状态及对沟通的感受；留意沟通对象对病情的认知程度和对交流的期望值；留意自身的情绪反应，学会自我控制。

4. 四个避免 避免使用刺激对方情绪的语气、语调、语句；避免压抑对方情绪、刻意改变对方的观点；避免过多使用对方不易听懂的专业词汇；避免强求对方立即接受医师的意见和事实。应主动、热情、礼貌、诚恳、语气平缓、满意回答患者及亲属提出的问题。

（三）医患沟通的方法

1. 预防为主的沟通 在医疗活动过程中，只要发现可能出现问题的苗头，并把此类作为重点沟通对象，针对性的进行沟通。在晨会交班中，除交代医疗问题外，可把当天值班中发现的不满意苗头作为常规内容进行交班，使下一班医护人员有的放矢地做好沟通工作，并记

14

录在晨会记录本中。

2. 交换沟通对象　在某医师与患者或家属沟通困难时，可另换一位医师或主任与其沟通。

3. 书面沟通　对丧失语言能力或某些特殊检查、治疗的患者可用书面沟通。

4. 先请示后沟通　当下级医师对某种疾病的解释不肯定时，先请示上级医师，然后再沟通。

5. 协调统一沟通　诊断不明或疾病恶化时，在沟通前，医-医之间，医-护之间，护-护之间要相互讨论，统一认识后，由上级医师对家属进行解释，以避免各自的解释矛盾对家属产生不信任和疑虑的心理。

（四）医患沟通的目的

1. 医学发展的深层动因　医患沟通是一条通向现代医学模式的新途径和桥梁，它的新意和科学性在于真正开始运用了心理和社会因素来协助诊疗和保健康复等，它是更优化的医学模式。

2. 完善医疗过程　正确诊断疾病→有效治疗疾病→融洽医患关系→妥善解决医患纠纷。

3. 医患互惠互赢

（1）患方之赢：享受到人情温暖，感受到人格尊严；更好更快地战胜伤病，康复身心；免受医患纠纷之扰，社会和谐；获取医学知识，自我保健。

（2）医方之赢：提高诊断和治疗水平，发展医学；医患合作，感受尊重；减少医患纠纷，化解医患矛盾；学习患者，获取综合经验。

（五）医患沟通应把握的原则

1. 平等和尊重原则。

2. 真诚和换位原则。

3. 依法和守德原则。

4. 适度和距离原则。

5. 克制和沉默原则。

6. 留有余地和区分对象原则。

沟通，是医患关系的"润滑剂"。在医患关系矛盾

14

日益突出，医疗纠纷呈上升趋势的情况下，做好医患沟通工作显得尤为重要。这对营造宽松的就医环境，建立良好的医患关系，预防医疗纠纷发生将起到积极的推动作用。

（陈 叙）

第二篇

妇　科

第十五章

妇科急诊

第一节 总诊治流程

【概述】

妇科急诊的大多数患者常常以两种主诉而就诊：阴道异常大量出血；下腹剧烈疼痛。急诊医生需要迅速辨认、诊断，确定是否需要急诊处理及决定处理方式。而鉴别、排除其他专业急诊病因也很重要，主要靠临床特点及辅助检查进行诊断、鉴别诊断，尤其妇科专科检查是最重要的鉴别手段之一，如果妇科查体完全是阴性结果，基本可以排除妇科急诊疾病。

【诊治流程】

妇科常见急诊诊断流程见图 15-1。

妇科急诊疾病治疗流程见图 15-2。

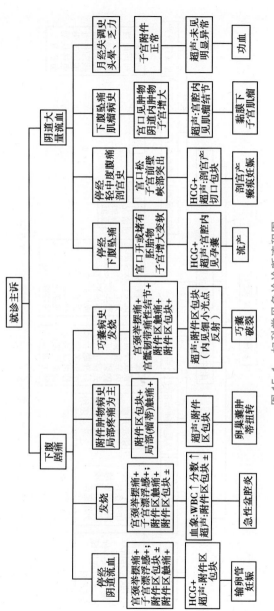

图 15-1 妇科常见急诊诊断流程图

就诊主诉

下腹剧痛

- **停经 阴道流血**
  - 宫颈举痛+子宫漂浮感+附件区包块;附件区触痛±
  - HCG+超声:附件区包块
  - **输卵管妊娠**

- **发热**
  - 宫颈举痛+子宫漂浮感;附件区触痛+附件区包块±
  - 血象:WBC↑分数↑超声:附件区包块±
  - **急性盆腔炎**

- **附件肿物病史为主 局部疼痛**
  - 附件区包块+局部(蒂痛)触痛+
  - 超声:附件区包块
  - **卵巢囊肿蒂扭转**

- **巧囊病史 发烧**
  - 宫颈举痛+宫骶韧带痛性结节+附件区触痛+附件区包块+
  - 超声:附件区包块(内见细小光点反射)
  - **巧囊破裂**

阴道大量流血

- **停经 下腹坠痛**
  - 宫口开或堵有胚胎物子宫增大子宫变软
  - HCG+超声:宫腔内见孕囊
  - **流产**

- **停经 轻中度腹痛 剖宫史**
  - 宫口松子宫前壁峡部突出
  - HCG+超声:剖宫产切口包块
  - **剖宫产 瘢痕妊娠**

- **下腹坠痛 肌瘤病史**
  - 宫口见肿物阴道内肿物子宫增大
  - 超声:宫腔内见肌瘤结节
  - **黏膜下子宫肌瘤**

- **月经失调史 头晕、乏力**
  - 子宫附件正常
  - 超声:未见明显异常
  - **功血**

15

521

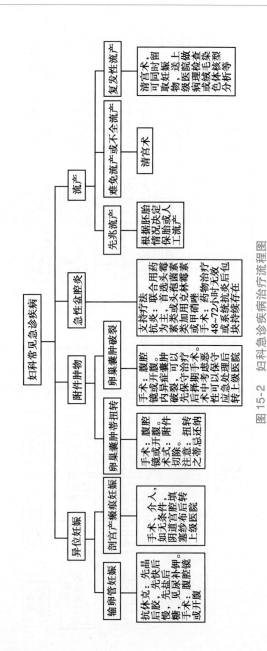

图 15-2 妇科急诊疾病治疗流程图

第二节　异位妊娠

【概述】

受精卵在子宫体腔以外着床称为异位妊娠（ectopic pregnancy），是最常见的妇科急诊疾病，输卵管妊娠最多见。主要症状：剧烈腹痛、停经、阴道流血，可伴随晕厥、休克等急症。重要辅助检查：血或尿 hCG、盆腔超声、后穹隆穿刺。治疗：抗休克、急诊手术。

【临床表现】

异位妊娠类型与临床表现相关。其中输卵管妊娠最多见，但是，近年来剖宫产瘢痕妊娠发生率越来越高，成为另一重要异位妊娠急诊。

1. 症状　典型症状为停经后腹痛与阴道流血。

（1）停经：约 20% ~ 30% 异位妊娠患者无明显停经史。

（2）腹痛：约 95% 患者腹痛。以下腹痛为主，常伴里急后重感、恶心、呕吐等，严重者继发呼吸受限、肩胛部放射痛等。

（3）流血：60% ~ 80% 异位妊娠患者有不规则阴道流血，多数少于月经量。人工流产时异常大量流血，注意剖宫产瘢痕妊娠或宫颈妊娠。

（4）晕厥与休克。

2. 体征　血压可以正常或下降，脉搏细数。一般体温正常。腹部膨隆，压痛、反跳痛明显，后者为重，无明显肌紧张，移动性浊音阳性。盆腔检查：可有宫颈紫蓝着色、宫颈举痛、子宫正常大或稍大、子宫漂浮感；附件区触痛明显、触及不规则包块或腊肠样包块。

【诊断要点】

除了病史、体征外，主要辅助检查为：hCG 测定、超声、后穹隆穿刺；次要辅助检查为：孕酮测定、腹腔镜检查、诊断性刮宫。其他检查：血常规、心电图等。急诊无超声检查条件时，急诊诊断三部曲：血或尿 hCG

15

测定判断是否妊娠；后穹隆穿刺判断是否有腹腔内出血；血常规检查判断 HGB 及 HCT 是否正常。

【鉴别诊断】

1. 流产 常常流血多于月经量、腹痛部位局限，无明显腹膜刺激体征，仅限于下腹正中压痛，尤其注意宫口是否有妊娠物堵塞。

2. 急性盆腔炎 无停经史，伴发热，hCG 阴性，WBC 升高。

3. 急性阑尾炎 无停经史，转移性右下腹痛，发热、WBC 升高。妇科查体为阴性体征。

4. 黄体破裂 无停经史，常发生于性交后，hCG 阴性。

5. 卵巢囊肿蒂扭转 有囊肿病史，无停经史，腹膜炎体征局限，超声见囊肿。

【治疗】

1. 治疗原则 休克或休克代偿期患者立即抗休克治疗，同时快速手术。无休克迹象患者：建立静脉通道、严密动态监测生命体征，进一步明确诊断及制订治疗方案。

2. 抢救处理

(1) 抗休克治疗：快速建立静脉通道扩充血容量，及时、即时监测血压、脉搏。失血性休克补液原则为：先晶体后胶体（2:1 或 3:1），先快后慢，先盐后糖，见尿补钾。可先迅速输注生理盐水或平衡盐溶液 1000～2000ml，如果休克迹象明显或 HCT＜30% 时，尽快输血，如果输红细胞 4 单位，给予血浆 400ml）。

(2) 手术：抗休克同时，尽快手术，去除病因。选择腹腔镜手术或开腹手术。手术方式：根据患者需求及病情进行输卵管切除或保留输卵管手术。

3. 转诊时机 异位妊娠发生失血性休克时，一般以就地抢救为主，不具备转诊机会。但如果考虑剖宫产瘢痕妊娠、宫颈妊娠等患者，不具备医疗技术条件时，立即建立静脉通道、阴道宫腔填塞纱布局部压迫止血，就

15

近尽快转诊。

【注意事项】

既往有剖宫产病史，行人流术前应该给予超声检查，胚胎位置位于剖宫产切口部位时和（或）人流术中出血异常多时，注意剖宫产瘢痕妊娠。

第三节 卵巢囊肿蒂 扭转与破裂

【概述】

卵巢囊肿导致的妇科急腹症主要源于卵巢囊肿蒂扭转与破裂，诊断：常有卵巢囊肿病史，突发下腹痛前有转身、旋转、剧烈运动等体位改变，压痛，局限性反跳痛，辅助影像检查。首选手术治疗，蒂扭转继发卵巢坏死选择性患侧附件切除；囊肿破裂选择肿物切除或患侧附件切除。肿物为恶性，选择相应术式或转诊治疗。

【临床表现】

1. 症状

（1）卵巢囊肿蒂扭转：既往可能有囊肿病史，体位发生改变时，突然发生一侧下腹剧痛，常伴恶心、呕吐，调整姿势后有所缓解。持续数天后，可继发低热。

（2）卵巢囊肿破裂：破裂口大小、出血程度、囊内容物刺激程度决定症状轻重；子宫内膜异位囊肿破裂腹痛剧烈，伴高热；恶性肿瘤自发破裂时，腹痛不典型，以钝痛为主。

2. 体征

（1）腹部检查：程度不同的腹膜炎体征。蒂扭转时，下腹局部压痛明显，反跳痛较轻或较局限。囊肿破裂时，肌紧张、压痛、反跳痛均较明显。体温正常或低热。

（2）妇科检查：附件区可触及肿物，明显触痛，尤其瘤蒂扭转时定位触痛明显。

15

【诊断要点】

病史、症状、体征外，常用辅助检查有：

1. 影像学检查 B 型超声、CT、MRI 均有助于确定肿瘤大小、质地、形态、血运等，对明确诊断及判断肿瘤性质有帮助。

2. 肿瘤标志物 条件具备时，CA125、AFP、HE4、CEA、hCG 等均是有价值的肿瘤标志物。

【鉴别诊断】

1. 急性盆腔炎 腹痛伴高热，腹膜炎体征广泛，WBC 升高明显。

2. 异位妊娠 有停经史，盆腔积液，hCG 阳性。

3. 浆膜下子宫肌瘤蒂扭转或子宫肌瘤红色变性 有子宫肌瘤病史，超声见正常卵巢，肿瘤实性为主，与子宫关系密切。

【治疗】

治疗原则：一经确诊，应该尽快手术。经腹腔镜、经腹手术均可选择。手术方式：附件切除术或囊肿切除。

【注意事项】

1. 卵巢囊肿蒂扭转时，肿瘤淤血、坏死迹象明显，先在瘤蒂根部靠近子宫侧钳夹后，再切除肿瘤和扭转的蒂部，切忌钳夹前还纳扭转之瘤蒂，避免血栓脱落进入血液循环发生栓塞。蒂扭转时间短，扭转周数少，卵巢色泽正常，无淤血坏死，可以行囊肿切除术。

2. 如果医院没有速冻病理条件，应该向患者交代清楚，术后病理有恶性可能，必要时需要二次手术。年轻有生育要求患者，冰冻病理为恶性，也建议最好不要切除双侧卵巢，待最终病理结果回报后再考虑后续治疗。如果为恶性肿瘤破裂，病情严重，不具备满意手术的技术条件时，给予取活检病理、破裂口缝合止血后，向家属交代病情，请上级医院医生会诊或关腹转上级医院诊治。如果盲目进行不满意、不规范手术，将影响再次手术的手术质量，直接影响患者预后。

3. 盆腔子宫内膜异位囊肿破裂时，往往表现为剧烈

15

腹痛、高热，但内异症囊肿粘连严重，手术较复杂，且多为局部破裂，一般 1~2 天后腹痛可以缓解，因此可以对症处理，待病情稳定后再斟酌手术方案、择期手术。

第四节 急性盆腔炎

【概述】

盆腔炎性疾病（pelvic inflammatory disease，PID）是指女性上生殖道及其周围组织的感染性疾病。炎症可局限于一个部位，也往往涉及其他部位，故在诊断上常概括为急性盆腔炎。常为腹痛、高热、严重腹膜炎体征，抗炎、支持疗法为主，诊治不及时或处理不当，可发展为全腹膜炎、败血症以及感染性休克等。

【临床表现】

因病情轻重及炎症累及的范围不同而有不同的临床表现。以腹痛、发热、阴道分泌物增多为常见症状。体征包括全身及局部体征，后者对于诊断、鉴别诊断起重要作用。

1. 症状

（1）腹痛：常为首发症状，下腹疼痛为持续性、活动性或性交后加重。

（2）发热：几乎与腹痛同时发生，有时伴畏寒寒战。体温多在 39℃ 左右，如并发败血症或脓毒败血症可高达 40℃；如已经形成卵巢脓肿或盆腔脓肿则呈现持久的弛张型高热。

（3）阴道分泌物增多：一般均伴有阴道分泌物增多，尤其是流产后或足月产后感染，可以有脓血样恶露，如为需氧菌及厌氧菌混合感染则分泌物臭味，如为溶血性链球菌感染则为稀薄的血性分泌物。

（4）其他症状：病情严重时可有头痛、食欲减退；腹膜炎时，可伴发腹胀、恶心、呕吐、腹泻等症状。可能出现不排便、不排气等肠梗阻症状。脓肿形成时可有局部压迫刺激症状，如排尿困难、尿频或里急后重感、

15

排便困难等。月经期发病可出现经量增多、经期延长。

2. 体征

（1）一般情况：可出现腹膜炎体征，表现为压痛、反跳痛及肌紧张，以压痛最为明显。体温升高，心率加快，肠鸣音减弱或消失。

（2）妇科检查：因感染的器官或部位不同而异。

宫颈外口可见脓性分泌物流出，可有宫颈举痛，子宫压痛明显，活动受限。如为产后感染可流出有臭味的恶露。阴道后穹隆饱满，并有明显的触痛。当盆腔脓肿形成时，可以触及不规则包块，界限不清，与子宫分界不清，触痛明显，不活动。子宫角处或外侧压痛，组织增厚或触及肿块，活动受限。两侧宫骶韧带增厚，压痛明显。

【诊断】

根据病史、症状、体征及实验室检查可做出初步诊断。参考如下诊断标准：

1. 最低诊断标准　宫颈举痛、子宫压痛、附件区压痛。腹部体征伴有该三项妇科体征，PID 诊断可能性明显增加。

2. 附加标准　增加诊断特异性。体温超过 38.3℃（口表）、宫颈或阴道脓性分泌物、阴道分泌物湿片出现大量白细胞、红细胞沉降率升高、血 C-反应蛋白升高、宫颈淋病奈瑟菌或衣原体阳性。

3. 特异标准　可以诊断盆腔炎。①子宫内膜活检组织学证实子宫内膜炎；②阴道超声或磁共振检查显示输卵管增粗、输卵管积液，伴或不伴有盆腔积液、输卵管卵巢肿块；③腹腔镜检查发现 PID 征象。

腹腔镜诊断 PID 的标准包括：①输卵管表面明显充血；②输卵管壁水肿；③输卵管伞端或浆膜面有脓性渗出物。腹腔镜诊断输卵管炎准确率高且可直接取病变部位分泌物进行细菌培养，但临床应用有局限性，对轻度炎症不易检出，无法诊断单独存在的子宫内膜炎，因此不适合应用于所有怀疑 PID 的患者。

15

【鉴别诊断】

1. **急性阑尾炎** 转移性右下腹痛，一般情况及症状较严重，而妇科查体体征不明显，或者程度不符合时，注意阑尾炎的可能。CT检查有助鉴别。

2. **异位妊娠** 停经史，无明显发热，hCG阳性。

3. **卵巢囊肿蒂扭转** 有肿瘤病史，腹膜炎体征局限，查体触及肿瘤，蒂部触痛明显。

【治疗】

性活跃的年轻女性或具有性传播疾病的高危人群，符合最低标准，即可给予抗生素经验治疗。主要为抗炎治疗，多数可以治愈，必要时手术治疗。

1. **支持疗法** 卧床休息，半卧位有利于炎症局限。给予高蛋白、高热量、高维生素流食或半流食，补充液体，注意纠正电解质紊乱及酸碱失衡。高热时进行物理降温。腹胀患者应行胃肠减压。重症病例应严密观察，以便及时发现感染性休克。

2. **抗炎治疗** 抗生素应用原则：经验性、广谱、及时、个体化。根据药敏试验选择抗生素更合理，但初始治疗多为经验用药。应选取涵盖常见导致PID的病原体的广谱抗生素以及联合用药：头孢霉素类或头孢菌素类加用克林霉素或甲硝唑；克林霉素加氨基糖苷类药物；青霉素类加四环素类药物；喹诺酮类药物加甲硝唑。静脉滴注给药效果最快，一般总用药时间为2周左右。

3. **手术治疗** 主要用于抗生素治疗效果不满意的输卵管卵巢脓肿或盆腔脓肿的患者。手术指征：经药物治疗48~72小时，体温仍持续不降，包块增大或中毒症状加重的盆腔脓肿患者；药物治疗后病情好转，继续控制炎症2~3周，包块仍未消失；突然腹痛加剧、寒战、高热、恶心、呕吐、腹胀，查体腹部拒按或有中毒性休克表现，应怀疑脓肿破裂，需立即在抗生素治疗的同时行剖腹探查。

手术方式：经腹手术或腹腔镜手术。手术范围根据病变范围、患者年龄、状态等全面考虑。原则以切除病

15

灶为主。年轻患者应尽量给予保留卵巢功能，以保守性手术为主；年龄大、双侧附件受累或附件脓肿反复多次发作者，可行全子宫双附件切除术；极度衰弱危重患者手术范围需视具体情况而定。手术困难时，需细心分离，避免副损伤，术后放置引流。位置较低、突向阴道后穹隆的盆腔脓肿，可经阴道切开排脓，同时注入抗生素。

4. 中药治疗 主要为活血化瘀、清热解毒类药物，与抗生素联合使用可加速症状缓解，改善远期预后。

转诊时机：重症感染，有败血症迹象时，应用抗生素同时转诊；手术时，粘连重、手术风险大，可以以引流缓解病情为主，为安全转诊创造条件。

【注意事项】

PID 保守治疗无效时，注意其他原发病可能，易误诊的原发病是肠癌穿孔导致盆腔脓肿。尤其术中发现盆腔脓肿局限于单侧附件区，而对侧卵巢、输卵管无明显炎症累及时，可以术中请外科医生会诊除外肠癌，必要时脓肿引流术后，向家属交代清楚，术后进一步排除肠癌，避免误诊。

第五节 流 产

【概述】

妊娠不足 28 周、胎儿体重不足 1000g 而终止者，称为流产（abortion）。妊娠 12 周前称为早期流产，妊娠 12 周后称为晚期流产。停经、阴道流血和腹痛为主要临床表现。B 型超声和妊娠试验是主要辅助检查。根据流产类型选择处理方式。

复发性流产：指同异性伴侣连续发生 3 次及 3 次以上的自然流产。多数为早期流产，少数为晚期流产。早期复发性流产原因以胚胎染色体异常、免疫功能异常、黄体功能不全、甲状腺功能减退等原因为主；晚期复发性流产原因以子宫解剖异常、自身免疫异常、血栓前状态等为主。

15

【临床表现】

临床表现主要为停经后阴道流血和腹痛。

1. 症状

（1）阴道流血：早期流产时，如阴道流血表现为淋漓不断，以先兆流产为主；阴道流血量较多，血色鲜红，多为难免流产或不全流产；大量流血伴有"肉样组织"排出后，流血量明显减少，多为完全流产。晚期流产时：往往阴道流血不多，可能出现阴道大量流液，类似早产过程。

（2）腹痛：下腹局限性坠痛为主，晚期流产可表现为阵发性下腹坠痛。

2. 体征　腹部平软，无明显压痛、反跳痛。妇科检查：有生育要求患者检查要轻柔。观察是否有妊娠物堵塞子宫颈口，子宫增大变软，双侧附件区质软，无触痛及异常包块。

【诊断要点】

根据病史及临床表现多能确诊，辅助 B 型超声、妊娠试验检查。先兆流产患者，动态监测 hCG 可帮助判断预后，如 48 小时增长速度 <66%，提示结局不良。有条件辅助孕激素测定。

【鉴别诊断】

1. 异位妊娠　腹痛重，阴道流血少，腹膜炎体征明显，后穹隆穿刺可抽出不凝血。超声可见盆腔积液。

2. 葡萄胎　子宫大小与停经时间不符，超声辅助鉴别。

3. 子宫异常出血　子宫不大，hCG 阴性。

4. 子宫肌瘤　无停经史，hCG 阴性，子宫增大、质硬、形态不规则。

【治疗】

根据自然流产不同类型进行相应处理。

1. 保胎治疗　卧床休息，可以给予保胎药物，严密动态监测，避免演变为稽留流产。

2. 结束妊娠　难免流产、不全流产均应及时清宫术

15

或钳刮术。晚期流产时，如果孕周大、出血多，羊水已经排出后可给予缩宫素 10 ~ 20U 加于 5% 葡萄糖 500ml 中静脉滴注，促进宫缩，流产不全，立即清宫。

【注意事项】

1. 复发性流产清宫前可以征求患者意见，留取妊娠物，送上级医院做病理检查或绒毛染色体核型分析等，流产后建议患者于孕前进行遗传咨询，或推荐去上级医院进行全面相关检查。

2. 当超声见妊娠物位于宫腔下段时，需要鉴别不全流产与剖宫产瘢痕妊娠，前者多为剧烈下腹坠痛伴阴道流血；而后者多为阴道大量流血，而腹痛相对较轻，尤其既往有剖宫产病史时，注意剖宫产瘢痕妊娠，切忌盲目清宫，必要时阴道及宫腔填塞纱布止血，转上级医院处理。

（王丹波）

15

第十六章

盆腔炎性疾病

盆腔炎性疾病（pelvic inflammatory disease，PID）是由女性上生殖道炎症引起的一组疾病，包括子宫内膜炎、输卵管炎、输卵管、卵巢脓肿和盆腔腹膜炎等。性传播感染（sexually transmitted infection，STI）的病原体如淋病奈瑟菌、沙眼衣原体是 PID 主要的致病微生物。一些需氧菌、厌氧菌、病毒和支原体等也参与 PID 的发生。引起 PID 的致病微生物多数是由阴道上行而来的，且多为混合感染。延误对 PID 的诊断和有效治疗都可能导致 PID 上生殖道感染后遗症如输卵管因素不孕和异位妊娠等。

第一节　盆腔炎性疾病后遗症

【概述】

若盆腔炎性疾病未得到及时正确的诊断或治疗，可能会发生盆腔炎性疾病后遗症，既往称慢性盆腔炎。

【临床表现】

1. 不孕。

2. 异位妊娠。

3. 慢性盆腔痛。

4. 盆腔炎性疾病反复发作。

5. 妇科检查 若为输卵管病变，则在子宫一侧或两侧触到呈条索状增粗输卵管，并有轻度压痛，若为输卵管积水或输卵管卵巢囊肿，则在盆腔一侧或两侧触及囊性肿物，活动多受限，若为盆腔结缔组织病变，子宫常呈后倾后屈，活动受限或粘连固定，子宫一侧或两侧有片状增厚、压痛，宫骶韧带常增粗、变硬，有触痛。

【诊断要点】

1. 有急性盆腔炎史。

2. 慢性盆腔痛 下腹部坠胀、疼痛及腰骶部酸痛，常在劳累、性交后及月经前后加剧。

3. 不孕及异位妊娠史。

4. 月经异常 月经量增多，月经失调或月经不规则。

5. 全身症状 可有低热、易疲倦。病程较长，部分患者可有精神不振、失眠、周身不适等神经衰弱症状。

6. 妇科检查 宫颈可有举痛，子宫大小正常或稍大、压痛、活动度受限。附件区压痛明显，有时可扪及肿物。子宫旁结缔组织炎时，可扪及下腹一侧或两侧有片状增厚，严重时呈冰冻样骨盆。有盆腔脓肿形成时，则可在子宫直肠凹触到有波动的包块。

7. B型超声检查 对输卵管卵巢脓肿、盆腔积脓的诊断有价值，可以在盆腔不同部位发现囊肿。

【治疗】

盆腔炎性疾病后遗症需根据不同情况选择治疗方案。不孕患者多需要辅助生育技术协助受孕。

1. 一般治疗 加强患者心理治疗，解除思想顾虑，增强治疗信心，鼓励患者增加营养，加强体质锻炼，避免重体力劳动，以提高机体抵抗力。

2. 中药治疗 中药治疗在慢性盆腔炎治疗中起重要作用，它可缓解组织粘连、促进炎症吸收。

3. 物理治疗 激光疗法、超短波疗法、微波疗法、中波直流电离子透入法、紫外线疗法等。

4. 手术治疗 长期治疗无效，患者症状重，特别是

16

盆腔已形成包块，如输卵管积水或输卵管卵巢囊肿等，可考虑手术治疗。

【注意事项】

慢性盆腔炎是妇科常见疾病，如不能及时明确诊断，延误治疗，将给患者的生活和工作带来严重影响。由于目前尚无单个的或联合的诊断指标能可靠地预报慢性盆腔炎，因此要求每一名基层临床医师能认真地询问病史，详细地体格检查并采取必要的辅助检查以明确诊断，减轻患者的痛苦。

第二节　慢性盆腔痛

【概述】

慢性盆腔痛（CPP）是指非月经期的盆腔痛持续6个月或6个月以上，产生功能障碍或需要药物或手术治疗。慢性盆腔痛不是一种诊断名称，而是一种临床症状的描述。慢性盆腔痛可能是由妇科生殖系统疾病、泌尿系统疾病、消化系统疾病、肌肉骨骼系统疾病、精神经功能疾病引起。妇科恶性肿瘤、子宫内膜异位症、盆腔淤血综合征、盆腔炎性疾病、盆腔粘连，结核性输卵管炎等妇科疾病均可引起CPP。

【临床表现】

1. 妇科原因所致慢性盆腔痛

（1）子宫内膜异位症：是指出现具有子宫内膜组织结构和功能的异位组织，即子宫内膜位于宫腔之外。子宫内膜异位症相关疼痛的典型症状包括周期性的盆腔痛、痛经及性交痛，疼痛多以痛经开始，一般是在青春期或壮年期即有经痛，而且这种经期腹痛具有进行性加重的特点。子宫内膜异位症另一个特点是有性交痛的表现。

（2）盆腔淤血综合征：盆是因为盆腔静脉曲张或淤血所造成的疼痛。盆腔淤血所致的疼痛为钝痛和隐痛，持久站立时疼痛加重，卧位休息时可缓解，疼痛涉及整个盆腔部位。多数患者有痛经现象，一般在经前就开始

16

疼痛，常为充血性痛经。

（3）慢性盆腔炎：下腹部坠胀、疼痛及腰骶部酸痛，常伴乏力、白带多等，常在劳累、性交后及月经前后加剧。慢性盆腔痛常发生在盆腔炎性疾病急性发作后的4～8周。妇科查体时可有附件区增厚或可触及肿物，可有压痛。

（4）盆腔粘连：是盆腔结构经纤维组织非正常的连接在一起，其引起的盆腔疼痛一般在突然活动、性交或某些体育活动后加剧。

（5）妇科恶性肿瘤：如卵巢癌宫颈癌等，晚期肿瘤组织浸润周围组织或压迫神经等可引起下腹部或腰骶部疼痛。

2. 非妇科原因所致的慢性盆腔痛

（1）肛提肌痉挛：这是较易被忽视的 CPP 病因之一，患者多诉下腹痛和下坠感，尤其是每天的下午和晚上，常向后背和腰骶部放射，月经前可加重，但周期性加重不如子宫内膜异位症和盆腔淤血综合征典型。症状在排便时加重，卧位时缓解。体格检查时，可触及有肛提肌疼痛，疼痛在嘱患者收缩肛提肌时加重。

（2）梨状肌痉挛：梨状肌的作用是外旋大腿，梨状肌痉挛多表现为外旋大腿时，如休息后迈步时或上楼、骑车时出现疼痛，无明显周期性；体检时，大腿外旋或触及梨状肌时疼痛加重。

（3）尿道综合征：临床表现为一组下尿路激惹征及膀胱刺激症状，常无特异性病理改变，常见的症状有会阴部激惹征、性交痛及耻骨上痛，易误诊为尿路感染。行膀胱尿道镜检查，部分患者可诊断为慢性尿道炎，若无异常发现，而症状又较明显，可考虑为尿路痉挛。

（4）肠易激综合征：由胃肠道疾病引起，是一种常见的以腹痛/腹部不适伴排便习惯改变为特征的功能性肠病，缺乏形态学和生化学改变的生物学标志。其盆腔痛的特点是进食后加重，肠蠕动后减轻，常有便意而又大便不尽的感觉，可伴有慢性便秘，这些症状常伴有精神

16

因素，精神抑郁、紧张、焦虑时加重。妇科三合诊：乙状结肠部位常有压痛，但无其他肠道炎症的体征，腹部平片可除外其他急慢性肠道疾病。

（5）过重体力劳动及性过度：有研究发现CPP与年轻时过重体力劳动有关，也有人发现有性过度史的妇女患CPP较多。

（6）自主神经紊乱：该类患者常伴有不同程度的焦虑、抑郁、敌对心理及其他心理症状。但精神心理异常是疼痛的原因还是疼痛的结果，尚不清楚。

【诊断要点】

慢性盆腔痛是临床上比较难诊断的疾病，其病因复杂，病情反复发作，单凭临床症状和体征尚不能确诊。B型超声和腹腔镜检查是CPP诊断的常规方法，特别是腹腔镜的广泛应用，使之成为了目前诊断CPP的金标准。一些腹痛症状不符合某一特定疾病的诊断且持续半年以上，可诊断为慢性盆腔痛。了解慢性盆腔痛的病因和疾病的相关情况对治疗非常有用。有下腹部坠胀、疼痛及腰骶部酸痛等临床表现，常有急性盆腔炎发作及反复发作史，性交后、月经初、劳累后及机体抵抗力降低后症状加重等可能为慢性盆腔炎所致慢性盆腔痛。例如有些患者有严重的痛经（尤其是既往痛经不严重的患者），有深部性交痛，有随经期加重的腰骶部疼痛，有排便痛，不孕不育，那么可能有子宫内膜异位症。而盆腔手术或盆腔注射或宫内节育器的使用可导致粘连。久站或性交后下腹痛或低位腰痛，仰卧后缓解可能和盆腔淤血综合征有关。

【治疗】

在针对慢性盆腔痛的治疗的循证医学中，大多数方法只能缓解疼痛，包括躯体治疗，心理治疗，饮食调整，环境因素等。非麻醉类的止痛药，包括对乙酰氨基酚（扑热息痛），乙酰水杨酸，非类固醇类抗炎药被认为是治疗慢性盆腔痛的一线用药。如果疼痛是周期性的（子宫内膜异位症），那么激素治疗是有效的。激素疗法包

16

括口服避孕药，口服长效孕激素，或 GnRHa 的治疗。盆
腔炎性疾病后遗症导致的 CPP 目前尚无有效的治疗方
法，主要以物理治疗、中药治疗为主，对于再次急性发
作者需用抗生素治疗，对经保守治疗无效的严重盆腔痛，
可选择手术治疗，手术以彻底去除病灶为原则。输卵管
积水者需行手术治疗。如对于明确子宫内膜异位症的患
者的治疗应根据患者的年龄、症状、病变部位和范围、
生育要求等全面考虑，制订个体化方案。症状及病变均
严重的年长患者可行根治性手术。对于顽固性 CPP 患
者，现妇科医生多采用手术治疗，目前临床上常采用的
手术方法有腹腔镜下骶神经切断术和骶前神经切断术。

【诊治注意事项】

子宫内膜异位症引起的不育患者，不论病情轻重，
宜手术去除病灶，创造条件早日妊娠，病情重者术后可
采用助孕技术。年轻无生育要求的重症患者可行保留卵
巢功能的手术，术后辅以激素治疗。

慢性盆腔痛的产生是多系统、多因素共同作用的结
果，妇科、消化系统、泌尿系统、骨骼肌肉系统、神经
系统疾病或是心理疾病均可能导致 CPP，慢性盆腔痛的
治疗应是多学科医生联合协作才能取得较好的疗效，应
针对不同年龄、不同病因采用不同个体化心理指导、药
物、手术和其他相关方法，并以缓解患者疼痛症状和提
高生活质量为主要目的。

第三节　盆腔结核

【概述】

女性盆腔结核又称结核性盆腔炎，是指女性盆腔包
括盆腔生殖器官（卵巢、输卵管、子宫）及盆腔腹膜与
子宫周围的结缔组织的炎症。一般认为常继发于肺结核、
腹膜结核。此病输卵管结核最多见，占 85% ~95%。

【临床表现】

1. 不孕。

16

2. 月经失调。

3. 下腹坠痛。

4. 发热、盗汗、乏力、食欲缺乏、体重减轻等全身症状。

5. 妇科检查无特异性，若附件受累可在子宫两侧触及条索状的输卵管或输卵管与卵巢等粘连形成的大小不等及形状不规则的肿块，质硬，表面不平，呈结节状突起或可触及钙化结节。合并腹膜结核者，检查腹部时可有柔韧感或腹腔积液征。

【诊断要点】

1. 子宫内膜病理检查　找到结核结节及干酪样坏死是最可靠的依据。

2. 细菌学诊断方法　涂片和培养及分子生物学发现结核杆菌。

3. 子宫输卵管碘油造影　可显示盆腔内结核，表现为宫腔狭窄、粘连、边缘呈齿状，输卵管不同程度阻塞、狭窄、变细、盆腔内钙化等。

4. 腹腔镜检查　探查＋活检＋培养，注意同时探查上腹腔。

5. 超声检查。

6. 结核菌素试验（PPD）　但不可靠。

【治疗】

1. 抗结核药物治疗　抗结核药物治疗原则：早期、联合、适量、规律、全程。治疗方案与肺结核相同，常用的治疗方案为：①强化期2个月，每天异烟肼、利福平、吡嗪酰胺及乙胺丁醇四种药物联合应用，后4个月巩固期每天连续应用异烟肼、利福平；或巩固期每周3次间歇应用异烟肼、利福平。②强化期每天异烟肼、利福平、吡嗪酰胺及乙胺丁醇四种药物联合应用2个月，巩固期每天应用异烟肼、利福平、乙胺丁醇连续4个月；或巩固期每周3次应用异烟肼、利福平、乙胺丁醇连续4个月。第一个方案可用于初次治疗的患者，第二个方案多用于治疗失败或复发的患者。

16

2. 支持疗法　休息，适当体育锻炼。

3. 手术治疗　手术指征：①盆腔包块经药物治疗后缩小，但不能完全消退；②治疗无效或治疗后反复发作，或难以与盆腹腔恶性肿瘤鉴别者；③盆腔结核形成较大的包块或较大的包裹性积液；④子宫内膜结核严重，内膜破坏广泛，药物治疗无效者。

【注意事项】

对临床上原因不明的腹痛、腹胀、腹部包块、不孕患者应全面分析病史，结合体检、多种辅助手段加以鉴别，如难以明确，及早剖腹探查。

（陈　龙）

16

第十七章

外阴阴道疾病

外阴阴道疾病包括外阴阴道发育异常、外阴阴道感染性疾病、外阴上皮非内瘤样病变、外阴上皮内瘤变、外阴阴道肿瘤、外阴阴道损伤及相关性疾病等。本章节主要介绍外阴阴道感染性疾病、外阴上皮非内瘤样病变、外阴上皮内瘤变、外阴阴道肿瘤的疾病。

第一节　外阴阴道感染性疾病

一、非特异性外阴炎

【概述】

外阴部的皮肤或黏膜发炎称为外阴炎，分急性和慢性两种。外阴及阴道炎症是妇科最常见疾病，各年龄组均可发病，外阴及阴道炎可单独存在，也可两者同时存在。

【临床表现】

1. 症状　外阴皮肤瘙痒、疼痛、烧灼感等。

2. 体征　急性外阴充血、肿胀、糜烂、常有抓痕，严重者形成溃疡或湿疹。严重者腹股沟淋巴结肿大、压痛、体温可升高。慢性炎症可使皮肤增厚、粗糙、皲裂、甚至苔藓样变。

3. 辅助检查 分泌物检查有无特殊感染。

【鉴别诊断】

1. 外阴湿疹 具有多形性、对称性、瘙痒和易反复发作等特点。

2. 外阴银屑病 病程较长，有易复发倾向，以红斑，鳞屑为主，全身均可发病，以头皮，四肢伸侧较为常见，多在冬季加重。

3. 外阴癌 最常发生在大阴唇，其次是小阴唇、阴道前庭及阴蒂等处。首先出现局部结节或肿块，并逐渐增大、坏死、破溃及感染，分泌物增多，伴有瘙痒疼痛感。肿物可呈乳头状或菜花样，并可迅速扩大，累及肛门、直肠和膀胱等。活体组织病理切片检查可确诊。

【诊断要点】

依据患者病史、查体及辅助检查，诊断可明确。

【治疗】

1. 注意个人卫生，勤换内裤，保持外阴清洁、干燥。

2. 积极寻找病因，若发现糖尿病应及时治疗；若有尿瘘、粪瘘应及时行修补术。

3. 药物治疗

（1）0.1% 聚维酮碘或 1∶5000 高锰酸钾溶液坐浴，每天 2 次，每次 15～30min，或抗菌消炎作用的药物外用。

（2）中药：内服或熏洗。

【注意事项】

注意个人卫生，穿纯棉内裤并经常更换，保持外阴清洁、干燥。

二、阴道炎

正常阴道分泌物清亮、透明、无味，不引起外阴刺激症状。任何原因将阴道菌群之间的生态平衡打破，均可形成条件致病菌，导致炎症。

（一）细菌性阴道病

【概述】

阴道内正常菌群失调所致的一种混合感染，因乳酸杆菌减少,其他微生物大量繁殖导致阴道炎症。

【临床表现】

1. 症状　10%～40%患者无临床症状,有症状者:阴道分泌物增多,鱼腥臭味,性交后加重,可伴轻度外阴瘙痒或灼热感。

2. 体征　阴道黏膜无充血的炎症表现,分泌物为灰白色,均匀一致,稀薄,常黏附于阴道壁,容易将分泌物从阴道壁拭去。

【鉴别诊断】

1. 滴虫性阴道炎　呈泡沫性、恶臭味的脓性绿色分泌物。阴道红斑,"草莓状"宫颈。外阴有烧灼感和奇痒,阴道分泌物湿片法,镜下见阴道毛滴虫。

2. 念珠菌性阴道炎　最常见的症状是白带多,外阴及阴道灼热瘙痒。波及尿道,也可有尿频、尿急、尿痛等症。

【诊断要点】

1. 均质、稀薄、白色阴道分泌物,常黏附于阴道壁。

2. 线索细胞阳性并 >20%。

3. 阴道分泌物 pH >4.5。

4. 胺臭味试验阳性。

上述4项中3项阳性,可临床诊断。

【治疗】

治疗原则为选用抗厌氧菌药物。

1. 口服药物　首选甲硝唑400mg,Bid,连用7天;其他有:替硝唑1g,qd,连用5天;硝呋太尔0.4g,Tid,连用7天。

2. 局部药物治疗　甲硝唑栓剂200mg,qn,连用7天。

3. 性伴侣不需常规治疗。

【注意事项】

1. 细菌性阴道病是正常微生物群失调,细菌定性培养的意义不大。

2. 阴道分泌物涂片，根据各种细菌的相对浓度也可诊断。

3. 妊娠期细菌性阴道病，有症状的孕妇均需筛查及治疗。用药方案：甲硝唑 400mg，po Bid，连用 7 天。

（二）外阴阴道假丝酵母菌病

【概述】

外阴阴道假丝酵母菌病的病原体为假丝酵母菌，属机会致病菌，主要为内源性传染，口腔、肠道、阴道三个部位的假丝酵母菌可互相传染。在全身及阴道局部细胞免疫能力下降，假丝酵母菌大量繁殖并转化为菌丝相，才出现症状。

【临床表现】

1. 症状 外阴瘙痒、灼痛，性交痛及尿痛。

2. 体征 阴道黏膜充血，分泌物增多，特征是白色稠厚呈凝乳或豆腐渣样。

3. 妇科检查 外阴红斑、水肿，常伴有抓痕，严重者，皮肤皲裂、表皮脱落。阴道黏膜红肿，小阴唇内侧及阴道黏膜附有白色块状物。

【鉴别诊断】

1. 滴虫性阴道炎 呈泡沫性、恶臭味的脓性绿色分泌物。阴道红斑，"草莓状"宫颈。外阴有烧灼感和奇痒，阴道分泌物湿片法，镜下见阴道毛滴虫。

2. 细菌性阴道炎 主要表现为白带增多，为灰色或灰绿色，均质，如面糊样黏稠度，可有许多气泡，易擦拭，有烂鱼样恶臭，妇女月经后或性交后恶臭加重，性伴侣生殖器上也可发出同样的恶臭味。

【诊断要点】

1. 主要症状为外阴瘙痒、灼痛，部分有豆腐渣样分泌物。

2. 确诊依据阴道分泌物检查发现假丝酵母菌的芽生孢子或假菌丝。

【治疗】

消除诱因，选择局部或全身真菌药物治疗，根据疾病分类决定疗程长短。

1. 局部用药　可阴道内放药：①咪康唑栓剂：每晚1粒（200mg），连用7天；或每晚1粒（400mg），连用3天；晚1粒（1200mg）单次用药；②克霉唑栓剂：每晚1粒（150mg），连用7天；或早晚1粒（150mg），连用3天；晚1粒（500mg）单次用药；③制霉菌素栓剂：每晚1粒（10万U），连用10～14天。

2. 全身用药　对不能耐受局部用药、未婚妇女、月经期及不愿局部用药者，可选用口服药物：氟康唑150mg，顿服。

【注意事项】

1. 若外阴阴道假丝酵母菌病症状持续存在或诊断后2个月内复发者，需再次复诊。

2. 长期口服抗真菌药物应注意监测肝肾功能及其他有关毒副作用。

3. 复发性外阴阴道假丝酵母菌病的治疗　一年内有症状并经真菌学证实的外阴阴道假丝酵母菌病发作4次或以上，称为复发性外阴阴道假丝酵母菌病。其治疗分为初始治疗和巩固治疗。

4. 妊娠合并假丝酵母菌阴道炎局部治疗为主，禁用口服唑类药物。

5. 重度外阴阴道假丝酵母菌病，局部或全身治疗均应延长治疗时间。

6. 单纯性外阴阴道假丝酵母菌病患者的性伴侣不需常规治疗，复发性外阴阴道假丝酵母菌病或有症状的性伴侣需常规治疗。

7. 随访　在治疗结束后7～14天和下次月经后随访，两次阴道分泌物真菌学检查为阴性，为治愈。对重度外阴阴道假丝酵母菌病在治疗结束后7～14天，1个月，3个月，6个月各随访一次。

（三）滴虫性阴道炎

【概述】

滴虫性阴道炎的病原体是阴道毛滴虫，以性接触为

17

主要传播方式，也可间接传播。

【临床表现】

1. 症状 稀薄脓性、黄绿色、泡沫状阴道分泌物、有臭味；外阴瘙痒，伴或不伴灼热、疼痛、性交痛及尿路感染。

2. 体征 阴道壁充血、散在出血点、宫颈有出血斑点，形成"草莓样"。

【鉴别诊断】

1. 细菌性阴道炎病 此病患者临床约有 10% ~ 50% 无症状，有症状者多诉有鱼腥臭味的灰白色的白带，阴道灼热感、瘙痒。

2. 念珠菌性阴道炎 最常见的症状是豆渣样白带，外阴及阴道灼热、奇痒无比。波及尿道，也可有尿频。尿急、尿痛等症。

【诊断要点】

1. 黄绿色泡沫样分泌物。

2. 外阴瘙痒。

3. 最常用的诊断方法是阴道分泌物湿片法，镜下见到活动的阴道毛滴虫。

【治疗】

1. 全身用药 推荐方案：甲硝唑 2g，单次口服，或替硝唑 2g，单次口服。替代方案：甲硝唑 400mg，Bid，连用 7 天。一旦发现副作用应停药，换用局部用药。

2. 阴道局部用药 甲硝唑阴道泡腾片或 0.75% 甲硝唑凝胶。

3. 性伴侣应同时进行治疗，治愈前应避免无保护性交。

【注意事项】

1. 甲硝唑用药期间及停药 24 小时内，替硝唑用药期间及停药 72 小时内禁止饮酒，哺乳期用药不宜哺乳。

2. 取分泌物前 24 ~ 48 小时避免性交、阴道灌洗或局部用药；窥器不涂润滑剂，取样后及时送检。

3. 妊娠合并滴虫性阴道炎治疗同上，但需要得到患

17

者及家属的知情同意。

4. 局部用药疗效低于全身用药，对硝基咪唑类过敏或不能耐受者，换用其他药物疗效减低。

5. 随访　治疗后无症状者不需随访。

（四）萎缩性阴道炎

【概述】

为雌激素水平降低、局部抵抗力下降引起的以需氧菌感染为主的炎症。

【临床表现】

1. 症状　外阴灼热不适、瘙痒及阴道分泌物增多。分泌物稀薄、淡黄色，感染严重者呈脓血性白带，常伴有性交痛。

2. 体征　阴道呈萎缩样改变，黏膜皱襞消失、萎缩、菲薄，有时可见散在出血点、出血斑或表浅溃疡。

【鉴别诊断】

1. 真菌性阴道炎　非糖尿病妇女较少见。真菌感染时白带呈豆腐渣或凝乳状，白带涂片找到真菌的菌丝及芽孢方可确诊。

2. 滴虫性阴道炎　因老年人阴道内 pH 升高，不利于滴虫生长，故老年妇女滴虫性阴道炎较少。但因其与老年性阴道炎症状相似，应借助白带涂片找到毛滴虫来鉴别。

3. 淋菌性阴道炎　因性病的蔓延，绝经后妇女也可患此病。可疑者取宫颈分泌物涂片行革兰染色检查，还可作分泌物淋菌培养。目前聚合酶链反应是较敏感的检测方法。

4. 外阴及阴道癌　对久治不愈的外阴、阴道溃疡应及时活检，以排除此病。

5. 宫颈癌、子宫内膜癌　老年性阴道炎伴血性白带时，应高度警惕是否有子宫颈癌及子宫内膜癌。应常规行宫颈刮片进行阴道细胞学检查，必要时做宫颈活检及分段诊刮，进行病理学检查加以鉴别。

【诊断要点】

1. 根据绝经、卵巢手术史、盆腔放疗史或药物性闭

17

经史及临床表现，一般不难诊断。

2. 检查 阴道黏膜萎缩性改变，上皮皱襞消失、萎缩、菲薄。可见散在出血点、出血斑，散在、甚至表浅溃疡。

3. 分泌物检查 见大量基底层细胞和白细胞。

【治疗】

治疗原则为补充雌激素，增强阴道免疫力，抑制细菌生长。

1. 雌激素制剂 局部给药，也可全身给药。雌三醇软膏局部涂擦，每天 1 ~ 2 次，连用 14 天。全身用药，可雌孕激素连续联合用药，也可替勃龙 2.5mg qd。

2. 阴道局部应用抗生素 如诺氟沙星 100mg，qn，7 ~ 10 天为 1 疗程。

【注意事项】

1. 对血性白带，应与子宫恶性肿瘤鉴别，需常规做宫颈细胞学检查，必要时分段诊刮。

2. 对阴道壁的肉芽或溃疡，需与阴道癌鉴别，可行局部活组织检查。

(五) 婴幼儿外阴阴道炎

【概述】

因婴幼儿外阴发育差、雌激素水平低及阴道内异物等造成激发感染所致。

【临床表现】

1. 症状 阴道分泌物增多，呈脓性，外阴痛痒，患儿哭闹、烦躁不安或用手搔抓外阴。伴有下泌尿道感染，出现尿急、尿频、尿痛。若有小阴唇粘连，排尿时尿流变细、分道或尿不成线。

2. 体征 外阴、阴蒂、尿道口、阴道口黏膜充血、水肿，有时可见脓性分泌物自阴道口流出。病变严重者，外阴可见溃疡，小阴唇可发生粘连，粘连的小阴唇有时遮盖阴道口及尿道口。

【鉴别诊断】

1. 滴虫或霉菌性外阴炎 少见，分泌物的涂片及培养可明确诊断。

2. 蛲虫性外阴炎　由肠道蛲虫通过粪便传至外阴、阴道而引起的外阴的炎症。其特点为外阴及肛门处奇痒，分泌物量多，呈稀薄的黄脓性。可通过粪便虫卵检查及肛门周围或外阴见到蛲虫以明确诊断。

3. 幼女急性淋病　以局部疼痛、排尿困难为其特征，检查时可见分泌物增多，前庭、尿道口、外阴部甚至肛周出现红肿破溃，分泌物涂片可找到典型肾形的革兰阴性双球菌。

【诊断要点】

采集病史常需要详细询问女孩母亲，同时询问母亲有无阴道炎病史，结合症状及检查所见，通常可做出初步诊断。用细棉拭子或吸管取阴道分泌物找阴道毛滴虫、假丝酵母菌或涂片行革兰染色作病原学检查，以明确病原体，必要时做细菌培养。

【治疗】

治疗原则为：①保持外阴清洁、干燥，减少摩擦；②针对病原体选择相应口服抗生素治疗，或用吸管将抗生素溶液滴入阴道；③对症处理：有蛲虫者，给予驱虫治疗；若阴道有异物，应及时取出；小阴唇粘连者外涂雌激素软膏后，多可松解，严重者应分离粘连，并涂以抗生素软膏。

【注意事项】

1. 在检查时还应做肛诊，排出阴道异物及肿瘤。对有小阴唇粘连者，应注意与外生殖器畸形鉴别。

2. 病原体常通过患儿母亲或保育员的手、衣物、毛巾、浴盆间接传染。

第二节　外阴上皮内非瘤样病变

外阴上皮内非瘤样病变是指女性外阴皮肤和黏膜组织发生变性及色素改变的一组慢性疾病。包括鳞状上皮

17

增生、外阴硬化性苔藓和其他皮肤病，临床上把前二者统称为外阴白色病变。

（一）外阴鳞状上皮增生

【概述】

以外阴瘙痒为主要症状的鳞状上皮细胞良性增生的外阴疾病。

【临床表现】

多见于 50 岁以前的中年妇女，恶变率 2% ~ 5%，确诊靠组织学检查。

1. 症状 外阴瘙痒，患者多难以忍受。主要累及大阴唇、阴唇前庭、阴蒂包皮、阴唇后联合等处，病变可呈孤立、局灶性或多发、对称性。

2. 体征 早期病变：皮肤呈暗红或粉色，角化过度部位呈白色；晚期病变：皮肤如皮革，色素增加，苔藓样变，重者可见搔抓痕、皲裂、溃疡。

【鉴别诊断】

1. 外阴白癜风 外阴皮肤出现界限分明的发白区，表面光滑润泽，质地完全正常。系黑色素细胞被破坏所引起的疾病。无自觉症状，身体其他部位也多可发现相同病变。

2. 特异性外阴炎 假丝酵母菌外阴炎、滴虫外阴炎、糖尿病外阴炎等分泌物及糖尿病长期刺激，均可导致外阴表皮角化过度、脱落而呈白色。假丝酵母菌外阴炎、滴虫外阴炎均有分泌物增多、瘙痒，分泌物检查可发现病原体；若外阴皮肤对称发红、增厚，伴有严重瘙痒，但阴道分泌物不多，可能为糖尿病外阴炎。特异性外阴炎在原发疾病治愈后，白色区随之消失。

3. 外阴上皮内瘤变 老年女性，多表现为外阴瘙痒、皮肤破损、烧灼感及溃疡，程度轻重不一，多为单发病灶。病理检查可明确诊断。

4. 外阴癌 外阴病变反复治疗无效，且出现溃疡长期不愈，特别是结节隆起时，应警惕局部癌变的可能，局部活检确诊。

【诊断要点】

病理检查可确诊，病理为表皮层角化过度和角化不全，棘细胞层增厚，但上皮细胞排列整齐、无异型性。

【治疗】

局部治疗结合物理治疗。

1. 一般治疗 保持外阴清洁干燥，严禁搔抓，提倡温水洗外阴，穿纯棉内裤。忌烟酒及食辛辣过敏食物。

2. 药物治疗 糖皮质激素局部治疗，如曲安奈德软膏、氟轻松软膏，每日涂擦 3~4 次；瘙痒缓解后改用氢化可的松软膏等。

3. 物理治疗 聚焦超声（HIFU）、CO_2 激光或氦氖激光治疗、冷冻、波姆光治疗，破坏深达 2mm 的皮肤层。

4. 外科治疗 仅适用：①已有不典型增生、恶变或恶变可能；②反复药物或物理治疗无效者。

【注意事项】

1. 若外阴病变反复治疗无效，且出现溃疡长期不愈，特别是结节隆起时，应警惕局部癌变的可能，及早行局部活检确诊；

2. 活检取材应在皲裂、溃疡、隆起、硬结或粗糙处进行，并应选择不同部位多点取材。

（二）外阴硬化性苔藓

【概述】

外阴硬化性苔藓是一种以外阴及肛周皮肤萎缩变薄、色素减退变白为主要特征的疾病。

【临床表现】

可发生于任何年龄，绝经妇女最常见，其次为幼女。

1. 症状 外阴病损区瘙痒及烧灼感。

2. 体征 病损常位于大阴唇、小阴唇、阴蒂包皮、阴唇后联合及肛周，多呈对称性。皮肤黏膜变白、变薄，失去弹性，干燥易皲裂。阴蒂常萎缩与包皮粘连，小阴

17

唇萎缩，阴道口挛缩、狭窄。

【鉴别诊断】

1. 老年外阴生理性萎缩 仅见于老年妇女，其外阴萎缩与身体其他部位皮肤相同，表现为外阴皮肤各层及皮下脂肪层均萎缩，且无任何症状。

2. 外阴白癜风 外阴皮肤出现界限分明的发白区，大小不等，形态不一。表面光滑润泽，质地完全正常。无自觉症状，都为后天发生，其病理改变主要为黑素细胞减少或消失，朗罕细胞增多。

3. 慢性非特异性皮炎 亦可表现外阴皮肤发白，但本病多表现有外阴奇痒、烧灼感，以阴蒂较重，局部变白区呈花斑状，表皮增厚、干燥。而外阴白癜风则无此变化。局部病理活检可协助鉴别诊断。

【诊断要点】

病理检查可确诊，病理为表皮萎缩、过度角化及黑素细胞减少，造成外阴苍白伴皮肤皱缩，极少发展为外阴癌。

【治疗】

1. 一般治疗 与外阴鳞状上皮细胞增生治疗相同。

2. 局部药物治疗 丙酸睾酮、黄体酮油膏、0.05%氯倍他索软膏、1%氢化可的松软膏（幼女硬化性苔藓变）。

3. 物理治疗 与外阴鳞状上皮细胞增生治疗相同。

4. 手术治疗 手术方法与外阴鳞状上皮细胞增生治疗相同。因恶变几乎极少，很少采用手术治疗。

【注意事项】

1. 幼女硬化性苔藓至青春期时有自愈可能，现多主张用1%氢化可的松软膏涂擦局部，症状多可缓解，但仍应长期定时随访。

2. 硬化性苔藓应与老年生理性萎缩相区别。

3. 活检取材应在皲裂、溃疡、隆起、硬结或粗糙处进行，并应选择不同部位多点取材。

17

第三节 外阴良性肿瘤

外阴良性肿瘤较少见，一般生长缓慢，无症状，包括上皮来源和中胚叶来源，偶有恶变。确诊靠病理组织学诊断，治疗多采用局部肿瘤切除。

一、外阴乳头状瘤

【概述】

乳头状瘤较少见，以上皮增生为主的病变，有 2% ~ 3% 的恶变率。

【临床表现】

1. 症状　中老年妇女多见，自述发现外阴肿物和瘙痒，小的肿瘤时有外阴不适感，大的乳头状瘤有摩擦感，因而可破溃、出血、感染。

2. 体征　肿瘤呈软的带蒂类葡萄串状物或菜花状，突出于皮肤表面，表面有油脂。

【鉴别诊断】

1. 外阴皮脂腺囊肿　一般较小、较软，囊胞内含有臭味的黄色皮脂样物。活体病检可确诊。

2. 外阴纤维瘤　质硬，表面光滑，呈分叶状，发生退变时可呈囊性，切面呈致密苍白色，有编织状结构。活体病检可确诊。

3. 外阴癌　多有瘙痒、破溃，较多渗出液及脓性分泌物，包块形状多不规则，基底界限不清，伴有转移灶症状。活体病检可确诊。

4. 外阴皮脂腺腺瘤　多发生于小阴唇，较小，质地较硬。活体病检可确诊。

【诊断要点】

依据典型的病史与临床表现可初步诊断，依靠活检或肿瘤切除后的病理检查，大多可以确诊。镜下可见复层鳞状上皮，上皮的钉脚变粗并向真皮纤维结缔组织内伸展。

【治疗】

以肿瘤局部切除为主，切除物送病理检查。

【注意事项】

1. 尽量全部切尽，切除不尽，术后可复发。

2. 术中作冰冻切片，若有恶变按外阴癌的手术原则处理。

二、外阴纤维瘤

【概述】

外阴纤维瘤来源于外阴结缔组织，由成纤维细胞增生而成，是最常见的外阴良性肿瘤。

【临床表现】

1. 症状　多发于生育期女性。多发于大阴唇，一般为小的或中等大小肿瘤。

2. 体征　多单发，色泽如正常皮肤或呈淡黄色，质硬、实性、带蒂球形或卵圆形，表明分叶不规则。

【鉴别诊断】

1. 外阴平滑肌瘤　好发于阴蒂、大阴唇、小阴唇，一般为单发，外形呈圆形或椭圆形，表面光滑，质地偏硬，有包膜，活动好，活体组织检查可确诊。

2. 外阴皮脂腺囊肿　一般较小、较软，囊胞内含有臭味的黄色皮脂样物，活体病检可确诊。

3. 外阴硬化性苔藓　可有外阴皮肤发白表现，有瘙痒、干燥、灼热感等症状，病变开始在大阴唇或会阴部出现散在性扁平的白色丘疹，后逐渐融合，病变区皮肤萎缩而菲薄，严重者可致阴道口狭窄。

【诊断要点】

结合临床表现及组织病理学可诊断，镜下见成熟的成纤维细胞和胶原纤维组成。

【治疗】

行局部肿瘤切除。切除组织标本送病理检查，一般术后不再复发。

17

【注意事项】

沿肿瘤基底部切除。

三、外阴平滑肌瘤

【概述】

好发于阴蒂、大阴唇、小阴唇，一般为单发，外形呈圆形或椭圆形，表面光滑，质地偏硬，有包膜，活动好。外阴平滑肌瘤多来源于外阴的平滑肌、毛囊的竖毛肌或血管的平滑肌。

【临床表现】

1. 症状　外阴下坠感，局部摩擦，活动受限，可继发感染、溃疡。

2. 体征　外阴部实质性包块，其表面光滑、质硬、突出于外阴皮肤表面或呈蒂状赘生，边界清楚，可推动，无压痛。

【鉴别诊断】

1. 外阴皮脂腺囊肿　一般较小、较软，囊胞内含有臭味的黄色皮脂样物。活体病检可确诊。

2. 外阴乳头状瘤　多见于老年妇女，呈乳头状突起或疣状突起。活体病检可确诊。

3. 外阴纤维瘤　质硬，表面光滑，呈分叶状，发生退变时可呈囊性，切面呈致密苍白色，有编织状结构。活体病检可确诊。

4. 外阴癌　多有瘙痒、破溃，较多渗出液及脓性分泌物，包块形状多不规则，基底界限不清，伴有转移灶症状。活体病检可确诊。

5. 外阴皮脂腺瘤　多发生于小阴唇，较小，质地较硬。活体病检可确诊。

【诊断要点】

外阴部的肌瘤诊断比较容易，根据局部表现及病理检查，镜下见平滑肌细胞排列成束状，与胶原纤维束纵横交错或形成漩涡状结构，常伴退行性变。

17

【治疗】

治疗原则为肌瘤摘除术。

四、外阴汗腺瘤

【概述】

汗腺瘤多发生于大阴唇及会阴汗腺。由于小阴唇缺乏腺体，很少发生。多见于性发育成熟妇女。

【临床表现】

1. 症状　外阴发现硬结，少数可疼痛，刺痒，灼热等。

2. 体征　界限清楚，隆起周围皮肤的结节，一般直径小于1cm。肿瘤与覆盖表面的薄层上皮粘着，但瘤体可推动。结节质地软硬不一，缓慢生长，无症状，伴感染时有发痒、痛感症状。

【鉴别诊断】

1. 外阴萎缩性硬化性苔藓　多发生于41～60岁妇女，皮损呈象牙白色丘疹，融合成各种大小与形状的斑块，皮损周围呈紫色，境界清楚而有光泽，触诊较硬，外阴皮肤呈白、干、硬、粗糙。

2. 外阴增生型营养不良　多发生于40岁以上妇女，常先在女阴阴道黏膜、小阴唇内外侧、阴蒂，继而延及大阴唇内侧显示灰白色斑块，表面角化、粗糙，伴有浸润肥厚，常具有瘙痒感。

3. 浅表扩展性黑色素瘤　常见于背及小腿，皮损轻微隆起，可有黄褐色、棕黑、粉红、蓝灰色多种色泽变化。

【诊断要点】

活检或肿瘤切除后的病理检查，镜下见分泌形柱状细胞下衬有一层肌上皮细胞，可确诊。

【治疗】

治疗原则为先做活组织检查，确诊后再行局部切除。

第四节　外阴及阴道上皮内瘤变

上皮内瘤变是上皮层内细胞成熟不良、核异型性及分裂象增加，病理学上分为 3 级。Ⅰ级：即轻度不典型增生，Ⅱ级：即中度不典型增生，Ⅲ级：即重度不典型增生包括原位癌。

一、外阴上皮内瘤变

【概述】

外阴上皮内瘤变是癌前病变，包括外阴鳞状上皮内瘤变和外阴非鳞状上皮内瘤变（Paget 病和非浸润性黑色素瘤），多见于 45 岁左右妇女。按特点分为两类；①普通型 VIN：与高危型 HPV 感染相关，多发生于年轻女性；②分化型 VIN：与 HPV 感染无关，多发生于绝经后的女性，与外阴角化性鳞状细胞癌有关。

【临床表现】

1. 症状　①普通型 VIN 常见于年轻女性，多无症状；②分化型 VIN 常见于老年女性，多表现为外阴瘙痒、皮肤破损、烧灼感及溃疡，程度轻重不一，多为单发病灶。

2. 体征　可发生在外阴任何部位，见外阴丘疹，斑点，斑块或乳头状赘疣，单个或多个，融合或分散，灰白或粉红色；少数为略高出皮面的色素沉着。

【鉴别诊断】

1. 外阴萎缩性硬化性苔藓　多发生于 41～60 岁妇女，皮损呈象牙白色丘疹，融合成各种大小与形状的斑块，皮损周围呈紫色，境界清楚而有光泽，触诊较硬，外阴皮肤呈白、干、硬、粗糙。

2. 外阴增生型营养不良　多发生于 40 岁以上妇女，常先在阴道黏膜、小阴唇内外侧、阴蒂，继而延及大阴唇内侧显示灰白色斑块，表面角化、粗糙，伴有浸润肥

17

厚,常具有瘙痒感。

3. **外阴早期癌** 常表现为结节性肿物或略有疼痛,外阴瘙痒是最常见症状。

【诊断要点】

确诊依据活体组织病理检查,对任何可疑病变应作多点活检。

【治疗】

治疗的目的在于消除病灶,缓解症状和预防恶变。选择治疗方案综合考虑以下 3 个因素:①患者因素;②疾病因素;③治疗疗效。

1. **局部药物治疗** 适应于病灶局限、年轻的普通型患者,可采用抗病毒、化疗、免疫药物外阴病灶涂抹。

2. **物理治疗** 浸润癌高危患者与溃疡者禁用。适用于累及小阴唇或阴蒂的病灶,多用于年轻患者病灶广泛的辅助治疗。

3. **手术治疗** 将病灶完全切除并进行病理组织学评定。术式包括:①局部扩大切除术;②外阴皮肤切除术;③单纯外阴切除术。

【注意事项】

1. 对任何可疑病灶应做多点活组织检查。

2. 在阴道镜下观察外阴、会阴、肛周皮肤组织的血管情况,在异型增生血管处取材。

3. 术式依据病变范围、分类和年龄来定。①局限的分化型病灶,手术切除边缘超过肿物外缘 0.5～1.0cm;②老年人和广泛性 VIN,手术范围是外阴皮肤及部分皮下组织,不切除会阴筋膜;③Paget 病则行单纯外阴切除术。

二、阴道上皮内瘤变

【概述】

是阴道鳞状细胞癌的癌前病变,约 5% 阴道上皮内瘤变发展成为浸润癌。其病理诊断与宫颈上皮内瘤变相同,分为 Ⅰ、Ⅱ、Ⅲ 三个级别。HPV 感染可能是诱发

17

VAIN 的主要原因，其他高危因素有长期接受免疫抑制剂以及曾经接受放疗。

【临床表现】

1. 症状 阴道分泌物增多、性交后出血。

2. 体征 病灶多位于阴道上 1/3 段，单个或多个，红色或白色。散在的病灶呈卵圆形，稍隆起，表面有细刺状突起。

【鉴别诊断】

1. 阴道炎或阴道上皮萎缩 症状与体征往往与阴道上皮内肿瘤雷同，主要靠病理检查鉴别。病理检查表现为：炎症时，见细胞增生，同时由于细胞质内糖原减少，核浆比例增大，但整个细胞极性保持，核分裂少，且多在深层。

2. 人乳头状瘤病毒感染 此类感染的症状和体征与阴道上皮内肿瘤常无区别。其病理表现为细胞不典型增生位于中、浅层，并出现挖空细胞。

【诊断要点】

依据典型的病史与临床表现可初步诊断，确诊依据活体组织病理检查，对任何可疑病变应作多点活检。

【治疗】

1. 随访 阴道 HPV 感染或 VAIN I 的患者一般不需要给予特殊治疗，此类病变多能自行消退。可密切随访 1 年，必要时再治疗。

2. 局部药物治疗 适用 VAIN Ⅱ ~ Ⅲ用 5-FU 软膏或 5% 咪喹莫特乳膏涂于阴道病灶表面，每周 1 ~ 2 次，连续 5 ~ 6 次为一个疗程。

3. 物理治疗 CO_2 激光治疗对 VAIN 有较好的疗效，也适用于局部药物治疗无效的病例。

4. 放射治疗 对年老、体弱、无性生活要求的 VAIN Ⅲ患者，可采用腔内放射治疗。

5. 电环切除或手术切除治疗 对单个病灶可采用局部或部分阴道切除术，尤其是位于穹隆部的病灶。病灶广泛或多发者，可采用全阴道切除术，并行人工阴道重建。

【注意事项】

1. 范围较广泛的病灶需作多点活检。

2. 应注意阴道后穹隆部位，VAIN Ⅲ 的患者在该处有隐蔽癌灶。

第五节 外阴及阴道
恶性肿瘤

外阴及阴道恶性肿瘤少见，以鳞状细胞癌最常见，确诊依靠病理组织学检查。根据恶性肿瘤的病理类型、分期不同，采取手术、放疗及化疗的个体化治疗方法。

一、外阴鳞状细胞癌

【概述】

外阴鳞状细胞癌是最常见的外阴恶性肿瘤，约占女性生殖道恶性肿瘤的 5%。其中以原发性鳞状上皮癌为主占 90%，继发性恶性肿瘤少见。最常发生在大阴唇，其次是小阴唇、阴道前庭及阴蒂等处。

【临床表现】

1. 症状 外阴结节，常伴有疼痛及瘙痒。多数患者先有长期外阴瘙痒，多年后局部出现丘疹、外阴结节或小溃疡，经久不愈，有些伴有外阴白斑。当肿瘤邻近或侵犯尿道时，可出现尿频、尿痛、排尿烧灼感和排尿困难。

2. 体征 溃疡或不规则的乳头状或菜花样肿块，病变部位常有脓血性分泌物。病灶还可扩大累及肛门、直肠和膀胱，一侧或双侧腹股沟可摸到质硬且固定不活动的肿大淋巴结。

3. 辅查 细胞学检查、多普勒超声、CT 检查、磁共振等。

4. 转移途径 局部蔓延和淋巴扩散为主，极少血行转移。

5. 临床分期（表 17-1）

表 17-1 外阴癌 FIGO 分期（2009 年）

17

I	肿瘤局限于外阴，淋巴结未转移
I A	肿瘤局限于外阴或会阴，最大径线≤2cm，间质浸润深度≤1.0mm
I B	肿瘤局限于外阴或会阴或最大径线 >2cm，间质浸润深度最大径线 >1.0mm
II	肿瘤侵犯下列任何部位：下 1/3 尿道、下 1/3 阴道、肛门，无淋巴结转移。
III	肿瘤侵犯下列任何部位：下 1/3 尿道、下 1/3 阴道、肛门，有腹股沟-股淋巴结转移
III A	（1）1 个淋巴结转移≥5mm，或（2）1～2 个淋巴结转移 <5mm
III B	（1）2 个淋巴结转移≥5mm，或（2）≥3 个淋巴结转移 <5mm
III C	阳性淋巴结伴囊外扩散
IV	肿瘤侵犯其他部位：上 2/3 尿道、上 2/3 阴道或远处转移
IV A	（1）肿瘤侵犯下列任何部位：上尿道和（或）阴道黏膜、膀胱黏膜、直肠黏膜；或固定于骨盆壁和（或）（2）腹股沟-股淋巴结出现固定或溃疡形成
IV B	任何大小的肿瘤出现远处转移，包括盆腔淋巴结转移

【鉴别诊断】

1. 外阴结核 外阴部发生经久不愈的慢性溃疡，而身体其他部位有结核者，应疑诊为外阴结核，溃疡型初起为红色丘疹，或为一局限性小结节，但很快破溃形成溃疡，其边缘软、薄而不整齐。或呈较硬的椭圆状溃疡，溃疡基面凹凸不平，苍白色肉芽组织覆盖着黄色干酪样物质。确诊主要依靠分泌物涂片找结核杆菌或活组织检查明确诊断。

2. 湿疹样癌 该病好发于绝经后妇女，主要症状为顽固性外阴瘙痒和局部疼痛或烧灼感，典型病灶表现为外阴部隆起边界清楚的红色湿疹状斑块，有白色痂皮覆盖，确诊依靠病理活检。镜下见在表皮深层有派杰细胞：细胞大、胞浆丰富、呈透明空泡状。

【诊断要点】

活检或肿瘤切除后的病理检查进行确诊。

【治疗】

手术治疗为主，辅以放射治疗及化学药物综合治疗。

1. 手术治疗 ⅠA期：局部病灶扩大切除，不需切除腹股沟淋巴结；ⅠB期：广泛外阴切除＋腹股沟淋巴结切除；Ⅱ～Ⅲ期：广泛外阴切除＋腹股沟淋巴结切除＋受累脏器切除；Ⅳ期：广泛外阴切除＋双侧腹股沟及盆腔淋巴结切除＋前盆腔/后盆腔廓清术。

2. 放射治疗 由于外阴正常组织对放射线耐受差，仅属辅助治疗。常用于：①不能手术者；②术前局部照射，缩小癌灶再手术；③腹股沟淋巴结转移的补充治疗；④术后原发病灶的补充治疗：切缘阳性或接近切缘、脉管有癌栓；⑤复发癌。

3. 化学药物治疗 用于晚期癌及复发癌综合治疗，常用的化疗方案有单药顺铂与放疗同期进行。

【注意事项】

1. 淋巴结转移与否对外阴癌预后判断最为重要，要求在病理报告中描述对腹股沟淋巴结是否阳性、阳性个数、大小及包膜是否完整或破裂。

2. 定期随访 术后第1年内每1~2个月1次，第2年每3月一次，3~4年每半年一次，5年及以后每年一次。

二、阴道癌

【概述】

阴道癌最常发生于阴道后壁上 1/3 处。多数患者主诉绝经后少量不规则出血，恶臭分泌物和疼痛。直肠阴道三合诊检查可帮助了解有无黏膜下、阴道旁侵犯或直肠受累。

【临床表现】

1. 症状

（1）阴道不规则出血，性交后出血及绝经后出血。

（2）白带增多，甚至阴道有水样、血性分泌物伴有恶臭；可出现腰痛、腹痛，大小便障碍（包括尿频、尿血、尿痛及便血、便秘等）；严重者可形成膀胱阴道瘘或直肠阴道瘘。

（3）晚期患者则可能出现肾功能障碍、贫血，如肺转移可出现咯血等。性交困难则是阴道肿瘤晚期的一个典型症状。

2. 体征　阴道局部病灶以乳头状或菜花型最多见，其次为溃疡状或浸润型。

3. 临床分期

表 17-2　阴道癌 FIGO 分期

0 期：原位癌，上皮内瘤样病变 3 级
Ⅰ期：肿瘤局限于阴道壁
Ⅱ期：肿瘤已累及阴道旁组织，但未达骨盆壁
Ⅲ期：肿瘤扩展至骨盆壁
Ⅳ期：肿瘤范围超出真骨盆腔，或侵犯膀胱黏膜或直肠黏膜，但黏膜泡状水肿不列入此期
Ⅳa 期：肿瘤侵犯膀胱黏膜或（和）直肠黏膜或（和）超出真骨盆
Ⅳb 期：扩展到远处器官

【鉴别诊断】

1. 阴道尖锐湿疣　皮损初为小淡红色、暗红色或污灰色乳头状隆起，逐渐增大加多，倾向融合，或相互重叠，根部有蒂，表面凹凸不平，湿润柔软，呈乳头样、菜花样或蕈样突起，病理活检可确诊。

2. 阴道的子宫内膜异位 常好发于穹隆部。其结节随月经次数增加而增大，周围呈炎症性浸润状，往往合并盆腔子宫内膜异位症。常有痛经或性交痛。阴道子宫内膜异位发生癌变时，在组织上必须看到正常的子宫内膜和子宫内膜腺癌之间的过渡形态。

3. 前庭大腺恶性肿瘤 发生在接近阴道口侧壁的阴道平滑肌肉瘤与前庭大腺实性恶性肿瘤有时难以区别。可依据病理组织学检查作鉴别。

【诊断要点】

依据典型的病史与临床表现、依靠活检或肿瘤切除后的病理检查，大多可以确诊。

【治疗】

目前治疗浸润性阴道癌的方法主要是放射和手术治疗，化疗仅作为综合治疗的一部分。

1. 手术治疗 ①肿瘤部位位于阴道上 1/3 的早期患者，手术步骤及方法与宫颈癌相同；②肿瘤仅位于阴道下 1/3 的早期患者，手术步骤及方法与外阴癌相同；③肿瘤部位位于全阴道、阴道中段或病灶呈多中心的早期患者，采用腹-会阴联合术式，行全宫、全阴道切除加腹股沟、盆腔淋巴结清扫术；④肿瘤侵犯尿道、膀胱或直肠而无远处转移者，酌情行前盆腔廓清术、后盆腔廓清术及全盆腔廓清术，同时行尿道或肠道改道手术。但这种手术创伤大，手术死亡率高。

2. 放射治疗 适用于 I～IV 期患者，对大多数病例，放射治疗为首选的治疗方法。

3. 化疗 单纯应用抗癌药物对治疗原发性阴道癌效果欠佳，仅作为辅助治疗。

【注意事项】

定期随访 术后第 1 年内每 1～2 个月 1 次，第 2 年每 3 月一次，3～4 年每半年一次，5 年及以后每年一次。

（陆安伟）

第十八章

子宫颈疾病

第一节 子宫颈炎症

【概述】

子宫颈炎（cervicitis）是最常见的女性下生殖道炎症，由于子宫颈管黏膜为单层柱状上皮，抗感染能力相对差，易于发生感染。

【分类】

1. 慢性子宫颈炎 宫颈呈颗粒状糜烂，易触血，合并白带增多且黏稠，伴异味或瘙痒。

2. 慢性子宫颈管黏膜炎 病变局限于子宫颈管黏膜及黏膜下组织，子宫颈外口有脓性分泌物和（或）伴有子宫颈管黏膜增生外突。

3. 子宫颈息肉 慢性炎症长期刺激子宫颈管局部黏膜增生，向子宫颈外口突出形成。

4. 子宫颈肥大 慢性炎症的长期刺激导致子宫颈腺体或（及）间质增生。

【临床表现】

慢性子宫颈炎多无症状，部分患者可诉阴道分泌物增多，外阴瘙痒，或伴性交后出血。妇科检查可见子宫颈呈糜烂状，表面覆盖黏稠分泌物，亦可表现为子宫颈管黏膜增生外翻、子宫颈息肉或肥大。

18

【诊断要点】

1. 典型体征 子宫颈或宫颈管棉拭子标本可见黏液脓性分泌物,创面触血。

2. 白细胞检测

(1) 子宫颈管分泌物涂片革兰氏染色,中性粒细胞≥30 个/高倍视野。

(2) 阴道分泌物涂片,白细胞≥10 个/高倍视野。

3. 病原体检测 往往难以检测到特异性致病微生物。临床一般检测沙眼衣原体及支原体感染。检测方法包括:①酶联免疫吸附试验;②核酸检测;③衣原体培养。

【鉴别诊断】

1. 子宫颈柱状上皮异位 仅为体检发现,宫颈表现为颗粒状糜烂,无白带增多及外阴瘙痒等症状,不需要处理。

2. 子宫颈腺体囊肿 子宫颈表面单发或多发囊肿样突起,内含透明黏稠囊液,属子宫颈腺体囊液潴留所致,不需处理。

3. 子宫颈上皮内瘤变 子宫颈表面光滑或有糜烂,阴道镜检查及活组织检查可证实诊断,必要时行诊断性锥切术,以排除子宫颈浸润癌。

4. 子宫颈恶性肿瘤 外生型呈息肉或乳头状突起,继而形成菜花状肿物,触血;内生型则见宫颈肥大、质硬,宫颈管膨大如桶状,晚期可形成凹陷性溃疡。子宫颈活组织检查,必要时联合子宫颈管搔刮术可确诊。

【治疗】

慢性子宫颈炎:伴分泌物增多、乳头状增生或接触性出血,在排除子宫颈上皮内瘤变及子宫颈癌的前提下,可给予局部物理治疗。

慢性子宫颈管黏膜炎:明确有无沙眼衣原体及支原体感染、阴道微生物菌群失调是否存在,针对病因作相应治疗;对无法明确病原体进行有效药物治疗者,可试用物理治疗。

18

子宫颈息肉：行息肉摘除术，所取组织需行病理学检查。

子宫颈肥大：不需治疗。

【注意事项】

子宫颈炎是育龄妇女的常见体征，鉴于子宫颈上皮内瘤变及子宫颈癌的严峻形势，凡因此就诊患者，建议进行宫颈细胞学与人类乳头瘤病毒（HPV）联合检查。做好健康宣教工作，鼓励有性生活史的妇女，定期宫颈检查，尤其出现阴道分泌物异常、浑浊混有血迹、或伴异味、甚至性交后阴道流血等症状时，需要高度警惕，及时就诊，以期及早发现宫颈病变。另外，慢性子宫颈炎在治疗前需排除宫颈上皮内瘤变及宫颈浸润癌。

第二节　子宫颈上皮内瘤变

【概述】

子宫颈上皮内瘤变（cervical intraepithelial neoplasia，CIN）是与子宫颈浸润癌密切相关的一组癌前病变，反映子宫颈癌发生发展中的连续过程。美国国立癌症研究所（NCI）提出 TBS 诊断系统，从细胞学角度将鳞状细胞异常分为 3 类：不典型鳞状上皮（atypical squamous cells，ASC）、低级别鳞状上皮内病变（low-grade squamous intraepithelial lesion，LSIL）和高级别鳞状上皮内病变（high-grade squamous intraepithelial lesion，HSIL）。LSIL 相当于 CIN1 级，较少发展为浸润癌；HSIL 则相当于 CIN2/3，可能发展为浸润癌。

【临床表现】

CIN 多无特殊症状，偶有阴道排液增多，伴或不伴异味，也可有接触性出血，宫颈光滑或呈糜烂状外观。

【诊断要点】

原则是三阶梯诊断技术。

18

1. 宫颈细胞学筛查　21岁以上有性生活的妇女需行筛查，首选细胞学，间隔时间不超过3年；30～65岁妇女推荐联合细胞学和高危型HPV作为初筛手段，间隔不超过5年；65岁以上者既往筛查结果正常，且无CIN病史者，可不必常规宫颈筛查，有临床症状或体征者除外。

2. 阴道镜检查　筛查结果异常者需行阴道镜检查。阴道镜检查可全面观察鳞柱细胞交界处和移行带，观察子宫颈转化区、上皮及异常血管，于可疑部位行组织活检。

3. 组织病理学检查　是确诊CIN的"金标准"。

(1) 子宫颈活检：选取阴道镜下可疑病变部位活检可提高确诊率。

(2) 子宫颈管搔刮术（ECC）：能帮助确定隐匿性宫颈病变甚至子宫颈浸润癌。下述情况可选择ECC：①细胞学异常，阴道镜图像不满意者；②细胞学为异常腺细胞（AGC）；③阴道镜活检为低级别CIN，希望采用保守治疗者；④CIN患者宫颈锥形切除术后，病理学检查发现宫颈管切缘阳性，术后随访宫颈细胞学和阴道镜的同时实施；⑤原位腺癌宫颈锥形切除术后随访，宫颈细胞学和阴道镜检查的同时，应进行ECC。妊娠期妇女不宜行宫颈管搔刮。

(3) 诊断性宫颈锥形切除术：适宜以下临床情况：①宫颈活检不除外早期浸润癌，为明确诊断和确定手术范围；②细胞学结果为AGC，但阴道镜检查及宫颈管搔刮术阴性者；③AGC可疑来源子宫内膜者，可行诊刮术排除子宫内膜病变。

异常细胞学的处理流程见图18-1。

【治疗原则】

对CIN采取科学合理的处理是预防子宫颈癌的关键组成部分，强调个体化治疗原则。不适当的CIN处理可能增加宫颈癌的发病风险，亦或过度处理可导致并发症的发生。治疗依据：①CIN级别；②病变部位与范围；

18

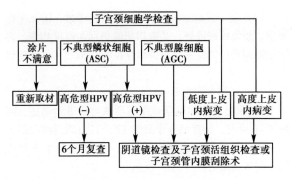

图 18-1　异常细胞学的处理流程

③年龄和生育要求；④细胞学结果；⑤高危 HPV 检测结果；⑥医疗资源、技术水平、医师经验；⑦随访条件；⑧特殊人群。

1. CIN1 的处理

（1）观察：阴道镜检查满意者。

（2）治疗：有糜烂病灶者可行物理治疗，治疗前需做 ECC。

（3）CIN1 病灶累及腺体的处理要点：按照 CIN2/3 处理，不建议单纯随访。

（4）随访及注意：6 个月后复查细胞学，如无异常 1 年以后复查细胞学和 HPV，如果两次细胞学结果阴性，HPV 阴性，转为常规筛查随访。①随访中如果细胞学结果＞ASCUS 或高危型 HPV 阳性，需阴道镜检查；②年轻女性（21～24 岁）：采用细胞学随诊，不宜通过 HPV 检测随访。对细胞学结果异常者，需行阴道镜检查；连续两次细胞学阴性，转入常规筛查随访。

2. CIN2/3 的处理

（1）宫颈锥切术（包含 LEEP 及冷刀锥形切除术），切除整个移行带，得到所切除标本的病理诊断，减少隐匿性浸润癌漏诊的风险。CIN2/3 禁忌首选全子宫切除术作为治疗选择，更不是标准的治疗，宫颈锥切术后组织病理学排除浸润癌后。

18

（2）全子宫切除术，下述情况者可考虑：①无生育要求、恐惧疾病进展；②锥切切缘仍存在高度病变，再次切除困难；③复发性或持续存在的 CIN2/3；④无随诊条件。

（3）随访及注意事项

1）术后采用细胞学或细胞学联合阴道镜随访，间隔 4~6 个月，治疗后 6 个月及 12 个月内需行两次阴道镜 + ECC 评估，如结果阴性，转入常规细胞学或细胞学 + 阴道镜随访。

2）对于宫颈锥切切缘阳性的病例，最好采用阴道镜检查同时 ECC 方法随访，间隔 4~6 个月。对于年轻患者可重复锥切，对不宜再次切除者可选择全子宫切除术。

3）妊娠期 CIN2/3：极少发展为浸润癌，产后自然消退率较高。妊娠期 CIN 以随诊观察为主，应该每 2 个月进行一次阴道镜检查，产后 6~8 周再次进行评估处理。妊娠期 CIN 的手术并发症发生率较高：①术中严重出血；②完全性切除病灶几率低，导致高复发率或持续病灶存在。值得注意的是，妊娠期宫颈锥切的唯一指征是高度可疑子宫颈浸润癌。

4）年轻女性（21~24 岁）CIN2/3：确诊为 CIN2，阴道镜图像满意者，首选随访观察；CIN2/3 阴道镜图像不满意，首选宫颈锥切。定期随访者建议间隔 6 个月行细胞学联合阴道镜检查，2 次结果正常者，1 年后行细胞学 + HPV 联合筛查。若阴道镜活检组织病理学诊断仍为 CIN3，建议宫颈锥切术。

3. 原位腺癌（AIS）的处理　宫颈原位腺癌病灶多向颈管深处延伸，且常为多灶性起源或呈跳跃性，阴道镜检查的作用有限。

（1）AIS 的诊断必须经宫颈锥切病理组织学检查证实。

（2）无生育要求者，可选择筋膜外全子宫切除术。

（3）有生育要求者，可行保守性手术，如 LEEP 或冷刀锥切术（CKC），切缘阴性者，长期随访；锥切后切缘阳性者，推荐再次宫颈锥切。

（4）随访：术后应采用细胞学、HPV 及阴道镜随访，间隔为 3~6 个月，治疗后 6 个月和 12 个月内需行两次阴道镜 + ECC 评估，如无异常，转入常规细胞学或细胞学 + 阴道镜随访。

【宫颈病变诊断注意事项】

1. 警惕宫颈病变发生的高危因素

（1）病毒感染：HPV 有 100 多种亚型，其中高危型和低危型两类备受关注，与宫颈病变有关，主要通过性行为、皮肤接触等传播。

（2）性生活及婚育相关高危人群：过早性生活及早婚者；多个性伴侣、性生活活跃、性生活不洁；早产、多产、密产；配偶有性病史、婚外性伴侣、HPV 感染的妇女，宫颈病变发病率明显升高。

（3）慢性宫颈疾病慢性子宫颈炎、宫颈裂伤者局部屏障作用减弱，潜在危险增加。

（4）其他因素内分泌紊乱、吸烟、经济状况差、肿瘤家族史等，也与宫颈病变发生有关。

2. 重视宫颈病变的筛查 宫颈病变的筛查方法较多，细胞学筛查已普遍应用，缺点是不可避免的假阴性，这与取材方法、固定、涂片制作、染色方法以及检测人员的阅片水平等多环节有关，值得关注的是，细胞学对宫颈腺癌不敏感；HPV 检测是基于病因学的分子水平检测方法，能更加客观地评估宫颈病变的风险，应用 HPV 和细胞学联合筛查，HSIL 检测的灵敏度可达 100%，而单独检测时，HPV 的灵敏度为 94.6%，细胞学仅为 55.4%，远远低于 HPV 检测或联合检测方法。目前推荐采用 HPV 检测联合细胞学筛查，无条件者也可以采用单独细胞学筛查。

宫颈病变的处理流程见图 18-2。

18

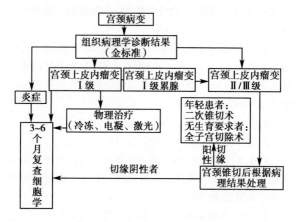

图 18-2 宫颈病变的处理流程

第三节 子宫颈癌

【概述】

全世界范围内，子宫颈癌是女性发病率和死亡率最高的第 4 个恶性肿瘤，仅次于乳腺癌、结直肠癌和肺癌，在发展中国家，是女性第 2 位常见恶性肿瘤和第 3 位致死性恶性肿瘤，我国每年新发病例约 130 000 例，大约占全世界的 1/5。年龄分布呈双峰状，35～39 岁和 60～64 岁，平均年龄 52.2 岁。HPV 是导致子宫颈癌的病因，其型别有 100 多种，WHO 确认的与子宫颈癌相关的高危型 HPV 有 14 种：HPV16、18、31、33、35、39、45、51、52、56、58、59、66、68。另有一些高危因素与子宫颈癌有关：性生活过早（＜16 岁）、早婚、早产、多产、多性伴侣及性混乱、吸烟、经济状况低下、口服避孕药和免疫抑制等。

【临床症状】

早期子宫颈癌可能无任何不适，仅在体检及普查时发现，所以，凡是有性生活的妇女，每年应进行妇科查体，采用细胞学联合 HPV 筛查，有助于发现早期患者。症状的出现与病变的早晚、肿瘤的生长方式、组织病理学类型及患者的全身状况等有一定关系。

18

1. **阴道流血**　80% ~85% 宫颈癌患者可表现为不规则阴道出血。年轻患者常主诉接触性出血，外生菜花型肿瘤出现流血较早、量多，严重者可导致贫血。老年妇女常表现为绝经后阴道流血，量时多时少，时有时无。

2. **阴道分泌物增多**　约82.3% 的患者可有不同程度的白带增多，多发生在阴道出血以前，稀薄水样或米泔水样，最初可无异味，随着肿瘤的生长，癌组织继发感染、坏死，分泌物量增多，血性或脓血性，伴腥臭、恶臭。肿瘤向上蔓延累及子宫内膜时，颈管为癌组织阻塞，分泌物不能排出，可形成宫腔积液或积脓，患者可出现下腹不适、疼痛、腰骶酸痛及发热等症状。

3. **疼痛**　肿瘤沿宫旁组织延伸，侵犯骨盆壁，压迫周围神经，表现为坐骨神经痛或一侧骶、髂部持续性疼痛，肿瘤压迫（侵犯）输尿管时可出现肾盂积水及肾功能异常，静脉及淋巴管回流受阻时可出现下肢水肿和疼痛等。

4. **其他症状**　肿瘤侵犯膀胱可出现尿频、尿急、排尿困难及血尿，严重者形成膀胱-阴道瘘；侵犯直肠可出现排便困难、里急后重、便血等，严重者可出现阴道-直肠瘘；长期消耗者可伴有恶液质，远处转移较常见的部位是锁骨上淋巴结转移，亦可通过血液或淋巴系统扩散到远处器官而出现相应该部位的转移灶。

【临床体征】

早期宫颈癌，局部可无明显病灶，随着病变的发展，外生型见宫颈赘生物向外生长，呈息肉状或乳头状突起，继而形成菜花状肿物，合并感染时表面覆有灰白色渗出物，触之出血。内生型则见宫颈肥大、质硬，宫颈管膨大如桶状，晚期由于癌组织坏死脱落，形成凹陷性溃疡，被覆灰褐色坏死组织，伴有恶臭味；向宫旁侵犯时骶主韧带呈结节增粗、缩短，有时可达盆壁并形成冰冻骨盆。

18

【辅助检查】

1. 子宫颈脱落细胞学检查 子宫颈脱落细胞学检查是子宫颈癌筛查的首选方法，但并非子宫颈病变的最终诊断。

2. HPV 病原学检测 几乎所有的宫颈癌标本中可检及 HPV- DNA，HPV 对子宫颈高度病变筛查的敏感性可达80% ~100%，特异性达98%，阴性预测值几乎是100%。因此，检测 HR- HPV 有助于筛选子宫颈癌高危人群。

3. 阴道镜 可全面观察鳞-柱细胞交界处和移行带，有无异型上皮或早期癌变，选择病变部位进行活组织检查，可提高诊断正确率。阴道镜检查的敏感性高达87%，特异性偏低为15%，容易过度诊断，且难以观察子宫颈管内的病变。

4. 肉眼醋酸试验 3% ~5% 冰醋酸溶液涂于子宫颈，直接观察子宫颈上皮对醋酸的反应，病变区域变成白色。该方法适用于筛查，灵敏度和特异度均相对较低。

5. 碘试验 将碘溶液涂于宫颈和阴道壁上，不染色为阳性。主要用于识别宫颈病变的危险区，以确定活检取材部位。

6. 宫颈和宫颈管活组织检查 是确诊宫颈癌及其癌前病变金标准。选择宫颈鳞-柱交接部多点活检，或在碘试验、阴道镜检查的引导下，在可疑部位活组织检查。所取组织既要有上皮组织，又要有间质组织。若宫颈刮片异常，宫颈活检阴性时，可搔刮宫颈管送病理学检查。

7. 宫颈锥切术 宫颈活检不除外早期浸润癌，或疑诊病变来自宫颈管时，可行宫颈锥切术，进行组织病理学检查以确诊。

宫颈癌诊断和分期的程序见图 18-3。

【病理学特点】

宫颈癌包括宫颈鳞癌与腺癌，在外观上两者无特殊差异，均发生在宫颈阴道部或宫颈管内。

1. 鳞状细胞癌 占 80% ~85%。早期仅表现为子宫颈糜烂，随着病变逐步发展分四型：①外生型；②内生

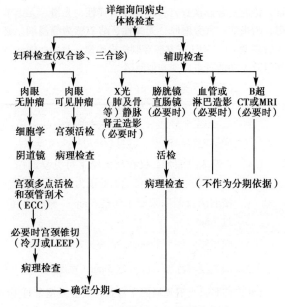

图 18-3　宫颈癌诊断和分期的程序

型；③溃疡型；④颈管型。

2. 腺癌　约占 15% ~ 20%。依据组织学类型又分为：①黏液腺癌；②宫颈恶性腺瘤；③鳞腺癌；④其他少见病理类型如透明细胞癌、浆液性癌、中肾管腺癌、宫颈小细胞神经内分泌癌等。

【临床分期】

1. 分期原则　目前宫颈癌仍采用临床分期。当分期存在疑问时，必须归于较早的分期。准确分期是确定宫颈癌治疗方案的先决条件，是判断治疗效果及预后的重要因素，统一的国际分期标准有利于国际间资料的可比性。

2. 宫颈癌的 FIGO 分期　宫颈癌的分期为临床分期，最新的 FIGO 分期在 2014 年修订（见表 18-1）。为准确分期，必须全面盆腔检查，罕有需要在麻醉下进行。注意几个特殊问题：ⅠA 期诊断仅为镜下诊断；ⅡB 期确诊：盆腔三合诊检查宫旁增厚、有弹性、光滑、无结节感，为炎症；宫旁增厚、无弹性、结节感为癌浸润，必要时参考 CT、MRI 或盆腔穿刺活检确诊；Ⅲ期：输尿管梗阻及无功能肾未发现其他原因。

表 18-1　2014 年 FIGO 子宫颈癌分期

分期	描述
Ⅰ期	癌灶局限在宫颈（侵犯宫体可以不予考虑）
ⅠA	肉眼未见癌灶，仅在显微镜下可见浸润癌，（浅表浸润的肉眼可见癌灶也为 IB 期）间质浸润测量范围限制于深度 5mm[a]，宽度不超过 7mm
ⅠA1	间质浸润深度 ≤3mm，宽度 ≤7mm
ⅠA2	间质浸润深度 >3mm 至 5mm，宽度 ≤7mm
ⅠB	肉眼可见癌灶局限于宫颈，或显微镜下可见病变 >IA 期
ⅠB1	肉眼可见癌灶最大直径 ≤4cm
ⅠB2	临床可见癌灶最大直径 >4cm
Ⅱ期	癌灶已超出宫颈，但未达骨盆壁。癌累及阴道，但未达阴道下 1/3
ⅡA	癌累及阴道上 2/3，无明显宫旁浸润
ⅡA1	肉眼可见癌灶最大直径 ≤4cm
ⅡA2	肉眼可见癌灶最大直径 >4cm
ⅡB	有明显宫旁浸润，但未达盆壁
Ⅲ期	癌灶扩散到盆壁，肛诊癌灶与盆壁间无缝隙，癌灶累及阴道下 1/3，除外其他原因所致的肾盂积水或无功能肾
ⅢA	癌灶累及阴道下 1/3，但未达盆壁
ⅢB	癌灶已达盆壁，或有肾盂积水或无功能肾

续表

分期	描述
Ⅳ	癌灶扩散超出真骨盆或癌浸润膀胱黏膜或直肠黏膜
ⅣA	癌灶扩散至邻近盆腔器官
ⅣB	远处转移

a：浸润深度从癌起源的表面上皮或腺体的基底部开始测量不应大于5mm，脉管累及不影响分期

【转移途径】

主要为直接蔓延及淋巴转移，血行转移少见。

1. 直接蔓延　最常见，癌组织局部浸润，向邻近器官及组织扩散。外生型常向阴道壁蔓延，向上可侵及宫颈管及子宫体下段，向两侧蔓延至主韧带、阴道旁组织，甚至达盆壁，向前后蔓延可侵及膀胱或直肠。

2. 淋巴转移　当宫颈癌局部扩散侵入淋巴管，形成瘤栓，随淋巴液引流到达区域淋巴结，子宫颈癌淋巴结转移具有规律性，一级淋巴结包括宫旁、宫颈旁或输尿管旁、闭孔、髂内、髂外淋巴结，二级淋巴结包括髂总、腹股沟深、浅及腹主动脉旁淋巴结。

3. 血行转移　少见，可转移至肺、肾或脊柱等。

【诊断要点】

1. 临床表现　重视症状及病史询问，对于有性接触性出血、白带增多或混有血丝常为子宫颈癌的早期表现之一。晚期可表现为异常阴道排液或不规则出血，下腹或腰骶部疼痛，病情进而加重者，可伴尿频、尿急、尿痛等泌尿系统症状。

2. 体征及辅助检查

（1）妇科检查可见宫颈呈糜烂状、溃疡型或菜花样，组织硬而脆，触之易于出血。强调妇科检查的重要性，尤其重视三合诊检查，以利于正确评估宫旁情况，指导正确的临床分期。

18

（2）宫颈活组织检查是确诊子宫颈癌的"金标准"。对于临床检查高度可疑为子宫颈癌者，可直接行子宫颈多点活检术，疑似病例可阴道镜检查并于镜下可疑部位多点活检，以提高诊断的准确性。

（3）一旦病理确诊子宫颈癌，不计其临床分期，均应进行影像学评估，包括盆腹腔 CT 检查、胸部平片或 CT 以及鳞状细胞癌抗原（SCC）检查，切忌仅仅依据一项病理学诊断而盲目决定治疗原则。值得注意的是，如果患者有泌尿或肠道症状，推荐进行膀胱镜或直肠镜检查。

【鉴别诊断】

1. 慢性宫颈炎　早期宫颈癌与慢性宫颈炎有相似的症状及体征。

2. 宫颈结核　表现为不规则阴道流血和白带增多，局部见多个溃疡，甚至菜花样赘生物。

3. 宫颈乳头状瘤　为良性病变，多见于妊娠期，表现为接触性出血和白带增多，外观乳头状或菜花状。

4. 子宫内膜异位症　宫颈有多个息肉样病变，甚至累及穹隆。

最可靠的诊断方法是做宫颈和宫颈管的活组织检查，经病理确诊。

【治疗原则】

子宫颈癌主要的治疗方法有手术和放疗，近年来化疗日益受到重视。早期患者一般采用单一治疗，而中、晚期患者强调综合治疗。

1. ⅠA1 期的治疗　针对患者个性化特点及要求采用不同的治疗策略，年轻有生育要求者，宫颈锥切也是该期的一个治疗选择。已完成生育者，推荐经腹、经阴道或腹腔镜下筋膜外全子宫切除术。选择宫颈锥切手术者，术后 3 个月、6 个月随访追踪细胞学和阴道镜检查，并行宫颈管搔刮术，两次阴性后每年检查一次。

2. ⅠA2 期的治疗　对要求保留生育功能者，可选择宫颈锥切/宫颈广泛切除 + 盆腔淋巴清扫术；无需保留生育功能者可行次广泛子宫切除＋盆腔淋巴清扫。选择宫颈锥型切除手术者，术后 3~6 个月一次细胞学检查和阴道镜检查，2 年后每半年一次。

3. ⅠB1~ⅡA1 期的治疗 采用手术加或不加辅助治疗，或者初始就采用放疗，疗效相当，但放疗患者的远期并发症偏高。标准的术式是经腹、腹腔镜或阴道广泛性子宫切除术和盆腹腔淋巴结切除术。

4. ⅡA2~ⅡB、ⅢB 和ⅣA 期的治疗 该期别宫颈癌的标准治疗方案是同期放化疗。标准的同期放疗包括盆腔外照射＋腔内近距离照射。

5. ⅣB 期/远处转移的治疗 远处转移的病例约占2%。目前尚没有随机试验对比化疗和最好的支持治疗对ⅣB 期患者的疗效，有一些证据表明同期放化疗优于单纯化疗。远处转移患者的中位生存期约为 7 个月。

【诊疗注意事项】

早期子宫颈癌预后较好，ⅠA 期患者 5 年生存率可达 95% 以上，ⅠB 期为 80%~85%，Ⅱ期为 60%~70%，Ⅲ期以上仅为 14%~35%。因此，早发现、早诊断、早治疗是改善子宫颈癌预后的主要措施。

首先要加强宣教，提高防治意识，使广大妇女自觉主动地定期接受宫颈病变的筛查，做到及时发现和早期诊断；其次，恰当处理宫颈病变，尤其强调 CINⅡ/Ⅲ 的处理要合乎规范，不可直接行子宫切除术，以避免意外发现宫颈癌的发生；再次，重视妇科检查尤其是强调三合诊的检查，正确评估宫旁是否受累，做到准确分期以指导治疗方式的合理选择；最后，严格掌握不同期别子宫颈癌的治疗原则，做到规范化、个体化、个性化治疗原则，杜绝治疗的随意性，对于不具备诊治条件的医院或不具备诊疗技术的医生，尽量商请患者到有条件的医院进行规范诊治。

各期宫颈癌的诊疗流程见图 18-4。

【随访】

随访时间：治疗后 1 个月行第 1 次随访，以后每隔

18

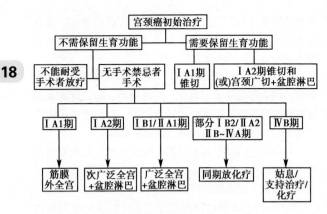

图 18-4 各期宫颈癌的诊疗流程

3个月复查1次至术后1年；其后每3~6个月复查1次，连续2年；以后半年复查1次。病情变化时及时治疗。

1）全身检查，注意浅表淋巴结，腹部情况、腹股沟淋巴囊肿及水肿等。

2）妇科检查，注意阴道残端/宫颈有无复发，盆腔及宫旁有无异常。

3）其他检查：三大常规、宫颈鳞癌标记物、胸部摄片、脱落细胞学检查、泌尿系统检查、超声检查，必要时行盆腔/腹腔 CT、MRI 或 PET-CT 检查。

（张师前）

第十九章

宫体疾病

第一节　子宫肌瘤

【概述】

子宫肌瘤（uterine myoma）是女性生殖器最常见的良性肿瘤，由平滑肌及结缔组织组成。常见于 30～50 岁妇女，20 岁以下少见。因肌瘤多无或很少有症状，临床报道发病率远低于肌瘤真实发病率。

子宫肌瘤确切病因尚未明了，可能与女性性激素有关。

按肌瘤生长部位：宫体肌瘤（90%）及宫颈肌瘤（10%）。

按肌瘤与子宫肌壁的关系：①肌壁间肌瘤（intramural myoma）：约占 60%～70%。②浆膜下肌瘤（subserous myoma）：约占 20%，肌瘤向子宫浆膜面生长，并突出于子宫表面。若肌瘤位于宫体侧壁向宫旁生长突出于阔韧带两叶之间，称为阔韧带肌瘤。③黏膜下肌瘤（submucous myoma）：占 10%～15%，肌瘤向宫腔方向生长，突出于宫腔，表面仅为黏膜层覆盖。

根据 FIGO 子宫肌瘤的分类系统的定义，肌瘤的类型从 0～8，越低的数字表示越接近子宫内膜（图 19-1、表 19-1）。

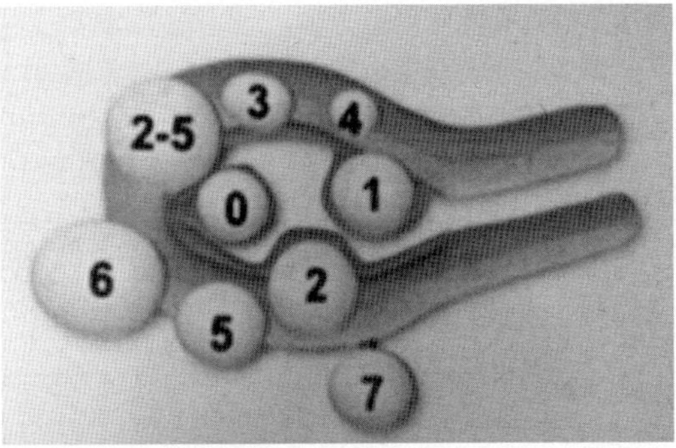

19

图 19-1 FIGO 子宫肌瘤分类系统肌瘤的分型

表 19-1 FIGO 子宫肌瘤分类系统肌瘤的类型

0 型	有蒂黏膜下肌瘤，未向肌层扩展
Ⅰ型	无蒂黏膜下肌瘤，向肌层扩展≤50%
Ⅱ型	无蒂黏膜下肌瘤，向肌层扩展 >50%
Ⅲ型	肌壁间肌瘤，位置近宫腔，瘤体外缘距子宫浆膜≥5mm
Ⅳ型	肌壁间肌瘤，位置近子宫浆膜，瘤体外缘距子宫浆膜 <5mm
Ⅴ型	肌瘤贯穿子宫全部肌层
Ⅵ型	肌瘤突向浆膜
Ⅶ型	肌瘤完全位于浆膜下
Ⅷ型	其他特殊类型

子宫肌瘤变性：

1. 玻璃样变（hyaline degeneration） 又称透明变性，最常见，肌瘤剖面漩涡状结构消失，由均匀透明样物质取代。

2. 囊性变（cystic degeneration） 玻璃样变继续发

展，肌细胞坏死液化即可发生囊性变。数个囊腔也可融合成大囊腔，腔内含清亮无色液体，也可凝固成胶冻状。

3. 红色样变（red degeneration）　多见于妊娠期或产褥期，为肌瘤的一种特殊类型坏死。肌瘤剖面为暗红色，如半熟的牛肉，有腥臭味，质软，漩涡状结构消失。

4. 肉瘤样变（sarcomatous change）　肌瘤恶变为肉瘤少见，仅为 0.4%～0.8%，多见于绝经后伴疼痛和出血的患者。

5. 钙化（degeneration with calcification）　多见于蒂部细小、血供不足的浆膜下肌瘤及绝经后妇女的肌瘤。常在脂肪变性后进一步分解成甘油三酯，再与钙盐结合，沉积在肌瘤内。

【症状】

1. 经量增多及经期延长　最常见症状。多见于大的肌壁间肌瘤及黏膜下肌瘤，肌瘤使宫腔增大，子宫内膜面积增加并影响子宫收缩，此外肌瘤可能使肿瘤附近的静脉受挤压，导致子宫内膜静脉丛充血扩张，从而引起经量增多，经期延长。黏膜下肌瘤伴有坏死感染时，可有不规则阴道流血或血样脓性排液。长期经量增多可继发贫血，出现乏力、心悸等症状。

2. 下腹包块　当肌瘤逐渐增大使子宫超过 3 个月妊娠大时可从腹部触及。巨大的黏膜下肌瘤可脱出于阴道外，患者可因外阴脱出肿物就医。

3. 白带增多　肌壁间肌瘤使宫腔面积增大，内膜腺体分泌增多，并伴有盆腔充血致使白带增多。子宫黏膜下肌瘤一旦感染，可有大量脓样白带。若有溃烂、坏死、出血时，可有血性或脓血性、有恶臭的阴道溢液。

4. 压迫症状　压迫膀胱可导致尿频尿急、排尿困难、尿潴留等；压迫直肠可出现下腹部坠胀不适、便秘等症状；压迫输尿管可出现输尿管扩张甚至发生肾盂积水。

5. 其他　腹痛腹胀、腰酸背痛，经期加重。

19

【体征】

1. 与肌瘤大小、位置、数目及有无变性相关。大肌瘤可在下腹部扪及实质性不规则肿块。

2. 妇科查体扪及子宫增大，表面不规则单个或多个结节状突起。浆膜下肌瘤可扪及单个实质性球状肿块与子宫相连等。

【诊断要点】

1. 对于出现子宫增大、盆腔肿块或月经量增多的患者可首选超声检查，并进行血常规和甲状腺功能的检查。

2. 磁共振成像可以向子宫内膜和浆膜表面提供退化肌瘤、肌瘤与子宫内膜和浆膜表面的信息，并决定是否应该保留子宫。

3. 在月经量多的女性中，生理盐水输入子宫内膜腔后的超声检查可识别出腔内肌瘤的范围。

4. 如果患者出现不规则阴道流血或有子宫内膜增生的危险因素（肥胖、持续性无排卵或长期使用无孕激素的雌激素治疗），可选择性进行凝血功能的检查和子宫内膜活检。必要时行宫腔镜检查明确子宫内膜情况。

【治疗要点】

治疗应根据患者的症状、年龄和生育要求，以及肌瘤的类型、大小、数目全面考虑。

1. 观察　无症状肌瘤一般不需要治疗，特别是近绝经期女性。绝经后肌瘤多可萎缩和症状消失。每 3~6 个月随访一次，若出现症状可考虑进一步治疗。

2. 药物治疗　适应于症状轻、近绝经年龄或全身情况不宜手术者。

（1）促性腺激素释放激素类似物（gonadotropin-releasing hormone agonist，GnRH-a）：目前主要是择期手术前或绝经早期的短期应用（3~6 个月）。适应证：①缩小肌瘤以利于妊娠；②术前控制症状、纠正贫血；③术前应用缩小肌瘤，降低手术难度，或使经阴道或腹腔镜手术成为可能；④对近绝经妇女，提前过渡到自然绝经，避免手术。

（2）米非司酮（mifepristone）：可作为术前用药或提前绝经使用，10mg qd 口服，连用 3 ~ 6 个月。不宜长期使用，因其拮抗孕激素后，子宫内膜长期受雌激素刺激，增加子宫内膜增生的风险。

3. 手术治疗　适应证：①月经过多致继发贫血，药物治疗无效；②严重腹痛、性交痛、慢性腹痛、有蒂肌瘤扭转引起的急性腹痛；③体积大，压迫膀胱直肠输尿管等并引起相关症状；④能确定肌瘤是不孕或反复流产的唯一原因者；⑤疑有肉瘤变。

手术方式：

（1）肌瘤切除术（myomectomy）：适用于希望保留生育功能的患者。注意事项：0 型和Ⅰ型子宫肌瘤可宫腔镜切除，突入阴道的 0 型子宫肌瘤可经阴道摘除。术后有 50% 复发机会，约 1/3 患者需再次手术。

（2）子宫切除术（hysterectomy）：无生育要求或疑有恶性变的，可行子宫切除术。注意事项：术前应排除宫颈及子宫内膜恶性病变。

备孕患者手术指征如表 19-2：

表 19-2　备孕患者手术指征

0 型 Ⅰ 型 Ⅶ 型	手术指征
Ⅱ 型 Ⅲ 型	不孕或流产除外其他病因时→手术指征
Ⅳ 型 Ⅴ 型 Ⅵ 型	手术与带瘤妊娠的利弊权衡（缺乏临床研究）
Ⅷ型（宫颈肌瘤、阔韧带肌瘤）	不孕除外其他病因时→手术指征

4. 其他治疗

（1）子宫动脉栓塞术（uterine artery embolization, UAE）：可阻断子宫动脉及其分支，减少肌瘤的血供，延缓肌瘤生长，缓解症状。注意事项：该方法可能引起卵巢功能减退并增加潜在妊娠并发症的风险，对有生育要求的妇女一般不建议适用。

（2）子宫内膜去除术（endometrial ablation）：适用于月经量多，没生育要求但希望保留子宫或不能耐受子宫切除术的患者。注意事项：术前应排除宫颈及子宫内膜恶性病变。

（3）射频消融术（radio-frequency ablation, RFA）：是采用超声热消融治疗子宫肌瘤。优点：副作用较小，出血少、恢复快。缺点：有一部分患者效果不理想，且无病理支持、可能出现皮肤灼伤和可逆的骨盆神经病。

【注意事项】

1. 有条件的情况下，合并异常子宫出血的子宫肌瘤患者，尽量行宫腔镜检查术排除子宫内膜病变。

2. 行腹腔镜子宫切除或子宫肌瘤切除术时，用肌瘤粉碎装置要慎重，放入袋内粉碎，并要充分告知患者，有肉瘤的可能，以降低子宫肉瘤时盆腔内种植的风险。

第二节　子宫肉瘤

【概述】

子宫肉瘤（uterine sarcoma）：来源于子宫肌层、肌层内结缔组织和内膜间质，也可继发于子宫平滑肌瘤。少见，恶性程度高，占子宫恶性肿瘤 2%～4%，占女性生殖道恶性肿瘤 1%。多见于 40～60 岁以上妇女。

组织学分类及病理特征：

1. 子宫平滑肌肉瘤（leiomyosarcoma, LMS）　分为原发性和继发性两种。原发性平滑肌肉瘤指由具有平滑肌分化的细胞组成的恶性肿瘤，是最常见的子宫恶性间叶性肿瘤。继发性平滑肌肉瘤指原已存在的平滑肌瘤恶变。继发性子宫肉瘤预后较原发性好。

2. 子宫内膜间质肉瘤（endometrial stromal sarcoma, ESS）　来自子宫内膜间质细胞，按核分裂象、血管侵袭和预后情况分为三类：子宫内膜间质结节，子宫内膜间质肉瘤，高度或未分化子宫内膜肉瘤。

3. 上皮和间叶混合性肉瘤　指具有上皮和间叶两种成分的恶性肿瘤，分为腺肉瘤和癌肉瘤两种。①腺肉瘤（adenosarcoma）：含有良性腺上皮成分及肉瘤样间叶成分的双向分化的肿瘤，多见于绝经后妇女；②癌肉瘤（carcinosarcoma）：由恶性上皮和恶性间叶成分混合组成的子宫恶性肿瘤，又称恶性中胚叶混合瘤（malignant mesodermal mixed tumor, MMMT），多见于绝经后妇女。

【症状】

1. 阴道不规则流血　最常见，量多少不等。

2. 腹痛　肉瘤生长快，子宫迅速增大或瘤内出血、坏死、子宫肌壁破裂引起急性腹痛。

3. 腹部包块　因生长快，患者可自诉扪及迅速增大的下腹部包块。

4. 压迫症状及其他　可压迫膀胱或直肠，出现尿频、尿急、尿潴留、大便困难等症状。晚期患者全身消瘦、贫血、低热或出现肺脑转移相应症状。

【体征】

1. 子宫增大，外形不规则，宫颈口有息肉或肌瘤样肿物，呈紫红色，极易出血。

2. 继发感染后有坏死及脓性分泌物。

3. 晚期肉瘤可累及骨盆侧壁，子宫固定，可转移至肠管及腹腔，但腹腔积液少见。

【诊断要点】

1. 因子宫肉瘤临床表现与子宫肌瘤及其他恶性肿瘤相似，术前诊断较困难。

2. 对绝经后妇女及幼女的宫颈赘生物。迅速增大伴疼痛的子宫肌瘤，均应考虑有无子宫肉瘤的可能。

3. 辅助诊断可选用彩超、MRI、诊刮，必要时行宫腔镜检查术。确诊依据为组织病理学检查。

4. 要注意子宫平滑肌肉瘤与子宫肌瘤的鉴别，子宫内膜间质肉瘤与子宫内膜息肉的鉴别。

【临床分期】

手术病理分期（FIGO 2009）。

1. 子宫平滑肌肉瘤（表 19-3）

表 19-3　子宫平滑肌肉瘤病理分期

Ⅰ期	肿瘤局限于子宫体
Ⅰ A	肿瘤 <5cm
Ⅰ B	肿瘤 >5cm
Ⅱ期	肿瘤侵及盆腔
Ⅱ A	附件受累
Ⅱ B	子宫外盆腔内组织受累
Ⅲ期	肿瘤侵及腹腔组织（不包括子宫肿瘤突入腹腔）
Ⅲ A	一个病灶
Ⅲ B	一个以上病灶
Ⅲ C	盆腔淋巴结和（或）腹主动脉旁淋巴结转移
Ⅳ期	膀胱和（或）直肠转移，或有远处转移
Ⅳ A	肿瘤侵及膀胱和（或）直肠
Ⅳ B	远处转移

2. 子宫内膜间质肉瘤和腺肉瘤（表 19-4）

表 19-4　子宫内膜间质肉瘤和腺肉瘤病理分期

Ⅰ期	肿瘤局限于子宫体
Ⅰ A	肿瘤局限于子宫内膜或宫颈内膜，无肌层浸润
Ⅰ B	肌层浸润 ≤1/2
Ⅰ C	肌层浸润 >1/2

续表

Ⅱ期	肿瘤侵及盆腔
ⅡA	附件受累
ⅡB	子宫外盆腔内组织受累
Ⅲ期	肿瘤侵及腹腔组织（不包括子宫肿瘤突入腹腔）
ⅢA	一个病灶
ⅢB	一个以上病灶
ⅢC	盆腔淋巴结和（或）腹主动脉旁淋巴结转移
Ⅳ期	膀胱和（或）直肠转移，或有远处转移
ⅣA	肿瘤侵及膀胱和（或）直肠
ⅣB	远处转移

19

3. 癌肉瘤　分期同子宫内膜癌分期。

【治疗要点】

1. 治疗原则　以手术为主，放化疗为辅。手术方式主要根据肉瘤的组织学类型来选择。

2. 子宫平滑肌肉瘤　手术范围包括全子宫 + 双附件切除。早期绝经前的患者可以保留卵巢；发现子宫外病变则需行肿瘤细胞减灭术。

3. 低度恶性的子宫内膜间质肉瘤和腺肉瘤　全子宫 + 双附件切除术；高度恶性的子宫内膜间质肉瘤和癌肉瘤：全子宫 + 双附件切除术 + 盆腔及腹主动脉旁淋巴结切除术 + 大网膜切除术。

4. 根据期别和病理类型，术后放、化疗有可能提高疗效。低度恶性子宫内膜间质肉瘤因含雌孕激素受体，孕激素治疗有一定效果。

子宫肉瘤治疗及预后总结如表 19-5。

表 19-5　子宫肉瘤治疗及预后

病理类型	初始治疗	辅助治疗	预后
子宫平滑肌肉瘤	①全子宫切除术，累及子宫外行减瘤术；②早期绝经前可保留卵巢；③切除淋巴结非必需	放疗可控制局部复发，可用阿霉素或多西他赛，吉西他滨化疗，他比特啶有效	预后差，复发率 53% ~ 71%，5 年生存率 15% ~ 25%，中位生存期 10 个月
子宫内膜间质肉瘤			
低级别	①全子宫＋双附件切除术；②可以不切除淋巴结	放疗，孕激素，芳香化酶抑制剂	良好
高级别	全子宫＋双附件切除术	激素治疗无效，应该加放化疗	差
未分化	全子宫＋双附件切除术	放疗＋化疗	很差，生存期 <2 年
腺肉瘤	全子宫＋双附件切除术	不需要	较好，25% 患者死于该病
癌肉瘤（恶性苗勒管混合瘤）	①早期，全子宫＋双附件＋盆腔淋巴结±大网膜切除术；②晚期，减瘤术	异环磷酰胺和顺铂化疗，放疗仅能控制盆腔病变	差，5 年总体生存率 30%

【注意事项】

1. 对于术前有变性的子宫肌瘤、迅速增大伴疼痛的子宫肌瘤应提高警惕，充分考虑到子宫肉瘤的可能。必要时行 MRI 检查。并慎重选择手术路径。

2. 行腹腔镜子宫切除或子宫肌瘤切除术时，慎重使用肌瘤粉碎装置，以降低子宫肉瘤时盆腔内种植的风险。

3. 术中快速病理不能确诊子宫肉瘤及级别，但肉眼观察可疑时，仍应送快速病理，并与患者家属沟通是否扩大手术范围。

4. 术后病理诊断为子宫肉瘤者，应根据其组织类型和级别，决定是否补充手术及范围。

第三节　子宫内膜病变

子宫内膜病变为一组疾病的统称，通常可以分为子宫内膜增生性病变、子宫内膜息肉、子宫内膜癌。

一、子宫内膜增生性病变

【概述】

子宫内膜受雌激素持续作用，而无孕激素拮抗，如不排卵（如多囊卵巢综合征）、肥胖、内分泌功能性肿瘤及雌激素疗法等，可发生不同程度的增生性改变，少数可呈萎缩性改变。子宫内膜增生性病变（endometrial hyperplasia，EH）根据 2014 年第 4 版 WHO 女性生殖器官肿瘤分类，较 2003 年分型有新的变化，其分别如表 19-6。

表 19-6　第 3 版与第 4 版分类比较

2003 年第 3 版分类	2014 年第 4 版分类
增生（典型性）	无非典型性子宫内膜增生
单纯性增生不伴非典型性	
复杂型增生不伴非典型性	

2003 年第 3 版分类	2014 年第 4 版分类
非典型增生 　单纯性增生伴非典型性 　复杂性增生伴非典型性	非典型增生（Atypical hyperplasia，AH）/子宫内膜样上皮内瘤变（Endometrial intraepithelial neoplasm，EIN）

【临床表现】

子宫内膜增生症临床上最主要的症状是子宫不规则出血，表现为月经周期紊乱，经期长短不一，经量不定或增多，甚至大量出血。出血期间一般无腹痛或其他不适。

【辅助检查】

1. 妊娠试验　有性生活史者应行妊娠试验，以排除妊娠及妊娠相关疾病。

2. 超声检查　可了解子宫大小、形状，宫腔内有无赘生物，子宫内膜厚度等。

3. 子宫内膜取样

（1）诊断性刮宫：简称诊刮。其目的包括止血和取材做病理学检查。凡怀疑有子宫内膜病变患者，无论其何种病变，均需要行诊刮术并送病理检查明确病变。刮宫要全面、特别注意两侧宫角部；注意宫腔大小、形态、宫壁是否光滑、刮出物性质和量。刮出物应全部送病理学检查。

（2）子宫内膜活组织检查：目前国外推荐使用 Karman 套管或小刮匙等的内膜活检，优点是创伤小，能够获取足够组织标本用于诊断。

（3）宫腔镜检查：在宫腔镜直视下选择病变区进行活检，较盲取内膜的诊断价值高，为首选检查方法。（图 19-2 ~ 19-4，见文末彩页）

19

【诊断要点】

疾病确诊需要病理学诊断证实。

在病史询问及相关检查过程中，排除其他相关性疾病：妊娠相关出血、生殖器官肿瘤、感染、血液系统及肝肾重要脏器疾病、甲状腺疾病、生殖系统发育畸形、外源性激素及异物引起的不规则出血。

19

【鉴别诊断】

1. 黏膜下子宫肌瘤 表现为异常的子宫出血，如月经量大，月经淋漓不尽等。行妇科超声检查可见有宫腔内或肌壁间凸向内膜的较低回声。宫腔镜下表现为向宫腔突出的组织，呈球形，质较韧。切除后行病理学检查可确诊。

2. 子宫内膜癌 多出现阴道流血或阴道排液、下腹痛症状。查体可有子宫增大、宫体压痛。典型的子宫内膜癌的超声图像有宫腔内实性不均质回声区，或宫腔线消失、肌层内有不均回声区。彩色多普勒显像可显示丰富血流信号。行诊刮、宫腔镜并活检等，取得病理学检查可确诊。

【治疗原则】

1. 一般治疗 贫血者应补充铁剂、维生素 C 和蛋白质，严重贫血者需输血。流血时间长者给予抗生素预防感染。出血期间应加强营养，避免过度劳累和剧烈运动，保证充分休息。

2. 无非典型性子宫内膜增生的治疗

（1）药物治疗

1）孕激素可有效治疗并预防高危人群的复发。经过周期性孕激素的治疗，98% 以上的病变可在 3～6 个月内消退。

2）用药方案：主要为周期性用药，甲羟孕酮 8～10mg，每天 1 次，黄体酮胶囊 100mg，每天 2～3 次等，于月经后半周期使用，每次 12～14 天；或宫腔内放置左炔诺酮缓释宫内节育器（曼月乐）。

（2）手术治疗：子宫内膜去除术，如：子宫内膜射频消融术，宫腔镜子宫内膜电切术。术后应严格随访，监测疾病复发和进展。

3. 非典型子宫内膜增生（AH）/子宫内膜样上皮内瘤变（EIN）的治疗 对 AH/EIN 患者常规治疗为子宫切除术，有保留生育要求的患者可考虑大剂量孕激素治疗，但需严格监测子宫内膜组织学变化。

（1）保守治疗：对于年轻患者，强烈要求保留生育功能、无孕激素药物使用禁忌证，并具备随访条件，经全面评估和充分咨询后，可采用全周期连续大剂量孕激素治疗 3~6 个月，病变消失则停孕激素后积极助孕；应对内膜增生的高危因素，如肥胖、胰岛素抵抗同时治疗。

用药方案：

采用大剂量连续用药，如甲羟孕酮 250mg 口服，每天 1 次，醋酸甲地孕酮 400mg 口服，每天 1 次等。

病情监测：

用药每 3 个月为一个疗程，每一疗程结束后即行宫腔镜下刮宫或诊刮送病理检查，监测药物反应并决定下一步的治疗方案。如果内膜腺体表现为分泌期或萎缩性改变，即可停用药物治疗，对不孕患者及时更换使用促排卵药。如果内膜对药物反应不好，需加大药物剂量，继续治疗。对长期不愈的顽固性病例，应警惕癌变的可能。

（2）手术治疗：对年龄大于 40 岁、无生育要求的患者，建议子宫切除术；年轻患者经药物治疗无效、内膜持续增生、加重或怀疑癌变者，也可考虑手术切除子宫。

【诊疗注意事项】

1. 无孕激素拮抗的持续性雌激素刺激可导致无非典型性子宫内膜增生，其子宫内膜癌风险增加 3~4 倍，10 年后增加 10 倍。1%~3% 的无非典型性子宫内膜增生进展为高分化子宫内膜癌。持续性无拮抗的雌激素刺激可导致无非典型性子宫内膜增生进展为 AH/EIN。活检诊断为 AH/EIN 的患者中，1/4~/3 在立即进行的子宫切除术中、或在随访的第一年内被诊断为癌。在早期的经典研究中，AH 远期风险升高 14 倍，EIN 升高 45 倍。

2. 子宫内膜增生的治疗要结合其年龄、生育要求、子宫内膜增生类型等进行治疗。原则上，孕激素治疗是无非典型性子宫内膜增生的首选，子宫切除术仍是 AH/EIN 的第一选择。对于符合保守治疗的患者，应充分知情，包括：AH/EIN 癌变率可达 20%～50%，一部分患者已同时合并子宫内膜癌；孕激素的副作用：血栓性静脉炎 5%～17%，体重增加 22%，高血压 17%，肺栓塞 1%，血脂及糖代谢改变，血管组织改变。

二、子宫内膜息肉

【概述】

子宫内膜息肉为炎性子宫内膜局部血管和结缔组织增生形成息肉状赘生物突入宫腔内所致，息肉大小数目不一，多位于宫体部，借助细长蒂附着于子宫腔内壁，主要表现为经期延长和经量增多。

【临床表现】

子宫内膜息肉可单发或多发，70%～90% 的子宫内膜息肉有异常子宫出血（abnormal uterine bleeding, AUB），表现为经间期出血、月经过多、不规则出血、不孕。少数（0～12.9%）会有腺体的不典型增生或恶变。

年龄增加、肥胖、高血压、使用他莫昔芬（其他名称：三苯氧胺）的妇女容易出现。息肉体积大、高血压是恶变的危险因素。

【辅助检查】

1. 妊娠试验　有性生活史者应行妊娠试验，以排除妊娠及妊娠相关疾病。

2. 超声检查：最佳检查时间为周期第 10 天之前。可行经盆腔或阴道超声检查，通常显示为子宫腔内常规形状的高回声病灶，周围环绕弱的强回声晕。注射生理盐水超声或凝胶超声可提高诊断的准确性。

3. 宫腔镜检查　在宫腔镜直视下选择病变区进行活

检，具有最高的敏感性和特异性，为首选检查方法。

4. 刮宫或子宫内膜活检 不推荐使用。因其敏感性较低，并可能导致息肉破碎，难于组织学诊断。（图19-5，见文末彩页）

19

【诊断要点】

结合症状、查体、超声检查及宫腔镜检查多可临床确诊，但仍需在宫腔镜下切除送病理检查，以排除黏膜下肌瘤、腺肉瘤、息肉恶性变等可能。

【鉴别诊断】

黏膜下子宫肌瘤：表现为异常的子宫出血，如月经量大，月经淋漓不尽等。行妇科超声检查可见有宫腔内或肌壁间凸向内膜的较低回声。宫腔镜下表现为向宫腔突出的组织，呈球形，质较韧。切除后行病理学检查可确诊。

子宫内膜间质肉瘤：起源于子宫内膜或子宫颈内膜，临床可出现异常子宫出血。查体可见部分表现为息肉样增生，甚至脱出于宫颈口外。肿瘤体积较一般息肉大，蒂宽，质略脆，表面光滑或可破溃导致感染。需在活检或宫腔镜下电切后，病理确诊。

【治疗原则】

1. 保守治疗 直径小于1cm的息肉若无症状，1年内自然消失率约27%，恶变率低，可观察随诊；绝经后无症状息肉恶变率较低，充分告知后，可选择观察保守治疗。

2. 药物治疗 药物治疗对子宫内膜息肉作用有限，不推荐使用。

3. 手术治疗

（1）保守手术

1）宫腔镜息肉切除术：对体积较大有症状的息肉推荐宫腔镜指引下息肉摘除、电切，盲刮容易遗漏；术后复发风险3.7%～10%，短效口服避孕药或LNG-IUS（曼月乐）可减少复发风险。

2）子宫内膜去除术：对无生育要求、多次复发者，可建议子宫内膜去除术。

（2）根治性手术：对恶变风险大者可考虑子宫切除术。

【诊疗注意事项】

子宫内膜息肉是一种常见的妇科疾病，临床表现最常见为异常阴道流血。无症状妇女因其他症状体检意外发现子宫内膜息肉。年龄增长与激素补充治疗是其高发的主要原因。子宫内膜息肉恶变不常见，但是随着年龄的增长、绝经后阴道流血常预示恶变的可能性。通过保守治疗，高达25%的子宫内膜息肉可以消退，特别是直径小于1cm的息肉。宫腔镜下息肉切除术是治疗的主要方式。有症状的绝经后息肉患者需要病理取材进行评估，不孕症患者去除子宫内膜息肉可以提高生育能力。

第四节　子宫内膜癌

【概述】

子宫内膜癌（endometrial cancer，EC）是发生于子宫内膜的一组上皮性恶性肿瘤，以来源于子宫内膜腺体的腺癌最常见。为女性生殖道三大恶性肿瘤之一，平均发病年龄为60岁，其中75%发生于50岁以上妇女。

病因不十分清楚。目前认为子宫内膜癌可能有两种发病类型（表19-7）。

【病理类型】

1. 内膜样腺癌　占80%~90%，内膜腺体高度异常增生，上皮复层，并形成筛孔状结构。按腺癌分化程度分为Ⅰ级（高分化G1），Ⅱ级（中分化G2），Ⅲ级（低分化G3）。分级愈高，恶性程度愈高。

2. 腺癌伴鳞状上皮分化　腺癌组织中有时含鳞状上皮成分，伴化生鳞状上皮成分者称棘腺癌（腺角化癌），伴鳞癌者称鳞腺癌，介于两者之间称腺癌伴鳞状上皮不典型增生。

表 19-7　子宫内膜癌两种发病类型

分型	病理	特点
I型　雌激素依赖型	内膜样腺癌	1. 雌激素相关，临床上常见于无排卵性疾病（无排卵性功血，多囊卵巢综合征）、分泌雌激素的肿瘤（颗粒细胞瘤、卵泡膜细胞瘤）、长期服用雌激素的绝经后妇女以及长期服用他莫昔芬的妇女 2. 分化较好，雌孕激素受体阳性率高，预后好 3. 患者较年轻，常伴有肥胖、高血压、糖尿病、不孕或不育及绝经延迟
II型　非雌激素依赖型	浆液性癌 透明细胞癌 腺鳞癌 黏液腺癌	1. 分化差，肿瘤恶性度高，雌孕激素受体多呈阴性，预后不良 2. 多见于老年体瘦妇女

3. 浆液性腺癌　又称子宫乳头状浆液性腺癌（UPSC），占 1%~9%。恶性程度高，易有深肌层浸润和腹腔、淋巴及远处转移，预后极差。无明显肌层浸润时，也可能发生腹腔播散。

4. 黏液性癌　肿瘤半数以上由胞质内充满黏液的细胞组成，大多数腺体结构分化良好，病理行为与内膜样癌相似，预后较好。

5. 透明细胞癌　多呈实性片状、腺管样或乳头状排列，癌细胞胞浆丰富、透亮，核呈异型性，或靴钉状，恶性程度高，易早期转移。

【症状】

约90%的患者出现阴道流血或阴道排液、下腹痛症状，在诊断时无症状者不足5%。

1. 阴道流血 主要表现为绝经后阴道流血，量一般不多。尚未绝经者可表现为月经增多、经期延长或月经紊乱。

2. 阴道排液 多为血性液体或浆液性分泌物，合并感染则有腐血性排液，恶臭。因阴道排液异常就诊者约占25%。

3. 下腹疼痛及其他 若癌肿累及宫颈内口，可引起宫腔积脓，出现下腹胀痛及痉挛样疼痛。晚期浸润周围组织或压迫神经可引起下腹及腰骶部疼痛。晚期可出现贫血、消瘦及恶病质等相应症状。

【体征】

早期子宫内膜癌妇科检查可无异常发现。晚期可有子宫明显增大，合并宫腔积脓时可有明显触痛，宫颈管内偶有癌组织脱出，触之易出血。癌灶浸润周围组织时，子宫固定或在宫旁触及不规则结节状物。

【诊断要点】

1. B型超声检查 了解子宫大小、宫腔形状、宫腔内有无赘生物、子宫内膜厚度、肌层有无浸润及深度，可对异常阴道流血原因作出初步诊断并为进一步检查的选择提供依据。彩色多普勒显像可显示丰富血流信号。

2. 诊断性刮宫与分段诊刮 诊断性刮宫是常用的诊断方法。一般无论B型超声结果如何，多需要进行诊刮。

分段诊刮，疑有宫颈转移，或鉴别子宫内膜癌和子宫颈管腺癌，应行分段诊刮。

3. 宫腔镜检查 可直接观察宫腔及宫颈管内有无癌灶存在，大小及部位，直视下取材活检，减少对早期子宫内膜癌的漏诊。目前多数研究支持可进行宫腔镜检查。（图19-6，见文末彩页）

4. 子宫内膜抽吸活检 方法简便，国外报道诊断准

19

确性与诊断性刮宫相当。

5. MRI 可用于治疗前评估，对肌层浸润深度和宫颈间质浸润有较准确的判断；CT 可协助判断有无子宫外转移。

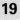

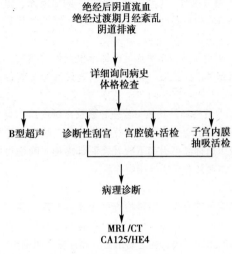

图 19-7　诊断流程图

【鉴别诊断】

1. 功能失调性子宫出血　以月经紊乱（经量增多、经期延长及不规则阴道流血）为主要表现。妇科检查无异常发现，诊断性刮宫和或组织检查可以确诊。

2. 老年性阴道炎　主要表现为血性白带。检查时可见阴道黏膜变薄、充血或有出血点、分泌物增多等表现。B 型超声检查宫腔内无异常发现，治疗后可好转。必要时先抗感染治疗后，再行诊刮、宫腔镜检查等。

3. 子宫黏膜下肌瘤或内膜息肉　月经过多或不规则引导留学，可行 B 型超声检查、宫腔镜检查以及诊断性刮宫以明确诊断。

4. 子宫颈管癌、子宫肉瘤及输卵管癌　均可有阴道排液增多或不规则流血。内生型子宫颈癌因癌灶位于宫颈管内，宫颈管变粗、硬或呈桶状。子宫肉瘤可有子宫明显增大、质软。输卵管癌以间歇性阴道排液、阴道流血、下腹隐痛为主要症状，可有附件包块。分段诊刮及影像学检查可协助诊鉴别。

子宫内膜癌的分期现采用国际妇产科联盟（FIGO）2009 年制订的手术-病理分期，见表 19-8。

19

表 19-8 子宫内膜癌的分期

分期	定义
I	肿瘤局限于子宫体
I a	肿瘤局限于内膜层或浸润深度 <1/2 肌层
I b	肿瘤浸润深度 ≥1/2 肌层
II	肿瘤侵犯宫颈间质，但无宫体外蔓延
III	肿瘤局部和（或）区域扩散
IIIa	肿瘤累及浆膜层和（或）附件
IIIb	阴道或宫旁受累
IIIc	盆腔淋巴结和（或）腹主动脉旁淋巴结转移
IIIc1	盆腔淋巴结阳性
IIIc2	腹主动脉旁淋巴结阳性和（或）盆腔淋巴结阳性
IV	肿瘤侵及膀胱和（或）直肠黏膜，和（或）远处转移
IVa	肿瘤侵及膀胱和（或）直肠黏膜
IVb	远处转移，包括腹腔内和（或）腹股沟淋巴结转移

【治疗要点】

主要治疗方法为手术、放疗及药物（化学药物及激素）治疗。早期患者以手术为主，按手术病理分期的结果及存在的复发高危因素选择辅助治疗;晚期则采用手术、放射、药物等综合治疗。

1. 手术治疗 为首选的治疗方法。手术目的一是进行手术-病理分期,确定病变的范围及与预后相关的重要因素;二是切除癌变的子宫及其他可能存在的转移病灶。

不同期别手术范围:

Ⅰ期患者应行筋膜外全子宫切除及双侧附件切除术。具有以下情况之一者,应行盆腔及腹主动脉旁淋巴结切除术或取样:①特殊病理类型如乳头状浆液性腺癌、透明细胞癌、鳞形细胞癌、未分化癌等;②子宫内膜样腺癌 G3;③肌层浸润深度 ≥1/2;④癌灶累及宫腔面积超过 50% 或有峡部受累。子宫内膜浆液性癌的临床Ⅰ期手术范围应与卵巢癌相同,除分期探查、切除子宫及双附件清扫腹膜后淋巴结外,并应切除大网膜及阑尾。

Ⅱ期应行改良广泛子宫切除及双附件切除术,同时行盆腔淋巴结切除及腹主动脉旁淋巴结取样。

Ⅲ和Ⅳ期的晚期患者手术范围个体化,应与卵巢癌相同,进行肿瘤细胞减灭手术。

2. 放疗是治疗子宫内膜癌有效方法之一,分腔内照射及体外照射两种。

单纯放疗:仅用于有手术禁忌证或无法手术切除的晚期内膜癌患者。

放疗联合手术及化疗:术后放疗是Ⅰ期高危和Ⅱ期内膜癌最主要的术后辅助治疗,可明显降低局部复发,提高生存率。对已有深肌层浸润、分化差、淋巴结转移、盆腔及阴道残留病灶的患者术后均需加用放疗。对Ⅲ期和Ⅳ期病例,通过放疗和手术及化疗联合应用,可提高疗效。

3. 化疗 为晚期或复发子宫内膜癌的综合治疗措施之一,也可用于术后有复发高危因素患者的治疗以期减少盆腔外的远处转移。常用化疗药物有顺铂、多柔比星、紫杉醇、环磷酰胺、氟尿嘧啶、丝裂霉素、依托泊苷等。可单独应用或联合应用,也可与孕激素合并使用。子宫浆液性癌术后应给予化疗，方案同卵巢上皮癌。

4. 孕激素治疗　主要用于晚期或复发子宫内膜癌的治疗，也可试用于极早期有保留生育功能的年轻患者。孕激素受体（PR）阳性者有效率可达80%。常用药物：口服醋酸甲羟孕酮200～400mg/d；己酸孕酮500mg，肌注每周2次。长期使用可有水钠潴留、肿或药物性肝炎等副作用，停药后即可恢复。

5. 保留生育功能　治疗对于病灶局限在内膜、高分化、孕激素受体（PR）阳性的子宫内膜癌，患者坚决要求保留生育功能，可考虑不切除子宫和双附件，采用大剂量孕激素进行治疗。但是，这种治疗目前仍处在临床研究阶段，不应作为常规治疗手段。治疗前应充分告知患者保留生育功能治疗的利弊，3个月进行一次诊断刮宫，判断疗效以决定后续治疗。

【注意事项】

1. 手术需注意的要点　①术中首先进行全面探查，对可疑病变部位取样作冰冻切片检查；②留腹水或盆腹腔冲洗液进行细胞学检查；③剖视切除的子宫标本，判断有无肌层浸润。手术切除的标本应常规进行病理学检查，癌组织还应行雌、孕激素受体检测，作为术后选用辅助治疗的依据。

2. 子宫内膜癌分期手术后是否需要补充放、化疗，主要依据肿瘤的恶性程度及病变范围，包括手术病理分期、组织学类型、肿瘤分级、肌层浸润深度、淋巴结转移及子宫外转移等。

（朱　琳）

第二十章

卵巢输卵管疾病

第一节 附件包块诊治流程

【概述】

附件是对卵巢（ovary）和输卵管（fallopian tube）的统称。所谓附件包块即指器官定位在这两个器官的各种生理性和病理性包块。临床以卵巢来源的包块多见，卵巢和输卵管来源的包块处理原则相似。

【分类】

1. 生理性附件包块　主要包括黄体和卵泡，器官定位于卵巢。输卵管上的包块一般为病理性。

2. 病理性包块　输卵管和卵巢上均可以发生，可以分为良性，交界性和恶性附件包块。发生于输卵管的良性包块以输卵管系膜囊肿和炎性包块常见，卵巢上的良性肿瘤多为上皮来源；恶性肿瘤发生于输卵管的多为上皮性，发生于卵巢的可以分为上皮性，生殖细胞，生殖细胞-性索间质来源等，其中以上皮性多见；交界性是介于良性和恶性之间的低度恶性的肿瘤。

【临床表现】

部分生理性或早期的病理性包块可以没有特异性的临床表现。炎性包块可能有下腹痛；较大的良性囊肿可能有下腹的胀痛；交界性和恶性卵巢肿瘤可能出现腹胀，腹痛，腹部包块和消化道症状等非特异性表现。部分包块破裂，扭转，感染，出血的患者可能以腹痛为表现的急腹症就诊。

【诊断要点】

1. **典型体征**　由专科医师进行的理想双合诊或三合诊可以扪及附件区域的包块，未有性生活史的女性应采用肛诊。妇科检查时除了部位，还应了解包块大小，边界是否清楚，是否有压痛，活动度，质地，与子宫的位置关系等。合并腹水者还可以出现移动性浊音阳性甚至液波震颤等典型的体征。

2. **临床表现**　部分可以出现非特异性的腹胀，腹痛等表现。

3. **辅助检查**　影像学检查包括妇科 B 型超声，必要时还可通过 CT，MRI 等进一步了解包块的性质，来源，质地，有无合并腹水；女性血清肿瘤标志物（包括血 CA125，CA199，CEA，AFP，β-hCG 等）检查有助于判断包块的性质；胃镜和电子结肠镜等有助于排除胃肠道来源的肿瘤。

【鉴别诊断】

1. **卵巢子宫内膜囊肿**　多有痛经的症状，妇科检查部分患者可以触及触痛的结节，超声影像学提示为非纯液性暗区，肿瘤标志物轻度升高。

2. **子宫浆膜下肌瘤**　多为实性包块，边界清楚，与子宫之间有蒂相连，超声诊断困难时应手术探查。

3. **盆腹腔结核**　妇科检查腹部有揉面感，包块不大但是界限不清，可合并腹水，部分患者肿瘤标志物异常升高。PPD 实验有一定的诊断价值。

4. **消化系统疾病**　消化道肿瘤多表现为双侧的实性附件包块，边界尚清楚。大便隐血实验部分患者为阳性，对疑似的患者术前应行胃镜和肠镜的检查。附件包块的破裂扭转需与消化系统急腹症相鉴别。

附件包块诊治流程见图 20-1。

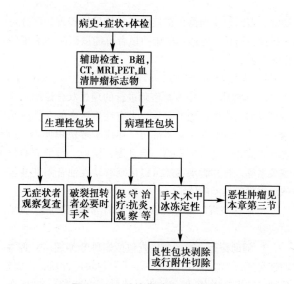

图 20-1 附件包块诊治流程图

【治疗】

1. 怀疑炎性包块建议抗炎治疗后复查，有手术指征者可以在控制炎症的基础上行手术探查。

2. 无症状的生理性囊肿应选择观察。

3. 囊性包块在以下情况时考虑手术探查：反复观察包块直径大于 5cm，肿瘤标志物升高。

4. 实性或囊实性包块宜尽早手术探查。

【注意事项】

附件包块术中快速冰冻病理检查对治疗方案的选择起着决定性的作用。不满足条件的基层医院对此类手术应该谨慎开展，以减少不必要的二次手术。

第二节 卵巢囊肿

本节对卵巢囊肿的描述主要包括生理性囊肿和卵巢良性肿瘤。

一、生理性囊肿

【概述】

卵巢生理性囊肿包括黄体和卵泡等在特定生理条件下形成的囊肿。

【临床表现】

卵巢生理性囊肿多无特异性的临床表现，因为超声检查的日益普及和精度的提高而得以发现。当生理性囊肿出现破裂，扭转时，可出现急腹症的表现。

20

【诊断要点】

1. 临床表现　多无特异性，偶有表现为急腹症或下腹胀痛。

2. 体征　妇科检查多无特异性发现，包块较大者可能可以扪及边界清楚，质地囊性，活动度较好的包块。生理性囊肿出现破裂，扭转时，可出现下腹压痛、反跳痛。

3. 影像学检查　首选超声检查。超声检查大多显示为纯液性囊肿，黄体囊肿可能表现为不均包块，周边见环状血流信号。直径多在3cm以下，偶有大于5cm者。在不同的月经周期，包块可能出现左右和大小的变化。"忽左忽右，忽大忽小"的卵巢单纯性囊肿，多属于此类。

4. 实验室检查　对于直径大于3cm者，可以进行肿瘤标志物的检查，多无特异性改变。

【治疗】

1. 无临床症状者无需治疗，超声监测（1～3个月/次）即可。

2. 急腹症表现者（如黄体破裂，卵巢囊肿蒂扭转），考虑急诊手术探查。

3. 如在观察的过程中肿瘤标志物升高，或包块进行性增大，保守治疗无效者，可考虑手术探查。

【注意事项】

对于初次发现的无症状纯囊性包块，即使直径大于

5cm，治疗（尤其是手术治疗）也要慎重，超声复查尤为重要，以避免不必要的治疗。

二、卵巢良性肿瘤

【概述】

卵巢良性肿瘤是指卵巢来源的良性肿瘤，其来源包括上皮性和非上皮性。

【临床表现】

卵巢良性囊肿早期多无特异性表现，包块增大后可能出现下腹胀痛，发生蒂扭转或破裂时可出现急性的下腹痛。肿块较大者妇科检查可以扪及包块，多数边界清楚，活动度好，质囊；有炎症粘连者可能活动度差，有压痛。

【诊断要点】

1. 临床表现　与生理性卵巢囊肿相比，良性囊肿多有持续增大的过程，多数包块活动度好，多不伴有腹水。部分患者可能有下腹胀痛不适，出现包块蒂扭转，破裂或感染者，可能出现急性下腹痛的症状。肿块较大者妇科检查可以扪及包块，多数边界清楚，活动度好，质囊。

2. 辅助检查　超声检查包块多为囊性，部分可能内有乳头；超声对于畸胎瘤有较高的诊断率。

3. 实验室检查　肿瘤标志物正常或轻度升高。

【治疗】

以手术探查为主，腔镜首选。依据术中快速冰冻检查结果选择治疗方案。年轻患者尽量行囊肿剥除，如包块大，对正常卵巢组织破坏严重或粘连严重者可考虑行患侧附件切除。更年期患者可直接行附件切除术送快速冰冻切片检查。

【注意事项】

无条件开展快速冰冻切片检查的基层单位应慎重开展此类手术，以转诊上级医院为宜。有手术史的巧克力囊肿或疑为深部子宫内膜异位症患者的腹腔镜手术在基层医院应慎重。

第三节　卵巢肿瘤

交界性（borderline ovarian tumor，BOT）和恶性卵巢肿瘤（malignant ovarian tumor，MOT）是本章讲述的重点。

【概述】

卵巢组织成分非常复杂，不同类型卵巢肿瘤的组织学结构和生物学差异存在很大差别。卵巢肿瘤分类和分期都颇为复杂。其分类根据 2014 版 WHO 分类（1）如下：

1. 上皮性肿瘤

（1）浆液性肿瘤。

（2）黏液性肿瘤。

（3）子宫内膜样肿瘤。

（4）透明细胞肿瘤。

（5）Brenner 肿瘤。

（6）浆液-黏液性肿瘤。

（7）间叶性肿瘤。

2. 性索-间质肿瘤

（1）单纯性间质肿瘤

（2）单纯性性索肿瘤

（3）混合性性索-间质肿瘤

1）Sertoli-Ledgig 细胞瘤

2）生殖细胞肿瘤：无性细胞瘤、卵黄囊瘤、胚胎性癌、混合性生殖细胞肿瘤、未成熟及成熟畸胎瘤、非妊娠绒毛膜癌。

3）单胚层畸胎瘤和伴皮样囊肿的体细胞型肿瘤。

4）神经外胚层肿瘤。

5）其他罕见单胚层畸胎瘤。

3. 其他

（1）生殖细胞-性索-间质肿瘤

（2）杂类肿瘤

1）卵巢网肿瘤

2）间皮肿瘤

3）软组织肿瘤

4）瘤样病变

（3）淋巴瘤和髓系肿瘤

美国癌症联合委员会（AJCC）卵巢癌和原发性腹膜癌 TNM 和 FIGO（2014 年）的分期（2）如表 20-1：

表 20-1　2014 年 FIGO 有关卵巢癌、输卵管癌和腹膜癌的分期系统及相应的 TNM

I	肿瘤局限于卵巢或输卵管	T1
I A	肿瘤局限于一侧卵巢（未累及包膜）或一侧输卵管，卵巢或输卵管表面没有肿瘤，腹水或腹腔冲洗液中没有恶性细胞	T1a
I B	肿瘤局限于双侧卵巢（未累及包膜）或双侧输卵管，卵巢或输卵管表面没有肿瘤，腹水或腹腔冲洗液中没有恶性细胞	T1b
I C	肿瘤局限于一侧或双侧卵巢或输卵管，有如下情况之一：	T1c
I C1	术中手术导致肿瘤破裂	
I C2	术前肿瘤包膜破裂，或者卵巢或输卵管表面出现肿瘤	
I C3	腹水或腹腔冲洗液中出现恶性细胞	
II	肿瘤累及一侧或双侧卵巢或输卵管，伴有盆腔蔓延（在骨盆缘以下）或腹膜癌（Tp）	T2
II A	肿瘤蔓延至和（或）种植于子宫和（或）输卵管和（或）	T2a
II B	肿瘤蔓延至盆腔的其他腹膜内组织	T2b

续表

Ⅲ	肿瘤累及一侧或双侧卵巢或输卵管，或原发性腹膜癌，伴有细胞学或组织学确认的盆腔外腹膜播散，和（或）转移至腹膜后淋巴结	T3
ⅢA	转移至腹膜后淋巴结，伴有或不伴有骨盆外腹膜的微小转移	T1，T2，T3aN1
ⅢA1	仅有腹膜后淋巴结阳性（细胞学或组织学确认）	T3a/T3aN1
ⅢA1(ⅰ)	转移灶最大直径≤10mm（注意是肿瘤直径而非淋巴结直	T3a/T3aN1
ⅢA1(ⅱ)	转移灶最大直径>10mm	T3b/T3bN1
ⅢA2	骨盆外（骨盆缘之上）累及腹膜的微小转移，伴有或不伴有腹膜后淋巴结阳性	T3c/T3cN1
ⅢB	骨盆缘外累及腹膜的大块转移，最大直径≤2cm，伴有或不伴有腹膜后淋巴结阳性	任何T，任何N
ⅢC	骨盆缘外累及腹膜的大块转移，最大直径>2cm，伴有或不伴有腹膜后淋巴结阳性（注	M1
Ⅳ	腹腔之外的远处转移	T3c/
ⅣA	胸水细胞学阳性	T3cN1
ⅣB	转移至腹腔外器官（包括腹股沟淋巴结和腹腔外淋巴结）（注2）	

注1：包括肿瘤蔓延至肝脏和脾脏包膜，但不包括脏器实质的受累。

注2：脏器实质转移属于ⅣB期。

20

【临床表现】

早期卵巢癌通常没有能引起医师警惕的症状和体征，缺乏特异性。大部分的卵巢癌患者诊断时已经是Ⅲ期或Ⅳ期。常见的症状包括：下腹部隐痛不适、月经不规则、消化不良以及其他消化道症状，出现这些症状有时仅仅只有几周不适的时间。卵巢癌可以见于任何年龄的女性，尤其是40～69岁有上述症状的女性要高度警惕。随着疾病的进展，可能出现腹水、腹部饱胀感和不适，并进一步恶化。由于腹腔内压力不断增加，或者渗出液集聚在胸腔内，有时可能出现呼吸系统症状。

【诊断要点】

1. 临床表现 早期卵巢癌通常无特异的症状和体征。中晚期患者可能出现一些非特异性的症状：如下腹部隐痛不适、月经不规则、消化不良以及其他消化道症状。随着疾病的进展，可能出现腹水、腹部饱胀感和不适，进行性加重，部分患者出现消瘦、贫血等恶病质表现。晚期可能出现呼吸系统症状。而异常阴道出血并不常见。胃癌或结肠癌转移到卵巢时表现和原发性卵巢癌相似。

2. 妇科检查出现以下情况者应警惕为卵巢交界性或恶性肿瘤：实性或囊实性附件包块，妇科检查活动度差，边界不清，实性伴有腹水，或伴有患者有明显体重下降，腹胀，食欲缺乏等消耗性体征。

3. 影像学检查 妇科超声检查有助于盆腔包块的定位，性质，大小等情况。胸部X线检查，了解肺部和胸膜转移，大量腹水者，可能出现肺不张。盆腔和腹部CT扫描了解腹腔内疾病范围或其他原发性肿瘤情况。肝胆胰脾和双肾膀胱输尿管超声检查可以帮助了解毗邻系统有无受累。然而，影像学检查不能代替分期手术。

4. 肿瘤标志物检查 包括血CA125、CEA、AFP和CA199等。若CA125升高，最常见的诊断是上皮性卵巢癌；CEA升高应重点排查消化系统疾病；AFP升高与卵黄囊瘤有关。需要指出的是肿瘤标志物的水平只能作为临床参考，其确诊需要病理结果的支持。

5. 家族史和既往肿瘤病史　乳腺癌-卵巢癌综合征和遗传性非息肉性结直肠癌综合征已经被确认与卵巢癌有关。

【治疗】

卵巢恶性肿瘤预后较差，其五年生存率仅30%～40%，规范化的治疗对于患者预后尤为关键，具体包括以下三个方面：合理的手术范围，规范的化疗和严格的随访。由于篇幅所限，本节在治疗上主要阐述上皮性和生殖细胞来源的卵巢恶性肿瘤的治疗。

初次治疗以手术为主，开腹或腔镜探查均可，取决于医疗机构自身的技术条件。且医疗机构必须具备高水平的术中快速冰冻切片检查才能开展此类手术。大部分患者术后需进行辅助化疗，并密切随访观察。

1. 分期手术/初次手术　手术的主要目的是在明确诊断的前提下尽可能明确卵巢癌的分期，并尽可能行理想的肿瘤细胞减灭术。

(1) 手术分期评估：对于怀疑有卵巢恶性肿瘤的患者需行腹部正中纵切口剖腹探查。有条件和技术力量的单位可以采用腹腔镜，卵巢癌不是腹腔镜手术的禁忌。通过术中快速冰冻切片明确病理诊断。术中需对原发和残余病灶的范围进行细致的描述，并载入手术记录。手术的基本内容包括：吸取腹水或腹腔冲洗液送腹腔细胞学检查；检视全部腹膜表面；任何疑有肿瘤转移灶的腹膜表面或粘连处均可行选择性切除或活检；如无可疑区域，可谨慎选择对盆腔、结肠旁沟、膈下腹膜面进行随机腹膜活检。术中应行全子宫、双侧输卵管、双侧卵巢切除，并尽最大努力保证切除时肿瘤包膜的完整性。有保留生育功能要求者，在经选择的患者中可考虑仅行患侧附件切除术。所有患者均应行大网膜切除术。同时行腹主动脉旁淋巴结切除：自下腔静脉和腹主动脉两侧剥除淋巴组织至少到肠系膜下动脉水平，最好达肾静脉下缘。盆腔淋巴结也在切除范围之列，包括髂总，髂外，

20

腹股沟，闭孔和髂内淋巴结。有条件的单位可以开展盆腹腔受累脏器如肠管，膀胱，部分肝脏的切除术。

注意事项：

对于Ⅰ期肿瘤，可使用微创技术，有条件的单位中晚期卵巢癌亦可以考虑腔镜探查，对于经评估初次手术难以达到理想减灭术的患者，可以考虑先不做大范围切除，而仅行腔镜探查明确分期及病理诊断，进行2~3个疗程的新辅助化疗后再行肿瘤细胞减灭术（间歇手术）。有经验的妇科肿瘤医师在一些有选择的病例中可进行微创手术，特别是对于在预防性卵巢切除术中偶然发现卵巢癌的病例。

局限于单侧的早期（ⅠA期或ⅠC期）和（或）低危肿瘤（恶性生殖细胞肿瘤、低度恶性潜能的卵巢肿瘤、早期浸润性上皮肿瘤或性索间质肿瘤）患者，如果希望保留生育功能，可以考虑患侧附件切除，保留子宫和对侧卵巢。全面手术分期仍需进行，以排除可能存在的隐匿病灶。

术中快速冰冻切片检查发现原发性浸润性黏液性肿瘤者，要仔细地行上、下消化道检查，以排除原发于消化道的肿瘤转移至卵巢的情况。

对所有黏液性肿瘤患者均需行阑尾切除术；对所有上皮性恶性卵巢肿瘤可疑阑尾转移受累的患者均应考虑行阑尾切除术。

浸润性上皮性卵巢癌或腹膜癌患者，细胞减灭术后可考虑行腹腔化疗。对于这部分患者，可以考虑在初次手术时放置腹腔化疗导管。

（2）肿瘤细胞减灭术效果评价：多数的卵巢癌患者诊断时已经为Ⅲ期或Ⅳ期。影响晚期卵巢癌患者预后的最重要的因素是残留病灶大小。因此，对所有能够耐受手术患者，如果身体条件允许，应该尽最大努力行理想的肿瘤细胞减灭术。具体评价标准如下：

切除干净：肉眼所及癌灶全部切净。

基本切净：最大残余病灶<1.0cm。

大部切除：残余瘤≥1cm，或肿瘤切除≥70%。

部分切除：肿瘤切除<70%。

剖腹探查及活检：肿瘤没有切除，仅取部分肿瘤组织进行病理检查。

满意的肿瘤细胞减灭术：切净/基本切净。

不满意肿瘤细胞减灭术：大部切除/部分切除/剖探及活检。

2. 上皮性卵巢癌的化疗　化疗主要用于初次手术后的辅助治疗和细胞减灭术前的新辅助化疗。

经过准确手术分期的ⅠA期和ⅠB期G1的上皮性卵巢癌患者预后较好，无需辅助化疗。对于ⅠA期和ⅠB期G2/3和ⅠC期（无论细胞分化程度如何）患者，建议术后给予以铂为基础的联合化疗。所有Ⅱ期及以上患者都应接受辅助化疗。全身化疗首选紫杉醇（paclitaxel）联合卡铂或顺铂3周方案，共6个疗程。新辅助化疗功能是缩小病灶，主要用于初次手术难以/未达到理想减灭术的患者。新辅助化疗同样适用于因身体原因而不能立即手术的患者。通常化疗2~3周期，为理想的细胞减灭术创造条件。

卵巢恶性肿瘤的治疗流程见图20-2。

常用静脉化疗方案包括：TC（紫杉醇/卡铂）、PC（多西他赛/卡铂）、DTC（密集紫杉醇/卡铂）。此外可以选择腹膜内（IP）化疗方案或贝伐单抗（血管内皮生长因子抑制剂）联合方案。中晚期病例（Ⅱ~Ⅳ期）推荐给予6~8个周期化疗而早期病例（Ⅰ期）推荐给予3~6个周期化疗。

对于不能应用腹腔化疗的患者，如体力状态较差的患者，首选：紫杉醇联合卡铂静脉化疗。备选方案：静脉的多西他赛联合卡铂或者紫杉醇联合顺铂。神经系统副作用风险较高的患者（例如，糖尿病患者）：多西他赛/卡铂的治疗方案。

3. 卵巢恶性生殖细胞肿瘤的治疗　所有患者均应行全面分期手术。卵巢癌和原发性腹膜癌的分期系统同样

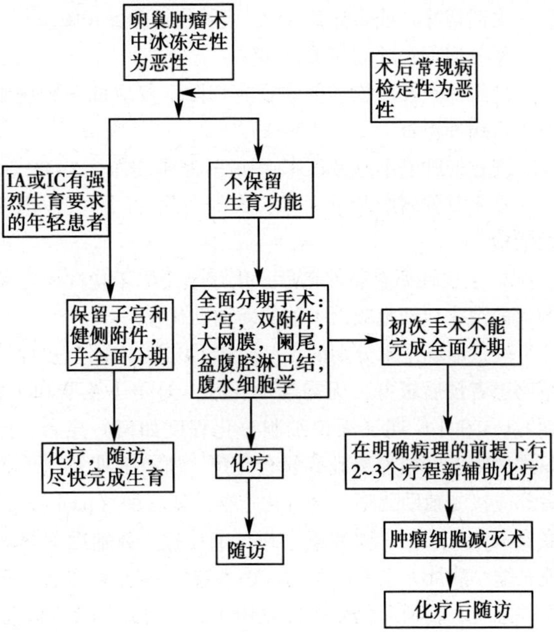

20

图 20-2　卵巢恶性肿瘤的治疗流程

适用于恶性生殖细胞肿瘤。对于希望保留生育功能的年轻患者，如果对侧卵巢和子宫未被肿瘤浸润，无论期别早晚均可行保留生育功能的手术。外观未见异常的子宫和对侧卵巢不需活检，以免导致不孕。术后定期超声监测，并尽早完成生育。术后临床检查或者影像学检查发现有残留包块，建议手术切除。

在全面的分期术后，对于Ⅰ期无性细胞瘤和Ⅰ期 G1 未成熟畸胎瘤患者可予以观察。其他患者均需接受术后化疗。化疗首选博来霉素/依托泊苷/卡铂（BEP）方案 3~4 个周期。使用博来霉素前须行肺功能检查，不能耐受者可考虑依托泊苷/卡铂（EP方案）化疗。

未行全面手术分期的患者可选择的治疗方案依据肿瘤类型、影像学检查及肿瘤标记物的测定（如 AFP 与 β-hCG）及患者是否有保留生育功能要求而定。

【随访】

对交界性及恶性卵巢肿瘤患者须进行严密随访，随访的目的如下：

（1）确定患者对治疗的近期反应。

（2）及早认识，妥善处理与治疗相关的并发症。

（3）早期发现持续存在病灶或者复发病灶。

随访间隔：前两年，每 3 个月随访 1 次；第 3～5 年，每 6 个月随访 1 次；5 年后每年随访 1 次。因部分患者（如颗粒细胞瘤）存在远期复发可能（如 30 年），患者应进行长期监控。

随访内容：重新采集病史以及全面体格检查（包括乳房、盆腔和直肠检查）排除任何复发的征象；血清肿瘤标志物；影像学检查，包括盆腔超声检查，肝胆胰脾超声，根据临床指征行胸片、CT、MRI 和（或）PET 检查。所有 40 岁以上的患者或有乳腺癌家族史的年轻患者，建议每年行乳腺检查。

【诊疗注意事项】

卵巢恶性肿瘤预后较差，其五年生存率仅 30%～40%，我们强调治疗的规范性，最终达到延长患者生存时间，提高生活质量的目的。对于基层医院而言，要重视卵巢肿瘤的术中快速切片诊断，对可疑恶性病例及时向上级医院会诊或转诊。复发性和难治性卵巢恶性肿瘤患者应由三级诊疗中心收治。

（王泽华）

第二十一章

妊娠滋养细胞疾病

妊娠滋养细胞疾病（gestational trophoblastic disease, GTD）是一组来源于胎盘滋养细胞的疾病。根据组织学可将其分为葡萄胎（hydatidiform mole）、侵蚀性葡萄胎（invasive mole）、绒毛膜癌（简称绒癌）、胎盘部位滋养细胞肿瘤（placental site trophoblastic tumor, PSTT）及上皮样滋养细胞肿瘤（epithelioid trophoblastic tumor, ETT）。除葡萄胎为良性疾病外，其余统称为滋养细胞肿瘤（gestational trophoblastic neoplasia, GTN）。因为侵蚀性葡萄胎和绒癌在临床表现、诊断和处理原则等方面基本相同，国际妇产科联盟（FIGO）妇科肿瘤委员会2000年建议不依据组织学的临床分类，将侵蚀性葡萄胎和绒癌统称为GTN。若病变局限于子宫，称为无转移性滋养细胞肿瘤；若病变出现在子宫以外部位，称为转移性滋养细胞肿瘤。

第一节　葡　萄　胎

【概述】

葡萄胎由妊娠后胎盘绒毛滋养细胞增生、间质水肿而形成，也称水泡状胎块。葡萄胎分为完全性葡萄胎（complete hydatidiform mole）和部分性葡萄胎（partial hydatidiform mole）两类。

【临床表现】

1. **完全性葡萄胎**

(1) 停经后阴道流血 (97%)：为最常见的症状，停经时间一般在 8 ~ 12 周。

(2) 子宫异常增大、变软：约半数以上的子宫体积大于停经月份。

(3) 腹痛：多表现为阵发性下腹痛、不剧烈、能忍受，常发生于阴道流血之前。若发生卵巢黄素化囊肿扭转或破裂，可出现急性腹痛。

(4) 妊娠呕吐 (25%)：出现时间早，症状严重，且持续时间长。

(5) 妊娠期高血压疾病征象：可在妊娠 20 周前出现高血压、蛋白尿和水肿，且症状严重，容易发展为子痫前期。

(6) 卵巢黄素化囊肿 (15% ~ 35%)：常为双侧性，最大直径可达 20cm 以上。

(7) 甲状腺功能亢进征象 (7%)：如心动过速、皮肤潮湿和震颤，但突眼少见。

2. **部分性葡萄胎**

可有完全性葡萄胎的大多数症状，但程度较轻。子宫体积与停经月份多数相符或小于停经月份，一般无腹痛，妊娠呕吐也较轻。也可表现为流产症状，容易误诊。

【诊断要点】

1. **临床诊断**　凡有停经后不规则阴道流血、腹痛、妊娠呕吐严重且出现时间早，查体时子宫大于停经月份、变软、不能触及胎体、不能听到胎心，应怀疑葡萄胎可能。常选择下列辅助检查以进一步明确诊断：

(1) 绒毛膜促性腺激素 (human chorionic gonadotropin, hCG) 测定：hCG 水平通常高于相应孕周的正常妊娠值。约 45% 的完全性葡萄胎患者的血清 hCG 在 100 000IU/ml 以上，少数甚至超过 1 000 000IU/ml。hCG 超过 80 000IU/ml 而超声未见胎心搏动则可确定为葡萄胎。但也有少数葡萄胎，尤其是部分性葡萄胎因绒毛退

21

行性变，hCG 升高不明显。

（2）彩超检查：是诊断葡萄胎的一项可靠和敏感的辅助检查，典型的超声表现为"落雪征"。

（3）其他：X 线胸片或肺部 CT、血常规、出凝血时间、肝肾功等。

2. 组织学诊断　是葡萄胎的确诊方法。

3. 细胞遗传学诊断　染色体核型检查有助于完全性和部分性葡萄胎的鉴别诊断。完全性葡萄胎的染色体核型为二倍体，部分性葡萄胎为三倍体。

4. 母源表达印迹基因检查　部分性葡萄胎拥有双亲染色体，完全性葡萄胎无母源染色体，因此检测母源表达印迹基因可区别完全性和部分性葡萄胎。

5. 部分性葡萄胎和完全性葡萄胎的鉴别

表 21-1　部分性葡萄胎和完全性葡萄胎的鉴别

特征	完全性葡萄胎	部分性葡萄胎
核型	常见为 46，XX 和 46，XY	常见为 69，XXX 和 69，XXY
印迹基因 P57^{KIP2} 表达	阴性	阳性
病理特征		
胎儿组织	缺乏	存在
胎膜、胎儿红细胞	缺乏	存在
绒毛水肿	弥漫	局限，大小和程度不一
扇贝样轮廓绒毛	缺乏	存在
滋养细胞增生	弥漫，轻~重度	局限，轻~中度

续表

特征	完全性葡萄胎	部分性葡萄胎
临床特征		
诊断	葡萄胎妊娠	易误诊为流产
子宫大小	50% 大于停经月份	小于停经月份
超声诊断	常见	少
黄素化囊肿	15% ~ 35%	少
hCG（mIU/ml）	>50 000	<50 000
并发症	<25%	少
GTN 发生率	6% ~ 32%	<5%

21

【治疗】

1. 清宫　葡萄胎一经临床诊断，应及时清宫。若存在休克、子痫前期、甲亢、水电解质紊乱及重度贫血等严重并发症时应先对症处理，稳定病情。

清宫一般选用吸刮术，在手术室内进行，在输液、备血准备下，充分扩张宫颈管，选用大号吸管吸引，待葡萄胎组织大部分吸出、子宫明显缩小后，改用刮匙轻柔刮宫。为减少出血和预防子宫穿孔，可在术中应用缩宫素静脉滴注（10U 加入 5% 葡萄胎注射液 500ml 中，根据情况适当调整滴速），但缩宫素一般在充分扩张宫颈管和开始吸宫后使用。子宫小于妊娠 12 周可以一次性刮净，子宫大于妊娠 12 周或术中感到一次刮净有困难时，可于一周后行第二次刮宫。清宫前后常规使用抗生素。

清宫过程中，应注意并发肺栓塞，出现急性呼吸窘迫，甚至急性右心衰竭。一旦发生，应及时给予心血管及呼吸功能支持治疗，一般在 72h 内恢复。为安全起见，建议子宫大于妊娠 16 周的葡萄胎患者转送至有治疗 GTD 经验的医院进行清宫。

2. 卵巢黄素化囊肿的处理　一般不需特殊处理（发生急性扭转或破裂时除外，详见第十五章第三节），常在葡萄胎清除后 2~4 个月自行消退。

3. 预防性化疗　尚存在争议，不常规推荐。预防性化疗仅适用于随访困难和有下列高危因素之一的完全性葡萄胎患者，但也并非常规。葡萄胎高危因素：①hCG 水平 >100 000IU/m；②子宫明显大于停经月份；③卵巢黄素化囊肿 >6cm。

化疗方案建议甲氨蝶呤、氟尿嘧啶或放线菌素-D 等单一药物，hCG 正常后停止化疗。预防性化疗时机尽可能选择在葡萄胎清宫前 2~3 天或清宫时。

4. 预防性子宫切除　不是常规处理手段。对于年龄大于 40 岁、无生育要求者可考虑行全子宫切除术。

5. 随访

随访内容包括：

（1）hCG 定量测定：第一次测定在清宫术后 24 小时内，以后每周一次，直至连续 3 次阴性，以后每个月一次共 6 个月，然后再 2 个月一次共 6 个月，自第一次阴性后共计 1 年。

（2）月经是否规则，有无异常阴道流血，有无咳嗽、咯血及其转移灶症状，并作妇科检查。

（3）定期（如 3~6 个月）或出现 hCG 异常或有临床症状或体征时行彩超、X 线胸片或 CT 检查。

【注意事项】

1. 葡萄胎送病检时应注明是自然排出还是人工终止；葡萄胎每次刮宫的刮出物，必须送组织学检查。

2. 葡萄胎预防性化疗或预防性子宫切除后仍需定期随访。

3. 部分性葡萄胎不作预防性化疗。

4. 葡萄胎随访期间应可靠避孕一年，首选避孕套或口服避孕药。于接受过预防性化疗的患者，至少应避孕至停药后 1 年。

5. hCG 降回正常值的时限　自然流产，1~3 周；人工流产，1~3 周；葡萄胎清除后，8~12 周；足月分娩，1~2 周；异位妊娠，1~4 周。

第二节　妊娠滋养细胞肿瘤

【概述】

妊娠滋养细胞肿瘤 60% 继发于葡萄胎，30% 继发于流产，10% 继发于足月妊娠或异位妊娠。其中侵蚀性葡萄胎全部继发于葡萄胎妊娠，绒癌可继发于葡萄胎妊娠，也可继发于非葡萄胎妊娠。

胎盘部位滋养细胞肿瘤与侵蚀性葡萄胎和绒癌不同，是指起源于胎盘种植部位的一种特殊类型的滋养细胞肿瘤，肿瘤几乎完全由中间型滋养细胞组成，临床罕见。多数不发生转移，预后良好。

【临床表现】

多数侵蚀性葡萄胎发生在葡萄胎排空后的 6 个月内，而绒癌发病距离前次妊娠时间长短不一，继发于葡萄胎的绒癌绝大多数在一年以上发病，而继发于流产和足月产的绒癌约 50% 在一年内发病。

1. 无转移性滋养细胞肿瘤

（1）阴道不规则流血：在葡萄胎排空后、流产、足月产后，有持续性的阴道不规则流血；也可表现为一段时间的正常月经后再停经，然后再出现阴道流血。

（2）子宫复旧不全或不均匀性增大：常在葡萄胎排空后 4~6 周子宫未恢复到正常大小，质地偏软；也可因肌层内病灶部位和大小的影响，表现出子宫不均匀性增大。

（3）腹痛：一般无腹痛。当子宫病灶穿破浆膜层时可引起急性腹痛及腹腔内出血症状；若子宫病灶坏死继发感染也可引起腹痛及脓性白带；黄素化囊肿发生扭转或破裂时也可出现急性腹痛。

（4）假孕症状：如乳房增大，乳头及乳晕着色，外阴、阴道、宫颈着色等。

2. **转移性滋养细胞肿瘤** 多为绒癌，尤其是继发于非葡萄胎妊娠的绒癌。肿瘤主要经血行播散，转移发生早且广泛。常见的转移部位有肺（80%）、阴道（30%）、盆腔（20%）、肝（10%）、脑（10%）等。由于滋养细胞的生长特点是破坏血管，所以各转移部位症状的共同特点是局部出血。

（1）肺转移：胸痛、咳嗽、咯血及呼吸困难等。

（2）阴道转移：常位于阴道前壁，呈蓝紫色结节，破溃时引起阴道流血。

（3）肝转移：上腹部或肝区疼痛，若病灶穿破肝包膜可出现腹腔内出血。

（4）脑转移：预后凶险，是主要的致死原因。脑转移可分为 3 期，首先为瘤栓期，表现为一过性脑缺血症状如猝然跌倒、暂时性失语或失明等；继而发展为脑瘤期，即瘤组织增生侵入脑组织形成脑瘤，患者出现头痛、喷射性呕吐、偏瘫、抽搐、甚至昏迷；最后进入脑疝期，压迫生命中枢、造成患者死亡。

（5）其他转移：包括脾、肾、膀胱、消化道、骨等，其症状因部位而异。

【诊断要点】

滋养细胞肿瘤可仅根据临床作出诊断，影像学证据和组织学证据不是必需的。为避免出血的风险，转移灶的活检既不是必需的、也不被推荐。

1. **葡萄胎后滋养细胞肿瘤的诊断标准**

（1）至少 4 次（第 1、7、14、21 天）或更多升高的 hCG 水平呈平台（±10%），或连续血 hCG 水平上升（>10%）达 2 周（第 1、7、14 天）或更长。

（2）X 线胸片诊断肺转移。

（3）诊断时需排除妊娠物残留和再次妊娠。

2. **非葡萄胎妊娠后滋养细胞肿瘤的诊断标准** 流产、足月产、异位妊娠后 4 周以上，血 hCG 水平持续在高水平，或曾经一度下降后又上升，已排除妊娠物残留和再次妊娠。

3. PSTT 确诊靠组织学检查，可通过刮宫标本做出组织学诊断。

4. 全面评估 一旦滋养细胞肿瘤诊断成立后，应对患者进行全面评估：一是评估肿瘤的病程进展和病变范围，确定临床分期和预后评分；二是评估一般状况及重要脏器功能状态，估计患者对治疗方案的耐受力。

5. 临床分期标准 参照 FIGO 分期系统（2000 年），包括解剖学分期（表 21-2）和预后评分系统（表 21-3）。总分≤6 分者为低危，≥7 分者为高危。

21

表 21-2 滋养细胞肿瘤解剖学分期

Ⅰ期	病变局限于子宫
Ⅱ期	病变扩散，但仍局限于生殖器官（附件、阴道、阔韧带）
Ⅲ期	病变转移至肺，有或无生殖系统病变
Ⅳ期	所有其他转移

表 21-3 改良 FIGO 预后评分系统

评分	0	1	2	4
年龄（岁）	<40	≥40	—	—
前次妊娠	葡萄胎	流产	足月产	—
距前次妊娠时间（月）	<4	4~7	7~13	≥13
治疗前血 hCG（mIU/ml）	$<10^3$	$10^3 \sim 10^4$	$10^4 \sim 10^5$	$\geq 10^5$
最大肿瘤大小（包括子宫）	—	3~5cm	5cm	—

续表

评分	0	1	2	4
转移部位	肺	脾、肾	肠道	肝、脑
转移病灶数目	—	1～4	5～8	>8
先前化疗失败史	—	—	单药	两种及两种以上联合化疗

21

但 PSTT 采用解剖学分期，不适用预后评分系统，hCG 水平也不与肿瘤负荷、疾病转归相关。一般认为出现以下情况之一者为高危 PSTT，预后不良：①有丝分裂指数 >5 个/HPF；②距先前妊娠 >2 年；③具有子宫外转移病灶。

【治疗】

1. 低危滋养细胞肿瘤的治疗　包括Ⅰ期和评分≤6 分的Ⅱ～Ⅲ期病例，治疗方案的选择主要取决于患者有无子宫外转移灶和保留生育功能的要求。若患者无子宫外转移灶且不希望保留生育功能，可直接选择全子宫切除术 + 单一药物化疗，hCG 正常后停止化疗；也可选择单一药物化疗。低危无转移且要求保留生育功能和低危有转移的患者则首选单一药物化疗。

2. 高危滋养细胞肿瘤的治疗　包括评分≥7 分的Ⅱ～Ⅲ期和Ⅳ期病例，治疗原则是联合化疗为主，结合放疗和（或）手术等其他治疗的综合治疗。化疗首先推荐 EMA-CO 方案或以 5-FU 为主的联合方案，也可采用 BEP、EP 方案。hCG 正常后继续化疗 3 个疗程可停止化疗，其中第一个疗程必须是联合化疗。

3. PSTT 治疗　PSTT 首选手术治疗，手术范围包括全子宫切除 + 双附件切除术。年轻妇女若病灶局限于子宫，可考虑保留卵巢。高危患者术后需辅助联合化疗，首选 EMA-CO 或 BEP 方案。

4. 随访　第一年每月随访 1 次，1 年后每 3 个月 1

次直至 3 年，以后每年 1 次共 5 年，随访内容同葡萄胎。

【注意事项】

1. GTN 诊断时需排除妊娠物残留和再次妊娠（包括异位妊娠）。

2. 当 hCG 低水平升高（<200mIU/ml）时，应注意排除 hCG 试验假阳性。

3. GTN 主要经血液播散，转移发生早且广泛，全身性化疗是其主要的和基础的治疗方法，但根据转移部位不同，可采取特殊的治疗措施，如局部病灶切除、局部化疗、局部放疗等。

4. 对于阴道转移的患者，因阴道静脉无瓣膜，一旦破溃出血，可能出血汹涌，患者迅速出现休克且容易感染，故检查时应先轻柔指诊，发现转移灶时注意避免用窥具。

（王登凤　张国楠）

21

第二十一章

●●●●

子宫内膜异位症
和子宫腺肌病

第一节 子宫内膜异位症

【概述】

子宫内膜异位症（内异症）是指子宫内膜组织（腺体和间质）在子宫腔被覆内膜及子宫以外的部位出现、生长、浸润，反复出血，继而引发疼痛、不孕及结节或包块等。

内异症具有性激素依赖的特点，多见于生育年龄妇女，76%发生于25～45岁。在慢性盆腔痛及痛经患者中发病率为20%～90%，不孕症患者中25%～35%与内异症有关。

Sampson经血逆流种植是内异症发病的主导理论，而在位内膜的特质对疾病起决定作用，即"在位内膜决定论"。

【临床分类】

1. 腹膜型子宫内膜异位症。

2. 卵巢型子宫内膜异位症。

3. 深部浸润型子宫内膜异位症，指病灶浸润深度≥5mm的病灶。

【临床表现】

1. 盆腔疼痛 包括继发痛经进行加重、慢性盆腔痛、深部性交痛、肛门坠痛等。

2. 不孕。

3. 盆腔结节及包块。

4. 侵犯特殊器官

（1）肠道：腹痛、腹泻、便频、便秘、便血、排便痛或肠痉挛，重者伴肠梗阻。

（2）膀胱：尿频、尿急、尿痛甚至血尿。

（3）输尿管：腰痛、血尿、输尿管扩张、肾积水、无功能肾及肾性高血压等。

（4）剖宫产手术瘢痕或会阴：可于瘢痕深部扪及包块，与月经期密切相关的疼痛，随时间延长，包块增大。

（5）肺和胸膜：经期咳血和气胸，少见。

【诊断要点】

1. 症状＋体征：可初步诊断。除双合诊外，还应进行三合诊检查。典型盆腔内异症妇科检查时发现子宫后位，活动度差或固定，特征性体征为子宫后壁、Douglas 窝或骶韧带触痛结节。卵巢内膜异位囊肿患者可在一侧或双侧附件区扪及囊实性包块，活动度差，有压痛，直径一般不超过 10cm。累及直肠阴道隔的病灶可在后穹隆扪及小结节。腹壁或会阴切口的内异症病灶可在切口处扪及痛性结节。

2. 影像学检查

1）超声：用于卵巢内膜异位囊肿的诊断，敏感度和特异度可达 96% 以上。典型超声图像为圆形或椭圆形无回声区，囊壁厚，囊内为密集光点。

2）CT 及 MRI：对浸润直肠或阴道直肠隔的深部病变的诊断和评估有一定意义。

3. 腹腔镜检查　最佳方法。对于合并不孕症或慢性盆腔痛的可疑内异症患者尤为重要。

4. 病理检查　用于确诊，病灶中见子宫内膜腺体和间质，伴有炎症反应及纤维化。

5. 血清 CA125　可用于重度内异症或深部结节型内异症诊断，但缺乏特异性。盆腔炎性疾病、恶性卵巢上皮性肿瘤、盆腔结核等都可增高。

6. 可疑膀胱内异症或肠道内异症，术前应行膀胱镜或肠

22

镜检查并行活检，以除外器官本身的病变特别是恶性肿瘤。

子宫内膜异位症诊治流程见图 22-1。

【治疗】

1. 目的　减灭和消除病灶，减轻和消除疼痛，改善和促进生育，减少和避免复发。

2. 治疗方案　综合考虑年龄、生育要求、症状严重程度、既往治疗史、病变范围、患者意愿等因素进行个体化治疗。

3. 手术治疗　目的是切除病灶和恢复解剖。

(1) 保守性手术：即病灶切除术，保留患者的生育功能。适合于年龄较轻或需要保留生育功能者。

(2) 子宫及双侧附件切除术：切除全子宫、双侧附件以及所有肉眼可见的病灶。适合年龄较大、无生育要求、症状重或者复发后经保守性手术或药物治疗无效者。

(3) 子宫切除术：切除全子宫，保留卵巢。主要适合无生育要求、症状重或者复发后经保守性手术或药物治疗无效，但年龄较轻希望保留卵巢内分泌功能者。

(4) 药物治疗（表 22-1）

4. 其他治疗　中药治疗及辅助生育治疗。

5. 内异症合并不孕症的治疗

(1) 治疗原则

1) 首先按照不孕的诊疗路径进行全面的不孕症检查，排除其他不孕因素。

2) 单纯药物治疗对自然妊娠无效。

3) 腹腔镜是首选的手术治疗方式。手术需要评估内异症的类型、分期及 EFI 评分，可评估内异症病变的严重程度并评估不孕的预后，根据 EFI 评分给予患者生育指导。

4) 年轻、轻中度内异症、EFI 评分高者，术后可期待自然妊娠 6 个月，并给予生育指导；EFI 评分低、有高危因素者（年龄在 35 岁以上、不孕年限超过 3 年，尤其是原发性不孕者；重度内异症、盆腔粘连、病灶切除不彻底者；输卵管不通者），应积极行辅助生殖技术助孕。助孕前应使用 GnRH-a 预处理，通常应用 3～6 个月。

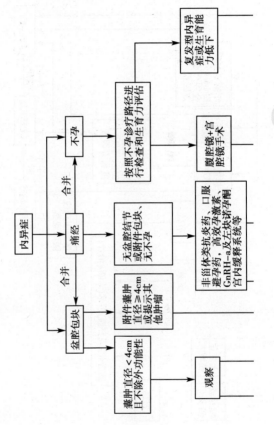

22

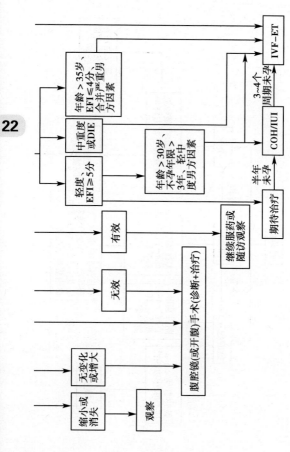

图 22-1 子宫内膜异位症诊治流程图

表 22-1　常用药物列表

药物	作用机制	用法	主要副作用
非甾体类抗炎药（NSAID）	抑制前列腺素的合成；减少对传入神经末梢的刺激；直接作用于伤害性感受器，阻止致痛物质的形成和释放	按需使用，间隔不少于6小时	胃肠道反应，长期应用警惕胃溃疡
口服避孕药	抑制排卵	连续或周期用药，持续6个月及以上	较少，40岁以上或有高危因素（如糖尿病、高血压、血栓史及吸烟）的患者，要警惕血栓的风险
高效孕激素	引起子宫内膜脱膜样改变，导致子宫内膜萎缩，负反馈抑制下丘脑-垂体-卵巢轴	连用6个月	突破性出血、乳房胀痛、体质量增加、消化道症状及肝功能异常。

22

22

药物	作用机制	用法	主要副作用
雄激素衍生物（孕三烯酮）	减少 ER、PR 水平，降低血中雌激素水平、降低性激素结合球蛋白水平	2.5mg，2～3 次/周，共6个月。	雄激素样作用如毛发增多、情绪改变、声音变粗、影响脂蛋白代谢，肝功能损害及体重增加
促性腺激素释放激素激动剂（GnRH-a）	暂时性药物去势及体内低雌激素状态	皮下注射或肌内注射，每28天1次，共用3～6个月或更长时间	低雌激素血症引起的围绝经期症状，长期应用则有骨质丢失的可能

5）复发型内异症或卵巢储备功能下降者，建议首选辅助生殖技术治疗。

（2）内异症生育指数（EFI）评分标准（表22-2）

表22-2　内异症生育指数（EFI）评分标准

类别	评分
病史因素	
年龄≤35 岁	2
年龄 36～39 岁	1
年龄≥40 岁	0
不孕年限≤3 年	2
不孕年限 >3 年	0
原发性不孕	0
原发性不孕	1
手术因素	
LF 评分 7～8 分	3
LF 评分 4～6 分	2
LF 评分 0～3 分	0
ASRM 评分（异位病灶评分之和）<16 分	1
ASRM 评分（异位病灶评分之和）≥16 分	0
ASRM 总分 <71 分	1
ASRM 总分≥71 分	0

22

【注意事项】

1. 手术时注意保护卵巢功能。

2. 病灶切除尽可能彻底，以达到减灭病灶的目的。腹膜型内异症可进行烧灼、汽化、切除。

3. 合并不孕者可同时进行宫腔镜检查及输卵管通液术。

4. 对患有内异症的不孕妇女，不推荐通过药物抑制卵巢功能来提高生育能力。

5. 不孕患者腹腔镜手术前，应全面评估考虑手术对卵巢储备功能的影响。对于复发性囊肿，不建议反复手术。

6. 不主张长期"试验性药物治疗"，有 1% 患者有恶变可能。

7. 输尿管内异症造成输尿管梗阻时，可于术前输尿管内放置双 J 管作为指示。

8. 膀胱内异症应以施行病灶切除为主。

9. 泌尿道或肠道内异症手术时求助于外科医师。

10. 手术完成后反复冲洗盆腹腔。手术创面应用防粘连制剂预防粘连。

11. DIE 手术处理比较困难。病变未侵犯直肠或结肠壁，宜尽量切除病灶；如果有肠壁浸润，但无肠狭窄，一般不主张切除肠壁或肠段，以病灶减灭为宜。如果病灶大，造成肠狭窄甚至肠梗阻或者周期性便血，则酌情进行肠壁切除加肠壁缝合或者肠段切除加吻合术。

12. 术前充分解释手术损伤特别是泌尿系统以及肠道损伤的可能性，取得患者理解和知情同意。

13. 盆腔粘连严重或 DIE 患者术前充分肠道准备。

14. 宫旁深部浸润性病灶者，术前常规行泌尿系超声检查。

15. 子宫内膜异位症 99% 是良性病变，但具有侵袭、转移、复发等恶性病变的生物学行为，有近 30% 的患者会出现复发，并随初次治疗的时间延长复发率增高，所以对内异症的患者要具有需要长期管理的理念。

第二节　子宫腺肌病

【概述】

子宫内膜腺体和间质侵入子宫肌层时，即为子宫腺肌病。在激素的影响下发生出血、肌纤维结缔组织增生，形成弥漫性病变或局限性病变，也可形成子宫腺肌瘤。

多发生于 30～50 岁的经产妇，多合并内异症和子宫肌瘤。子宫腺肌病与内异症病因不同，但都受雌激素影响。

【临床表现】

1. 典型症状　经量增多、经期延长以及进行性加重的痛经。

2. 伴有月经过多的患者可有贫血表现。

3. 妇科检查子宫均匀增大呈球形，一般不超过妊娠 12 周大小

【诊断】

1. 症状 + 体征　可初步诊断。

2. 影像学检查

（1）超声：子宫增大，肌层增厚，后壁更明显，子宫内膜线前移。病变部位为等回声或回声增强，其间可见点状低回声，病灶与周围无明显界限。

（2）MRI：子宫内存在界线不清、信号强度低的病灶，T2 加权像可有高信号强度的病灶，子宫内膜-肌层结合带变宽，>12mm。

3. 血清 CA125　多数升高，多不超过 200IU/L。

4. 病理检查　是诊断的"金标准"。

【治疗】

1. 期待疗法　适于无症状、无生育要求者。

2. 手术治疗　年轻要求保留生育功能者可以进行病灶切除或子宫楔形切除术；已经完成生育，年龄较大而症状明显者应行根治术，即子宫切除术。

3. 药物治疗　适于年轻希望保留子宫者。使用口服避孕药或 LNG-IUS 如曼月乐；子宫增大明显或疼痛症状严重者，可应用 GnRH-a 治疗 3～6 个月后，再使用口服避孕药或 LNG-IUS。

【注意事项】

1. LNG-IUS 治疗初期部分患者会出现淋漓出血 LNG-IUS 下移甚至脱落等，需加强随诊。

2. 行病灶切除术时为减少出血可合并使用子宫动脉阻断术。

3. 子宫过大手术困难的患者，可先 GnRH-a 治疗待子宫体积缩小后手术。

4. 合并不孕症者，对于弥漫性子宫腺肌病，首选药物治疗，以缩小子宫体积后自然妊娠或行辅助生殖技术治疗。药物治疗无效可行子宫楔形切除术。对局限性的子宫腺肌瘤，可行手术切除。

5. 对于行病灶切除的患者，术前充分交代不能完全切净病灶，术后复发率高，手术后妊娠有子宫破裂的风险。

（刘崇东　张震宇）

22

第二十三章

盆底功能障碍性疾病

第一节 压力性尿失禁

【概述】

压力性尿失禁（stress urinary incontinence，SUI）是指腹压的突然增加导致尿液不自主流出，不是由逼尿肌收缩压或膀胱壁对尿液的张力压引起的。

【临床表现】

典型表现为喷嚏、咳嗽、运动等腹压增高时不自主溢尿。尿急、尿频、急迫尿失禁和排尿后膀胱区胀满感亦是常见症状。体征是在增加腹压时，能观察到尿液不自主地从尿道口漏出。多发生于顺产、肥胖、糖尿病女性，未生产女性也有发生。约有80%的患者伴有膀胱膨出。

【诊断要点】

1. 基本病史和检查

（1）病史：包括全身情况，智力、认知和是否发热等。症状：大笑、咳嗽、喷嚏或行走等各种程度腹压增加时尿液是否漏出；停止加压动作时尿流是否随即终止。泌尿系其他症状：血尿、排尿困难、尿路刺激症状或下腹或腰部不适等。既往病史、月经生育史、生活习惯、活动认知能力、并发疾病和使用药物、盆腔手术史和放射治疗史等。

(2) 体格检查:包括一般状态、全身体检、专科检查和对神经系统进行评价。专科检查应了解外生殖器有无盆腔器官脱垂及程度;外阴部有无长期感染所引起的异味、皮疹;双合诊了解子宫位置、大小和盆底肌收缩力等;肛门指诊检查肛门括约肌肌力及有无直肠膨出。神经系统检查包括会阴感觉、球海绵体肌反射及肛门括约肌肌力的检查。

2. 初步评估 压力试验及指压试验、尿常规检查,尿常规检查阳性或存在下尿路症状者行中段尿培养检查;尿培养阳性者针对药物敏感试验进抗生素治疗。包括工作和休息状态的 3 天排尿日记,可准确记录患者的排尿情况及尿失禁状况和次数,并可作为评价治疗效果的手段。排尿日记的内容应包括每次排尿的时间、排尿量、漏尿时间和类型。

3. 如出现以下情况及施行抗尿失禁手术前建议进行下尿道功能的特殊检查:尿动力学检查、膀胱镜、造影等检查。

1) 根据症状以及初步评估无法确定诊断。

2) 伴随尿频、尿急、夜尿等膀胱过度活动症状。

3) 下尿道手术史,包括抗尿失禁手术失败史。

4) 已知的或怀疑神经性膀胱功能障碍。

5) 压力试验阴性。

6) 尿常规异常,如无法解释的血尿或脓尿。

7) 大量残余尿及排尿障碍。

8) POP-Q 分期Ⅲ期或以上的盆腔器官脱垂。

9) 高龄 (≥65 岁)。

10) 存在糖尿病等引起慢性外周神经血管病变者。

【治疗】

1. 非手术治疗 对尿失禁患者的首先进行非手术治疗,尤其是轻、中度压力性尿失禁患者。非手术治疗也可用于手术前后的辅助治疗。

(1) 生活方式干预:又称行为治疗,肥胖是女性压力性尿失禁的明确相关因素。减轻体重有助于预防压力性尿失禁的发生。患有压力性尿失禁的肥胖女性，减轻体重 5% ~ 10%，尿失禁次数将减少 50% 以上、戒烟、减少饮用含咖啡因的饮料。避免和减少增加腹压的活动。

（2）治疗便秘等慢性腹压增高疾病。

（3）盆底肌训练：作为对压力性尿失禁患者的一线治疗，盆底肌训练应达到相当的训练量，才可能有效。可采用生物反馈方法，疗效优于单纯医师口头指导患者的盆底肌训。

（4）盆底电刺激治疗：通过电流反复刺激盆底肌肉，增加盆底肌的收缩力；反馈抑制交感神经反射，降低膀胱活动度。但文献报道疗效差异较大。

（5）药物治疗：药物治疗可减少患者漏尿次数、提高生活质量评分。

1）选择性 α1-肾上腺受体激动剂　常用药物有盐酸米多君等。通过激活尿道平滑肌 α1-肾上腺受体以及躯体运动神经元，增加尿道阻力，有效率约 30%。用法：2.5 ~ 5mg/次，每天 2 ~ 3 次。禁忌证：急迫性尿失禁、夜尿次数过多、高血压、青光眼。副作用：头皮麻木、头痛、立毛、肢端发冷，高血压、心悸较少见，严重者可发生脑中风。因副作用较大不建议长期使用。

2）丙米嗪通过抑制肾上腺素能神经末梢的去甲肾上腺素和 5-羟色胺再吸收，增加尿道平滑肌的收缩力，并可以从脊髓水平影响尿道横纹肌的收缩能力；抑制膀胱平滑肌收缩，缓解急迫性尿失禁。用法：50 ~ 150mg/d。禁忌证：心衰患者，老年人慎用。副作用：口干、视力模糊、便秘、尿潴留和体位性低血压等胆碱能受体阻断症状；组胺 H1 受体阻断引起的镇静、嗜睡和定向力减退等；对心衰患者可引起心律失常。对于以上 4 种治疗方法失败或不能进行手术的患者可以使用丙米嗪。

3）阴道局部雌激素补充治疗：对绝经后妇女，阴道局部雌激素治疗可以缓解部分绝经后压力性尿失禁症状及下尿路症状。

23

2. **手术治疗**　手术治疗的主要适应证包括：①非手术治疗效果不佳或不能坚持，不能耐受的患者；②中重度压力性尿失禁，严重影响生活质量的患者；③盆腔脏器脱垂伴有压力性尿失禁需行盆底手术者，可同时行抗压力性尿失禁手术。

（1）阴道无张力尿道中段悬吊带术：主要分为耻骨后路径和闭孔路径两种方式完成。耻骨后路径阴道无张力尿道中段悬吊带术有自下而上、自上而下路径完成吊带放置。该手术方法已成为一线的治疗压力性尿失禁术式。抗压力性尿失禁和治疗脱垂的手术可同时进行，但在吊带拉紧前应完成脱垂修补。但对于合并重度脱垂的患者，未提示存在隐匿性尿失禁的患者，目前不建议进行预防性抗尿失禁手术。

（2）耻骨后膀胱颈悬吊术：经耻骨后将膀胱颈及近端尿道两侧的阴道壁缝合悬吊于 Cooper 韧带，以上提膀胱颈及近端尿道，从而减少膀胱颈的活动度。术后治愈率约为 80% 左右，仍被认为是有效的方法之一。有开腹及腹腔镜两种途径完成，腹腔镜进耻骨后间隙的路径有腹膜内和腹膜外路径两种，腹腔镜与开腹治愈基本相似。NICE 建议开腹耻骨后膀胱颈悬吊可作为治疗压力性尿失禁的方法之一，而腹腔镜下耻骨后膀胱颈悬吊治疗压力性尿失禁应由有经验的内镜医师在综合医院施行。

适应证：尿道高活动性压力性尿失禁。

常见并发症有发热、泌尿系感染、膀胱损伤、术后排尿障碍、输尿管损伤、逼尿肌不稳定。

【注意事项】

存在以下情况时应慎重选择手术及手术方式：

1. 如患者存在以急迫性尿失禁症状为主的混合性尿失禁，应先采用药物治疗，如症状明显改善，患者满意，则可不手术治疗；抗急迫药物治疗效果不佳，提示患者为以压力性尿失禁为主的混合性尿失禁，可进行手术治疗。

2. 对于合并尿道阴道瘘、尿道侵蚀、术中尿道损伤和（或）尿道憩室的压力性尿失禁患者，均不能使用合成吊带。建议这类患者可使用自体筋膜或生物吊带。

3. 压力性尿失禁合并逼尿肌功能减退、尿潴留、膀胱容量小的患者慎重选择抗尿失禁手术。

4. 不推荐阴道前壁修补、阴道旁修补及针刺悬吊术作为压力性尿失禁的术式。

第二节　盆腔器官脱垂

【概述】

盆腔器官脱垂（pelvic organ prolapse，POP）是由于盆底肌肉和筋膜组织薄弱造成的盆腔器官下降，脱出于阴道内或阴道外，进而导致功能异常，不同程度影响患者的生活质量。

【临床表现】

患者能看到或者感到膨大的组织器官脱出阴道口，可伴有明显下坠感，久站或劳累后症状明显，卧床休息后症状减轻，严重时脱出的器官不能回纳，可有分泌物增多、溃疡、出血等；阴道前壁膨出者可有排尿困难、活动后漏尿、尿不尽感等；阴道后壁膨出者可有便秘、排便困难等。

【诊断要点】

盆腔器官脱垂是临床诊断，通过病史和盆腔检查即可获得诊断。POP-Q系统能对POP进行客观的、部位特异性的描述，是目前国内外最推荐使用的分级系统。但是如果采用POP-Q定义脱垂，则几乎一半的经产妇会确诊为脱垂，其中的大多数并无临床表现，一般来说，脱垂最低点达到或超过处女膜水平后才开始有自觉症状。所以，POP-Q分度的真正意义并不在于临床诊断，而是作为治疗前后的评估手段。对于有临床处理意义的脱垂多认为是脱垂最低点达到或超过处女膜缘或POP-Q≥Ⅱ

度的状态。根据脱垂的部位，POP 可以分为子宫脱垂、阴道穹隆脱垂、阴道前壁膨出、阴道后壁膨出及子宫直肠窝疝等。而膀胱膨出、直肠膨出的传统提法由于应用广泛，仍然适用。

表 23-1　盆腔器官脱垂评估指示点（POP-Q）

指标点	内容描述	范围
Aa	阴道前壁中线距处女膜 3cm 处，相当于尿道膀胱沟处	-3 至 +3cm 之间
Ba	阴道顶端或前穹隆到 Aa 点之间阴道前壁上段中的最远点	在无阴道脱垂时，此点位于 -3cm，在子宫切除术后阴道完全外翻时，此点将为 +TVL
C	宫颈或子宫切除后阴道顶端所处的最远端	-TVL 至 +TVL 之间
D	有宫颈时的后穹隆的位置，它提示了子宫骶骨韧带附着到近端宫颈后壁的水平	-TVL 至 +TVL 之间或空缺（子宫切除后）
Ap	阴道后壁中线距处女膜 3cm 处，Ap 与 Aa 点相对应	-3 至 +3cm 之间
Bp	阴道顶端或后穹隆到 Ap 点之间阴道后壁上段中的最远点，Bp 与 Ap 点相对应	在无阴道脱垂时，此点位于 -3cm，在子宫切除术后阴道完全外翻时，此点将为 +TVL

23

表 23-2　盆腔器官脱垂分度（POP-Q 分类法）

分度	内容
0	无脱垂　Aa、Ap、Ba、Bp 均在 − 3cm 处，C、D 两点在阴道总长度和阴道总长度 − 2cm 之间，即 C 或 D 点量化值 < [TVL − 2] cm
I	脱垂最远端在处女膜平面上 > 1cm，即量化值 < − 1cm
II	脱垂最远端在处女膜平面上 < 1cm，即量化值 > − 1cm，但 < + 1cm
III	脱垂最远端超过处女膜平面 > 1cm，但 < 阴道总长度 − 2cm，即量化值 > + 1cm，但 < [TVL − 2] cm
IV	下生殖道呈全长外翻，脱垂最远端即宫颈或阴道残端脱垂超过或阴道总长 − 2cm，即量化值 > [TVL − 2] cm

23

（注：分期应在向下用力屏气时，以脱垂完全呈现出来时的最远端部位计算。应针对每个个体先用 3 × 3 表格量化描述，再进行分期。为了补偿阴道的伸展性及内在测量上的误差，在 0 和 IV 度中的 TVL 值允许有 2cm 的误差）。

【治疗】

POP 的处理可分为随诊观察、非手术治疗和手术治疗。对于无自觉症状的轻度脱垂（POP-Q I-II 度，尤其是脱垂最低点位于处女膜之上）患者，可以选择随诊观察，也可以辅助非手术治疗。治疗分为非手术治疗和手术治疗，只适用于有症状的患者，包括脱垂特异性症状以及相关的排尿、排便、性功能障碍等。

1. 非手术治疗　非手术治疗对于所有 POP 患者都是应该首先推荐的一线治疗方法。非手术治疗的目标为缓解症状，增加盆底肌肉的强度、耐力和支持力，预防脱垂加重，避免或延缓手术干预。目前的非手术治疗方法包括应用行为指导、盆底康复治疗和子宫托。

（1）行为指导：对所有诊断为 POP 的患者，都应积极改善其生活方式。包括避免一过性或慢性的腹腔内压力增高（如排便时过分用力、慢性咳嗽或经常负重），不可避免要负重时应该采取正确的姿势，即弯曲膝盖背部挺直；保持足够的水分摄入并在规律的间隔时间内排空膀胱；排便费力者增加膳食纤维的摄入，改善排便习惯如定时排便，使用缓泻剂避免用力排便；超重者鼓励减轻体质量等。

（2）盆底康复治疗：主要是盆底肌训练，方法简单，方便易行，可以加强薄弱的盆底肌肉的力量，增强盆底支持力，改善并预防轻、中度脱垂及其相关症状的进一步发展，但是当脱垂超出处女膜水平以外，其有效率降低。

（3）子宫托：不愿意手术治疗或者全身状况不能耐受手术治疗，孕期或未完成生育者，POP 术后复发或者症状缓解不满意者，可选用子宫托治疗。脱垂的程度和是否有性生活不是子宫托使用的禁忌。在使用子宫托时一定要严密定期随访，规律摘戴。为了预防并发症的发生，对于绝经后阴道黏膜萎缩的患者，建议配合长期局部雌激素治疗。

2. 手术治疗

（1）适应证的选择：手术主要适用于非手术治疗失败或者不愿意非手术治疗的有症状的患者，最好为完成生育且无再生育愿望者。并无证据表明手术能给无症状 POP 患者带来益处，反而增加手术带来的风险。

（2）手术的分类：手术治疗分为重建手术和封闭性手术。

1）阴道封闭术或半封闭术是将阴道管腔部分或全部关闭从而使脱垂的器官回放至阴道内，属于非生理性恢复，但具有创伤小、手术时间短、恢复时间快、成功率高等优点，文献报道，阴道封闭术的满意度为 90% ~

95%，对无阴道性生活要求且有合并症、手术风险大的高龄人群尤为适合。

2）重建手术大体分为以下 3 类。

中盆腔缺陷的重建手术：中盆腔缺陷纠正的术式主要有 3 种，即阴道骶骨固定术（sacral colpopexy）、骶棘韧带固定术（sacrospinous ligament fixation，SSLF）和高位宫骶韧带悬吊术（high uterosacral ligament suspension，HUS）。

子宫或阴道骶骨固定术：手术可开腹或腹腔镜完成。手术要点是将阴道前、后壁顶端或子宫颈通过网片与第 1 骶椎（S1）椎体的前纵韧带桥接起来。目前，推荐使用大孔单股编织的聚丙烯合成网片，最好选用轻型材质。远期成功率可达 74% ~ 98%。目前，主要适应证是有症状的穹隆脱垂 POP-Q Ⅱ度以上患者；POP 术后顶端复发的患者（有症状，且 POP-Q ≥ Ⅱ度）；初治的中盆腔缺陷为主的 POP-Q Ⅲ度以上，特别是性生活活跃的年轻患者。

23

骶棘韧带固定术：通过阴道后壁切口达到直肠阴道间隙及骶棘韧带，将阴道残端用不可吸收缝线固定于此韧带，解剖学成功率为 67% ~ 97%，脱垂相关症状的治愈率为 70% ~ 98%；由于该术式改变了阴道的生理轴向，术后阴道前壁膨出发生率高达 6% ~ 29%。

高位宫骶韧带悬吊术：该手术可经阴道或腹腔镜完成。当后穹隆无严重膨出时，仅将阴道残端在坐骨棘水平与同侧的宫骶韧带缝合，可避免影响直肠功能并保持阴道穹隆的宽度，保留足够深度的阴道。荟萃分析表明，阴道顶端、前壁和后壁的手术成功率分别为 98%、81% 和 87%，症状缓解率为 82% ~ 100%，因脱垂复发再次手术率为 9%。

经阴道植入网片的全盆底重建术（total vaginal mesh，TVM）：该类手术通过将网片后部两翼固定于骶棘韧带上实现第一水平的支持，同时还能加强膀胱阴道筋膜和直肠阴道筋膜，实现第二水平的支持。

曼式手术：传统的曼式手术也属于针对中盆腔缺陷的手术。包括诊刮、子宫颈部分截除、主韧带缩短和阴道前、后壁修补。主要适应证是症状性 POP-Q Ⅱ度以上伴子宫颈延长，无子宫病变，不存在重度阴道前、后壁膨出，要求保留子宫的患者。

3）针对前盆腔缺陷的重建手术：前盆腔缺陷可以分为中央型缺陷和侧方缺陷。对于中央型缺陷可行传统的阴道前壁修补术和特异部位的修补术，可以酌情加用网片（可吸收或永久性人工合成网片）或生物补片。对于侧方缺陷，可行阴道旁修补术。

4）针对后盆腔缺陷的重建手术。后盆腔缺陷可表现为直肠膨出、乙状结肠膨出及小肠膨出。手术方法分为传统的阴道后壁修补术和特异部位的修补术，以及会阴体修补术。阴道后壁修补术解剖学成功率可达 76%～96%，部分肠道功能、性功能改善。阴道后壁修补术时是否需要加用聚丙烯网片以提高治愈率目前还无定论。对于大便失禁或肛门括约肌严重缺陷者可行肛门括约肌成形术。

【注意事项】

1. 子宫或阴道骶骨固定术的主要并发症是骶前区血管出血、肠道和泌尿系统损伤、肠梗阻等，网片暴露率低于经阴道植入网片（分别为 2.7%、10.0%），但是有罕见的网片侵蚀至肠管的报道。

2. 对于所有经阴道的重建手术都需要分离膀胱阴道间隙和（或）直肠阴道间隙，因此，都有膀胱和直肠等的周围脏器损伤、出血、盆腔泌尿系统感染、排尿困难的风险。

3. 对于术中发现的器官损伤，应及时经阴道修补。盆腔血管损伤引起的出血，局部压迫往往有效。

4. SSLF 手术较为特异的并发症是坐骨神经及其分支的卡压综合征，表现为臀部疼痛并向下肢放射、感觉麻木，疼痛严重者建议及早拆除缝线。

5. HUS 手术较为特异的并发症是输尿管梗阻，文献报道高达 11% ，术中建议行膀胱镜检查，一旦发现输尿管开口喷尿不佳，应立即拆除缝线。

6. 对于有应用网片适应证的患者应与其充分沟通，权衡手术的获益以及网片的花费和可能面临的并发症等问题慎重选择。

（梁志清）

23

第二十四章

生殖道损伤性疾病

第一节 外阴阴道急性损伤

【概述】

女性外阴阴道急性损伤极为常见，多由分娩损伤所致，也可由非产科因素（如性侵）的其他原因引起。分娩损伤是导致外阴阴道损伤最常见的原因，初产妇多见。性侵受害者生殖器损伤的总发生率为 62.8%。

【临床表现】

1. 症状体征

（1）活动性出血：在胎儿娩出同时或者娩出后，子宫收缩良好，而阴道有持续鲜红色血液流出，血液能自凝，即应警惕有软产道损伤的发生。阴道出血的量与损伤程度和是否累及血管有关。损伤较深或者波及血管时，出血较多。

（2）产道血肿：产道血肿的临床表现与血肿的大小及发生部位不同而异。

1）外阴血肿：发生在阴唇、会阴或肛提肌及盆筋膜之下，表现为产后即时或数小时后会阴肿胀疼痛，外阴部有蓝紫色块状突起物，压痛明显。

2）阴道血肿：发生在阴道旁组织内，最常见的是发生于阴道黏膜和肛提肌筋膜之间的血肿，向阴道内突出，一般无症状，大的血肿压迫直肠、尿道可出现大便坠胀感和尿路症状。出血严重者可使局部黏膜裂开，血液外流，甚至引起休克。

（3）强奸所致的损伤，多为阴道口及阴道黏膜的撕裂伤。

（4）在性交中或性交后阴道流血，量可多可少，出血量多时可引起休克。

2. 辅助检查

（1）血常规、凝血功能等检查可以粗略估计出血量。

（2）妇科 B 型超声：可以明确宫腔有无积血，血肿位置及大小等。

（3）盆腔 CT 或 MRI：明确罕见的腹膜后血肿，盆腔血肿的位置及大小。

【诊断要点】

1. 根据病史及妇科检查即可诊断。

2. 分娩损伤诊断　在胎儿娩出同时或者娩出后，子宫收缩良好，而阴道有持续鲜红色血液流出，血液能自凝，则考虑软产道损伤的可能。阴道窥器或阴道拉钩直视下对会阴、阴道、宫颈进行仔细检查，可明确有无血肿、损伤、部位及程度。

3. 性交所致的阴道损伤多发生于阴道后穹隆，伤口环绕宫颈呈环形、横形或者新月形。严重者可导致腹膜穿破，腹腔内出血。

【治疗】

治疗原则：确切止血，纠正贫血，抢救休克，防治感染。

1. 产道损伤

（1）有活动性出血点应先缝扎止血。

（2）对损伤严重、部位高、暴露困难者应在麻醉下进行处理。发现软产道损伤行手术修补时应注意周围解剖结构，缝合时由内向外，由深至浅进行。

（3）出血多注意输血纠正贫血，抢救失血性休克，

24

预防感染。

2. 外阴、阴道血肿

(1) 外阴、阴道小血肿 (<5cm)：可行压迫、冷敷严密观察，24h 后改为热敷，可服中药，促进吸收。

(2) 如血肿继续增大或原为大血肿，应立即行血肿切开缝合术，缝合出血点，关闭死腔，彻底止血。并在缝合后放置橡皮引流条，用纱条填塞压迫。术后置导尿管并卧床休息，纱条一般在 24～48h 取出。

(3) 产道血肿容易并发感染，术后应给予抗生素治疗。

(4) 当血肿巨大，止血困难时，抢救休克同时可行选择性盆腔动脉栓塞术治疗。

【注意事项】

1. 外阴及阴道损伤后可立即出现大出血或血肿形成，且出血不易自行停止，往往需要紧急救治。若伤口不作任何处理，继续活动性出血，转院途中可发生致命性的出血。因此受伤后应根据医院现有条件，用清洁纱布紧压出血伤口。若为阴道损伤大出血，需用窥器行阴道检查，找到出血部位，以纱布压迫止血。待暂时止血后再行转院。

2. 伤口的处理　开放性伤口可在局麻下行清创缝合术，缝合时需深达基底部，严密止血。缝合穹隆伤口时，要避免伤及膀胱直肠。伤口缝合后常规压迫止血。

3. 在血肿形成的最初 24h 内，特别是最初数小时内，切忌抽吸血液，因渗出的积血有压迫出血点，防止继续出血的作用，早期抽吸可诱发再度出血。

4. 缝合第一针应超过伤口顶端 0.5～1.0cm，以避免回缩的血管继续出血。

5. 直肠、尿道、膀胱的裂伤应分别予以缝合。

6. 后穹隆盆腹腔贯通伤腹腔内出血者，应急诊行开腹探查和修补术。

7. 术后防止感染，禁止性生活，直至伤口完全愈合。

24

第二节　会阴裂伤

【概述】

广义的会阴是指封闭骨盆出口的所有软组织。会阴裂伤是产妇经阴道分娩过程中最常见的一种软产道损伤，不仅可引起分娩时较多的出血，也可使盆底组织失去正常的功能；如不及时修复，会引起诸多妇科疾病，严重影响产妇日后的身心健康和生活质量。

会阴裂伤分度：目前国际上已广泛接纳的会阴裂伤分度为英国皇家妇产科学会（RCOG）以及国际尿失禁咨询委员会（ICI）采纳的会阴裂伤分度，具体分为：

（1）Ⅰ度：仅阴道上皮损伤。

（2）Ⅱ度：会阴肌肉损伤，但不包括系肛门括约肌。

（3）Ⅲ度：会阴损伤累计肛门括约肌复合体，但肛门直肠黏膜完整；Ⅲa：<50%肛门外括约肌撕裂；Ⅲb：≥50%肛门外括约肌撕裂；Ⅲc：肛门内括约肌和外括约肌均撕裂。

（4）Ⅳ度：会阴损伤累及肛门括约肌复合体以及肛门直肠黏膜。

【临床表现】

1. 症状体征

（1）分娩后会阴撕裂样疼痛，出血。

（2）因会阴裂伤程度不同，症状亦有轻重。如括约肌只有部分撕裂，大便稀时不能控制。严重者即使干燥大便也不能自控，外阴经常被大便污染。

（3）妇科检查：可见会阴部消失，阴道和直肠的末端相通。肛门后面皮肤呈放射状皱纹，括约肌断端退缩处在肛门两侧形成小凹陷。肛查时嘱患者向内缩，可试验其括约肌的管制功能。如直肠也有撕裂，直肠黏膜呈红色，向外翻出。

24

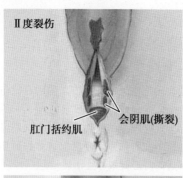

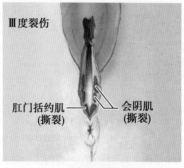

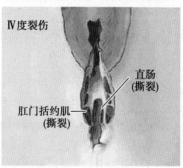

图 24-1　会阴裂伤分度Ⅰ~Ⅳ度

2. 辅助检查　经肛门超声：可提高肛门括约肌损伤的诊断率。

【诊断要点】

1. 产后常规检查会阴及阴道即可做出诊断。

2. 会阴裂伤常与阴道壁裂伤同时存在，根据临床表现确定会阴裂伤的分度。

【治疗】

会阴裂伤的修补原则包括止血和组织对合。组织对合应牢固无张力，否则继发的水肿易导致缝合组织张力过大，疼痛加重甚至坏死。

1. 会阴Ⅰ度和Ⅱ度裂伤　缝合目的在于止血，恢复组织结构，如出血多，可"8"字缝合止血。

2. Ⅲ度、Ⅵ度会阴裂伤手术修补

（1）术前准备：可采用局部麻醉或全身麻醉，以使括约肌最大限度地放松，并控制疼痛。修补手术应当在无菌的手术间进行，取膀胱截石位。应有足够经验的专家进行手术。常规修补手术应当尽快进行，少数手术科推迟到产后12小时。术前预防性使用抗生素。

（2）手术要点

1）麻醉下检查：必要时窥镜评估和肛门指诊以评估是否还有其他分娩损伤并明确会阴裂伤的分度。

2）修补的顺序是从内到外，先修补宫颈和阴道上部的裂伤，在修补会阴体。

3）针对Ⅵ度会阴裂伤，修补直肠黏膜时使用3-0可吸收线（图24-2）。

4）如果肛门内括约肌裂伤的断端可以识别，以3-0可吸收线端-端间断褥式缝合（图24-3）。

5）查找肛门外括约肌的断端并以Allis钳夹，对和方法包括端-端缝合以及全层重叠缝合，选择2-0的缝线褥式缝合（见图24-4、24-5、24-6、24-7）。

6）分层缝合会阴。

7）缝合后需要进行肛门检查，目的是确认没有遗漏其他的损伤，缝合线没有无意中插入直肠黏膜。如果发现直肠黏膜有线头，为将阴道直肠瘘的风险降至最低，应将线头取出。

（3）术后处理

1）抗生素：术后常规应用抗生素预防感染。

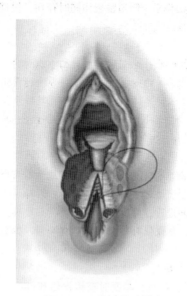

图 24-2 直肠前壁缝合

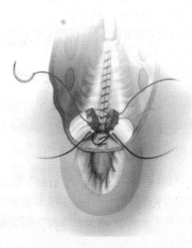

图 24-3 肛门括约肌的缝合

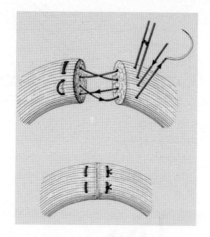

图 24-4 端端合方法

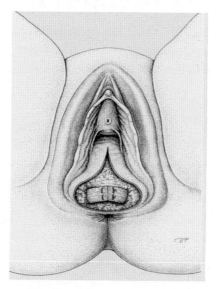

图 24-5 端端缝合修补术后

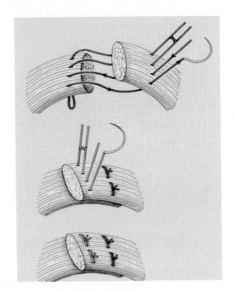

图 24-6　全层重叠缝合方法

24

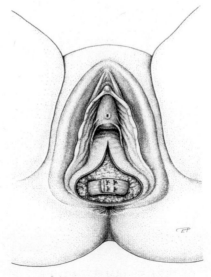

图 24-7　全层重叠缝合修补术后

2）大便软化剂、泻药：口服乳果糖减少首次排便的疼痛，泻药的使用不影响术后疼痛，切口感染率。

（4）随访

1）修补术后 3 个月进行随访。严重会阴裂伤后，早期随访中排气失禁的发生率为 50%，急迫症状 26%，稀便失禁 8%，干便失禁 4%。

2）早期随访检查：包括大便失禁症状；会阴部检查；阴道、直肠检查和触诊，推荐进行理疗等。

【注意事项】

1. 充分暴露，正确识别和评价会阴裂伤的分度是修复的基础。阴道纱条填塞后穹隆及阴道上端上推子宫，良好的麻醉，术者示指和中指的巧妙应用等，是清晰暴露，准确手术的关键。

2. 应当充分告知大便失禁症状随时间逐渐恶化或晚期出现的可能性。

3. Ⅲ度、Ⅳ度会阴裂伤患者再次妊娠建议选择性剖宫产，尤其合并以下情况：持续性大便失禁，肛门括约肌功能减退或可疑巨大儿。

24

第三节　尿　瘘

【概述】

尿瘘是指生殖道和泌尿道之间有异常的通道，尿道自阴道排出，不能控制。可以发生在生殖道及泌尿道之间的任何部位。最常见的为膀胱阴道瘘，尿道阴道瘘。尿瘘最常见的原因为分娩损伤和盆腔手术损伤（图 24-8）。

【临床表现】

1. 症状体征

（1）漏尿：为主要的症状，尿液不能控制地自阴道流出。因漏孔的位置不同可表现为持续性的尿漏、体位性的尿漏、压力性尿失禁或膀胱充盈时漏尿。

（2）外阴部不适：因为长期漏尿导致局部皮肤刺激、组织炎性增生及感染和尿液浸渍及刺激可引起外阴

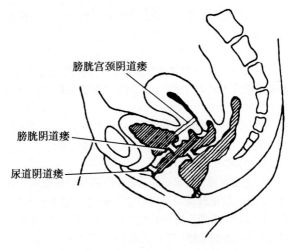

图 24-8　尿瘘形成示意图

24

部瘙痒和烧灼痛，甚至外阴呈湿疹样改变，影响生活质量。

（3）合并下尿路感染：合并尿路感染者有尿频、尿急、尿痛及下腹部不适症状。

2. 辅助检查

（1）亚甲蓝试验：将三个棉球分别置于阴道顶端、中 1/3 和远端。用稀释的亚甲蓝溶液 300ml 充盈膀胱，然后逐一取出。根据蓝染棉球的位置估计瘘孔的位置。输尿管阴道瘘时棉球无染色。

（2）靛胭脂试验：目的在于诊断输尿管瘘。凡经亚甲蓝试验阴道无蓝色液体流出者，可静脉注入靛胭脂 5ml，5 分钟后观察阴道有无蓝色液体流出，有则可诊断输尿管阴道瘘。此法也可诊断先天性输尿管口异位于阴道者。

（3）膀胱镜、输尿管镜检查：了解膀胱容积、黏膜情况，有无炎症、结石、憩室，明确瘘孔的位置、大小、数目及漏孔和膀胱三角的关系。输尿管导管或输尿管镜检查可以明确输尿管受阻的部位。

（4）静脉肾盂造影：静脉内注入 76% 泛影葡胺 20ml，分别于注射后 5、15、30、45 分钟摄片，根据肾盂及输尿管通畅情况。用于输尿管阴道瘘、结核性尿瘘及先天性输尿管异常的诊断。

（5）肾图：能了解肾功能和输尿管功能情况。

【诊断要点】

1. 病人自述不能自我控制的阴道流尿。

2. 妇科检查可窥见阴道有尿液流出，并可发现瘘孔，间断的流尿。

3. 亚甲蓝试验。

4. 通过膀胱镜检查或肾盂输尿管造影可最后确诊。

【治疗】

1. 以手术治疗为主。分娩或手术 1 周后出现的膀胱阴道瘘：可经尿道安放直径较大的保留导尿管，开放引流，并给予抗生素预防感染，小的瘘口可自然愈合。

（1）手术时间选择：器械损伤造成的新鲜的清洁瘘孔应立即修补；坏死型的尿漏或瘘孔伴感染以及修补失败者宜在 3～6 个月后，待炎症消除、瘢痕软化后再行手术。

（2）手术途径的选择：根据瘘孔的位置和类型选择经阴道、经腹部或经阴道腹部联合手术。

（3）术前准备　目的是为手术创造有利的条件。有尿路感染者应先控制感染，老年或闭经患者术前给予雌激素机制 2～3 周以促进阴道上皮的增生，必要时给予糖皮质激素或透明质酸酶促进瘢痕软化，术前给以抗生素预防感染。

（4）保持外阴清洁，术后留置导尿管保证膀胱引流通畅，输尿管导管一般留置 3 个月。术后应用广谱抗生素，术后 3 个月内避免阴道检查及性生活。产伤导致尿漏，若再次妊娠原则上应择期剖宫产。

2. 如因癌症、结核所致者，治疗原发病。

【注意事项】

（1）加强围生期保健，不断提高产科质量，分娩损

24

伤仍是尿瘘的主要病因。修补后的尿瘘再孕分娩应行剖宫产术。

（2）预防妇科手术损伤应坚持术前讨论制度，分析手术中难点；把握术中易造成损伤的环节；熟知盆腔脏器解剖及变异情况；提高手术操作的基本技术技能，耐心、细致地操作。

（3）重视泌尿生殖道外伤的及时妥善处理及术后管理肿瘤放疗应按常规，避免剂量过大。用子宫托按时放取。

（4）提高放射治疗的精确性放疗时处理不当，如剂量过大或装置器安放不稳可使膀胱或直肠接受的放射量超过其耐受量，常可导致尿瘘的形成。

第四节 粪 瘘

24

【概述】

粪瘘（fecal fistula）是指生殖器官与肠道之间形成的异常通道。在妇产科临床中最常见的是直肠阴道瘘。位于齿状线以下与阴道交通的瘘孔称为肛门阴道瘘；直肠和阴道间的瘘孔称为直肠阴道瘘；直肠之上的称为结肠阴道瘘；小肠和阴道的交通称为小肠阴道瘘。粪瘘和尿瘘的病因大致相同。

【临床表现】

1. 症状体征

（1）患者的临床表现与瘘孔的大小、位置有关。

（2）瘘孔较大且接近阴道口者，成形或半成形大便皆可经阴道排出，并有不能控制的排气症状，大便稀时上述症状更为严重。

（3）瘘孔小且粪便也较干燥，则可无粪便自阴道排出，只是在稀便时方经阴道溢粪，但排气则不能控制。

（4）若粪瘘与尿瘘同时并存，则漏尿中常夹杂粪便或同时排气。阴道及外阴因常受粪便及带有粪便的分泌物刺激而发生慢性外阴皮炎。

2. 辅助检查

（1）探针探测：瘘孔小者，仅在阴道后壁可见一颜色鲜红的小肉芽组织。从此处探针探测，在直肠内直接触到探针即可确诊。

（2）亚甲蓝试验：将亚甲蓝稀释液注入直肠，观察阴道内有无蓝染，可以帮助确诊较小瘘孔。

（3）钡剂灌肠：小肠阴道瘘需经过钡剂灌肠检查确诊。

（4）纤维结肠镜检查：可疑结肠阴道瘘可行纤维结肠镜检查。

【诊断要点】

1. 临床病史 不能控制的阴道排气或排便，腹泻时加重。

2. 妇科检查 瘘孔大者阴道窥阴器暴露阴道后可窥见瘘孔；瘘孔小者，仅在阴道后壁可见一颜色鲜红的小肉芽组织。

【治疗】

1. 治疗原则 与尿瘘相同，手术修补为主要治疗方法。

（1）新鲜创伤（如手术中损伤或外伤）应立即进行修补。

（2）陈旧性粪瘘，如为部位较高的直肠阴道瘘，则按尿瘘修补的原则方法及手术要求，分离瘘孔的周边组织，使阴道壁与直肠黏膜分离，先缝直肠壁（不透黏膜），后缝合阴道壁。如直肠阴道壁近于肛门，则首先从正中剪开肛门与瘘孔之间的阴道直肠隔，使成会阴三度裂伤，再行修补。

（3）如系粪瘘与尿瘘两者并存，宜同时修补。如粪瘘较大，或瘢痕组织较多，估计手术困难者可先作腹壁结肠造瘘及尿瘘修补，待尿瘘愈合后，间隔4周，再进行粪瘘修补，成功后再使造瘘之结肠复位。

（4）直肠阴道瘘的瘘孔巨大，瘢痕组织过多，瘘孔经多次修补失败，经商讨修补确无成功希望者，可考虑做永久性人工肛门手术。

（5）确诊之小肠或结肠阴道瘘宜经腹修补或行肠切除吻合术。

2. 术前准备及术后处理　粪瘘的术前准备及术后处理，对粪瘘修补的愈合关系较大。

（1）术前 3 ~ 5 天开始进无渣半流质，严格肠道准备，同时口服抗生素控制肠道菌群。术前一日服番泻叶 15g（冲饮），或术前晚清洁洗肛，并冲洗阴道。

（2）术后 5 天内口服阿片全碱，并禁食以控制 4 ~ 5 天不排便。保持会阴清洁。

【注意事项】

1. 正确处理异常分娩，防止第二产程延长和滞产，防止会阴Ⅲ度裂伤。

2. 会阴缝合后常规进行肛查，发现直肠黏膜有缝线及时拆除。

3. 经阴道手术助产时，应先导尿，严格按规定使用器械，术后检查泌尿生殖道有无损伤。正确助产，避免发生重度会阴裂伤；会阴切开缝合时应注意缝线勿穿透直肠黏膜。

4. 妇科手术时对盆腔粘连严重，恶性肿瘤广泛浸润估计手术困难时术前放置输尿管导管；术中发现损伤立即修补。

5. 子宫托需日放夜取。

6. 在缝合盆底腹膜时，注意勿暴露粗糙面，以免肠粘连、感染、坏死，形成阴道瘘。

（陈必良　葛俊丽）

第二十五章

女性生殖器官发育异常

【概述】

认识女性内生殖器官与外生殖器官的发育异常，首先要了解胚胎发生学。

1. 泌尿生殖窦与外阴、阴道的发生 胚胎发生之初生有泄殖腔，不久，由于会阴的形成，输尿管以及生殖导管的开口部与直肠分离形成尿生殖窦，它以尿殖孔开口体外，以尿殖孔为中心形成外生殖器，尿生殖窦中输尿管开口部向内与尿囊基部的内腔相合，参与膀胱的形成，其余部分形成尿道。在女性，只形成短的尿道，开口部较宽形成阴道前庭。在雄性，则由尿生殖窦所形成的尿道与沿阴茎形成的尿道相连而延长，开口于阴茎顶端。阴道的胚胎发育源于两部分，即1/3起源于副中肾管，下2/3起源于泌尿生殖窦。孕18周时，副中肾管远端与泌尿生殖窦顶端相融合，并于孕20～24周管腔化形成通畅的阴道。如阴道发育的胚胎原基双侧副中肾管和泌尿生殖窦缺如或发育停滞，将引起不同类型的阴道畸形并致不孕。

2. 中肾管与副中肾管 不管是男性还是女性，在胚胎发育的早期泌尿生殖系统均存在中肾管系统、副中肾管系统、肾结构及性腺。在胚胎发育性腺分化以前，男性及女性都有纵行的位于尿生殖嵴的两侧的两对原始管道，即中肾管与副中肾管系统（亦称中肾旁管系统）。

这两对原始的生殖管道最终将分别分化发育成男性生殖管道与女性生殖管道。女性生殖管道来自于一对副中肾管，而男性生殖管道则来自一对中肾管道。

3. 副中肾管抑制因子与女性内生殖器的发生 胚胎发育期间，在原始性腺开始分化后，男性生殖腺将发育成为睾丸，睾丸产生雄激素及副中肾管抑制因子。副中肾管抑制因子抑制副中肾管的发育，使中肾管系统逐渐发育成睾丸输出管、附睾管及输精管等男性生殖器官，而副中肾管系统则在胎儿睾丸产生的副中肾管抑制物质的影响与作用下，停止发育并退化。

在女性当生殖腺发育为卵巢后，体内不产生雄激素及副中肾管抑制因子。女性体内因无睾丸，无内源性雄激素的支持，中肾管系统将停止发育并逐渐萎缩退化，而副中肾管系统将发育成为子宫、输卵管等女性生殖器官。

女性生殖器官在形成、分化过程中，由于某些内源性因素（生殖细胞染色体不分离、嵌合体、核型异常等）或外源性因素（使用性激素药物）的影响，原始性腺的分化、发育、内生殖器始基的融合、管道腔化和发育以及外生殖器的演变可发生改变，导致各种发育异常。

（1）正常管道形成受阻所致异常，包括处女膜闭锁、阴道横隔、阴道纵隔、阴道闭锁和宫颈闭锁。

（2）副中肾管衍生物发育不全所致异常，包括无子宫、无阴道、始基子宫、子宫发育不良、单角子宫和输卵管发育异常。

（3）副中肾管衍生物融合障碍所致异常，包括双子宫、双角子宫、鞍状子宫和纵隔子宫等发育异常。

25

【临床表现】

表 25-1 女性生殖器官发育异常的
临床表现及原因分析

临床表现	导致的原因
外生殖器发育异常	
处女膜闭锁	阴道末端的泌尿生殖窦组织未腔化
外生殖器男性化	外生殖器分化发育过程中受到大量雄激素影响
阴道发育异常	
先天性无阴道	双侧副中肾管发育不全
阴道闭锁	尿生殖窦未参与形成阴道下段
阴道纵隔	双侧副中肾管会合后，尾端纵隔未消失或部分消失
阴道斜隔	副中肾管向下延伸未到尿生殖窦形成盲端
阴道横隔	副中肾管尾端与尿生殖窦相接处未贯通或部分贯通
宫颈及子宫发育异常	
先天性宫颈闭锁	副中肾管尾端与尿生殖窦相接处贯通异常
先天性无子宫	双侧副中肾管形成子宫段未融合，退化
始基子宫	双侧副中肾管融合不久即停止发育
幼稚子宫	同上
单角子宫	仅一侧副中肾管正常发育
残角子宫	一侧副中肾管发育，另一侧中下段发育缺陷

25

续表

临床表现	导致的原因
双子宫	双侧副中肾管未融合
双角子宫	双侧副中肾管融合不良
纵隔子宫	双侧副中肾管融合后，纵隔吸收受阻
输卵管发育异常	
输卵管缺失或痕迹	同侧副中肾管未发育
输卵管发育不全	同侧副中肾管发育不良
副输卵管	同上，有的与输卵管之间有交通，有的不同
卵巢发育异常	原始生殖细胞迁移受阻或性腺形成移位异常

【诊断要点】

25

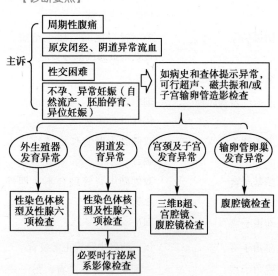

图 25-1　女性生殖器官发育异常诊断要点

1. 处女膜闭锁

（1）青春期发生周期性下腹坠痛，呈进行性加重。

（2）检查可见处女膜膨出，表面呈蓝紫色，肛诊可及阴道膨隆，凸向直肠。

（3）盆腔 B 型超声可见子宫和阴道内有积液。

2. 先天性无阴道

（1）主要症状为原发性闭经及性生活困难。

（2）检查无阴道口，偶见短浅阴道盲端，常伴子宫发育不良。

（3）先天性无阴道染色体核型为 46，XX，血清睾酮为女性水平；本病需与雄激素不敏感综合征鉴别，该病染色体核型为 46，XY，血清睾酮为男性水平。

3. 阴道斜隔

（1）阴道斜隔综合征：指双子宫、双宫颈、双阴道和一侧阴道完全/不完全闭锁，合并闭锁侧肾脏缺如。

（2）常伴有同侧泌尿系统发育异常，以肾脏缺如多见。

（3）妇检一侧穹隆或阴道壁可触及囊性肿物，穿刺可抽出陈旧血，碘油造影、磁共振及泌尿系影像检查可确诊。

4. 纵隔子宫/中隔子宫

（1）纵隔由宫底至宫颈内口之下称完全纵隔子宫，纵隔终止于宫颈内口之上称不完全纵隔子宫。

（2）一般无症状，但本病可致不孕，且妊娠流产率高。

（3）B 型超声检查、磁共振显像和宫腔镜检查可明确诊断。

【治疗】

生殖道发育异常明确诊断后，治疗原则依其畸形类型及患者的意愿而定。对于无临床症状或不需要解决生育问题的患者可不进行治疗。但如社会性别为女性的雄激素不敏感综合征等存在男性性腺患者，应切除腹腔内性腺以防恶变。如发生生殖道梗阻，尽早解除梗阻非常

25

必要，手术治疗通常为有效解除梗阻的方法。

1. 处女膜闭锁　儿童阴道积液、青春期阴道积血者，在处女膜膨隆处做斜十字切开，积液、积血排出后，剪去多余处女膜，用 3 个 0 可吸收缝线间断缝合，避免切口粘连、阴道口狭小。亦可先将膨隆处处女膜刺破，阴道内积血、积液排出后，于 2、6、10 点处扩剪至近阴道壁，沿处女膜环剪去多余的处女膜瓣，用可吸收线间断缝合。术后检查阴道口能容一指松为好，需注意勿损伤尿道与直肠；术后给抗生素预防感染，保持外阴清洁，每天擦洗两次，直至积血排净。

2. 阴道闭锁、先天无阴道及阴道斜隔　青春期建立月经周期后，一旦明确诊断，手术治疗是唯一有效的方法。手术以解除阴道阻塞，使经血引流通畅为原则；尽早发现、及时手术是防治并发症的关键；对于多数患者手术后需要放置模型，可以预防再次的粘连。先天性无阴道者结婚半年前行人工阴道成形术。阴道斜隔患者手术治疗是唯一有效的方法，经阴道斜隔切开引流是最理想的手术治疗。

3. 纵隔子宫　手术方法为在腹腔监视下，宫腔镜切除纵隔。一般认为该手术安全、简单，不开腹，已成为子宫纵隔切除的主要手段；子宫纵隔切除后可扩大宫腔，术后需给予雌孕激素治疗 2 个周期改善内膜功能；该手术可显著降低流产率，提高足月妊娠率。宫腔镜切除纵隔致子宫穿孔者应在腹腔镜下及时修补，在切除宫底部位须保持应有的厚度，避免术后宫底过薄引起妊娠子宫破裂。

【注意事项】

1. 外阴形态异常应注意询问母体用药、家族史，检查尿道口位置，有无阴道并确定性腺位置与两性畸形与混合性性腺发育不良鉴别。

2. 注意阴道斜隔的诊断要点在于对本病的认识，如果对阴道斜隔综合征没有一个概念，则术前诊断几乎不可能；诊断的难点在于症状上的矛盾，这类畸形存在不同程度的梗阻，但因为有一侧正常的子宫及阴道，会有正常的月经周期，从而掩蔽了梗阻的存在。

3. 先天性无子宫无阴道称 MRKH 综合征，染色体核型为 46，XX，临床表现为原发闭经，第二性征正常。

4. 始基子宫多数无宫腔或有宫腔无内膜，偶有始基子宫有宫腔和内膜，宫颈闭锁，有周期性腹痛或宫腔积血者需手术切除。

5. 幼稚子宫患者宫体常因子宫前壁或后壁发育不良而成过度前屈或后屈，宫颈与宫体之比超过 1：3，卵巢发育正常，主张小剂量雌激素加孕激素序贯周期治疗。

6. 对于有功能性内膜的残角子宫须作残角子宫切除，同时切除同侧输卵管；有不孕或反复流产史的子宫纵隔、鞍状子宫或双角子宫患者可行子宫纵隔切除或子宫融合等矫正畸形手术；对于宫颈发育不良或闭锁的患者目前保留生育功能的手术方法主要为子宫阴道再通术。

7. 输卵管发育异常的病因为副中肾管发育受阻，常与子宫发育异常同时存在。

8. 卵巢发育异常有额外卵巢、副卵巢、分叶卵巢、单侧或双侧卵巢缺如均罕见。

9. 子宫输卵管碘油造影可以显示宫腔和输卵管的位置、形态、大小，能够较好地显示大部分子宫发育异常，是诊断子宫畸形的主要方法，有其他辅助检查不可替代的优势。

（孟元光）

25

第二十六章

妇科生殖内分泌

第一节 排卵障碍性异常子宫出血

【概述】

下丘脑-垂体-卵巢轴功能异常引起的异常子宫出血。包括稀发排卵、无排卵及黄体功能不足，常见于青春期、绝经过渡期，生育期也可因 PCOS、肥胖、高催乳素血症、甲状腺疾病等引起。排卵障碍可引起月经周期与经期出血量异常的子宫出血（abnormal uterine bleeding，AUB）。

一、排卵障碍异常子宫出血

【临床表现】

表 26-1 正常子宫出血（月经）
与 AUB 术语的范围

月经的临床评价指标	术语	范围
周期频率	月经频发	周期 <21d
	月经稀发	周期 >35d
周期规律性	规律月经	周期变化 <7d
（近 1 年的周期之间	不规律月经	周期变化 ≥7d
的变化）	闭经	≥6 个月无月经

续表

月经的临床评价指标	术语	范围
经期长度	经期延长	经期 >7d
	经期过短	经期 <3d
经期出血量	月经过多	经量 >80ml
	月经过少	经量 <5ml

无排卵异常子宫出血可有各种不同临床表现，最常见的症状为：①月经周期紊乱；②经期长短与出血量多少不一，出血量少者仅为点滴出血，出血量多时间长者可能继发贫血，大量出血，甚至导致休克。出血期间一般无腹痛或其他不适。

【诊断要点】

主要依据病史、体格检查及辅助检查作出诊断。

辅助检查包括：凝血功能检查、血红细胞计数、血色素、尿妊娠试验或血 hCG 检测、盆腔 B 型超声检查、基础体温测定（BBT）、适时测定血清孕酮水平、宫颈细胞学检查、子宫内膜取样、宫腔镜检查等。

排卵障碍异常子宫出血患者子宫内膜受雌激素持续影响而无孕激素拮抗，可发生不同程度的增生性改变，少数可呈萎缩性改变。

1. 子宫内膜增生症

（1）单纯性增生：是最常见的子宫内膜增生类型。

（2）复杂性增生：内膜常增生，呈息肉状。

2. 增殖期子宫内膜。

3. 萎缩性子宫内膜。

【鉴别诊断】

排卵障碍异常子宫出血需要与黄体功能不足、子宫内膜不规则脱落、子宫内膜病变、机体凝血功能障碍、子宫内膜息肉等鉴别，详见流程图 26-1。

【治疗】

排卵异常子宫出血的一线治疗是药物治疗。

26

1. 止血　需要根据出血量选择合适的制剂和正确的使用方法。

（1）性激素治疗：采用雌激素、孕激素或雌、孕激素联合用药。

1）雌、孕激素联合治疗：性激素联合用药的止血效果优于单一用药。采用孕激素占优势的口服避孕药。目前使用第三代短效口服避孕药，如复方屈螺酮片、去氧孕烯炔雌醇片、复方孕二烯酮片或复方醋酸环丙孕酮片。用法为每次 1~2 片，每 6~12 小时 1 次，血止 3 天后按每 3 日减量 1/3，逐渐减量至每日 1 片，维持至出血停止后 21 日周期结束。

2）单纯雌激素治疗：使用大剂量雌激素可迅速促使子宫内膜生长，短期内修复创面而止血，也称"子宫内膜修复法"，适用于急性大量出血患者。主要药物为结合雌激素、戊酸雌二醇。具体用法如下。

①结合雌激素（口服片剂）1.25mg/次，或戊酸雌二醇 2mg/次，每 4~6 小时 1 次口服，血止 3 天后按每 3 日递减 1/3 量为宜。

②结合雌激素（肌注针剂）：25mg 静脉注射，可 4~6h 重复 1 次，一般用药 2~3 次，次日应给予结合雌激素 3.75~7.5mg/d，口服，并按每 3 天递减 1/3 量逐渐减量。也可在 24~48h 内开始用口服避孕药。

对存在血液高凝状态或有血栓性疾病史的患者应禁用大剂量雌激素止血。所有雌激素疗法在血红蛋白增加至 90g/L 以上后均必须加用孕激素撤退，有利于停药后子宫内膜的完全脱落。对于间断少量长期出血者，雌激素水平常常较低，也可应用雌激素治疗，多使用生理替代剂量，如妊马雌酮 1.25mg 或戊酸雌二醇 2mg，每天 1 次，共 21 日，最后 7~10 天加用孕激素，如地屈孕酮 10mg，每天 2 次。

26

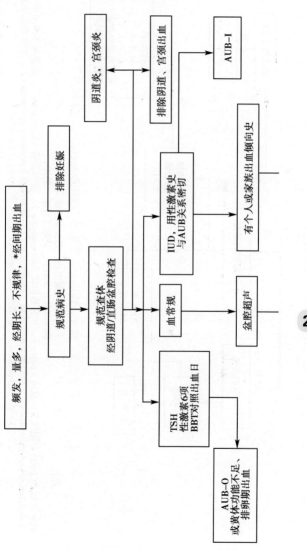

26

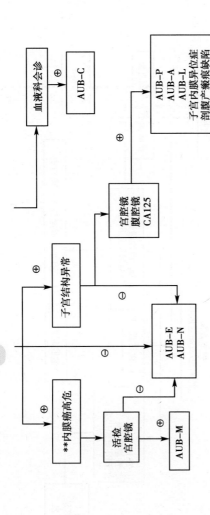

图 26-1　月经频发、量多、经期长、不规律、经间期出血的诊治流程图

注：

AUB-PALMCOEIN分别代表：息肉（polyp）、子宫肌腺症（adenomyosis）、子宫肌瘤（leiomyoma）、恶变和不典型增生（malignancy and hyperplasia）、全身凝血相关疾病（coagulopathy）、排卵障碍（ovulatory dysfunction）、子宫内膜局部异常（endometrial）、医源性（iatrogenic）及未分类（not yet classified）

*月经间期出血：≥45岁、持续无排卵

**内膜癌高危：≥45岁（adenomyosis）、子宫肌瘤（leiomyoma）、肥胖

3）单纯孕激素治疗：使雌激素作用下持续增生的子宫内膜转化为分泌期，并有对抗雌激素作用，使内膜萎缩，也称"子宫内膜萎缩法"、"子宫内膜脱落法"或"药物刮宫"。适用于体内已有一定雌激素水平、血红蛋白水平 >80g/L，生命体征稳定的患者。合成孕激素分为三类，常用的为地屈孕酮 10mg 口服，每 6 ~ 12 小时一次，2 ~ 3 日血止后按每 3 天减量 1/3，直至维持量 10mg 每天 2 次，持续用药至血止后 21 天停药。也可用 17-α 羟孕酮衍生物（甲羟孕酮或甲地孕酮）等。

（2）刮宫术：可迅速止血，并具有诊断价值，可以了解子宫内膜病理，除外恶性病变。适用于急性大出血、存在子宫内膜癌高危因素、育龄期病程长和绝经过渡期的患者。

（3）辅助治疗：止血药物。

2. 调整月经周期　青春期或生育期无排卵异常子宫出血患者，需恢复正常的内分泌功能，以建立正常月经周期；绝经过渡期患者，需控制出血及预防子宫内膜增生症发生。

（1）雌、孕激素序贯治疗：即人工周期，模拟月经周期中卵巢分泌的内分泌变化，序贯应用雌、孕激素，使子宫内膜发生相应变化。适用于青春期及生育期内源性雌激素较低患者。于撤退性出血第 5 天开始，生理替代戊酸雌二醇 1 ~ 2mg 或结合雌激素片 0.625 ~ 1.25mg，每晚 1 次，连服 21 天，至服用雌激素第 11 ~ 16 天，加用醋酸甲羟孕酮片 10mg/日，或地屈孕酮 10mg，2 次/天，持续 10 ~ 14 天。连续 3 个周期为一疗程。若正常月经仍未建立，应重复上述序贯治疗。若患者体内有一定雌激素水平，雌激素宜选择低剂量治疗。

（2）雌-孕激素联合治疗：此法开始即用孕激素，以限制雌激素的促内膜生长作用，使撤药性出血逐步减少，其中雌激素可预防治疗过程中孕激素的突破性出血。常用口服避孕药，可以很好地控制周期，尤其适用于有避孕需求的生育期患者。一般自药物撤退性出血第 5 天

26

起开始服用，1 片/天，连服 21 天，1 周为药物撤退性出血间隔，连续 3 个周期为 1 个疗程．病情反复者酌情延至 6 个周期。用药期间应该注意口服避孕药的潜在风险，有血栓性疾病、心脑血管疾病高危因素及 40 岁以上吸烟的女性不宜使用。

（3）孕激素后半周期治疗：适用于有内源性雌激素的青春期或组织学检查为子宫内膜增生期患者。于月经周期后半期（撤药性出血的第 16 ~ 25 天）口服地屈孕酮 10mg/天，每天 2 次，共 10 天，或微粒化孕酮 200mg ~ 300mg/天，共 5 ~ 7 天，或醋酸甲羟孕酮 10mg/天，连用 10 天，或肌注黄体酮 20mg/天，共 5 天。酌情应用 3 ~ 6 个周期。

（4）宫内孕激素释放系统：宫腔内放置含孕酮或左炔诺孕酮缓释系宫内节育器（levonorgestrel-releasing IUD），每天释放左炔诺孕酮 20μg，能在宫腔内局部抑制子宫内膜生长，适用于已无生育要求的育龄期患者。

3. 手术治疗　子宫内膜切除术、子宫切除术

二、黄体功能不足

黄体功能不足可因黄体期孕激素分泌不足或黄体过早衰退，导致子宫内膜分泌反应不良，从而引起月经频发。

【临床表现】

月经周期缩短，因此月经频发。有时月经周期虽在正常范围内，但卵泡期延长、黄体期缩短（< 11 天）。在育龄妇女常可表现为不易受孕或在孕早期流产。

【诊断要点】

根据月经周期缩短、不孕或早孕时流产，妇科检查无引起异常子宫出血的生殖器官的器质性结构改变；基础体温双相型，但排卵后体温上升缓慢，上升幅度偏低，高温期短于 11 天。经前子宫内膜活检显示分泌反应至少落后 2 天，可作出诊断。

【鉴别诊断】

详见上述流程图 26-1。

【治疗】

1. 促进卵泡发育 针对其发生原因，调整性腺轴功能，促使卵泡发育和排卵，以利于正常黄体的形成。

2. 促进月经中期 LH 峰形成 在监测到卵泡成熟时，使用绒毛膜促性腺激素 5000～10000U 肌注，以加强月经中期 LH 排卵峰，达到促进黄体形成和提高其分泌孕酮的功能。

3. 黄体功能刺激疗法 于基础体温上升后开始，肌注 hCG 1000～2000U 每周 2 次或隔天 1 次，共 2 周，可使血浆孕酮明显上升。

4. 黄体功能替代疗法 一般选用天然黄体酮制剂。自排卵后或预期下次月经前 12～14 天开始，每天肌注黄体酮 10～20mg，共 10～14 天；也可口服天然微粒化孕酮，以补充黄体分泌孕酮的不足。

5. 黄体功能不足合并高催乳素血症的治疗 使用溴隐亭每天 2.5～5mg，可使催乳激素水平下降，并促进垂体分泌促性腺激素及增加卵巢雌、孕激素分泌，从而改善黄体功能。

26

三、子宫内膜不规则脱落

月经周期中有卵泡发育及排卵，黄体发育良好，但萎缩过程延长，导致子宫内膜不规则脱卸，从而引起经期延长。

【临床表现】

表现为月经周期正常，但经后期出血，使经期可长达 9～10 天，出血量可多可少。

【诊断要点】

月经周期正常，经期延长，基础体温呈双相型，但下降缓慢。在月经第 5～6 天行诊断性刮宫，病理检查仍能见到呈分泌反应的内膜，且与出血期及增殖期内膜并存。

【鉴别诊断】

详见上述流程图 26-1。

【治疗】

1. 孕激素 通过下丘脑-垂体-卵巢轴的负反馈功能，使黄体及时萎缩，内膜按时完整脱卸。方法：自排卵后第 1～2 天或下次月经前 10～14 天开始，每天口服甲羟孕酮 10mg，连服 10 天。有生育要求者可肌注黄体酮注射液或口服天然微粒化孕酮。无生育要求者也可口服避孕药，月经第 5 天开始，每天 1 片，连续 21 天为一周期。

2. 绒毛膜促性腺激素 用法同黄体功能不足，绒毛膜促性腺激素有促进黄体功能的作用。

【注意事项】

1. 青春期及生育期治疗以止血、调整周期为治疗原则，有生育要求者需促排卵治疗。绝经过渡期治疗以止血、调整周期、减少经量，防止子宫内膜病变为治疗原则。

2. 对少量出血者，使用最低有效剂量激素，以减少药物副作用。对大量出血患者，要求性激素治疗 8 小时内见效，24～48 小时内出血基本停止，若 96 小时以上仍不止血，应考虑有器质性病变存在的可能。

3. 对无性生活史的青少年，刮宫术仅适用于大量出血且药物治疗无效需立即止血或急需了解子宫内膜组织学除外内膜病变者。

4. 利用宫腔镜下单、双极金属套环、激光、滚动球电凝、热球内膜切除及微波内膜切除等方法，使子宫内膜组织凝固或坏死。子宫内膜切除术治疗必要条件：无生育要求并需除外子宫内膜恶性病变、子宫内膜不典型增生及子宫内膜复杂性增生过长者。

5. 对于药物治疗效果不佳或不宜用药、无生育需求，尤其是不易随访的年龄较大者可选择子宫切除术。

(华克勤)

26

第二节　闭　经

【概述】

闭经是指月经停止。妊娠、哺乳和绝经期的闭经是生理性闭经。由其他原因造成的超过预期初潮年龄或月经停止为病理性闭经。

按生殖轴病变和功能失调的部位分为下丘脑性闭经、垂体性闭经、卵巢性闭经、子宫性闭经和下生殖道发育异常性闭经。按既往有无月经来潮分为原发性闭经和继发性闭经。

1. 原发性闭经　指超过 14 岁仍没有月经，也没有第二性征发育（如乳房初发育和阴毛初现），或虽有第二性征发育，但 16 岁仍无月经来潮。

2. 继发性闭经　指在自然月经后，6 个月或 3 个月经周期无月经来潮。

【病因及临床表现】

正常月经的建立和维持，有赖于下丘脑-垂体-卵巢轴的神经内分泌调节、靶器官子宫内膜对性激素的周期性反应和下生殖道的通畅，其中任何一个环节发生障碍均可导致闭经。

1. 原发性闭经　较少见，多为遗传原因和先天性发育缺陷引起，部分患者伴有生殖道异常。根据第二性征发育情况，分为第二性征存在和第二性征缺乏两类。

（1）第二性征存在的原发性闭经

1）米勒管发育不全综合征（Müllerian agenesis syndrome）：由副中肾管发育障碍引起的先天畸形。染色体核型正常，为 46，XX，促性腺激素正常，有排卵，外生殖器、输卵管、卵巢及女性第二性征正常。表现为始基子宫或无子宫、无阴道。

2）雄激素不敏感综合征（androgen insensitivity syndrome）：为男性假两性畸形，染色体核型为 46，XY，但 X 染色体上的雄激素受体基因缺陷。性腺为睾丸，位于

26

腹腔内或腹股沟。因为靶细胞睾酮受体缺陷，雄激素不能发挥生物学效应；而睾酮可转化为雌激素起作用，故表型为女型，但性征发育不佳，阴道为盲端，较短浅，子宫及输卵管缺如。

3）对抗性卵巢综合征（savage syndrome）：内源性促性腺激素升高，卵巢对外源性促性腺激素不敏感，临床表现为原发性闭经，女性第二性征存在。

4）生殖道闭锁：生殖道闭锁引起的横向阻断，如阴道闭锁、阴道横膈、无孔处女膜等。

5）真两性畸形：非常少见，染色体核型异常，体内同时存在卵巢和睾丸组织，女性第二性征存在。

（2）第二性征缺乏的原发性闭经

1）低促性腺激素性腺功能减退：因下丘脑分泌GNRH不足或垂体分泌促性腺激素不足而至原发性闭经。最常见为体质性青春发育延迟。其次为嗅觉缺失综合征（Kallmann's syndrome），为下丘脑 GnRH 先天性分泌缺乏，同时伴有嗅觉丧失或减退。临床表现为原发性闭经，女性第二性征缺如，但女性内生殖器分化正常。

2）高促性腺激素性腺功能减退：原发于性腺衰竭所致的性激素分泌减少可引起反馈性 LH、FSH 升高，常合并生殖道异常。①特纳综合征（Turner's syndrome）：属于性腺先天性发育不全。为含 X 的性染色体异常。表现为原发性闭经，卵巢不发育，身材矮小，第二性征发育不良，常有蹼颈、后发际低、肘外翻等临床特征。②46，XX 单纯性腺发育不良：体格发育无异常，卵巢发育差，女性性征发育差，但外生殖器为女型。③46，XY单纯性腺发育不全：又称 Swyer 综合征。主要表现为条索状性腺和原发性闭经。具有女性生殖系统，但第二性征发育不良。

2. 继发性闭经　发生率明显高于原发性闭经。根据控制正常月经周期的 5 个主要环节，分为下丘脑性、垂体性、卵巢性、子宫性和下生殖道异常性闭经。

（1）下丘脑性闭经：指中枢神经系统及下丘脑各种

功能和器质性疾病引起的闭经，以功能性原因为主。此类闭经的特点是下丘脑合成和分泌 GNRH 缺陷或下降导致垂体促性腺激素（Gn），即 FSH、LH 的分泌功能低下，故属于低促性腺激素性闭经。

1）精神应激：突然或长期精神压抑、紧张、忧虑、环境改变、过度劳累、情感变化、寒冷等，均可能引起神经内分泌障碍而导致闭经。

2）体重下降和神经性厌食：因过度节食，导致体重急剧下降，导致下丘脑和垂体的多种激素分泌降低，进而引起闭经。

3）运动性闭经：长期的剧烈运动或某些舞蹈训练，导致体内脂肪明显减少和营养不良引起瘦素水平下降，进而抑制生殖轴功能。

4）药物性闭经：长期应用甾体类避孕药及某些药物，如吩噻嗪衍生物（奋乃静、氯丙嗪）、利血平等，可引起继发性闭经。药物性闭经通常是可逆的，停药 3~6 个月月经多能自然恢复。

5）颅咽管瘤：瘤体增大可压迫下丘脑和垂体柄引起闭经、生殖器萎缩、颅内压增高等症状。

（2）垂体性闭经：腺垂体器质性病变或功能失调，均可影响促性腺激素分泌，继而影响卵巢功能引起闭经。

1）垂体梗死：常见的为希恩综合征（Sheehan syndrome）。由于产后大出血休克，导致垂体促性腺激素细胞缺血坏死，引起腺垂体功能低下而出现一系列症状：闭经、无泌乳、性欲减退，肾上腺、甲状腺功能减退等症状。

2）垂体肿瘤：位于蝶鞍内的腺垂体各种腺细胞均可发生肿瘤，肿瘤分泌激素抑制 GnRH 分泌和（或）压迫分泌细胞，使促性腺激素分泌减少而导致闭经。最常见的是分泌泌乳素（PRL）的腺瘤引起的闭经，即闭经溢乳综合征。

3）空蝶鞍综合征：蝶鞍隔因先天性发育不良、肿瘤或手术破坏，脑脊液流入垂体窝，垂体受压缩小，出

26

现闭经及相应症状。

(3)卵巢性闭经:卵巢分泌的性激素水平低下,子宫内膜不发生周期性变化而导致闭经。这类闭经促性腺激素升高,属高促性腺素性闭经。

1)卵巢早衰(premature ovarian failure):40岁前,由于卵巢内卵泡耗竭或医源性损伤发生卵巢功能衰竭,以雌激素和高促性腺激素为特征,表现为继发性闭经,常伴围绝经期症状。

2)卵巢功能性肿瘤:分泌性激素的卵巢性索间质肿瘤可抑制性腺轴而引起闭经。

3)多囊卵巢综合征:以长期无排卵及高雄激素血症为特征。临床表现为闭经、不孕、多毛和肥胖。

(4)子宫性闭经:继发性子宫性闭经的病因包括感染、创伤导致宫腔粘连引起的闭经。月经调节功能和第二性征发育正常。

1)Asherman综合征:为子宫性闭经最常见原因。各种宫腔内操作损伤子宫内膜和(或)宫内感染均可造成闭经。宫颈手术后或仅宫颈粘连时,可有月经产生而不能流出。

2)手术切除子宫或放疗破坏子宫内膜也可引起闭经。

(5)其他:其他内分泌如甲状腺、肾上腺、胰腺等功能紊乱也可引起闭经。

【诊断及鉴别诊断】

1. 诊断 需要先寻找闭经原因,确定病变部位,然后再明确是何种疾病引起。

(1)病史:包括月经史、婚育史、子宫手术史及发病的可能起因和伴随症状,如环境变化、精神心理创伤、情感应激、过强运动、营养状况及有无头痛、溢乳等。对原发性闭经者应了解青春期生长和发育进程。

(2)体格检查:包括身高、体重、第二性征发育情况、有无发育畸形,有无甲状腺肿大、有无溢乳,皮肤色泽及毛发分布。

26

（3）妇科检查：内外生殖器发育情况及有无畸形。

（4）实验室辅助检查：有性生活史的妇女出现闭经，必须首先除外妊娠。

1）评估雌激素水平以确定闭经程度：①孕激素试验：孕激素撤退后有出血说明体内有一定内源性雌激素水平；停药后无出血可能存在两种情况：一是内源性雌激素水平低下，另一种情况是子宫性闭经。具体孕激素试验方法：黄体酮20mg/d，肌内注射，3~5天；或醋酸甲羟孕酮10mg/d，口服，8~10天；或地屈孕酮10~20mg/d，口服，10天；或微粒化黄体酮200mg/d，口服，10天。②雌、孕激素试验：服用戊酸雌二醇2~4mg/d，或结合雌激素0.625~1.25mg/d，20~30天后加用孕激素（以上任一种孕激素）。停药后如有撤退性出血，则排除子宫性闭经，停药后无撤退性出血可确定子宫性闭经。

2）激素水平测定：近期未使用性激素或停用雌、孕激素类药物至少两周后测FSH、LH、PRL促甲状腺素（TSH）等激素水平，以协助诊断。

3）染色体检查：高促性腺激素性闭经及性分化异常者应行染色体检查。

4）其他辅助检查：①超声检查：了解盆腔内有无占位性病变、子宫大小、内膜厚度、卵巢大小及有无肿瘤等；②基础体温测定：了解卵巢排卵功能；③宫腔镜检查：排除宫腔粘连等；④影像学检查：考虑颅内病变可能应检查头部MRI或CT；有明显男性化体征者还应进行卵巢和肾上腺超声或MRI检查，以排除肿瘤。

2. 诊断及鉴别诊断　原发性闭经和继发性闭经的诊断及鉴别诊断见图26-2、26-3。

【治疗】

根据病因的综合治疗。

1. 针对精神应激、低体重、节制饮食或过度运动等给予必要指导，进行相应调整。

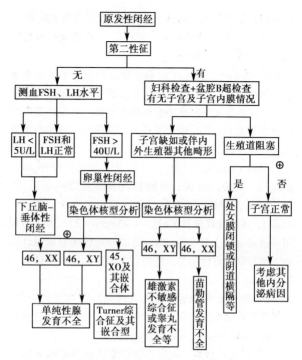

26

图 26-2 原发性闭经的诊断及鉴别诊断流程图

2. 内分泌药物治疗

（1）激素水平异常者给予激素进行调节。泌乳素过高可给予溴隐亭，2.5~7.5mg/d；甲状腺功能低下可补充甲状腺素，定期监测激素水平。

（2）雌、孕激素治疗：根据患者体内雌激素水平及生育要求可选用雌孕激素人周期替代治疗、孕激素后半期治疗或短效口服避孕药。雌激素可以选用戊酸雌二醇（1~2mg/d）、结合雌激素（0.625~1.25mg/d）等；孕激素可以选择地屈孕酮（10~20mg/d）、微粒化黄体酮（200mg/d）或醋酸甲羟孕酮（10mg/d）等；短效口服避孕药可选择去氧孕烯炔雌醇、复方孕二烯酮片或炔雌醇环丙孕酮等。人工周期替代治疗还可以选用戊酸雌二

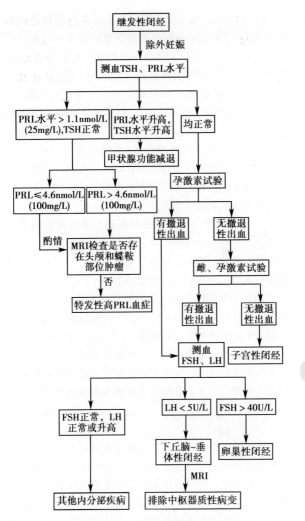

图 26-3　继发性闭经的诊断及鉴别诊断流程图

醇/雌二醇环丙孕酮，或雌二醇/雌二醇地屈孕酮等雌孕激素复合制剂。

（3）促排卵：对有生育要求者，可用氯米芬或尿促性素诱发排卵，必要时采用辅助生育技术治疗。

1）氯米芬：用法：自然或人工诱发月经周期的第3～5天起，50～150mg/d（可根据患者体重及以往治疗反应决定），共5天。如能应用B型超声监测卵泡发育，则更能确定是否排卵及卵泡发育情况。卵泡直径达18～20mm时，可肌注hCG 5000～10 000IU，以诱发排卵。

2）尿促性素：常规用法：自然月经来潮或黄体酮撤退出血第2～3天，每天肌注HMG 1支，根据B型超声监测卵泡发育情况增减用量，优势卵泡直径达18mm时，肌注hCG 5000～10 000IU，以诱发排卵，排卵后应用黄体支持。若有3个卵泡同时发育，应停用hCG，以避免卵巢过度刺激综合征发生。

3. 手术治疗　针对器质性病因，采用相应的手术治疗。

（1）生殖道畸形：经血引流阻塞部位行切开术，并通过手术矫正（成形术）建立通道。

（2）子宫粘连：可在宫腔镜直视下机械性（剪刀）或用能量器械分离子宫内粘连，子宫腔内留置球囊或节育器，术后给予大剂量雌激素，连用2～3个周期。

（3）肿瘤：卵巢肿瘤一经诊断应手术切除。颅内瘤应根据肿瘤大小、性质及是否有压迫症状决定是否采用手术治疗。含Y染色体的患者性腺易发生肿瘤，应行性腺切除术。

【转诊时机】

因辅助生育技术需要专业的设备和技术人员，所以如果促排卵无法自然受孕应转诊至有技术资质的单位行辅助生育治疗；对于促排卵过程中发生的较重的卵巢过度刺激综合征的患者也应及时转至上级医院诊治，以免因救治不力而产生严重并发症。

对于一些特殊检查项目或较复杂的生殖道畸形矫正手术，应转至有相应诊疗条件的上级医院进行。

【注意事项】

1. 对于苗勒管结构缺失、有Y染色体、卵巢早衰患者心理咨询是非常重要的。

2. 对青春期性幼稚患者，在身高未达到预期高度时，雌激素治疗应从小剂量开始，如戊酸雌二醇 0.5mg/d、结合雌激素 0.3mg/d，在身高达到预期高度后再增加剂量。

3. 对于医源性闭经［子宫和（或）双侧卵巢切除，或因恶性肿瘤放化疗后］，可根据卵巢功能和有无禁忌证进行相应的激素补充。

4. 下丘脑性闭经和卵巢早衰等低雌激素闭经应就雌/孕激素治疗和口服避孕药的利弊进行咨询。激素治疗的利弊与绝经后妇女不同。推荐补充钙和维生素 D 预防骨质疏松。

5. 下丘脑功能性闭经在疏导压力、减少运动强度、增重、厌食行为治疗或疾病痊愈后可缓解。和厌食相关者常需要给予多种医学评估和有效的心理治疗。

6. 多囊卵巢综合征的治疗包括高雄激素血症所致多毛症和远期并发症（子宫内膜增生、肥胖和代谢异常）。常用口服避孕药，可减少卵巢分泌雄激素，预防子宫内膜增生，减少子宫异常出血。

（苏志英）

第三节　多囊卵巢综合征

26

【概述】

多囊卵巢综合征（polycystic ovary syndrome，PCOS）是一种常见的女性内分泌及代谢异常的慢性病，其发病机制复杂，临床表现高度异质性。PCOS 不仅影响女性生殖健康，还易并发糖尿病、代谢综合征、子宫内膜癌和心血管疾病。多囊卵巢综合征在青春期及育龄期妇女中发生率约为 5% ~ 10% 。

【临床表现】

PCOS 常发病于青春期，生育期，以无排卵、不孕和肥胖、多毛等典型临床表现为主；中老年则出现因长期的代谢障碍导致的高血压、糖尿病、心血管疾病等。因此，未得到恰当处理的 PCOS 可影响患者的一生。

1. 月经失调 主要表现为月经稀发、经量少或闭经。少数患者表现为月经过多或不规则出血。

2. 不孕 PCOS 患者由于持续的无排卵状态，导致不孕。即使妊娠也易发生流产。

3. 高雄激素表现 PCOS 女性呈现不同程度的多毛、痤疮、皮肤粗糙、毛孔粗大。

4. 代谢异常表现 肥胖（中心性肥胖）、黑棘皮征等。

5. B 型超声检查可见一侧或双侧卵巢直径 2～9mm 的卵泡≥12 个，和（或）卵巢体积≥10ml。

6. 内分泌改变

（1）雄激素水平高：血清 T、A 水平升高，少数患者 DHEA 和 DHEAS 升高，SHBG 水平降低。

（2）促性腺激素变化：LH 水平升高较恒定地维持在正常妇女月经周期中卵泡期上下水平，而 FSH 则相当于早卵泡期水平，因此 LH/FSH 比值多升高。

（3）胰岛素抵抗及高胰岛素血症：约 50%～60% PCOS 患者呈现高胰岛素分泌和 IR，有发展为糖耐量受损和 2 型糖尿病的危险。

（4）血清催乳素（prolactin，PRL）水平升高：约 10%～15% PCOS 患者表现为轻度的高催乳素血症，明显的高催乳素血症或催乳素瘤是 PCOS 的鉴别诊断之一。

7. 远期合并症

（1）肿瘤：持续的、无周期性的、相对偏高的雌激素水平和升高的雌酮与雌酮/雌二醇比值，又无孕激素拮抗，可增加子宫内膜癌和乳腺癌发病率。

（2）心血管疾病：血脂代谢紊乱易引起动脉粥样硬化，从而导致冠心病、高血压等。

（3）糖尿病：胰岛素抵抗和高胰岛素血症、肥胖，易发展为隐性糖尿病或糖尿病。

【诊断要点】

1. 诊断标准 中华医学会妇产科分会推荐采用 2003 年欧洲人类生殖和胚胎与美国生殖医学学会的（ESHRE/

ASRM）鹿特丹专家会议推荐的标准。

（1）稀发排卵或无排卵：临床表现为闭经、月经稀发、初潮 2～3 年不能建立规律月经以及基础体温呈现单相。有时，月经规律者却并非为有排卵性月经。

（2）高雄激素的临床表现和（或）高雄激素血症　临床表现有痤疮、多毛。高雄激素血症者血清总睾酮、游离睾酮指数或游离睾酮高于检测单位实验室参考正常值。

（3）卵巢多囊性改变 B 型超声检查可见一侧或双侧卵巢直径 2～9mm 的卵泡 ≥12 个，和（或）卵巢体积 ≥10cm^3。

符合上述 3 项中任何 2 项者，除外高雄激素血症的其他原因即可诊断 PCOS。

2. 辅助检查　若疑 PCOS 时，可采用以下辅助检查，以便正确诊断、恰当治疗（表 26-2）。

表 26-2　PCOS 的检验项目

诊断项目	FSH，LH
	T，FT，DHEAS，SHBG
鉴别诊断项目	PRL，17-OHP，TSH
	皮质醇
并发症检测项目	血脂
	空腹血糖，糖负荷后两小时血糖

FT：游离睾酮；DHEAS：硫酸脱氢表雄酮；SHBG：性激素结合球蛋白；17-OHP：17-羟孕酮；TSH：促甲状腺素

（1）体格检查：测定血压、确定 BMI、腰围，了解有无高血压和肥胖，确定肥胖类型。

（2）实验室测定：了解是否存在生化高雄激素血症、代谢综合征以及下丘脑性闭经。

1）总睾酮、生物活性睾酮或游离睾酮、性激素结合蛋白测定：PCOS 患者血清睾酮、双氢睾酮、雄烯二酮水平升高，性激素结合蛋白（SHBG）水平下降，部分

26

患者表现为血清总睾酮水平不高、但血清游离睾酮升高。由肾上腺产生的脱氢表雄酮或硫酸脱氢表雄酮正常或轻度升高。

2）TSH、PRL，以排除甲状腺功能异常和高催乳素血症引起的排卵障碍；17-羟孕酮测定以排除先天性肾上腺皮质增生症（congenital adrenal hyperplasia，CAH）引起的高雄激素血症。

3）2小时口服葡萄糖耐量试验　糖尿病及糖尿病前期的诊断标准（WHO2006年推荐）见表26-3。

表26-3　糖尿病及糖尿病前期的诊断标准

糖尿病	
空腹血糖	≥7.0mmol/L（126mg/dl）
	或
	≥11.1mmol/L（200mg/dl）
糖耐量异常（Impaired Glucose Tolerance，IGT）	
空腹血糖	<7.0mmol/L（126mg/dl）
	和
糖负荷2小时血糖*	≥7.8mmol/L并且<11.1mmol/L（140mg/dl and 200mg/dl）
空腹血糖异常（Impaired Fasting Glucose，IFG）	
空腹血糖	6.1~6.9mmol/l（110mg/dl~125mg/dl）
	和（如果有测定）
糖负荷2小时血糖*	<7.8mmol/l（140mg/dl）

* 口服75g葡萄糖后2小时静脉血糖水平

* 如果为测定2小时血糖，则由于糖尿病或糖耐量异常不能排除而情况不确定

糖尿病前期（Pre diabetes）：IFG and IGT

26

4）空腹血脂、脂蛋白测定　正常者：高密度脂蛋白 >50mg，甘油三酯 <150mg。

根据患者情况，可选择以下测定：①促性腺激素测定　FSH、LH升高，LH/FSH≥2；②空腹胰岛素水平或胰岛素释放试验

（3）B型超声检查：卵巢多囊性改变为一侧或双侧卵巢中见≥12个 2~9mm 直径卵泡，卵巢 >10cm³。一侧卵巢见上述改变也可诊断。阴道超声检查较为准确，无性生活史的患者应经直肠超声检查。宜选择在卵泡早期（月经规律者）或无优势卵泡状态下做超声检查。卵巢体积计算（cm³）：0.5 × 长（cm）× 宽（cm）× 厚（cm）；卵泡数目测量应包括横面与纵面扫描；若卵泡直径 <10mm，则可取卵泡横径与纵径的平均数。

3. 鉴别诊断

（1）产生雄激素的卵巢肿瘤：如门细胞瘤、支持-间质细胞瘤，可行B型超声、CT检查协助诊断。

（2）先天性肾上腺皮质增生（congenital adrenal hyperplasia，CAH）：可引起 17α-羟孕酮和雄激素水平增高。

（3）库欣综合征（Cushing's syndrome）：实验室检查发现血浆皮质醇正常的昼夜节律消失，尿游离皮质醇增高，过夜小剂量地塞米松抑制实验是筛选本病的简单方法。

（4）高催乳素血症。

（5）甲状腺功能异常：可检测血清 TSH 鉴别之。

【治疗】

PCOS 的治疗主要为调整月经周期、治疗高雄激素与胰岛素抵抗以及有生育要求者的促排卵治疗。其次，无论有生育要求与否，均应进行生活方式调整，戒烟、戒酒以及锻炼。

1. 调整月经周期　可采用口服避孕药和孕激素后半周期疗法，有助于调整月经周期、纠正高雄激素血症，改善高雄激素的临床表现。其周期性撤退性出血可改善

26

子宫内膜状态，预防子宫内膜癌的发生。

（1）口服避孕药作用及注意点：口服避孕药可很好地控制周期，尤其适用于有避孕需求的生育期患者。应注意口服避孕药潜在风险，不宜用于有血栓性疾病、心脑血管疾病高危因素及 40 岁以上吸烟的女性。PCOS 患者常有糖、脂代谢紊乱，用药期间应监测血糖、血脂变化。青春期女孩应用口服避孕药前，应做好充分的知情同意。

（2）孕激素后半周期疗法：适用于无严重高雄症状和代谢紊乱的患者。于月经周期后半期（月经第 16～25 天）口服地屈孕酮片 10mg/d，每天 2 次，共 10 天，或微粒化孕酮 200～300mg/d，5～7 天，或醋酸甲羟孕酮 10mg/d，连用 10 天，或肌注黄体酮 20mg/d，共 5 天。

2. 多毛、痤疮及高雄激素治疗　可采用短效口服避孕药，首选复方醋酸环丙孕酮。

3. 胰岛素抵抗的治疗　适用于肥胖或有胰岛素抵抗的患者，可采用二甲双胍治疗，用法：500mg，每天 2 次或 3 次。当患者并发糖尿病前期或糖尿病时建议转诊给内科内分泌专科诊治。

4. 促排卵治疗　适用于有生育要求患者。首选氯米芬治疗。若无效，可采用促性腺激素、腹腔镜下卵巢打孔术以及体外受精-胚胎移植。在需要辅助生育治疗的情况下应该转诊给具备辅助生殖技术的医疗单位诊治。

（1）氯米芬：氯米芬用法：自然或人工诱发月经周期的第 5 天起，50～150mg/d（可根据患者体重及以往治疗反应决定），共 5 天。如能应用 B 型超声监测卵泡发育，则更能确定是否排卵及卵泡发育情况。卵泡直径达 18～20mm 时，可肌注 hCG 5000～10 000IU，以诱发排卵。

（2）促性腺激素：使用促性腺激素是需要具备监测排卵的设施及技术，如必要建议转诊上级医院。用法：①尿促性素（human menopausal gonadotropin，HMG）：自然月经来潮或黄体酮撤退出血第 5 天，每天肌注 HMG

26

1 支，根据 B 型超声监测卵泡发育情况增减用量，优势卵泡直径达 18 ~ 20mm 时，肌注 hCG 5000 ~ 10 000IU，以诱发排卵。若有 3 个卵泡同时发育，应停用 hCG，以避免卵巢过度刺激综合征发生。HMG 也可和氯米芬联合应用，以促卵泡发育。

（3）腹腔镜下卵巢打孔术：主要适用于 BMI ≤ 34，LH > 10miu/ml，游离睾酮高者以及氯米芬和常规促排卵治疗无效的患者。现多采用激光或单极电凝将卵泡气化和电凝。其主要合并症为盆腔粘连，偶有卵巢萎缩。应慎重选择。

5. 体外受精-胚胎移植　难治性 PCOS 患者（应用促排卵治疗 6 个周期无排卵者或有排卵，但未妊娠者）可采用体外受精、胚胎移植方法助孕。

【转诊时机】

1. PCOS 患者　早期由于月经和生育的问题大多就诊于妇产科和生殖科，但其并发症及需鉴别的疾病涉及多个学科（内科内分泌、心血管科、皮肤科、肿瘤科等），各个专科对 PCOS 的认知容易受专业视野的局限而未能提供"一体化"的诊治。及早诊治并发症以及长期管理的"一体化"常常需要多学科的协作或需要具备多学科学识及诊治能力。当疑有鉴别诊断困难或有并发症时建议及时转诊。

2. 多囊卵巢综合征患者　促排卵时易出现卵巢过度刺激综合征，使用促排卵药物需注意从小剂量开始并具备检测排卵的医疗条件，一旦发生卵巢过度刺激综合征应转诊患者到有条件诊治的上级医院。

【注意事项】

1. 由于 PCOS 对患者的终身影响，长期管理需要提高患者的依从性。要有充分的患者教育和咨询。

2. 对青春期患者需要为患者和家长提供长期治疗的咨询。

3. 对高雄激素血症未能做准确的鉴别诊断时应转诊患者到有条件的医院进行专科检查，排除引起高雄激素

26

血症的其他疾病如先天性肾上腺皮质增生症、产生雄激素的肿瘤等疾病，才可确诊为多囊卵巢综合征。

4. 多囊卵巢综合征的排卵障碍造成长期缺乏孕激素的作用使患者成为子宫内膜癌的高危患者。尤其对继发闭经的患者应注意其内膜厚度，必要时作相应检查以排除子宫内膜癌。

5. 多囊卵巢综合征出现代谢异常时（如血糖代谢异常、高血脂、高血压等）应与内科医生一道诊治。

（杨冬梓）

第四节 不 孕 症

【概述】

不孕症是指以育龄期女子婚后或末次妊娠后，夫妇同居1年以上，男方生殖功能正常，未避孕而不受孕为主要表现的疾病。既往从未受孕者1年未避孕而孕称为原发性不孕；曾有过妊娠，又连续1年以上不孕者，称为继发性不孕。

【临床表现】

26

根据不同不孕病因，患者可无明显临床症状，仅表现为受孕障碍；也可依导致不孕原因出现对应的临床表现，如排卵障碍患者月经异常；盆腔炎症患者出现相应腹痛、发热等症状病史。

【诊断要点】

不孕症的初筛诊疗流程见图26-4。

1. 男方检查与诊断 包括病史采集、体格检查（包括全身和局部生殖器检查）和精液常规检查。其中精液常规检查为不孕症夫妇的首选检查项目，根据精液检测手册（WHO，2010年，第5版）进行（表26-4为参考值），初诊时男方一般要进行2~3次精液检查（表26-5为精液质量的相关定义）。如检查为无精症，视情况可能需进行睾丸活检检查。

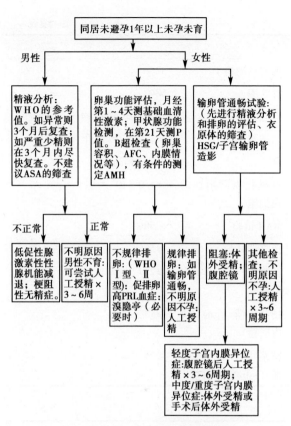

图 26-4 不孕症的初筛诊疗流程图

表 26-4 2009 年 WHO 制定的精液参考值

参数	参考值
精液量	≥1.5ml
液化时间	≤60 分钟
精子密度	≥1.5 千万条/毫升
总精子数	每次射精≥3.9 千万
活动力	射精后 60 分钟内，前向运动精子加非前向运动精子40%

26

续表

参数	参考值
前向运动精子	32%
存活率	58%
形态学****	正常形态精子≥4%
白细胞	<1 百万个/毫升
pH	7.2 或稍高
过氧化物酶阳性的白细胞	$<1.0 \times 10^6$
MAR 试验	<50%
免疫珠试验	<50%
精浆锌（μmol/每次射精）	≥2.4
精浆果糖（μmol/每次射精）	≥13
精浆中性葡萄糖酸酶（mU/每次射精）	≥20

26

表 26-5 精液质量的相关定义

诊断名	定义
正常精液	射出精液在 WHO 参考值范围
少精症	精子密度少于 WHO 参考值
轻中度少精子症	连续三次标准的精液分析，其精子浓度在 $5 \times 10^6/ml \sim <15 \times 10^6/ml$ 之间；
严重少精子症	连续三次标准的精液分析，其精子浓度在 $1 \times 10^6/ml \sim <5 \times 10^6/ml$ 之间；

诊断名	定义
极严重少精子症	连续三次标准的精液分析，其精子浓度在 $< 1 \times 10^6/\text{ml}$。
弱精症 　特发性弱精子症：	活动率低于 WHO 参考值 至少连续二次合格的精液分析，其精子总活力低于 40%，或前向运动精子活力 32%，且不符合其他男性不育诊断；
畸精症 　特发性畸形精子症：	形态学低于 WHO 参考值 精子正常形态率低于 4%，推荐使用改良巴氏染色法行精子形态染色，且不符合其他男性不育诊断；
少弱畸精症	精子密度、活动率和正常形态精子百分率三项指标都异常（或只有前两项异常也诊断）
无精症	射出精液中没有精子（三次精液高速离心后沉淀显微镜检查三次均未见精子，且不符合其他男性不育诊断；）
无精液症	无精液射出
隐睾	离心后几乎找不到精子

26

2. 女方检查与诊断

（1）病史采集：初诊时，详细询问不孕病史至关重要。

现病史：不孕年限，盆腹腔疼痛、低热、畏寒、白带异常病史，盆腹腔手术史等，辅助检查以及治疗经过。

　　月经婚育史：初潮年龄、月经周期、经量，是否伴发痛经及严重程度，孕产史及避孕方法；既往史：结核、性传播疾病等传染病史，手术史及自身免疫疾病史等；个人史及家族史。

　　（2）体格检查：体格发育情况，包括身高、体重、体脂分布、毛发分布等，有无溢乳、高雄激素体征（包括多毛、痤疮、黑棘皮征等）；妇科检查包括，生殖道形态检查及子宫、附件有无异常肿物，盆腔有无异常包块等。

　　（3）女性不孕特殊检查

　　1）基础体温测定：周期性连续的基础体温可以大致反映排卵和黄体功能，但不能成为独立的诊断依据，推荐结合其他排卵监测方法使用。

　　2）B型超声监测卵泡发育：推荐使用经阴道超声，检测内容包括：子宫大小、形态，子宫肌层回声、内膜厚度及分型；卵巢状态，窦卵泡计数，优势卵泡直径。卵巢内异常回声特征，是否有输卵管积水征象，是否有异常盆腔积液征象。

　　3）血激素水平测定：一般在排卵异常和高龄女性（＞35 岁）中进行。包括周期 2~4 天 FSH、LH、E_2 测定，可反映卵巢储备功能及基础状态，TSH 反映甲状腺功能，PRL 反映是否存在高泌乳素血症，T 反映是否存在高雄激素血症等内分泌紊乱情况导致排卵障碍。

　　4）输卵管通畅度检查：①子宫输卵管造影：对子宫腔也有比较全面的了解，能判断宫腔内 5mm 大小的病变，操作简便。造影剂可采用 40% 碘化油或 76% 泛影葡胺，患者仰卧于 X 线检查台，宫腔内注入造影剂。先拍摄第一张片以了解宫腔及输卵管，继续注入造影剂同时拍摄第二张片，观察有无造影剂进入盆腔及在盆腔内弥散情况；若是采用碘油则 24 小时后摄第三张片。②子宫输卵管超声造影：通过向宫腔注射超声造影剂，观察子宫腔形态和占位，同时观察输卵管通畅情况，最终通过图像合成输卵管形态及盆腔弥散情况。

26

5) 宫腔镜检查：对疑有任何形式的宫腔内病变或需要对宫腔内病变做出诊断及治疗者，均为宫腔镜检查的适应证。观察子宫腔形态、内膜色泽和厚度、双侧输卵管开口、是否有宫腔粘连、畸形、息肉、肌瘤等，联合腹腔镜可行宫腔镜下插管输卵管通液术，间质部常因痉挛、组织碎屑残留、轻度粘连和瘢痕而在通液试验时出现梗阻的假象，在宫腔镜直视下从输卵管向宫腔开口处插管通液或造影能对间质部直接起疏通和灌洗作用，是诊断和治疗输卵管间质部梗阻的可靠方法。

6) 腹腔镜检查：原发性和继发性不孕、复发性流产的患者，怀疑输卵管因素引起的不孕症，内生殖器发育异常，可用腹腔镜检查或腹腔镜宫腔镜联合检查，以明确不孕原因。腹腔镜可直视盆腔内脏器，能全面、准确、及时判断各器官病变的性质和程度。通过镜下通液试验能动态观察输卵管通畅程度，同时起着疏通输卵管腔的作用，是女性不孕检查的最佳手段之一。

【治疗】

1. 治疗生殖道器质性病变

(1) 输卵管因素不孕：腹腔镜下输卵管手术，包括输卵管造口术、整形术、吻合术等，对较大的积水，主张结扎或切除。

(2) 卵巢肿瘤：有内分泌功能性肿瘤可影响排卵，应予切除；性质不明肿瘤应明确诊断，手术探查，必要时进行保留生育功能手术。

(3) 子宫病变：子宫肌瘤、内膜息肉、子宫纵隔、宫腔粘连等矫正手术。

(4) 子宫内膜异位症：对于重度、复发性子宫内膜异位症，由于卵巢功能减退可能，应慎重考虑手术。

(5) 生殖系统结核：活动期结核应行抗结核治疗，用药期间应避孕。

2. 诱导排卵

(1) 氯米芬（clomiphene）：用法：自然或人工诱发月经周期的第 3 ~ 5 天起，50 ~ 150mg/d（可根据患者体

26

重及以往治疗反应决定），共 5 天。如能应用 B 型超声监测卵泡发育，则更能确定是否排卵及卵泡发育情况。卵泡直径达 18～20mm 时，可肌注 hCG 5000～10 000IU，以诱发排卵。

（2）尿促性素（human menopausal gonadotropin，HMG）：常规用法：自然月经来潮或黄体酮撤退出血第 2～3 天，每天肌注 HMG 1 支，根据 B 型超声监测卵泡发育情况增减用量，优势卵泡直径达 18mm 时，肌注 hCG 5000～10 000IU，以诱发排卵，排卵后应用黄体支持。若有 3 个卵泡同时发育，应停用 hCG，以避免卵巢过度刺激综合征发生。

3. 不明原因不孕的治疗　因病因不能明确，目前缺乏肯定有效的治疗方法和疗效指标，一般对年轻、卵巢功能好的夫妇，可行期待治疗；但卵巢功能减退和年龄大于 30 岁的夫妇，应慎重选择期待治疗。可行夫精人工授精 3～6 个周期诊断性治疗。

4. 辅助生育技术　包括人工授精、体外受精-胚胎移植及其衍生技术。

【转诊时机】

在初步的不孕症病因筛查后如一般的处理未能奏效或病因未明，比如普通促排卵 3～6 个周期未成功，建议转诊到有生殖医学专科的医院行进一步的诊治。

【注意事项】

1. 不孕患者就诊应遵循规范程序对女方排卵情况、输卵管通畅度和男方精液情况三大因素同时进行筛查以便了解不孕因素。

2. 如上述检查未能发现病因应转诊到生殖专科进一步诊治。

3. 专科如患者年龄 >37 岁，试孕半年以上未孕，可能有卵巢储备下降，建议将患者转诊到生殖专科尽快诊治，以免贻误生育时机。

4. 应用促性腺激素促排卵时需要有激素测定和 B 型超声检测的激素和设备，同时具备对并发症（如卵巢过

26

度刺激综合征等）的处理能力，如这些技术水平欠完善则建议不宜使用该疗法。

5. 涉及卵巢的良性病变的手术建议现行卵巢储备评估并注意卵巢储备的保护以免造成医源性卵巢储备损害时生育力受损。

（杨冬梓）

第五节　绝经综合征

【概述】

绝经综合征指伴随卵巢功能下降乃至衰竭而出现的影响绝经相关健康的一组综合征。绝经指永久性无月经状态。绝经分为自然绝经和人工绝经，自然绝经指卵巢内卵泡生理性耗竭所致的绝经；人工绝经指双侧卵巢经手术切除或放射线照射等所致的绝经，人工绝经更易发生绝经综合征。

绝经前后最明显变化是卵巢功能衰退，随后表现为下丘脑-垂体功能退化。卵巢功能衰退的最早征象是卵泡对 FSH 敏感性降低，FSH 水平升高。绝经过度早期雌激素水平并无明显下降，只有在卵泡完全停止生长发育后，雌激素水平才迅速下降。

26

【临床表现】

1. 月经改变　最早出现的临床症状。

（1）月经周期缩短、经量减少、绝经。

（2）月经周期和经期延长、经量增多、大出血或淋漓不尽、后逐渐减少而停止。

（3）月经突然停止。

2. 血管舒缩症状　潮热、出汗，为血管舒缩功能不稳定所致，是绝经综合征最突出的特征性症状之一。该症状可持续 1～2 年，有时长达 5 年或更长。潮热严重时可影响妇女的工作、生活和睡眠，是围绝经期女性需要性激素治疗的主要原因。

3. 自主神经失调症状　心悸、眩晕、头痛、失眠、耳鸣等。

4. 精神神经症状 常表现为注意力不集中、情绪波动大、激动易怒或情绪低落、不能自我控制等情绪症状。记忆力减退也较常见。

5. 泌尿生殖道症状 泌尿生殖道萎缩症状，外阴瘙痒、阴道干燥疼痛，性交困难，反复阴道或尿路感染等。

6. 代谢异常和心血管疾病 血压升高或血压波动，心悸，体重明显增加，糖脂代谢异常增加、冠心病发生率及心肌梗死死亡率随年龄而增加。

7. 骨质疏松 绝经后 9 ~ 13 年，约 1/4 绝经后妇女有骨质疏松。

【诊断要点】

1. 病史 月经改变、血管舒缩症状、精神神经症状、泌尿生殖道等症状，月经史，绝经年龄，是否切除子宫或卵巢。

2. 体格检查 全身及妇科检查，除外生殖道器质性病变。

3. 辅助检查

（1）激素测定：测量 FSH、LH、E2，了解卵巢功能状态。FSH > 40U/L 且 E2 < 10 ~ 20pg/ml，提示卵巢功能衰竭。

（2）B 型超声：了解子宫内膜厚度，排除子宫、卵巢肿瘤。

（3）分段诊刮及子宫内膜病检，了解内膜病变。有条件可行宫腔镜检查。

4. 骨密度测定 可了解骨质疏松情况。

【诊治流程】

1. 初步评估 判断有无激素补充的适应证、禁忌证和慎用情况。

（1）病史询问：包括症状、一般病史、妇科病史、家族史（尤其是乳腺癌及子宫内膜癌等恶性肿瘤史）、性生活史及绝经相关疾病的高危因素。

（2）身体检查：身高、体质量、腰围、血压乳腺及

26

妇科检查。

（3）实验室检查：血常规、空腹血糖、血脂、肝功能、肾功能、宫颈细胞学检查。

（4）辅助检查：盆腔 B 型超声了解子宫内膜厚度及子宫、卵巢有无病变；乳腺 B 型超声或钼靶照相，了解乳腺情况；可行骨密度测定。

2. 激素补充治疗（hormone replacement therapy, HRT） 根据不同情况选择相应的方案（方案选择见图 26-5）。

（1）单纯孕激素补充治疗：适用于月经过渡期，调整卵巢功能衰退过程中出现的月经问题。醋酸甲羟孕酮 4~6mg/d，或地屈孕酮 10~20mg/d，或微粒化黄体酮 200mg/d。每月用 10~14 天。

（2）雌、孕激素周期用药：适用于有完整子宫、围绝经期或绝经后仍希望有月经样出血的妇女。采用在雌激素的基础上，每月加用孕激素 10~14 天。戊酸雌二醇 1~2mg/d，或结合雌激素 0.3~0.625mg/d + 孕激素 10~14 天（后半期），或戊酸雌二醇/雌二醇环丙孕酮，或雌二醇/雌二醇地屈孕酮。

（3）雌孕激素连续联合用药：适用于有完整子宫、绝经后期不希望有月经样出血的妇女。该法每天均联合应用雌孕激素，一般为连续性给药。戊酸雌二醇 0.5~1.5mg/d 或结合雌激素 0.3~0.45mg/d + 孕激素（醋酸甲羟孕酮 1~3mg/d，或地屈孕酮 5mg/d，或微粒化黄体酮 100mg/d）。

（4）连续应用替勃龙：适用于绝经后不希望来月经的妇女。推荐 1.25~2.50mg/d。

（5）单纯雌激素补充治疗：适用于已切除子宫的妇女。戊酸雌二醇 0.5~2mg/d，或结合雌激素 0.3~0.625mg/d，连续应用。

（6）阴道雌激素的应用：适用于阴道干燥疼痛，性交困难，反复阴道或尿路感染的患者，局部用药能明显改善泌尿生殖道萎缩的相关症状。结合雌激素、雌三醇

26

或普罗雌烯乳膏，阴道用药，每天1次，连续使用2周，症状缓解后改为每周用药2~3次。

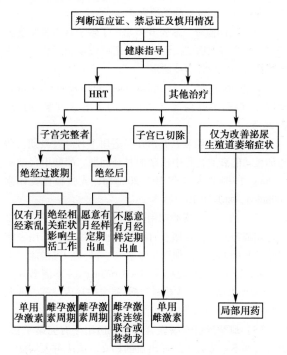

图26-5 绝经综合征激素补充方案选择图

【注意事项】

1. HRT的首要适应证为绝经及相关症状（如血管舒缩症状、泌尿生殖道萎缩症状、神经精神症状等），也是预防绝经后骨质疏松的有效方法。

2. HRT的禁忌证

（1）已知或可疑妊娠，原因不明的阴道流血。

（2）已知或可疑患有乳腺癌，与性激素相关的恶性肿瘤或脑膜瘤（禁用孕激素）等。

（3）最近6个月内患有活动性静脉或动脉血栓栓塞性疾病、严重肝肾功能障碍、血卟啉症、耳硬化症、系

26

统性红斑狼疮。

3. HRT 慎用情况　子宫肌瘤、子宫内膜异位症、子宫内膜增生史、高催乳素血症、尚未控制的糖尿病及严重的高血压、血栓形成倾向、胆囊疾病、癫痫、偏头痛、哮喘、乳腺良性疾病、乳腺癌家族史者。

4. 健康指导　包括规律运动与运动建议，保持正常的体质量，健康饮食，钙和维生素 D 补充，戒烟，控制饮酒，增加社交和脑力活动等。

5. 围绝经期和绝经早期是 HRT 应用的重要"窗口期"。年龄≥60 岁者，原则上不推荐 HRT。

6. 强调对于卵巢早衰和人工绝经的患者如无禁忌证应给予激素补充治疗，至少应用至正常自然绝经年龄。

7. HRT 强调个体化治疗，应在综合评估治疗目的和风险的前提下，采用最低有效剂量。

8. 必须定期随诊 HRT 患者，及时处理副作用，定期对患者做必要的再评估。

（苏志英）

第六节　计划生育

26

计划生育（family planning）是妇女生殖健康的重要内容。科学的控制人口数量、提高人口素质，是我国实行计划生育的一项基本国策。做好避孕方法的知情选择，是实现计划生育优质服务的根本。常用育龄妇女避孕方法有工具避孕、药物避孕以及外用避孕法等。本节主要介绍女性常用的避孕方法、绝育以及避孕失败的补救措施、计划生育的常用手术。

一、复方口服避孕药（combined oral contraceptives，COCs）

【概述】

1. 定义：为含有雌激素和孕激素成分用于避孕的制剂。

2. 作用于下丘脑-垂体-卵巢，抑制排卵。

3. 增加宫颈黏液黏稠度。

4. 改变子宫内膜的性状。

5. 改变输卵管的功能来达到避孕效果。

【种类】

表 26-6　目前临床中常用的复方口服避孕药

商品名	孕激素种类	剂量（μg）	雌激素种类	剂量（μg）
美欣乐（mercilon）	去氧孕烯	150	炔雌醇	20
妈富隆（marvelon）	去氧孕烯	150	炔雌醇	30
优思悦（YAZ）	屈螺酮	3000	炔雌醇	20
优思明（yasmin）	屈螺酮	3000	炔雌醇	30
达英-35（Diane-35）	醋酸环丙孕酮	2000	炔雌醇	35
孕二烯酮（gestodene）	孕二烯酮	75	炔雌醇	30

【适应证】

复方口服避孕药临床用于：①避孕；②治疗异常子宫出血（AUB）；③治疗痛经；④治疗子宫内膜异位症；⑤治疗多囊卵巢综合征；⑥月经过多。

【禁忌证】

1. 存在静脉血栓栓塞（VTE）或 VTE 风险。

2. 存在动脉血栓栓塞（ATE）或 ATE 风险。

3. 与高脂血症相关的胰腺炎或胰腺炎病史。

4. 重度肝病或重度肝病病史（良性或恶性），只要肝功能指标没有恢复正常者。

5. 肝脏肿瘤或肝脏肿瘤病史。

6. 已知或怀疑存在受甾体类激素影响的恶性肿瘤（例如：生殖或乳腺肿瘤）。

7. 未确定的阴道出血。

8. 月经稀少或年龄 >45 岁。

9. 内分泌疾病如糖尿病需用胰岛素控制者、甲状腺功能亢进。

10. 恶性肿瘤、癌前期病变、子宫或乳房肿块。

11. 哺乳期。

12. 严重心血管疾病。

【使用方法】

1. 传统服药方法：

（1）（21 片包装的）月经的第 1 ~ 5 天开始，每天吃 1 片，吃 21 天即服完一个包装，停药 7 天，接着开始服下一个包装。

（2）（28 片包装的）月经的第 1 ~ 5 天开始，每天吃 1 片，吃 28 天即服完一个包装，停药 2 天，接着开始服下一个包装。

（3）连续服药：不需要停药 7 天，服完一个包装，接着开始服用下一个包装。

该种服用方法可以减少月经量、缓解痛经，特别是由子宫内膜异位症引起的慢性盆腔痛。

【常见不良反应】

1. 胃肠道反应，恶心、呕吐、腹胀等。

2. 乳房胀痛。

3. 偶见的有痤疮、性欲降低。

4. 神经系统症状　头痛、眩晕、情绪改变、抑郁、疲倦乏力等。

5. 念珠菌性阴道炎、白带增多。

6. 体重增加、体液潴留等。

7. 不规则阴道出血、月经过少或停经。

26

8. 色素沉着、皮疹、瘙痒等。

【注意事项】

1. 复方口服避孕药漏服的处理方法 如果一个周期漏服 1 片，应尽早补服，下一片仍在原定的时间服用；如果漏服 2 片，应将漏服片每 12 小时补服 1 片，直到补服完，然后接着服用其余的药片。同时建议采用其他避孕方法避孕 7 天；如果漏服 2 片以上，在性生活后应采用紧急避孕方法，第二天重新开始服用复方口服避孕药，但开始使用这两种方法的第一周，同时建议使用其他非药物避孕方法。

2. 动脉血栓栓塞（ATE）发生的危险因素

（1）年龄增加。

（2）吸烟。

（3）高血压。

（4）肥胖（体重指数 BMI > 30kg/m²）。

（5）ATE 家族史，如疑似有遗传倾向者，应在使用 COCs 前咨询有关专家。

（6）偏头痛。

（7）不良血管事件相关疾病：糖尿病，高同型半胱氨酸血症，心脏瓣膜疾病和房颤、异常脂蛋白血症和系统性红斑狼疮。

（8）动脉血栓发生的风险在小于 45 岁的女性较低，但在妊娠期间或产褥期风险是升高的。

3. 静脉血栓（VTE）发生的危险因素

（1）年龄增加。

（2）肥胖（体重指数 BMI > 30kg/m²）。

（3）阳性家族史（一级家属发生 VTE），如果疑似存在遗传易感性，在使用 COCs 前咨询有关专家。

（4）长期制动。

（5）大手术或任何腿部手术者。

（6）重大创伤。

（7）长途航班。

（8）VTE 相关的疾病，癌症、系统红斑狼疮、溶血性尿毒症综合征、慢性炎性肠道疾病和镰状细胞疾病。

如果一名女性存在多种危险因素，那其服用 COCs 发生 VTE 的风险高于单个因素的总和。

4. 与复方口服避孕药相互作用，影响避孕效果的药物。某些药物与 COCs 的相互作用主要会降低血浆中的雌激素和孕激素的浓度，从而可能导致意外妊娠或突破性出血，如抗惊厥药物、一些抗感染的药物（如利福平、灰黄霉素）可能会通过诱导肝酶来降低性激素的血浆浓度来降低 COCs 的避孕效果。可诱导或抑制复方口服避孕药代谢的物质：如 HIV 或丙肝蛋白酶抑制剂和非核苷类逆转录酶抑制剂可能潜在降低或升高 COCs 中雌激素和孕激素的血浆浓度。可抑制复发口服避孕药代谢的物质（酶抑制剂）：中效和强效细胞色素酶 P450-3A4 抑制剂（如唑类抗真菌药、维拉帕米、大环内酯类药物、地尔硫䓬和西柚汁）可增加雌激素或孕激素或二者的血浆浓度。因此，接受这些药物治疗的女性除了使用 COCs 之外，还应当使用屏障避孕法，或者选择另外一种可靠的非激素类避孕方法。

二、紧急避孕药

【概述】

1. 定义　在无保护性生活之后的 3 ~ 5 天（72 ~ 120 小时）之内的阻止意外妊娠的避孕方法。

2. 服用时间越早，避孕效果越好。

3. 但不会阻止已经存在的妊娠。

4. 药物本身对所有的妇女的都安全，包括一些不能使用持续激素的避孕方法的妇女。

5. 服药后，本周期月经转经前，不能再有无防护性性生活。若再有性生活必须采用有效的避孕措施。

6. 本品为紧急避孕片，不具流产的作用。

7. 该药不能作为常规避孕药每次性生活后或每月服用，只能用作避孕失败的补救措施。

26

【分类】

1. 含有大剂量孕激素的，通常为含有左旋炔诺酮。

2. 另一类为孕激素受体拮抗剂米非司酮。

【适应证】

所有妇女均可以安全和有效的使用紧急避孕药，包括不能使用持续激素避孕方法的妇女。由于其短期使用的特点，任何妇女都不存在使用紧急避孕药的不安全医学情况。

紧急避孕药适用于许多情况：

妇女可在担心怀孕的任何时候使用紧急避孕药，例如：

1. 无保护的性行为。

2. 避孕措施失误，例如避孕套使用不当、滑脱或破裂。

3. 夫妻双方使用易受孕期。

【使用方法】

用法为：无保护性生活 72 小时之内，左旋炔诺酮为 1.5mg 顿服，或左旋炔诺酮 0.75mg 每 12 小时服药一次，总量 1.5mg。米非司酮用法为：25mg，顿服，无保护性生活 120 小时内。

【不良反应】

1. 月经出血模式的改变包括：在服用 ECPs 后有 1~2 天的少量不规则出血；月经比预期的提前或延迟。

2. 在服用 ECPs 后的一周内：恶心，腹痛。

3. 疲乏，头痛，乳房触痛，眩晕。

4. 呕吐。

三、皮下埋植剂及避孕贴剂

【概述】

1. 皮下埋植剂是埋植于皮下的可弯曲的小棒或胶囊。

2. 是长效孕激素避孕装置。

3. 有效期 3~5 年，取出后生育能力即恢复，无生育延迟。

4. 月经模式的改变为：不规则阴道出血到月经量减少甚至稀发。

5. 不能防护性传播疾病。

【种类】

表 26-7　皮下埋植剂种类

名称	孕激素	剂量（mg）	有效期	用法
Norplant Ⅰ	左旋炔诺酮	36×6 根	5 年	皮下埋植
Notplant Ⅱ	左旋炔诺酮	75×2 根	5 年	皮下埋植
伊伴侬（Implanon）	依托孕烯	68/根	3 年	皮下埋植

【适应证】

几乎所有的妇女都可以安全和有效地使用，主要包括下列妇女：

1. 有或没有孩子。

2. 尚未结婚。

3. 在任何年龄呢，包括青年和 40 岁以上的妇女。

4. 刚经历手术流产、自然流产或异位妊娠。

5. 吸烟，无论妇女的年龄和吸烟的数量。

6. 正在哺乳（在产后 6 周即可开始使用）。

7. 目前患有贫血或过去曾患贫血。

8. 患有静脉曲张。

9. HIV 感染，无论是否正在接受抗逆转录病毒治疗。

【禁忌证】

1. 哺乳，且产后 6 周内。

2. 现患下肢深部静脉曲张或肺的血栓。

3. 不明原因的阴道出血，在评估可能的严重的潜在情况之前。

4. 5 年前曾患有乳腺癌，且未复发者。

26

5. 严重的肝脏疾病、感染或肿瘤。

6. 正在使用巴比妥酸盐、卡马西平、奥卡西平、苯妥英钠、扑癫酮、托吡酯或利福平。这些药物可能降低皮下埋植的效果。

【注意事项】

1. 皮下埋植剂会引起的月经模式的改变　表现为多样性，如月经量减少，持续时间短；有的持续时间超过8天以上；月经稀发；或闭经。放置1年以后，主要表现为月经稀发、月经量减少，经期缩短。

2. 在使用皮下埋植剂前需向患者告知

（1）其避孕作用在取出后立即终止。激素不会残留在体内。

（2）可能会导致闭经，但并无伤害。这种闭经与怀孕期间没有月经相似。血液也没有蓄积在妇女。

（3）不会引起妇女不育。

（4）不会游动到身体其他部位。

（5）降低异位妊娠的风险。

四、复方避孕贴剂

【概述】

1. 复方避孕贴剂是贴在身上的柔软的、窄小的方形塑胶片。

2. 含有两种激素——孕激素和雌激素。与每天妇女体内的天然孕激素和雌激素相似。直接经皮肤时放入血液。

3. 每周更换一次，连续3周，在第4周停用。妇女在此周会有月经来潮。

【使用方法】

1. 需要在皮肤上贴上一篇带黏性的药贴　每天从早到晚都要贴在身上。每周更换一次，连续更换3周，然后停用1周。

2. 要达到最好的效果，需要准时更换每个贴片。

3. 妇女应该在每周的相同的一天更换新的贴剂——

"贴剂更换日"。

4. 不要将新换的贴片贴在原来的位置上，以免刺激皮肤。

5. 贴剂贴附的部位　上臂的外侧、后背、上腹部、下腹部、臀部均可，要求皮肤清洁干燥，不要贴在乳房上。

【不良反应】

1. 在贴剂附着的皮肤处出现刺激和皮疹。

2. 出血模式的改变包括　月经出血量和天数减少，不规则出血，闭经。

3. 头痛、恶心、呕吐、乳房胀痛、腹痛。

4. 流行性感冒症状、上呼吸道感染。

5. 刺激、发红、阴道炎症状。

【注意事项】

1. 贴剂即使在工作、锻炼、游泳和沐浴期间，贴片也要贴在身上。

2. 贴片要尽可能地与皮肤贴紧。

3. 无论何时，妇女未使用贴剂的时间均不能超过 7 天，否则，有怀孕的风险。

4. 常见有出血模式改变，但没有伤害。典型的表现为在最初的几个月内有不规则出血，随后血量减少并趋于规律。

五、宫内节育器（intrauterine device，IUD）

【概述】

1. 是一种安全、有效、简便、经济、可逆的避孕工具，为育龄妇女的主要避孕措施。

2. 分两大类　惰性 IUD 和活性 IUD，活性 IUD 又可分为含铜 IUD 和含药 IUD。惰性宫内节育器目前已基本淘汰。

3. 取出 IUD 后生育力恢复，不会延迟。

4. 对性传播疾病无防护作用。

26

【宫内节育器种类】

1. 带铜宫内节育器 在子宫内持续释放铜离子，铜离子具有较强的抗生育作用，避孕效果随着铜的表面积增大而增强，但表面积过大，副作用也会增强。

（1）带铜宫形节育器：铜表面积：$200 \sim 300mm^2$，避孕效果好，妊娠率、脱落率低，可长期放置。

（2）带铜 T 形宫内节育器（TCu- IUD）：铜表面积 $200mm^2$ 时，称为 TCu200，还有 TCu200C，TCu380A 等。TCu380A 是目前国际公认性能最佳的宫内节育器，但目前国内没有。

（3）母体乐 IUD：铜表面积：$375mm^2$。

（4）无支架 IUD：固定式无框架铜套串（吉尼 IUD）：含有 6 个铜套，铜表面积：$375mm^2$。

（5）其他：还有带铜 V 形宫内节育器等。

2. 药物缓释宫内节育器

（1）含有孕激素的宫内节育器：国内以释放左旋炔诺酮的宫内节育系统（曼月乐）为代表，每天释放 20ug，有效期 5 年。

（2）含有消炎痛的带铜宫内节育器：特点是妊娠率、脱落率以及出血率均低。

【适应证】

1. 凡生育年龄妇女，自愿要求放置而无禁忌证者，均可以放置。

2. 无禁忌证者。

【禁忌证】

1. 生殖器官炎症，如急、慢性盆腔炎、阴道炎、宫颈急性炎症及性传播疾病。

2. 月经频发、月经过多（左旋炔诺酮-IUD 例外）或有阴道出血者。

3. 生殖器官畸形，如双子宫、子宫纵隔等。

4. 生殖器官肿瘤，如子宫肌瘤、卵巢肿瘤等慎用。

5. 严重的全身疾病的急性期。

6. 宫腔深度 <5.5cm 或 >9cm 者不宜放置（同时人

流术和有剖宫产史者放置及固定式 IUD 者例外)。

7. 子宫颈内口过松（固定式 IUD 除外）或重度狭窄。

8. 子宫脱垂Ⅱ度以上者。

9. 妊娠或可疑妊娠者，须等终止妊娠后再放。

10. 有异位妊娠或葡萄胎病史者慎用。

11. 人工流产术中出血过多，可以胎盘组织残留或感染可能者。

12. 铜过敏或可疑对铜过敏者不宜放置带铜节育器。

13. 中度贫血，Hb < 90g/l 者慎用（左旋炔诺酮-IUD 及吲哚美辛 IUD 除外）。

14. 严重痛经者慎用（左旋炔诺酮-IUD 除外）。

15. 产后 42 天，如恶露未净或会阴伤口未愈者，应暂缓放置。

【放置时间】

1. 月经干净 3~7 天之内。

2. 哺乳期闭经或可疑妊娠者，应在排除妊娠后放置。

3. 正常产后 42 天，恶露已干净，子宫恢复正常者。

4. 早孕人工流产负压吸引术后即刻放置（子宫收缩不良、出血过多、有感染可能或组织残留者暂不放）。

5. 药物流产后月经恢复正常后。

6. 自然流产或中期妊娠引产转经后子宫已恢复正常者。

7. 剖宫产术后 6 个月（根据情况可考虑放置）。

8. 用于紧急避孕，在无保护性交后 5 天内放置。

【不良反应】

● 主要为出血模式的改变（尤其是在最初的 3~6 个月）：包括：经期延长或经量增多；不规则出血。

● 个别有经期下腹隐痛。

● IUD 下移或异位

● 带器妊娠。

26

【注意事项】

带环期间密切关注阴道流血情况，有宫内异常回声时，需要取环诊刮，排除子宫内膜癌。

六、计划生育手术

（一）早期人工流产

负压吸引术、钳刮术、药物流产。

负压吸引术

【概述】

利用负压原理，将妊娠物从宫腔内吸出，称为负压吸引术。

【适应证】

1. 妊娠 10 周内要求终止妊娠而无禁忌者。

2. 因患有疾病不宜继续妊娠者。

【禁忌证】

1. 全身或生殖道急性、亚急性炎症期。

2. 重度内、外科疾病，不能耐受手术者。

3. 手术当天 2 次体温 >37.5℃者。

【术前准备】

1. 详细询问病史，进行全身检查及妇科检查。

2. 血或尿 hCG 测定，超声检查；

3. 术前化验，血尿常规、凝血、感染四项等。

4. 阴道分泌物清洁度检查。

5. 术前测量体温、脉搏、血压。

6. 签署操作知情同意书，解除思想顾虑。

7. 排空膀胱。

8. 高危患者应收入院手术。

【操作方法】

1. 术前半小时到 1 小时可应用宫颈软化剂，如米索前列醇，卡孕栓，海藻棒等。

2. 患者排空膀胱，取膀胱截石位，双合诊确认子宫位置和大小后，常规消毒外阴和阴道，铺无菌巾。

3. 术者戴好帽子、口罩和手套，整理好操作器械。

4. 阴道窥器充分显露宫颈，消毒宫颈和阴道。

5. 宫颈钳钳夹宫颈前唇，探宫腔深度，记录数值。

6. 以执笔式持宫颈扩张器，逐号扩宫至大于所使用吸管半号或 1 号。

7. 连接吸管至负压吸引器，顺应子宫曲度进入宫腔，开动负压一般不超过 400mmHg，顺时针或逆时针顺序吸引宫腔 1～2 周。当吸管有被收缩的子宫扎紧的感觉或肌声时，提示组织吸净。

8. 折叠吸管，在无负压的情况下取出吸管。

9. 用小刮匙轻刮宫底及两侧宫角，台下助手核对绒毛大小及完整性，确认宫内组织已吸净后可予静脉用缩宫素。

10. 探查术后宫腔深度，吸净者较前应有所减小。

11. 观察阴道出血，撤除阴道器械，可疑的标本送病理检查。（注：可疑标本包括未见明显绒毛或水疱样组织及所有胚胎停育的妊娠组织）。

【注意事项】

1. 探宫腔时要动作轻柔，若进入内口困难，需适当变换方向，必要时换更细的探针尝试。

2. 宫颈扩张要轻柔，用力均匀，防止宫颈撕裂或穿孔。

3. 所有进入宫腔的无菌器械避免触碰阴道等区域，以防感染。

4. 对于哺乳期子宫、子宫畸形或术前 B 型超声提示瘢痕处较薄弱者，可在 B 型超声监视下操作，以防发生子宫穿孔。

【术后处理】

1. 休息 2 周。

2. 1 个月内禁止同房或盆浴。

3. 口服抗生素预防感染。

4. 如有异常情况，如阴道出血多于月经，或淋漓出血持续时间超过 2 周，或有脓性分泌物，腹痛或发热等，

26

随时就诊。

5. 术后 2 周复诊，咨询并落实避孕方法，防止再次意外妊娠。

【并发症及其处理】

1. 人工流产综合征 由于牵拉、扩张器械刺激和疼痛刺激，手术者突然出现心动过缓、心律失常、血压下降、面色苍白、头晕、胸闷、大汗淋漓，严重者出现晕厥、抽搐等迷走神经兴奋的症状。一旦发生，停止操作，头部放低、吸氧，静脉注射阿托品 0.5～1mg 或山莨菪碱 20mg。

2. 子宫穿孔 警惕高危病例，操作规范轻柔，必要时超声引导操作。一旦发生，停止手术，根据穿孔大小，有无出血和内脏损伤等情况，决定处理方案。

3. 术中出血 尽快清除宫腔内容物往往能达到止血的目的，查清有无子宫损伤，特殊情况需开放静脉通路、积极配血，并做好栓塞和手术的准备。

4. 流产不全 术后出血时间长往往为其征象，药物非手术治疗无效者需考虑清宫，并注意预防感染。

5. 空吸 最容易发生在早孕期，因误诊为宫内妊娠而行人工流产术，称为空吸，术前必须行超声明确宫内孕。

6. 漏吸 因子宫过度屈曲、胎囊过小、操作不熟练、子宫畸形等，术中未吸出绒毛及妊娠组织为漏吸，应再次行负压吸宫术。

7. 感染 严格无菌操作，出血时间长，合并贫血、糖尿病、免疫疾病等患者需使用预防性抗生素。

8. 宫腔或宫颈管粘连 按时随访，及时处理。如经血流出不畅，伴腹痛，B 型超声提示宫腔积血，应及时扩张宫颈。

9. 羊水栓塞 极罕见。

10. 其他 月经不调、继发不孕。

【注意事项】

凡是下列情况均系负压吸引术的高危人群，应收入

26

院手术。

1）近 6 个月有人工流产手术史。

2）哺乳期。

3）多次流产史（≥3 次）。

4）有内、外科合并症者。

5）生殖道畸形者。

6）子宫瘢痕妊娠者。

药物流产

米非司酮配伍米 09 索前列醇终止早孕。

【适应证】

1. 确定为宫内孕，妊娠≤49 天，患者自愿终止妊娠，便于密切随访者。

2. 因合并其他内、外科合并症而不宜继续妊娠者。

3. 对手术流产有顾虑的患者。

4. 手术流产的高危人群，如瘢痕子宫、多次人工流产史，严重骨盆畸形等。

5. 手术流产困难或失败时　如子宫畸形无法顺利进入宫腔、宫颈手术后宫颈粘连或无法暴露等。

【禁忌证】

1. 合并米非司酮禁忌证，如肾上腺疾病或与甾体激素相关的肿瘤。

2. 合并米索前列醇禁忌证，如青光眼、高血压、支气管哮喘、二尖瓣狭窄等。

3. 可疑异位妊娠时。

4. 生殖系统急性炎症期。

5. 全身器官疾病控制不佳者，如肝肾功能异常、凝血功能异常等。

6. 妊娠剧吐水电解质失衡未纠正时；严重贫血。

7. 长期服用抗结核药、抗抑郁药、抑酸药、前列腺素合成抑制药和巴比妥类药物。

【用法用量】

常用方法：米非司酮第一天早上 50mg，8 小时后

26

25mg，第二天米非司酮用法同第一天。第 3 天晨起空腹顿服米索前列醇 600μg。2～3 小时后，根据宫缩情况每 1 小时可加服 200μg，最大剂量 1200μg。

【观察指标及注意事项】

1. 服药前后 2 小时禁食水，以防服药后胃肠道反应呕吐出药片，如出现则需及时补服。

2. 严密观察有无药物副作用，如胃肠道反应、过敏反应等，对症处理。

3. 少数患者服用米非司酮期间即发生阴道出血、腹痛，甚至胎囊排出。

4. 胎囊排出后应让医生检查确认是否绒毛，必要时送病理，或 B 型超声核实宫内胎囊是否消失。

5. 清宫指征

1）用药期间发生阴道严重出血应及时清宫。

2）服用米索前列醇当天孕囊未排出，可观察一周，如仍未排出为药物流产失败，应及时清宫。

3）如孕囊排出后 2 周仍有阴道出血，超声提示宫内残留时应及时清宫。

6. 门诊随诊，注意月经复潮情况并指导避孕方法。

（二）宫内节育器放置术

【适应证】

1. 凡生育年龄妇女，自愿要求放置而无禁忌证者。

2. 无保护性生活 5 天内，要求紧急避孕而无禁忌证者。

【禁忌证】

1. 生殖道炎症，如急、慢性盆腔炎，阴道炎、宫颈慢性炎症及性传播疾病。

2. 严重的全身疾病的急性期。

3. 月经频发、月经过多（左炔诺孕酮宫内缓释装置例外）或有阴道出血者。

4. 生殖器官畸形，如双子宫、子宫纵隔等。

5. 生殖器官肿瘤，如子宫肌瘤、卵巢肿瘤等慎用。

6. 宫腔深度 <5.5cm 或 >9cm 者不宜放置（同时人

26

流术和有剖宫产史者放置及固定式 IUD 者例外)。

7. 子宫颈内口过松(固定式 IUD 者除外)或重度狭窄。

8. 子宫脱垂Ⅱ度以上者。

9. 妊娠或可能妊娠者,须等终止妊娠后再放。

10. 有葡萄胎病史者慎用。

11. 人工流产术中出血过多,不能除外胎盘组织残留或感染可能者。

12. 铜过敏或可疑对铜过敏者不宜放置带铜节育器。

13. 中度贫血,血红蛋白 <90g/L 者慎用(左炔诺孕酮宫内缓释装置及吲哚美辛 IUD 除外)。

14. 严重痛经者慎用(左炔诺孕酮宫内缓释装置除外)。

15. 产后 42 天,如恶露未净或会阴切口未愈者,应暂缓放置。

【放置时机】

1. 月经干净 3~7 天。

2. 哺乳期闭经或可疑妊娠者,应在排除妊娠后放置。

3. 正常产后 42 天,恶露已干净,子宫恢复正常者。

4. 早孕人工流产负压吸引术后即刻放置(子宫收缩不良、出血过多、有感染可能或组织残留者暂不放)。

5. 药物流产后月经恢复正常后。

6. 自然流产或中期妊娠引产转经后子宫已恢复正常者。

7. 剖宫产术后 6 个月(根据情况可考虑放置)。

8. 用于紧急避孕,在无保护性交后 5 天内放置。

【术前准备】

1. 详细询问病史及避孕史。

2. 检查:常规妇科检查及阴道清洁度、滴虫、真菌检查。如有炎症,治疗正常后再放置。

3. 化验:血常规、尿常规、乙肝表面抗原。

4. 做好术前咨询,受术者知情并签署手术同意书。

26

5. 术前测体温（超过 37.5℃，暂时不放置）。

6. 术前排空膀胱。

【操作方法】

1. 双合诊查清子宫大小、位置、软硬度和活动度等。

2. 消毒外阴、阴道，铺无菌巾。

3. 放置窥器扩张阴道，充分暴露宫颈。

4. 用宫颈钳夹住宫颈，用左手轻轻向下牵引，以减小子宫颈与宫体之间的角度，尽量使其保持较水平的中间位置，以利于放置 IUD。

5. 探宫腔深度，必要时适当扩张宫颈。

6. 用一块小纱布遮盖阴道后穹及阴道两侧壁，防止节育器与阴道壁接触，避免污染。

7. 放置 IUD

（1）T 形节育器

1）放置时把节育器的纵杆置入套管内，将节育器 2 个横臂向下弯，远端插入放置管内，横臂弯曲时间不超过 2min。

2）调整套管外定位器上缘至宫腔深度的位置。

3）将装有 IUD 的放置器沿宫腔送入，使节育器的顶部抵达宫底。

4）固定内芯，将放置套管退出 1~1.5cm，使节育器的横臂张开。

5）再将套管上推 IUD 并稍待片刻，以确定横臂已在宫底部。

6）退出套管，用套芯再轻推节育器尾端，将内芯退出。

（2）左炔诺孕酮宫内缓释装置（曼月乐）

1）取出带有 IUD 的放置套管，缓慢牵拉尾丝，使 IUD 的横臂内收拉入套管内，横臂顶端结节在套管口。

2）在套管下方拉直尾丝，置入内芯。

3）定位器下缘移至宫腔深度位置，定位器和横臂均保持水平位。

4）将放置器置入宫腔内，受阻于定位器上缘，后移约 1~2cm 使宫腔上方有空隙。

5）在宫腔内展开横臂固定内杆后退套管至内杆有槽部位，使节育器在宫腔内展开横臂。

6）再同时将套管和内杆轻缓向宫腔推进，直至定位器上缘。

7）固定内杆，后退套管达内杆环形尾端。

8）固定套管退回内杆后小心推出套管。

9）子宫颈口外 1.5~2cm 处剪去多余的尾丝。

10）取下宫颈钳擦净阴道分泌物，观察有无出血。

11）取下阴道窥器，手术结束。

【术后处理】

1. 术后休息 2 天，1 周内忌重体力劳动，2 周内避免性生活及盆浴，以免引起盆腔感染。

2. 放置后 3 个月内，应注意节育器是否掉出，尤其是月经期和排便后。必要时行超声了解宫内节育器位置。

3. 术后随诊，转经后做第 1 次随诊，其后 3 个月、6 个月各随访 1 次，以后每年随诊 1 年，做好随诊记录。

【并发症及其处理】

1. 子宫穿孔　立即停止操作，单纯穿孔可考虑非手术治疗，注意观察生命体征和腹部体征；复杂穿孔需手术治疗。

2. 晕厥　术中扩张宫颈内口或术中反复刺激，有时引起过强的血管-副交感神经反应，表现为皮肤苍白、心动过缓以致昏厥或心脏停搏，应让患者平卧，腿脚抬高，不能即刻恢复者可给予阿托品注射并立即抢救。

3. 放环后出血　IUD 与子宫壁接触，引起子宫收缩，导致内膜局部损伤时可产生少量不规则出血，可伴有下腹痛。另一种情况，放置 IUD 后月经量增多，出血时间延长。可使用止血药物或氨甲环酸，适当补充铁剂和维生素，积极进行治疗。

4. 疼痛　一般由子宫收缩引起，明确诊断后可取出 IUD 或者更换小号。

5. 感染　由放置 IUD 引起的感染，诊断明确后立即取出 IUD，积极抗感染治疗，采取其他避孕措施。

6. IUD 异位　确诊后应经腹或宫腹腔镜联合将节育器取出。

7. IUD 嵌顿或断裂　应及时取出，取出困难者，应在 B 型超声监视下或在宫腔镜下取出。

8. IUD 下移或脱落　取出或更换 IUD。

9. 带器妊娠　确诊后行人工流产同时取出 IUD。

（三）宫内节育器取出术

【适应证】

1. 生理情况

1）计划妊娠或不需避孕等。

2）放置期限已满需要更换。

3）绝经过渡期或绝经妇女。

4）拟改用其他避孕措施或绝育。

2. 病理情况

1）有并发症及不良反应，经治疗无效。

2）带器妊娠，包括宫内和宫外妊娠。

3）IUD 下移或异位

【禁忌证】

1. 生殖道急性炎症时暂缓取出 IUD。

2. 全身情况不良或在疾病的急性期，应待病情好转后再取出。

【取环时机】

1. 月经干净 3~7 天为宜。

2. 带器早期妊娠行人工流产时同时取器。

3. 带器异位妊娠术前诊断性刮宫时取器，或在宫外孕手术当中。

4. 因子宫不规则出血，随时可取，取 IUD 时需行诊断性刮宫，刮出组织送病理检查，排除内膜病变。

5. 围绝经妇女停经 3 个月以上或绝经妇女。

【术前准备】

1. 详细地询问病史，排除禁忌证；全面体格检查及妇科检查。

2. 患者术前咨询，签署手术同意书。

3. B 型超声检查或 X 线检查确定节育器是否在宫腔内，同时了解 IUD 的类型。

4. 术前排空膀胱。

【操作方法】

1. 尾丝牵出法　可在门诊取出。消毒宫颈和阴道穹，用长血管钳钳夹住尾丝，轻轻向外牵拉，取出 IUD。

2. 钩取法

1）排空膀胱，常规消毒外阴、阴道，显露及固定宫颈。

2）探针探宫底深度，并感测节育器的位置。

3）将取环钩置入宫底部，触及节育环，钩住环下缘，轻轻向外牵引，出子宫内口时，环钩宜偏向平位，以免伤及宫颈管。

3. 钳取法：当尾丝断裂或钩取困难时，可根据器械的需要适当扩宫，用异物钳或小卵圆钳取环。

【注意事项】

1. 使用取环钩取 IUD 时应十分小心，不能盲目钩取，更应避免向宫壁钩取，以免损伤子宫壁；忌盲目反复操作。

2. 在取出过程中发现环丝断裂，取出后应予核对。如疑有残存，应进一步设法取出或暂行观察，做进一步检查后再取。

3. 术后 2 周内避免性生活和盆浴，以防感染。

4. 取出 IUD 后应落实其他避孕措施。

【并发症及其处理】

1. 子宫穿孔　立即停止操作，根据情况做相应处理。

2. 感染　多由术中无菌操作不严格或者术前已有感染造成，应积极抗感染治疗。

3. 出血　一般为少量出血，可适当应用止血药物和抗感染药物治疗。

26

4. 宫颈损伤　要求术者操作时技术熟练、轻巧，一般可避免。

（四）中期引产术

利凡诺羊膜腔内引产术、利凡诺羊膜腔外引产术、米非司酮配伍前列腺素引产术。

利凡诺（依沙吖啶）羊膜腔内引产术

【适应证】

1. 凡妊娠 14～26 周需要终止妊娠而无禁忌者。

2. 因患有疾病不宜继续妊娠者。

3. 胎儿存在严重畸形或有遗传性疾病者。

【禁忌证】

1. 生命体征不稳定者。

2. 各种疾病急性期，严重高血压疾病、心脏病、血液病及贫血等不能耐受手术或宫缩。

3. 肝肾功能明显异常患者。

4. 生殖器官急性炎症。

5. 手术当天两次体温 >37.5℃者，暂缓手术。

6. 妊娠期间反复阴道出血，胎盘前置状态确诊或不能除外者。

7. 胎膜早破者。

8. 对利凡诺过敏者。

【术前准备】

1. 全身体格检查，妇科盆腔检查，血、尿常规，凝血、肝、肾功能，血型，感染等，阴道拭子细菌培养＋药敏。

2. 入院后阴道冲洗 3 天。

3. 签署知情同意书等医疗文书。

【操作方法】

1. 羊膜腔内注射前孕妇排空膀胱，取截石位，消毒后行阴道检查了解宫颈管长度、软硬度及宫口关闭和松弛情况。

2. 选择穿刺点，一般在宫底下 1～2 指，中线旁开

1～2cm；定位困难可 B 型超声监视下定位，一般选取胎儿肢体侧，羊水较深的部位。

3. 用 7 号腰穿针，垂直刺入腹壁，进入羊膜囊内时有明显落空感，将装有药液的注射器连于穿刺针上，一定要回抽证实有絮状羊水，然后缓慢注入羊膜腔，拔针前还须回抽羊水，再次证实位于羊膜腔内。

4. 如羊水少，羊水难于回抽，则 B 型超声监测下操作，确认穿刺针位于羊膜腔内后推药，此后立刻注入无菌注射用水 100ml，促进依沙吖啶药物在羊膜腔内弥散。

5. 插入针芯，迅速拔出穿刺针，压迫 2～3 分钟后用无菌纱布覆盖穿刺部位。

【术后处理】

1. 羊膜腔穿刺注药后口服抗生素预防感染。

2. 注药后观察宫缩情况、阴道出血及药物不良反应等。

3. 一般注药后 48 小时内出现宫缩，72 小时内胎盘、胎儿排出，5 天后仍未排出，考虑此次失败，可再行第 2 次注射。

4. 羊膜腔注药时若宫颈评分小于 4 者，可即时后穹隆放置一枚地诺前列酮（无药物禁忌证时）软化宫颈，12 小时后取出；如宫缩过强或胎膜早破，需提前取出。联合应用地诺前列酮后，产程可能加快，应严密注意宫缩及宫口进展，观察药物副作用，并警惕产后出血的发生。

5. 如有强直宫缩，阴道前或后穹隆出时，应及时肌内注射哌替啶或地西泮。

6. 胎儿、胎盘娩出后，应检查胎盘、胎膜是否完整，并进行清宫，必要时辅助 B 型超声检查；同时检查宫颈，阴道前、后穹隆是否有损伤及子宫收缩情况。

7. 警惕及早期诊断羊水栓塞，并做好抢救准备。

8. 产后退奶。禁性生活和盆浴 4 周。

【并发症及注意事项】

1. 羊水栓塞　常见于宫缩过强、胎膜破裂时。患者

26

表现呼吸困难、咳嗽、颜面发绀、烦躁不安、寒战、呕吐、出冷汗、胸闷，甚至抽搐等。一旦发生，应急处理的主要原则是纠正呼吸循环衰竭、抗过敏、抗休克、防治 DIC 及肾衰竭、预防感染。

2. 子宫破裂 警惕高危病例，包括胎位异常、胎儿畸形（脑积水、联体胎等）、子宫瘢痕和宫缩过强等。一旦确诊，无论胎儿是否存活，均应在开放静脉通路、输血、吸氧、抗休克治疗同时尽快手术。

3. 软产道损伤 可见宫颈裂伤、阴道穹裂伤和阴道裂伤，应清楚显露裂伤部位，立即缝合。

4. 感染 术前应排查生殖道感染，做好阴道冲洗。术中严格无菌操作。术后警惕感染征象，及时治疗，避免并发症。

5. 产后出血 病因类似足月分娩。

6. 全身反应 少数患者术后 24～48 小时体温升高，绝大多数无特殊处理，可自行恢复。

7. 胎盘、胎膜残留 术后应仔细检查胎盘、胎膜完整性，必要时 B 型超声监测，如有残留应及时刮宫。

利凡诺羊膜腔外注射引产术

【适应证】

1. 凡妊娠 14～26 周需要终止妊娠而无禁忌证者。

2. 因患有疾病不宜继续妊娠者。

3. 胎儿存在严重畸形或有遗传性疾病者。

【禁忌证】

1. 生命体征不稳定者。

2. 各种疾病急性期，严重高血压疾病、心脏病、血液病及贫血等不能耐受手术或宫缩。

3. 肝肾功能明显异常患者。

4. 生殖器官急性炎症。

5. 手术当天两次体温 >37.5℃者，暂缓手术。

6. 妊娠期间反复阴道出血，胎盘前置状态确诊或不能除外者。

7. 胎膜早破者。

8. 对利凡诺过敏者。

【术前准备】

1. 物品准备：窥器，宫颈钳，卵圆钳，16 或 18 号专用导尿管 1 根，100ml 注射器或输液瓶，7 号丝线，无菌碗，注射用水 100ml。

2. 同羊膜腔内引产术前准备。

3. 术前冲洗阴道 3d。

4. 利凡诺 100mg，临用时溶解在 50 ~ 100ml 注射用水内备用。

【操作方法】

1. 孕妇排空膀胱后，取膀胱截石位，常规消毒外阴、阴道，铺无菌巾单。

2. 扩开阴道，用碘酒、酒精消毒宫颈及颈管，钳夹宫颈前唇，用长镊子夹住 18 号导尿管的尖端送入宫颈管并沿管壁进入宫腔，深度约 18 ~ 20cm，送入后如无出血，即将配制好的 0.1% 利凡诺 100ml 经导管缓缓注入宫腔，注毕将尿管尾端双折用消毒线扎紧，卷折在阴道内，塞纱布一块以固定，取出宫颈钳、窥器及外阴铺无菌巾，卧床 1 ~ 2 小时即可下地活动。术后 24 小时取出纱布和导管。

【注意事项】

1. 在插管时如有鲜血自管腔流出，表明导尿管已插入胎盘与宫壁之间，应立即取出，改换方向，重新插入。

2. 药液在临用时配用，切不可用生理盐水作溶剂，免发生沉淀，造成栓塞。

3. 药量不可超过 100ml，浓度以 0.1% 为宜，容量不必随妊娠月份而增加。

4. 注药后注意孕妇有无过敏反应、腹部疼痛或子宫压痛等症状出现。

5. 注药后 24h 如无缩宫，应取出导尿管和纱布。

6. 处理胎儿、胎盘方法：同羊膜腔内注射引产术。

26

米非司酮配伍米索前列醇

米非司酮配伍米索前列醇终止 10～16 周妊娠。

【适应证】

1. 妊娠 10～16 周，患者自愿终止妊娠者

2. 因合并其他内、外科合并症而不宜继续妊娠者

3. 产前诊断发现胎儿畸形

【禁忌证】

1. 合并米非司酮禁忌证，如肾上腺疾病或与甾体激素相关的肿瘤。

2. 合并米索前列醇禁忌证，如青光眼、高血压、支气管哮喘、二尖瓣狭窄等。

3. 生殖系统急性炎症期。

4. 全身器官疾病控制不佳者，如肝肾功能异常、凝血功能异常等。

5. 严重贫血。

6. 长期服用抗结核药、抗抑郁药、抑酸药、前列腺素合成抑制药和巴比妥类药物。

【用法用量】

常用方法：米非司酮 50mg，q12h，共 2 天。第 3 天晨起空腹顿服米索前列醇 600μg。服用米索前列醇后 2 小时若无宫缩可于阴道后穹隆放置米索前列醇片 200μg。2 小时后再次观察宫缩情况，若无宫缩，重复上述操作。24 小时内米索前列醇给药量应小于 1800μg。

【观察指标及注意事项】

1. 服药前后 2 小时禁食水，以防服药后胃肠道反应呕吐出药片，如出现则需及时补服。

2. 严密观察有无药物副作用，如胃肠道反应、过敏反应等，对症处理。

3. 严密观察宫缩情况、阴道流血量及胎儿（或胚胎）胎盘排出情况。

1）用药后胎儿（或胚胎）未排出且阴道流血量 > 100ml，行钳刮术。

26

2）胎儿（或胚胎）排出后 1h 胎盘未排出或阴道流血量 >100ml，行钳刮胎盘术。

3）排出的胎盘组织有缺损，或胎儿（或胚胎）、胎盘排出后阴道流血量 >100ml，行清宫术。清宫术后所有的组织送病理检查。

4. 最后 1 次用米索前列醇 24h 后未见妊娠产物排出者即药物引产失败，判断为药物流产失败者。可改行其他方式，如钳刮术或依沙吖啶（其他名称：利凡诺）羊膜腔内注射引产术等。

5. 如妊娠排出后 3 周仍有阴道出血，超声提示宫内残留时应及时清宫。

6. 门诊随诊，注意月经复潮情况并指导避孕方法。

（五）皮下埋植避孕针剂

通过不同的载体材料搭载甾体激素，将载体埋入皮下，缓慢释放甾体激素达到避孕目的。

【适应证】

1. 适用人群 18~45 岁有避孕要求的妇女。

2. 慎用人群 可以使用，但皮下埋植避孕针剂副作用的风险增加，需注意随访，及时处理，必要时取出，包括：<18 岁或 >45 岁；糖尿病；已控制的轻、中度高血压（≤160/100mmHg）；头痛或偏头痛；抑郁；乳腺肿块；宫颈癌或宫颈原位癌；胆汁淤积症；缺血性心脏病；肝炎病毒携带者或肝硬化代偿期；正在使用抗癫痫或抗结核药物者；异位妊娠史。

【禁忌证】

1. 产后 6 周内哺乳者。

2. 妊娠或可疑妊娠。

3. 重度高血压或未控制的轻、中度高血压。

4. 不明原因阴道出血者。

5. 乳腺癌患者。

【放置时间】

1. 月经周期前 7 天内，最好是月经期。

2. 人工流产后。

26

3. 完全哺乳者产后 6 个月内闭经者，或 6 个月以上排除妊娠者。

4. 不完全哺乳产后闭经者。

5. 服避孕药者在服最后 1 片药后的 7 天内。

6. 使用避孕针者，在下次注射前任何一天。

7. 使用宫内节育器者先放置皮下埋植缓释系统，7 天后取出节育器。

【操作方法】

1. 埋植部位　左上臂内侧，左利手者可埋于右上臂内侧。

2. 消毒皮肤，切开长约 2～3mm，将套管针斜向刺入皮下组织后挑起皮肤并推进到所需刻度，拔出针芯后放入一个埋植剂。

3. 用枕芯将埋植剂推送到有阻力感时停止，后退套管到第一刻度，针头以每 15° 放置一根埋植剂共 6 根。

4. 用创可贴拉合伤口，干纱布覆盖后绷带包扎，以防局部渗血。

【注意事项】

1. 术后局部保持干燥，3 天后拆除绷带，5 天拆除创可贴。

2. 术后可进行日常活动。

3. 术后 1 个月随访一次，6 个月再随访一次，以后每年随访一次。

4. 怀疑或确定妊娠、感染、埋植物脱出或出现较严重反应及时就诊。

（六）皮下埋植剂取出术

【适应证】

1. 埋植剂使用期已满。

2. 计划妊娠。

3. 改换避孕措施。

4. 不需要继续避孕。

5. 因副作用要求取出。

6. 避孕失败。

7. 身体患有其他疾病不宜继续使用者。

【禁忌证】

1. 患病急性期（因皮下埋植剂引起严重不良反应除外），需待治愈或病情稳定后再取；

2. 局部皮肤感染时先控制感染后再取，如因埋植剂引起的感染需在抗感染同时立即取出埋植剂。

【术前准备】

1. 术前咨询并了解取出原因。

2. 受术者知情并签署同意书。

3. 体格检查：测体重、血压、心肺听诊、乳房和盆腔检查。

【手术步骤】

1. 体位与埋植术相同。

2. 摸清胶棒的分布及深浅。

3. 在胶棒切口端的下方注入麻醉剂 2~3ml，使胶棒切口端上举接近皮肤表面。

4. 于胶棒切口端根部或原切口处切开皮肤长 3~4mm。

5. 左手指将接近切口的一根胶棒推向切口，暴露末端，用小弯血管钳夹住，钝或锐性剥离胶棒表面的纤维，胶棒外露后再用另一把小弯钳将其抽出。同法再取其余胶棒，直至全部取出。如胶棒不易推向切口处，分离纤维膜后抽出。

6. 局部消毒后用创可贴封闭伤口，纱布和绷带包扎压迫止血。

【术中注意事项】

1. 钳夹时一定要夹住胶棒末端，避免胶囊壁断裂，造成取出困难。

2. 取出困难时，不要勉强，必要时可行第二切口，或等 6~8 周后再行取出术。

3. 全部取出后清点埋植剂根数，核对每根长度，并记录埋植剂的外观和有无缺损。

26

【术后处置】

1. 5 天后取下创可贴, 7 天内保持局部干燥, 不浸水。

2. 如需避孕者给予指导。

3. 术后 3 ~ 6 个月随访 1 次, 了解月经情况, 计划妊娠者记录妊娠时间和妊娠结局。

(七) 女性绝育术

【概述】

1. 输卵管绝育术是通过手术或手术配合药物等人工方法, 在输卵管部位阻止精子和卵子相遇而达到绝育目的, 称为输卵管绝育术 (tubal sterilization operation)。其方法有: 输卵管结扎切断、电凝、输卵管夹、环套、药物粘堵输卵管官腔等。

2. 是一种安全、永久性的节育方法。

3. 手术途径 开腹、腹腔镜、或经阴道。

开腹输卵管结扎术

【适应证】

1. 自愿接受绝育而无手术禁忌证者。

2. 患有严重全身疾病不易生育而行治疗性绝育术。

【禁忌证】

1. 急、慢性盆腔感染、腹壁皮肤感染等, 应在感染治愈后再行手术。

2. 24 小时两次体温超过 37.5℃或以上者。

3. 全身情况不良不能耐受手术者。

4. 严重的神经官能症者。

【术前准备】

1. 手术时间选择

(1) 非孕妇结扎时间最好选择在月经干净后 3 ~ 7 天。

(2) 人工流产后。

(3) 中期妊娠终止后即可进行手术。

(4) 足月顺产产后和剖宫产时即可实施手术。

（5）难产或疑产时感染者需住院观察 3 天或以上无异常情况在实施手术。

（6）哺乳期或闭经妇女则应排除早孕后再进行结扎手术。

2. 解除受试者思想顾虑，作好解释和咨询。

3. 详细询问病史、体格检查、完善术前化验。

4. 按照妇科腹部手术前常规准备。

【麻醉】

可选用局部浸润麻醉或其他麻醉。

【手术步骤】

1. 排空膀胱，取仰卧臀高位，常规消毒手术视野。

2. 切口　下腹部正中耻骨联合上 4cm 处作 2～3cm 纵切口，产妇则在宫底下 2～3cm 处纵切口。

3. 提取输卵管　术者可用指板或输卵管吊钳或无齿弯头卵圆钳沿宫底后方滑向一侧，到达卵巢或输卵管处后，提取输卵管。

4. 确认输卵管　用鼠齿钳夹持输卵管系膜并追溯到输卵管伞端，证实为输卵管，并检查卵巢。

5. 结扎输卵管　目前我国多采用抽芯近端包埋法。在输卵管峡部背侧切开浆膜层，游离出该段输卵管约 2cm，钳夹远、近两端，剪除期间的输卵管 1～1.5cm，两端结扎后缝合浆膜层，将近端包埋与输卵管系膜内，远端游离于系膜外。同法处理对侧。

【术后并发症】

1. 血肿或出血。

2. 感染。

3. 脏器损伤。

4. 绝育失败。

腹腔镜输卵管绝育术

【禁忌证】

主要为腹腔粘连、心肺功能不全、膈疝等，余同开腹输卵管结扎术。

【术前准备】

同开腹输卵管结扎术，体位为头低仰卧位。

【手术步骤】

一般采用静脉全身麻醉。于脐孔下缘作 $1 \sim 1.5cm$ 切口，将 Verres 气腹针插入腹腔，充气 CO_2 $2 \sim 3L$，然后换置腹腔镜，在腹腔镜直视下将弹簧夹钳夹或硅胶环套于输卵管峡部，阻断输卵管通道。也可以用双击电凝烧灼输卵管峡部 $2 \sim 3cm$，切断。

【术后处理】

1. 术后静卧数小时后可以下床活动。

2. 观察体温、腹痛腹腔内出血或脏器损伤的。

(金 力)

26

第二十七章

妇科内镜技术

第一节　腹腔镜

【概述】

腹腔镜手术是在密闭的盆、腹腔内进行检查或治疗的内镜手术操作。手术医师通过视频检查诊断疾病称为诊断性腹腔镜手术；在腹腔外操纵进入盆、腹腔的手术器械，在屏幕直视下对疾病进行手术治疗称为治疗性腹腔镜手术。

【腹腔镜装备及能量设备】

常规腹腔镜设备包括：气腹针、Trocar 穿刺器、CO_2 气腹机、腹腔镜成像系统（包括腹腔镜镜头，冷光源，内镜电视摄像系统）、冲洗、吸引装置、操作钳、剪刀、举宫器、取物袋、肌瘤粉碎器及各种耗材。能量设备：单极、双极、激光、超声刀（ultrasonic coagulating shears，UCS）、双极电热血管闭合装置（electrothermal bipolar vessel sealer，EBVS）、Ligasure 结扎速血管闭合系统、水刀等。

【适应证】

1. 诊断性腹腔镜

（1）怀疑子宫内膜异位，腹腔镜检查是确诊的金标准。

（2）盆腔粘连伴有腹痛症状。

（3）治疗无效及不明原因急、慢性腹痛和盆腔痛。

（4）不孕、不育。可明确或排除盆腔疾病及了解输卵管外观、判断输卵管通畅程度，观察排卵状况。

（5）青春期前或绝经后持续存在的 <5cm 的盆腔肿块。

（6）进行辅助生育技术治疗前了解输卵管阻塞与否。

（7）治疗无效的痛经。

（8）其他。

2. 治疗性腹腔镜　随着腹腔镜技术的发展和探索，以及临床医师经验的积累，绝大多数妇产科领域的手术均可是应用腹腔镜手术治疗。

（1）异位妊娠　可进行输卵管切除术或行切开输卵管去除胚胎及妊娠囊，局部注射药物治疗的手术，宫角妊娠、宫颈妊娠、C-S 切口妊娠病灶挖出术。

（2）输卵管系膜囊肿。

（3）输卵管因素的不孕症（输卵管粘连、积水等）行输卵管粘连分离和整形、输卵管造口手术。

（4）卵巢良性肿瘤：可行卵巢肿瘤剥除术、患侧卵巢或附件切除术。行卵巢黏液性囊腺瘤剥除时，应尽量避免手术引起囊肿破裂，减少腹膜种植瘤发生。

（5）多囊卵巢综合征：在克氯米芬治疗出现药物抵抗时行卵巢打孔治疗以替代卵巢楔形切除。

（6）子宫肌瘤：行子宫肌瘤切除术、子宫切除术及腹腔镜辅助的阴式子宫切除手术。也可行肌瘤消融术（myolysis）、子宫动脉阻断等手术。

（7）盆腔子宫内膜异位症：进行盆腔腹膜病灶电凝或切除，剥除卵巢子宫内膜异位囊肿，分离粘连，深部浸润型子宫内膜异位病灶（deeply infiltrating endometriosis，DIE）切除术等。

（8）输卵管卵巢囊肿或盆腔脓肿：可在腹腔镜下行输卵管卵巢囊肿或盆腔脓肿切开引流、开窗或切除术，

27

以增加抗生素疗效，缩短应用抗生素的时间。

（9）早期子宫内膜癌、早期宫颈癌、早期卵巢癌：可在腹腔镜下行筋膜外全子宫切除、广泛子宫切除术或保留子宫宫颈根治手术及盆腔、腹主动脉旁淋巴结清扫手术、大网膜切除术、阑尾切除术。

（10）生殖道畸形：明确诊断后行有功能内膜的残角子宫切除、人工阴道成形、宫颈成形、子宫融合术、性腺切除等手术治疗。

（11）计划生育：节育环外游取出、绝育术、绝育术后输卵管复通治疗-输卵管端端吻合手术。

（12）盆底功能障碍与妇科泌尿：宫骶韧带折叠术、骶前子宫固定术、骶前阴道固定术、耻骨后膀胱尿道悬吊术或 Burch 手术。

（13）妇科器官结构和功能损伤的修复，如子宫穿孔创面修补、剖宫产切口憩室、宫颈功能不全吊带缝扎术。

【禁忌证】

1. 严重心血管疾病及呼吸系统疾病不能耐受麻醉者。

2. Ⅱ度以上的心脏左束支传导阻滞。

3. 凝血系统功能障碍。

4. 膈疝。

【术前准备】

1. 详细采集病史　准确掌握诊断性或治疗性腹腔镜指征。

2. 术前检查　行全身体格检查、盆腔检查。辅助检查包括阴道分泌物检查、宫颈刮片细胞学检查或宫颈薄层液基细胞学检查，术前一周内心电图及胸部 X 线检查除外心血管疾病，术前 1 个月内肝肾功能检查示正常，常规进行血生化检查及乙肝病毒抗原、抗体检测。卵巢肿瘤患者常规进行肿瘤标志物测定。结合病史、检查，评估手术难易程度。

3. 肠道、泌尿道、阴道准备。

27

4. 腹部皮肤准备　注意脐孔的清洁。

5. 体位：在手术时取头低臀高（脚高）并倾斜15°~25°位，使肠管滑向上腹部，暴露盆腔手术野。

【操作步骤】

1. 腹腔镜检查

（1）人工气腹：距脐孔旁2cm处用布巾钳向上提起腹壁，用气腹针于脐孔正中处与腹部皮肤呈90°穿刺进入腹腔，连接自动 CO_2 气腹机，以 CO_2 充气流量1~2L/min的速度充入 CO_2，腹腔压力达15mmHg，机器自动停止充气，拔去气腹针。也可直接切开脐孔中央皮肤放置腹腔镜套管。

（2）放置腹腔套管：根据套管针外鞘直径，切开脐孔正中皮肤10~12mm，布巾钳提起腹壁，与腹部皮肤呈90°用套管针从切开处穿刺进入腹腔，去除套管针芯，连接好 CO_2 气腹机，将腹腔镜自套管鞘进入腹腔，打开冷光源，即可见盆腔内器官。

（3）置举宫器：有性生活者常规消毒外阴、阴道后，放置举宫器。

（4）盆腔探查：认识正常盆腔内各器官是辨别盆腔内器官疾病和进行腹腔镜手术的基础。按顺序常规检查盆腔内各器官。探查后根据盆腔内各器官疾病进行输卵管通液、卵巢活检等进一步检查。怀疑恶性病变者，留取腹腔冲洗液。

2. 腹腔镜手术　人工气腹及进入腹腔方法同诊断性腹腔镜操作。进行腹腔镜下治疗性手术需要在腹壁不同部位穿刺形成2~3个放置手术器械的操作孔，其步骤如下：

（1）操作孔穿刺：常规妇科腹腔镜手术需要进行第二、第三穿刺，一般选择在左右下腹部相当于麦氏切口位置的上下。根据手术需要还可以在耻骨联合上正中2~4cm部位进行第四穿刺。将腹腔镜直视下对准穿刺部位，通过透光，避开腹壁血管，特别是腹壁下动脉，根据手术器械直径切开皮肤5mm或10mm，垂直于腹壁用

5mm 或 10mm 的套管穿刺针在腹腔镜的监视下穿刺进入盆腔。耻骨联合上的穿刺一定在膀胱空虚的条件下进行穿刺。

(2) 手术操作基础：必须具备以下操作技术方可进行腹腔镜手术治疗：①用腹腔镜跟踪、暴露手术野；②熟悉镜下解剖；③组织分离；④注水分离；⑤组织切开；⑥止血；⑦套圈结扎；⑧腔内打结、腔外打结；⑨缝合；⑩掌握各种电能源手术器械及其他能源使用技术。

(3) 手术操作原则：按经腹手术的操作步骤进行镜下手术。

(4) 手术结束：用生理盐水冲洗盆腔，检查无出血，无内脏损伤，停止充入 CO_2 气体，并放尽腹腔内 CO_2，取出腹腔镜及各穿刺点的套管鞘，10mm 以上的穿刺切口需要缝合。

【并发症及防治】

1. 腹腔穿刺所致损伤　主要由气腹针、Trocar 穿刺器引起，因首次穿刺是为盲穿，如果穿刺点下方有严重的脏器（肠管、胃下垂）粘连、血管瘤等，则损伤的可能性大为增加。因此术前详细评估最为重要，特别是多次手术史、结核史、腹部炎症史的患者需要重视。

2. 大血管的损伤　腹腔镜手术中大血管的损伤在整个手术过程中均可出现。如邻近穿刺部位的腹主动脉、下腔静脉、髂血管损伤后，预后较差，应避免此类情况发生。一旦发生需在有经验的医师帮助下，也可选择腹腔镜下修补止血，或立即中转开腹止血、修补血管。腹壁下动脉的损伤也是较为严重的并发症，第二及以后的穿刺孔均需在直视下进行，应尽量避免损伤，如有发生，宜早期发现并进行缝合或用气囊导管压迫止血。

3. 手术创面出血　是腹腔镜中最为常见的并发症，特别是进行腹腔镜下全子宫切除术时容易发生。手术者应熟练掌握手术操作和解剖，熟悉各种能源。手术结束时应详细检查手术野，特别是所有穿刺孔，有怀疑者撤

27

掉气腹再行观察，术后放置引流管，如有出血，宜早作处理。

4. 脏器损伤　主要指与内生殖器或手术邻近器官的损伤，膀胱、输尿管、直肠损伤，多在操作不熟练、组织粘连、解剖变异时发生。术中应仔细辨认、操作，如有损伤，也应及时发现和处理。如脏器电损伤引起的肠瘘，可引起严重腹膜炎、全身感染、休克，预后极差。

5. 与 CO_2 气腹有关的并发症　皮下气肿、术后上腹部不适及肩颈痛是常见的与 CO_2 气腹有关的并发症，多于术后数日消失。如术中发现胸壁及颈部皮下气肿，应暂停手术。

6. 术后发热及感染　如术后形成血肿，可能存在吸收热。如合并感染，这需要抗炎处理，术中严格无菌原则。如涉及举宫或经阴道操作，应将肛门遮挡，尽量减少污染。

7. 其他术后并发症　穿刺口不愈合、穿刺口痛、术后尿潴留可发生于手术后，但少发生。

【注意事项】

1. 诊断性手术或无明显盆腔粘连的治疗性腹腔镜手术前一日肥皂水灌肠或口服 20% 甘露醇 250ml 及 2000ml 生理盐水或聚乙二醇电解质散溶液清洁肠道。疑有盆腔粘连的治疗性腹腔镜手术前 3 日行肠道准备：口服抑制肠道菌群抗生素 3 日，无渣半流饮食 2 日，手术前一日双份流质或禁食，清洁灌肠；手术当日禁食。术前留置导尿管。拟行阴道操作者术前行阴道冲洗。

2. 诊断性手术可在硬膜外麻醉 + 静脉辅助用药或全身麻醉下进行。治疗性腹腔镜应选择全身麻醉为宜。

3. 遇有困难植入穿刺器一般发生在首孔盲穿时。首先需要评估困难程度，如遇肥胖患者，需备用加长穿刺器；估计有难度者，先于脐孔用气腹针试探，遇有落空感后，滴注少许生理盐水，如能自行流入腹腔，则表明穿刺正确，再充入气腹。待气腹成功后，植入首个穿刺器及镜头，缓慢仔细探查，寻找合适穿刺点，再植入其

余穿刺器。如遇粘连，先行分离；如遇严重粘连，如腹
茧症，则放弃手术；如有损伤，则需相应处理。

4. 妇科腹腔镜手术穿刺部位邻近腹膜后腹主动脉、
下腔静脉和髂血管，损伤这些大血管，可能危及患者生
命，应避免此类并发症发生。一旦发生，一般应该设法
立即阻止持续出血并中转开腹止血，修补血管。

5. 如手术中发现胸壁上部及颈部皮下气肿，应该及
时检查各穿刺孔是否存在腹腔气腹皮下泄漏并及时降低
气腹压力。

【其他类型腹腔镜】

1. 免气腹腹腔镜　是指经皮下或腹腔内悬吊系统，
提升前腹壁。免气腹系统虽可避免气腹相关的并发症，
但是由于难以获得满意的手术视野，悬吊设备可引起组
织损伤，因此较应用少。

2. 经阴道注水腹腔镜　是将特制的气腹针——扩张
套管穿刺针经阴道后穹隆置入盆腔后，置入内镜，借助
生理盐水膨胀介质，观察不孕妇女盆腔解剖和输卵管病
变的微创诊断方法。用于评价不孕患者输卵管通畅度及
其与卵巢间的解剖关系和子宫形态，以替代创伤较大的
标准腹腔镜检查。子宫后倾、固定，直肠子宫陷凹封闭，
易致穿刺失败和直肠穿孔，应作为该手术禁忌证。

3. 手助腹腔镜　手助腹腔镜手术是指在腹腔镜手术
过程中，经腹壁小切口植入特殊的手助器械，在手的直
接帮助下完成手术。对于部分手术困难者，手术方式有
很大的益处。但是，由于手助设备仍然存在漏气，使用
困难，使用不适（手部疲劳，疼痛），价格昂贵等缺点，
使得手助腹腔镜技术仍然发展缓慢，应用受限。

4. 单孔腹腔镜　是指经脐孔或其他自然腔道单一手
术切口植入所有的镜头及操作器械来完成妇科手术，随
着特殊器械的出现，逐渐在妇科手术中应用。符合美观、
微创的理念，但因其操作困难限制了其广泛应用。

5. 机器人辅助腹腔镜　腹腔镜机器人是指在部分或
全部使用机械臂来替代完成手术操作，需要特殊的机器

27

人装置，如 Zeus 系统和 Da Vinci 系统。机器人腹腔镜手术的优点是视野稳定，操作灵活、精细，甚至可远程手术。但是由于其是压力和触觉丧失，价昂贵，临床应用存在限制。

（华克勤）

第二节　宫腔镜

【概述】

宫腔镜的历史可以追溯到 200 多年前，进入 20 世纪以来，宫腔镜技术得到了快速发展，用于诊断和治疗子宫腔病变不断扩大适应证范围，但其致死的并发症也更为瞩目。

【宫腔镜设备及器械】

1. 宫腔镜设备（图 27-1、27-2）

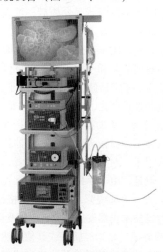

图 27-1　宫腔镜设备

（1）动力系统：动力系统又称能源系统，宫腔镜最常用的能源有高频电和激光两种，与宫腔镜下通过手控器械操作相比，其应用更拓宽了宫腔内手术的种类和范围。

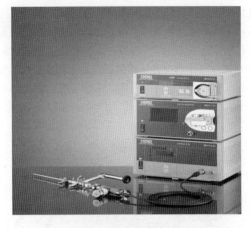

图 27-2 宫腔镜设备

（2）膨宫及灌流系统：使用宫腔镜膨宫与灌流系统，宫腔内压力设置为 80 ~ 100mmHg（1mmHg = 0.133kPa）或≤患者平均动脉压。手术操作前应排空灌流管道内空气；术中记录灌流液出入量，并计算灌流液吸收量。根据能源系统选择灌流液种类。宫腔镜单极电系统多选用 5% 葡萄糖溶液，糖尿病患者可选用 5% 甘露醇溶液；宫腔镜双极电系统多选用生理盐水（图 27-3）。

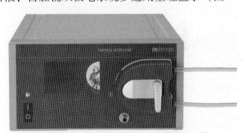

图 27-3 膨宫及灌流系统

27

（3）照明系统：常用冷光源灯泡有卤素灯、金属卤素灯及氙灯。高色温光源产生高亮度，色彩还原真实，图像清晰。氙灯因其色温高接近自然光，灯泡的寿命长，更适用于内镜照明，是宫腔镜理想的光源。

（4）成像系统：成像系统是将内镜图像经摄像头摄像，经图像处理器分析处理后，将图像显示于监视器上。包括 CCD（电荷耦合器）摄像机、录像机及监视器等部件。在中国，宫腔镜摄像机是 PAL 制信号（图 27-4）。

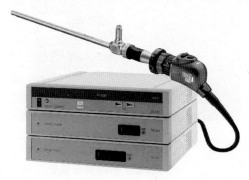

图 27-4　成像系统

2. 宫腔镜器械

（1）宫腔镜的分类：根据宫腔镜镜体的软硬程度，宫腔镜可分为硬管型及软管型宫腔镜，根据其作用又可进一步分为诊断性（如图 27-5）或手术性宫腔镜（图 27-6、27-7）。

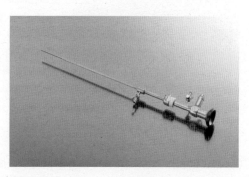

图 27-5　诊断性宫腔镜

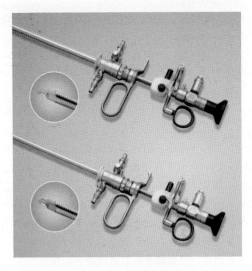

图 27-6　单极电切镜

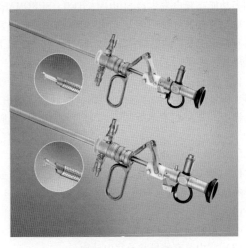

图 27-7　双极电切镜

（2）作用电极

1）单极电极，功率为 70 ~ 100W。①环形电极（wireloop electrode）：又名切割电极（cutting loop），主要用于切除子宫内膜、切削和切除肌瘤及息肉（图 27-6）；②针状电极（needle electrode）：适于划开子宫内膜和肌层，开窗切除壁间肌瘤；③滚球电极（roller ball electrode）：主要用于电凝止血或去除子宫内膜；④滚棒/滚筒电极（roller bar/roller barrel electrode）：较滚球电极接触面宽，更适于去除子宫内膜及电凝止血；⑤气化电极（vaportrode）：气化电极呈沟槽状，与以上电极不同，其使用的电流功率为 200W，可气化子宫内膜和小的宫腔内肌瘤；⑥带状电极（band loop）：形似开放型环形电极，但较宽，使用纯切割电流，功率200W，兼有环形电极和气化电极的优点，可去除子宫内膜和其他组织，切割创面不出血，并可留下组织做病理学检查。

2）双极电切镜：等离子双极电切镜为生理盐水宫腔电切镜（transcervical resection insaline，TCRis），配有专用的多功能高频电发生器 SURGMASTER，SURGMASTER 高频电烧装置具有核心的 SALINE 切割模式，与经宫颈在生理盐水中电切的电切镜配合，可进行生理盐水下等离子电切（图 27-7）。

（3）辅助器械及设备：阴道窥器、宫颈钳、宫颈扩张器、探针、刮匙、活检钳、抓钳、卵圆钳、吸引管、吸引器等。复杂的手术需用 B 型超声和（或）腹腔镜监护。

【适应证】

1. 宫腔镜检查术　可疑宫腔内的病变，均为宫腔镜检查的适应证。

（1）异常子宫出血。

（2）宫腔内占位性病变。

（3）宫内节育器异常及宫内异物。

（4）不孕、不育。

（5）宫腔粘连。

（6）子宫畸形。

（7）宫腔影像学检查异常。

（8）宫腔镜术后相关评估。

（9）阴道排液和（或）幼女阴道异物。

（10）子宫内膜癌和宫颈管癌手术前病变范围观察及镜下取活检。

2. 宫腔镜手术

（1）久治无效的异常子宫出血，患者无生育要求而有保留子宫的愿望。

（2）子宫内膜息肉。

（3）影响宫腔形态的子宫肌瘤。

（4）宫腔粘连。

（5）子宫畸形。

（6）宫腔内异物。

（7）与妊娠相关的宫腔病变。

（8）子宫内膜异常增生。

（9）幼女阴道异物。

【禁忌证】

1. 无绝对禁忌。

2. 相对禁忌：

（1）体温 >37.5℃。

（2）子宫活跃性大量出血、重度贫血。

（3）急性或亚急性生殖道或盆腔炎症。

（4）近期发生子宫穿孔。

（5）宫腔过度狭小或宫颈管狭窄、坚硬、难以扩张。

（6）浸润性宫颈癌、生殖道结核未经抗结核治疗。

（7）严重的内、外科合并症不能耐受手术操作。

【患者术前准备】

1. 病情告知与知情同意。

2. 术前预处理

（1）子宫肌瘤预处理：对于肌瘤直径≥4cm 的 Ⅰ 型和Ⅱ型黏膜下肌瘤及肌壁间内突肌瘤，或黏膜下肌瘤合

27

并严重贫血者，应用 GnRH-a 治疗 2~3 个月，使肌瘤和子宫体积缩小，纠正贫血。

（2）子宫内膜预处理：①药物预处理：促性腺激素释放激素激动剂（GnRH-a）或孕三烯酮等，使用 2~3 个月，抑制内膜增生，薄化子宫内膜；②机械性预处理：术中负压吸宫，薄化子宫内膜（不孕症及宫腔粘连者慎用）。

（3）如为绝经后妇女，可考虑阴道用雌激素软膏，增加阴道及宫颈处黏膜厚度，便于术中操作。

（4）合并胚物残留的患者，术前应综合评估，选择恰当处理方式。进行术前备血，必要时行动脉栓塞，或术前使用药物治疗配合宫腔镜手术。

3. 手术时机选择　早卵泡期，一般为月经净后 3~7 天，此时内膜较薄，视野相对开阔，便于手术操作。术前已进行药物预处理者，完成预处理后即可进行手术。若有无法控制的出血，也可急症手术。

4. 宫颈准备　术前晚后穹隆放置米索前列醇片（400μg）软化宫颈，便于术中宫颈扩张；对于有高血压病或青光眼的患者可予以宫颈放置扩张棒。Lamiken-R 膨胀前后实物对比图，膨胀后直径 12mm，膨胀前直径 4 毫米（图 27-8）。

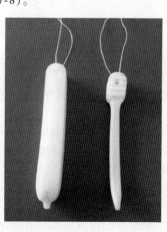

图 27-8　宫颈扩张棒膨胀前后对比

5. 术前禁食水 6h 以上。

【手术室布局、患者体位和术者站位】

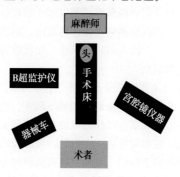

图 27-9　手术室布局

1. 患者体位　非头低位的膀胱截石位。

2. 术者体位　坐位正对患者会阴，双肩平手术视野。

【宫腔镜检查术及手术步骤】

1. 宫腔镜检查术　从宫颈沿宫颈管缓缓将宫腔镜置入宫腔，避免刮起子宫内膜；待宫腔充盈，视野明亮后，转动镜体，观察宫腔形态，顺序观察宫底部及宫腔前、左、后、右壁，判断是否有内膜异常、宫内占位性病变、宫腔粘连等情况；再继续检查子宫角部及输卵管开口的情况，最后再次检查宫颈内口及宫颈管。检查过程中对可疑之处可进行定位活检。

2. 子宫内膜息肉切除术

（1）宫腔镜挟持法：适用于息肉较小、蒂位于子宫上段或输卵管开口者，用微型活检钳挟取取出。

（2）宫腔镜切除术：适用于息肉多发、复发者。将切割环置于蒂部的远端进行切割，切割深度需达肌层，以减少复发。

3. 子宫肌瘤切除术　术前应评估肌瘤类型，按照不同类型肌瘤实施手术。

（1）0 型黏膜下肌瘤：肌瘤有蒂，未向肌层扩展，体积小者，可以环状电极切除肌瘤根蒂部后，以卵圆钳夹持取出，或用汽化电极汽化去除；对于 >3cm 的肌瘤，需以环状电极从肌瘤两侧壁切割以缩小肌瘤体积，然后再切断瘤蒂，再以卵圆钳夹持拧转取出，酌情修整肌瘤瘤腔并止血。对于脱入阴道的肌瘤，在宫腔镜直视下切断肌瘤根蒂部取出。

（2）Ⅰ型及Ⅱ型黏膜下肌瘤：Ⅰ型无蒂，向肌层扩展 <50%，Ⅱ型无蒂，向肌层扩展 >50%，两型肌瘤在肌壁间均有较宽基底。以作用电极在肌瘤最突出部位切开瘤体包膜，使肌瘤瘤体突向宫腔，切除腔内部分肌瘤方法同 0 型黏膜下肌瘤，切除肌壁内肌瘤时要分清肌瘤和包膜，自包膜内完整切除，术中可通过使用缩宫素，使肌瘤向宫腔内移动，便于切除；对于向肌层扩展 >50% 的肌瘤，常需两次甚至多次手术。

（3）突向宫腔的肌壁间肌瘤：其腔内表面被覆有薄层的肌壁组织，先用针状电极划开肌瘤表面被覆的肌壁组织，若肌瘤像宫内突出，则进行切割和/或汽化，方法同Ⅰ型与Ⅱ型黏膜下肌瘤，若肌瘤保持原位不动，则停止手术，术后选用促性腺激素释放激素、内美通或达那唑 2~3 个月后行第二次切除。

（4）不突向宫腔的肌壁间肌瘤：与黏膜的距离 <1cm，也可在宫腔镜下切除，方法同突向宫腔的肌壁间肌瘤。

（5）宫颈肌瘤：扪清轮廓，用环形电极从包埋组织最薄弱处进刀，切抵肌瘤后，适当延长切口，自包膜内将肌瘤完整剥出。

4. 子宫内膜切除术　可用环状电极电切或用球状电极凝固子宫内膜，切除内膜时电切深度达子宫内膜下方的浅肌层，约 2~3mm 的肌肉组织，一般从宫底部开始，自上而下，依次切除子宫后壁、侧壁及前壁的内膜及浅肌层。行部分子宫内膜切除时，切除或凝固范围终止于宫颈内口上方 0.5~1.0cm；行全部子宫内膜切除时，范围终止于宫颈内口下方 0.5~1.0cm。切割时一般将电切环的移动长度限制在 2.5cm 以内，切割结束后，可用卵圆钳将组织碎片夹出，或通过移动电切镜增加切割长度，每次将切割的组织条立即带出。手术中应注意对宫底部、宫角部内膜的破坏深度，不要将切割环推的过深，切宫角时浅些削刮，直至切净所有内膜，必要时可以环状和球状电极交替使用，以提高疗效。

二代内膜去除术：第一代子宫内膜去除术，因手术难度大，仅少数人掌握；需要预处理；术中及近、远期并发症多使其推广造成障碍。近二十年来使用机器一次性完整剥除子宫腔内膜的第二代子宫内膜去除术完全取代了第一代子宫内膜去除术，使子宫内膜去除术得到广泛普及。二代内膜去除术包括热球系统（heated balloon system），其囊内液分别是甘油（thermablate utering thermobolloon）、液体（cavaterm 和 therma choice）；射频术（novasure 和 vestablate）；循环热水（hot saline solution irrigation，HTA）；微波术（microwave ablation，MEA）；冷冻术（cryo-endometrial ablation）及子宫内膜激光热疗（ELITT）。二代内膜去除术中闭经率最高的为诺舒系统（novasure）（图 27-10），其预期治疗结果与子宫内膜的厚度无关，故无需预处理；切除深度可控并且一致；根据宫腔长度和宫角宽度设定内膜去除的功率及时间，做到为每位患者实现个性化切除，全面切除子宫内膜，包括子宫角及子宫下段。长期的临床资料证实 91% 月经量减少或正常化，其中 41% 闭经率；93% 满意度和 97% 术后无疼痛。

5. 宫腔粘连分解术　依据粘连类型、粘连范围酌情选择分离方法。膜性粘连可以用宫腔探针、细的宫颈扩条、钝性或锐性分离铲、或微型剪刀分离；肌性粘连多以针状电极或环状电极分离，分离术中应分清子宫腔的解剖学形态，操作应沿宫腔中线向两侧进行，注意子宫腔的对称性。特别强调手术中对正常子宫内膜的保护。

6. IUD 嵌顿取出术：

（1）IUD 形状完整：宫腔镜检查后明确其在宫腔内

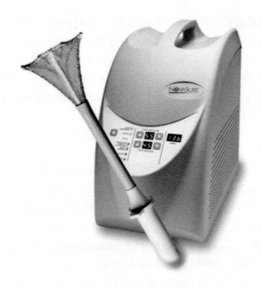

图 27-10 诺舒系统

的位置，取环钩或宫腔镜异物钳与镜体一起进入宫腔，直接钩取或钳夹，成功后退出宫颈口，再次置镜检查确认无残留。术后应常规腹平片检查确定无残留。

（2）IUD 小部分嵌顿：大部分 IUD 暴露于宫腔，取环钩或异物钳钳夹住 IUD 暴露部分，随镜体一起将环牵引至宫颈外口，换血管钳钳夹 IUD 并缓慢向外牵拉至完全拉出。若遇阻力，可将环剪断，牵拉一侧断端将环丝全部拉出，检查断端接口是否吻合，再次置镜检查确认有无 IUD 残留。

（3）IUD 大部分嵌顿或粘连：IUD 在宫腔内暴露较少，宫腔镜微型剪与镜体一起进入宫腔，在腹部 B 超引导、监视下进一步定位，分离、剪开距离嵌顿环位置最近处的粘连组织，暴露节育环后采用上述方法取出。

（4）IUD 完全异位至宫腔外：宫腔镜下宫腔内未见环或 IUD 部分已穿出子宫浆膜层，需腹腔镜联合下取出 IUD。

7. 胚物残留取出术 依据胚物残留部位，组织类型等选择针状或环状电极进行切除，术中注意对子宫内膜的保护。如胚物组织少，可使用环状电极或针状电极进行切除，如组织多，宫腔镜定位后取出镜子，放入卵圆钳钳夹，再次镜检残留物是否清除干净并电凝止血。若同时合并子宫内粘连、子宫纵隔等，则先处理粘连或纵隔暴露手术野后再清除胚物。若胚物致密附壁或植入至子宫肌层，则电切或环切除并止血。如为角部妊娠则针状电极刺破孕囊后行吸宫术。以病理诊断结果作为诊断的"金标准"。

8. 子宫纵隔切除术

（1）不全子宫纵隔电切：用针状电极由下极向基底部左右对称切割，切开至双侧输卵管开口连线水平下，对照两侧输卵管开口，宫底部宫腔成弧形，切割面平坦，宫底、前、后壁等厚时终止。建议 1~2 个月经周期后行宫腔镜二探，切除≥5mm 的残隔。

（2）完全子宫纵隔电切术：对合并阴道纵隔的患者，先使用电刀切割开阴道纵隔。完全子宫纵隔采用水囊法切除：暴露宫颈，于一侧宫腔内放置 18 号 Foly 尿管，球囊内注入 0.9% 氯化钠注射液 2ml，于另一侧置入带环状电极的电切镜，在宫颈内口上方最突出处横向电切一刀，穿透至对侧宫腔，撤出尿管，改针状电极向基底部切割，方法同不全纵隔。其余方法同上，术毕阴道内放置油纱纱布卷，24 小时取出，减少阴道纵隔电切面出血，避免粘连导致形成后天纵隔。术中保留宫颈管部分，以防术后出现宫颈机能不全，出现流产、早产等现象。

9. 术中监测

（1）生命体征：包括呼吸、脉搏、血压、血氧饱和度及心电监护等。

（2）灌流介质：计算灌流液入量和出量的差值（进入患者体内的灌流液量），如该差值≥1000ml，应严密观察生命体征改变，警惕灌流液过量吸收综合征发生；当灌流液入量和出量差值达到 2000ml，应主要生命体征变

27

化,尽快结束手术。

(3) 血液电解质:灌流液出入量差值≥1000ml 时,酌情测定血清电解质变化。

(4) B 型超声监护:可提示手术切割范围及深度,防止子宫穿孔。

10. 术后可对全部取出组织进行病理组织学检查。

【术中麻醉和术后患者管理】

1. 术中麻醉 根据患者要求及病情需要,以及预计手术时间的长短等因素,选用不同的麻醉方法。

(1) 宫颈旁局部阻滞麻醉:宫腔镜检查或宫腔内病变活检等小型手术。

(2) 静脉麻醉:适用于手术时间预估较短的宫腔镜手术。

(3) 硬膜外或区域阻滞麻醉:宫腔病变复杂时可选用,以较好地松弛宫颈。术中患者保持清醒状态,便于观察患者一般情况。

(4) 全身麻醉:主要适用于宫腔镜联合腹腔镜手术。

2. 术后患者管理

(1) 术后观察生命体征,适时下床活动。

(2) 术后有阴道出血时,酌情选用缩宫素及止血药物。

(3) 合理使用抗生素。

(4) 酌情选择预防宫腔黏连的方法。

(5) 酌情使用促进或抑制内膜生长的药物。

(6) 术后禁食 6 小时。

(7) 观察排尿情况,必要时给予导尿。

(8) 术后禁性生活、盆浴 1 个月。

(9) 术后复查。

【并发症】

1. 出血 当宫腔镜手术过度破坏子宫肌层,及患者出现子宫穿孔、动静脉瘘、胎盘植入、宫颈妊娠、剖宫产瘢痕妊娠和凝血功能障碍时,易并发出血。对有高危因素的患者，可术前应用缩宫素或止血药物，术中联合腹腔镜监护或预防性子宫动脉阻断，术后宫腔球囊压迫。

2. 子宫穿孔　绝经后子宫、子宫内膜癌患者、或患者宫颈狭窄、有宫颈手术史、子宫过度屈曲、宫腔过小以及施术者经验不足时，易出现子宫穿孔。此时会出现宫腔塌陷、视线不清，宫腔镜可见腹膜、肠管、大网膜，B 型超声可见子宫周围游离液体，若有腹腔镜监护，可见子宫浆膜面透亮，起水泡、出血、血肿或见穿透的创面。出现子宫穿孔后应查找穿孔部位，监测患者生命体征，确定有无周围脏器损伤及大出血，对出血较少且生命体征平稳的患者，可行抗炎、止血等保守治疗；若穿孔较大，并发大出血或内脏损伤，应立即剖腹探查。为预防子宫穿孔的发生，应术前常规软化及扩张宫颈，可在宫腔镜和（或）腹腔镜的监视下进行手术，有经验的医生进行手术时，子宫穿孔的发生率降低。

3. TURP 综合征（Transcervical endometrial resection syndrome，TURP）：即液体超负荷，指膨宫液吸收 > 1500ml，发生率 0.2%，决定于：水静压，手术时间，膨宫液的性质。1955 年 Hagstrom 首次命名了经尿道前列腺电切综合征，TURP 综合征，描述了典型的临床症状：烦躁不安、恶心呕吐、反应迟钝、少尿和肾功能衰竭，明确指出其真正原因是血钠的突然降低，发生率 7% ~ 29%，死亡率 0.6% ~ 1.6%，严重者死亡率高达 50%。宫腔镜手术也是在持续灌流状态下进行，故同样会产生 TURP 综合征。

TURP 综合征的病生理改变为膨宫液的过度吸收导致：稀释性低钠血症、红细胞在非等渗液中溶解、神经系统紊乱，如抽搐和昏迷、脑水肿、脑疝、死亡。TURP 综合征的临床表现为稀释性低钠血症和急性高血容量血症征候群，主要表现为心率加快，血压增高；血压降低，恶心，呕吐，头痛，视物模糊、躁动；呼吸困难，肺水肿；心率不齐，心率减慢，CVP 增高，心衰；溶血；呼吸更困难，组织产生过多乳酸，代谢性酸中毒；心衰恶

27

化：休克，严重者室性心律失常，死亡；神智混乱，昏睡，死亡。

TURP 综合征的治疗是一个综合性治疗，包括生命体征监护；低钠血症治疗；抗心衰治疗；肺水肿治疗；脑水肿治疗；纠正电解质及酸碱平衡紊乱。

TURP 综合征预防措施：手术时间最好 < 30 分钟；利尿；使用等渗液；低压灌流 ≤100mmHg 或 ≤平均动脉压；测负欠量；避免切除过多的肌层组织 ≤3 ~ 4mm；灌流系统的出水管连接负压吸引；严格计算出入量。

4. 气体栓塞 空气栓塞是潜在的、罕见的、致命性的、灾难性的宫腔镜检查及手术的并发症。文献报道，不同种类的宫腔镜手术空气栓塞的发病率约 10% ~ 50% 不等，但更多证据支持其亚临床的发病率远不止于此。

宫腔镜手术中空气栓塞条件：扩张宫颈以及宫腔内的手术操可损伤静脉血管，为气体进入提供切入点；使用液体膨宫时，镜管与膨宫装置之间有残存气体进入宫腔前，未开水排气，即可使空气进入宫腔；高温组织汽化，产生一部分气体，同时增加子宫腔内压力，促使气体进入开放的静脉窦；膀胱截石位使子宫静脉与右心之间的压力差增大，进一步促进气体进入血液循环，在膨宫压力较高时，气泡可经开放的血窦直接进入血液循环。

必要条件：空气在血液中溶解度并不高，机体通过循环吸收可耐受少量空气，但当一次性进入血液循环的气体达到一定量时（20ml），即可形成气栓随血流移动。

临床表现：呼吸急促和呼吸困难；听诊肺部可闻及哮鸣音和湿罗音；胸闷、胸痛，血压下降，心律失常等；心前区听诊或多普勒超声可闻及 "水轮样" 杂音；EKG 表现出 ST-T 的改变，当右心室压力增加时，可表现为右束支传导阻滞。

宫腔镜操作过程中，当患者出现 $PETCO_2$ 下降，伴随或不伴随血氧饱和度的降低，血压下降、心律失常等心血管系统的紊乱，均应考虑空气栓塞的可能性，必须立即停止操作，左侧卧位，防止气体进一步进入，有助于右心室内气栓迅速离开流出道，缓解右心室流出道梗阻，减轻右心室压力。吸氧：纯氧吸入，最使血液中气泡直径变小，促进气泡的吸收，有助于缓解低氧血症，加快气栓的排出。地塞米松或泼尼松龙保护脑细胞。患者一旦出现心搏骤停、呼吸停止等症状，立即给予心肺复苏。胸外按摩可将气栓粉碎为小气泡，减少气体体积，增加血液的溶解以及促使小气栓经肺的滤过作用随呼吸排出。

预防须规范操作：开水进，关水出；停止使用注入气体加压方法；减少血管伤缘的暴露，降低宫腔内压；小心扩张宫颈管，未产妇或既往宫颈手术史者应用渗透性扩宫棒；术前排空进水管空气；术中使用最低有效膨宫压力；监护血压、心率、SPO$_2$ 和呼气末 CO$_2$ 分压。

5. 感染　严格掌握手术适应证，生殖道感染急性期禁忌手术，对有盆腔炎症者术前应预防性应用抗生素。术中严格无菌操作，术后预防性抗生素治疗，可减少感染的发生。

【注意事项】

1. 宫腔镜操作必须经过严格培训，掌握适应证，严格避免禁忌证。

2. 术前准备避免各类大出血、血窦开放时施术，导致空气栓塞的高发。

3. 无论宫腔镜检查和手术都应进行宫颈软化，宫颈扩张棒是第一选择，米索前列醇、间苯三酚及其他软化宫颈的药物需高度重视其药物的禁忌。

4. 超声监护是避免子宫穿孔的有效措施，四级手术中其特殊影响（云雾状回声）可以预示 TURP 的发生。

5. 单极电切、5% 葡萄糖灌流可以用末梢血糖的测定来预测 TURP 综合征，双极电切注意监测肺底湿啰音；必要时应用速尿预防 TURP。

6. 术后 1 小时内都是 TURP 高发时期，迟发型肠穿孔也可出现在术后三天发生，故手术后监测非常必要。

7. 宫腔镜手术尤其是电切术不适合初学者，要强化安全意识，注重培训和正规操作，不要变"微创"为"巨创"。

（赵 一 冯力民）

27

第二十八章

围术期处理

第一节 术前评估及术前准备

一、术前检查及评估

术前检查的目的在于发现影响手术和麻醉的异常。

1. 常规的术前检查 包括血压、心率、体温、血常规、尿常规、血小板、凝血功能、肝功能、肾功能、电解质、空腹血糖、血型鉴定、X 线胸片、心电图、盆腔 B 型超声、已有性生活的妇女做宫颈细胞学检查。

2. 特殊检查

（1）诊刮：目的为了了解子宫内膜情况，怀疑腺癌者行分段诊刮，分别了解宫腔及宫颈管内膜病变。

（2）肿瘤标记物及血清激素测定：可疑恶性肿瘤，应行血清肿瘤标记物检查；要了解患者内分泌情况，可行血清各项激素测定。

（3）腹腔穿刺液检查：抽出液为不凝固的血液，需镜下检查有无边缘皱褶的衰老红细胞；抽出液为腹水，需行常规检查、生化检查及癌细胞检查；如液体为脓性，须做细菌培养及药敏试验。

（4）消化道造影及胃肠镜检：盆腔包块性质不明或怀疑原发灶在消化道，应做消化道造影或胃肠镜检。

（5）影像学检查：盆腹腔 CT、MRI 对明确肿物来源、病变范围、淋巴结累及情况均有很好的参考价值，有条件者 PET-CT 对肿瘤进行分期，寻找肿瘤原发和转移灶，评估患者是否存在全身多脏器转移有较高的参考价值。

（6）对于有腹部手术历史、估计粘连严重者，如选择腹腔镜手术，可术前 B 型超声检查了解脐周及下腹部肠管粘连情况。

二、术前评估及手术方案制定

一般准备：

（1）病史与查体：详细询问病史及全面查体，以明确诊断。

（2）术前检查及相关科室会诊

1）术前检查见前述。

2）相关科室会诊：伴有多器官、系统合并症的患者，术前需请相关科室会诊，评估患者全身情况、重要脏器的状态。如能施行手术治疗，相关科室应在术前给出围术期原有合并症的处理意见，并对手术可能对原有合并症造成的影响加以说明。有些特殊患者，还需术前与麻醉科、ICU 联系，以便科学地选择麻醉方式，做好术中、术后监护与治疗。

（3）改善机体状况：积极稳定合并症，对于合并上呼吸道感染、心脏病、高血压病、肝肾功能异常、贫血、糖尿病等患者，术前应系统完善必要的功能检查，准确评估患者的全身状况，纠正并稳定合并症，使患者身体条件达到手术要求。

1）术前的慢性贫血、营养不良的患者，应给以高蛋白及高糖饮食，并补给各种维生素，术前数天可适当输入适量的白蛋白液、复方氨基酸，必要时多次少量输血或血浆等，改善机体营养状况。

2）有合并症或较严重水与电解质紊乱者，术前应加以纠正。

3）有肝脏疾病者，手术前应加强保肝措施，以增加肝糖原的储备。

4）高血压患者手术前应尽可能控制好患者血压。并且手术日早晨应继续服用降压药，但应避免服用长效降压药物，服用含利血平复合制剂者应改用其他短效制剂48小时后方可实施麻醉。

5）糖尿病者血糖最好控制在8mmol/L以下，口服降糖药治疗的糖尿病患者，手术当天应停用降糖药，服长效药物者应停药48小时后手术，术中术后应根据血糖变化，酌情按比例给以胰岛素。

6）甲亢的患者应暂停择期手术直到甲状腺功能恢复正常。甲减患者，特别是症状不明显的甲减患者，常常被忽视，应适当补充甲状腺素制剂，待血清甲状腺素和促甲状腺激素水平正常和接近正常高限后方可安排手术。

7）一些患者可能合并心、肝、肺、肾等脏器疾患或功能异常，这些脏器功能轻度异常者一般不影响手术，但有明显异常患者应积极寻找原因并治疗，若非疾病本身的原因可待各脏器功能改善后手术。

8）长期吸烟者，住院后应立即戒烟，防止术后咳嗽、肺部感染和影响伤口愈合。术后病情需要较长时间卧床者，术前应进行卧床大小便的练习。

（4）制定手术方案

1）手术指征和手术禁忌：手术指征是选择手术治疗方式的依据，必须严格掌握手术指征，排除手术禁忌。

2）术前讨论：针对手术适应证、范围、途径、术中注意事项、预计手术难易以及应对措施等进行术前讨论，并根据患者具体情况，必要时与麻醉师研究麻醉方法。上级医师及参与手术的医师应全面分析和了解病情，有否合并症和并发症，共同认真审查手术前准备工作，选择合适的手术方案，并对术中、术后可能出现的问题作出充分的估计，提出解决方案和计划。对于有手术禁忌或风险较大、需取消或暂缓手术者，态度要坚决。

28

3) 术前谈话进一步建立医患信任,稳定患者心理状态:向患者及家属做好病情介绍,使其了解手术目的、手术方式、手术范围、术中可能出现的问题及其防治措施,使其解除相关顾虑。向家属、患者交代病情,取得理解后请患者、家属签字,个别情况时为减轻患者的心理压力,仅须患者的授权委托人签署相关医疗文件,如手术同意书、输血同意书等。对手术风险极大,为挽救患者生命而不得不实施的手术,须报医务处或相关职能科室备案,必要时须请律师或公证部门予以公证。

三、术前准备

1. 饮食　手术前饮食一般不需严格限制,但必须根据麻醉技术的需要在术前禁食和禁饮 4~6 小时,以防麻醉和手术过程中发生呕吐而误吸入肺。

2. 睡眠　为了保证手术前夜的睡眠充分,必要时可给镇静或安眠药,如地西泮(安定)等。

3. 手术野准备　备皮范围为上缘达剑突下(卵巢癌手术须切除大网膜者需达乳晕下),下界达耻骨联合大腿上 1/3,左右侧达腋中线。术前 1 日剃去汗毛及阴毛,腹腔镜手术强调脐部清洁处理,用液状石蜡或碘伏浸泡脐孔的污垢后彻底清洁,酒精消毒,然后用肥皂水和清水清洗腹部及外阴或洗澡。备皮过程中应避免损伤皮肤。

4. 肠道准备　局麻下的一般手术,肠道无需准备。需要全麻和硬膜外麻醉者,手术前 1 日给予缓泻药,如口服洗肠液或复方聚乙二醇电解质散清洁肠道,手术前 1 日晚和手术当日清晨各灌肠一次,排出积存的粪块,可减轻术后的腹胀,并防止麻醉后肛门松弛致粪便污染手术台。对于可能涉及肠道的手术,需做特殊肠道准备者,术前 3 日给予无渣半流饮食及肠道清洁药(口服红霉素、甲硝唑、庆大霉素等抗生素),并于术前 1 日口服洗肠液或复方聚乙二醇电解质散清洁肠道,并清洁灌肠。

5. 阴道消毒　有阴道炎者做治疗后方可手术。凡手术切缘达阴道或需经阴道操作者均应阴道消毒,多用干

28

棉球或肥皂水棉球擦净或洗净宫颈及阴道内分泌物，然后用 1:5000 高锰酸钾或 1:20 碘伏等消毒溶液冲洗阴道，去除残留的肥皂液或分泌物，最后应用消毒棉球擦干。对于有阴道出血或诊刮术后患者应禁止冲洗，改用消毒液棉球擦洗消毒即可。开腹手术需切除子宫颈者，手术日晨应做好阴道消毒、填塞和涂龙胆紫。

6. 备血 术前 1 日抽血验血型，做交叉配血检查，血库准备新鲜或成分血供术中使用。对手术难度大、估计术中出血较多的复杂手术，应在术前做好充分准备。有些急性大量内出血，可采用自体血液回输，不仅能够防止血源性疾病的传播性，同时可缓解目前血源紧张的压力。但出血可能受到肿瘤或微生物污染者，禁止使用自体血液回输。

四、外阴、阴道手术术前准备

1. 手术野准备 备皮范围为阴阜、外阴、会阴及大腿内侧上 1/2 皮肤。

2. 肠道准备 术前禁食水 4~8 小时，手术前 1 天晚上和当天早晨应予肥皂水灌肠各一次。如为陈旧性Ⅲ度会阴裂伤修补术、乙状结肠代阴道手术等需准备肠道者，术前 3 日给无渣半流饮食，并服肠道清洁药，术前 1 日服用复方聚乙二醇电解质散清洁肠道。手术当日晨应清洁灌肠处理。

3. 阴道准备 术前 3 日阴道灌洗，对于阴道黏膜过于菲薄者，如无禁忌证术前可短期应用雌激素类药物，改善阴道条件。如为外阴癌、子宫脱垂等，术前用 1:5000 高锰酸钾坐浴 3 天，每天早晚各 1 次。

4. 其他 术前不必放置导尿管，其余同腹部手术。

五、急诊手术术前准备

除特别紧急的情况外，大多数急诊手术患者，仍应争取时间完成必要的准备。首先，在不延误病情发展的前提下，进行必要的调查研究，尽量做出正确的估计，

28

拟订出较为切合实际的手术方案。其次，要立即建立通畅的静脉通道，补充适量的液体和血液，如为不能控制的大出血，应在快速补充血容量的同时进行手术止血。伴有中毒性休克的患者，术前即应开始抗感染治疗，同时要纠正水、电解质平衡紊乱，迅速扩容改善微循环的灌注，必要时辅助以升压药及利尿药，待休克情况有所改善时，再行手术治疗。

第二节 术后监测及处理

一、腹部手术

1. **体位** 蛛网膜下腔阻滞（腰麻）及硬膜外阻滞麻醉术后去枕平卧 6~8 小时。全麻患者去枕平卧，面部偏向一侧防呕吐物呛入气管，次日可取半坐位，有利于呼吸及盆腹腔引流。各种卧位患者清醒后均应鼓励多翻身，多活动下肢。

2. **血压、脉搏、呼吸、血氧饱和度** 有条件者应用监护仪进行监测，一般术后应每半小时测量 1 次，稳定后 4~6 小时 1 次，24 小时后可每天测 1 次，血压、脉搏、呼吸、血氧饱和度异常时应考虑到有无血容量不足、继发出血、肺部交换等情况，并及时纠正。

3. **体温** 因手术反应，术后 3 天内体温可能升高，但一般不超过 38℃，如体温持续升高或弛张热者，应注意有无感染，包括手术创面、腹壁伤口、呼吸系统、泌尿系统等，也可能为脱水、输液反应，检查后做相应处理。

4. **饮食** 除局麻者外，手术后 6 小时内禁食水，而后可以适当饮水，术后第 1 天可进免奶流质，排气后可进半流质，术后 4~5 天逐步改为普通饮食，进食不足时，须静脉输液。

5. **肠胀气** 由于手术操作及麻醉使胃肠蠕动减弱，引起腹胀，一般术后 48 小时内可自行排气。腹胀时可行腹部热敷、多翻身，可用新斯的明 0.5mg 肌内注射，或足三里穴位注射，或服用理气中药，亦可用开塞露注入肛门，协助排气。还有可能因电解质紊乱所致，如低钾、低钠血症，需注意检查监测和纠正。

6. 大小便　一般术后数天自行大便，如便秘，可给少量缓泻药或肛门注入开塞露，无效时可用肥皂水灌肠。

导尿管保留时间根据手术大小、对膀胱的影响而定，附件切除术 12 ~ 24 小时，子宫切除术保留 1 ~ 2 天；广泛子宫切除术后何时拔除尿管需根据膀胱功能恢复情况而定，保留神经的手术可留置导尿管 4 ~ 7 天，非保留神经的广泛子宫切除术通常需留置导尿管 14 天左右，拔除导尿管前需测残余尿，如残余尿少于 50 ~ 100ml，可认为膀胱功能基本恢复，应拔出导尿管。否则，应继续留置导尿管，一周后再测残余尿。保留尿管期间应保持其通畅，并每天擦洗外阴 2 次。对于术中膀胱、输尿管或尿道损伤者，应根据泌尿外科意见或保留导尿管 7 ~ 8 天以上，再行拔除。

7. 静脉补液　术后进食不足，且需静脉给予抗生素，应静脉补液。一般每天补液 2500 ~ 3000ml 为宜，以 10% 葡萄糖为主，另加适当含钾、钠、氯的液体，贫血及消耗体质者，可视病情补充血、血浆、氨基酸及乳化脂肪等，以利切口愈合，病情较重者应记录出入量（详见本章第四节）。

8. 活动　术后鼓励患者尽早下床活动，可促进肠蠕动、减轻腹胀、预防肠粘连，同时可预防肺部并发症、术后深静脉血栓形成，促进血液循环，利于伤口愈合，并能增加食欲。对手术范围较大的腹部、外阴、阴道手术或术后发热、贫血、心血管疾病等患者嘱勤翻身及活动下肢，预防深静脉血栓的发生。

9. 伤口和引流管处理　术后 24 小时内观察伤口有无渗血、渗液，术后 2 ~ 3 天应更换敷料 1 次，术后 5 ~ 6 天仍有低热者要注意有无腹部伤口感染。如用丝线缝合术后 7 ~ 10 天拆线。有腹腔引流管者应根据引流液的多少和性质决定放置时间，一般不超过 72 小时。术后次天

28

应拔出引流管 1~2cm，以防止引流管侧孔堵塞所致引流不畅，在患者下床活动或半卧位休息后，若引流液为浆液性或淡血性、或者引流量少，即可拔除。若引流液为脓性或较浓的血性，则酌情延长引流时间，同时需注意检查手术创面有无感染和出血，并及时做出相应处理。

10. 应用抗生素　根据手术范围及感染情况酌情使用抗生素，一般一类手术不预防使用抗生素，其他妇科手术预防性用药可选用第一、第二代头孢菌素，涉及阴道者可加用甲硝唑，感染性手术按照感染性疾病的处理原则进行抗生素治疗。

11. 深静脉血栓的预防　妇科恶性肿瘤、盆腔大型手术、合并高龄、肥胖、高血压、高血脂、糖尿病、心血管疾病、下肢静脉曲张、既往血栓历史等高危因素者极易发生盆腔及下肢深静脉血栓。此类患者可于术前 1~2 小时低分子肝素皮下注射 5000IU（0.4ml），术后每晚皮下注射 2500IU 直到患者可活动，一般需 5~7 天或更长。

临床上疑似盆腔和下肢深静脉血栓者，通常采 Wells 评分法进行评估，见表 28-1。

表 28-1　Wells 评分

事件	分值
肿瘤活动期	1
麻痹、瘫痪、近期下肢石膏固定	1
近期卧床大于 3 天或近 4 周内接受大手术	1
深静脉走行区有局限性压痛	1
整个下肢肿胀	1
腓肠肌肿胀，小腿围较健侧大 3cm	1
可凹性水肿	1
非静脉曲张性的下肢浅表静脉显露	1
比深静脉血栓更能解释其症状的其他疾病	−2
既往深静脉血栓病史	1

28

Wells 评分 < 2 分 + D-Dimer 正常，可排除盆腔和下肢深静脉血栓形成；如 Wells 评分≥2 分，结合 D-Dimer 结果，考虑可疑盆腔和下肢深静脉血栓形成，需进一步检查确诊或进行预防或治疗性抗凝治疗。一旦确诊，应及时制动，禁止血栓部位按摩，并予低分子肝素治疗。用法：100IU/kg 体重，皮下注射，每天 2 次，治疗至少需要 5 天。

二、外阴、阴道手术

一般外阴、阴道手术后反应小、恢复快，注意事项同腹部手术。

1. 术后采取平卧位，伤口覆以外阴垫，并加用"T"形带保护，每天用碘伏棉球擦洗两次，大便后随时处理，保持外阴清洁，外阴缝线一般术后 5 ~ 7 天拆线，除非选用的是可吸收缝线。

2. 术中在伤口或阴道内填塞的止血纱布或纱条，一般应在术后 24 小时后取出，碘仿纱条可酌情放置 72 小时以上。需要继续填塞者亦应每天更换清洁敷料。

3. 根据手术情况及患者术后是否方便自行排尿决定尿管保留时间。

4. 阴道手术、尿瘘、粪瘘修补术及会阴Ⅲ度裂伤修补术后，不宜过早大便。可口服洛哌丁胺（易蒙停）或复发樟脑酊等抑制肠蠕动，并配合饮食控制，5 ~ 7 天后服液状石蜡软化大便，以利排出。

5. 对绝经后的女性，在无禁忌证的情况下可适当使用雌激素促进阴道黏膜的修复。

第三节　术后并发症及处理

1. 切口疼痛　切口疼痛可持续 48 ~ 72 小时。疼痛的程度与切口的大小、部位和患者耐受性密切相关。一般手术无需止痛治疗，必要时口服止痛药即可；大切口手术后 1 ~ 2 天，可肌注哌替啶 50 ~ 100mg，1 ~ 2 次/天，

28

同时合用异丙嗪 25mg，有助于减轻哌替啶引起的恶心和呕吐；但止痛药应用过多可延迟肛门排气时间。手术后切口疼痛逐渐加重，应考虑切口感染的可能。

2. 恶心、呕吐 手术后的恶心、呕吐是麻醉恢复过程中常见的反应，部分为撤药后反应，也可能是一些镇痛剂的副作用。随着麻醉药和镇痛药作用的消失，恶心和呕吐即可停止，不需要特殊的处理。但频繁的呕吐也可能是某些并发症的早期症状之一，如麻痹性肠梗阻可有腹胀伴呕吐；呕吐伴阵发性腹痛时，应想到机械性肠梗阻的可能。处理上要有针对性，需检查电解质水平，如果无特殊情况，可给以适当的镇静剂或解痉药。

3. 腹胀 腹部手术后胃肠道蠕动功能暂时处于抑制状态，手术创伤愈大，持续时间愈长。胃肠道蠕动功能一般在术后 6～8 小时开始恢复，约在术后 24～72 小时完全恢复正常，在胃肠蠕动功能未能恢复之前，随着每一次呼吸或吞咽动作，所咽下的空气在胃肠道内大量积存是引起腹胀的主要原因，特别是术后呻吟的患者，胃肠道积气过多，腹胀发生率较高；低钾、低钠血症也是肠蠕动恢复慢的原因之一。预防术后腹胀的措施有尽量少说话、避免呻吟、早期少量多次进食流质、和早期下床活动。治疗术后腹胀的主要措施是持续而有效的胃肠减压，特别是肠道损伤修补和切除吻合术后。其他治疗措施也有助于消除腹胀，如肛管排气和低压灌肠可促进结肠内大便和积气排出，减轻腹胀，但不适用于结肠损伤修补和切除吻合术后；热水袋或小茴香炒热后热敷腹部、肌内注射胃复安（甲氧氯普胺）或新斯的明、口服薄荷水或中药四磨汤、小承气汤等可促进肠蠕动的恢复，必要时酌情选用；低钾、低钠患者应及时补充。

第四节 补液、营养及输血

1. 术后补液 需根据患者术前的一般健康状况、体重、疾病种类、手术大小和所需时间、术中出血量、出汗量、排尿多少以及术中输液情况进行考虑，以制定恰当的输液方案。妇科手术多限于盆腔，对上腹部刺激较小，对机体生理和代谢影响也较小，术后一般仅需输液2～3天。如因术前饮食限制或进食不多，特别是大型手术，失血较多，对机体影响较大，以及一些严重的急腹症，胃肠道功能恢复缓慢，液体补充时间应适当延长。

（1）输液量的估计：术后输液量应包括3部分：日常生理需要量、额外丢失量和特殊目的补液。日常生理需要量主要用于补充尿、粪、肺和皮肤的液体丧失。成年人丧失量为2～2.5L/d，由于丧失量中含钠量低，故补液以补充热量和低钠液体为主。一般患者手术后2～3天可用5%～10%葡萄糖与平衡盐溶液（或等渗盐水）以（3～4）:1的量予以补充同时予以氯化钾（3～4）:1。额外丢失量的补给，其目的是为了纠正异常的体液丧失，例如胃肠减压、盆腹腔渗出、造口的液体丢失以及腹泻等。一般而言，额外丢失的液体几乎都是等渗的，以补充生理盐水为主。特殊目的用液，主要为了纠正患者存在的各种水、电解质和酸碱平衡失调。

（2）注意事项：手术当天补液要将术前体液情况和手术中出入量计算在内。特别是大手术后，水钠潴留存在，加上创伤后分解代谢增快，组织分解内生水较多，可达500ml/d，术后液体不宜过多。术后2～4d，应激反应已过，组织水肿回吸收，尿量明显增多，补液量不应随尿量而递增。

（3）纠正水、电解质和酸碱平衡失调

1）等渗性缺水：指缺水时血清钠和细胞外液渗透压均维持在正常范围内，其病因主要是胃肠液大量丧失，如呕吐、腹泻、弥漫性腹膜炎等。当体液大量丢失达体重的5%时，可出现血容量不足的表现。积极处理原发病。补充等渗盐水，大量补充时为避免血 Cl^- 过高，可用平衡盐溶液来代替。缺水缺钠时常伴有缺钾，故应在尿量达40ml/h时补充氯化钾。

2）低渗性缺水：指缺钠多用于缺水。多发生于消

28

化液的大量丢失时只补充水分，出汗多，以及使用利尿药未注意补充。血清 Na^+ 低于 135mmol/L；尿 Na^+、Cl^- 含量低下，血尿素氮增高；红细胞计数和血细胞比容增高。在处理原发病因的同时，应用高渗盐水和补充血容量治疗。治疗低钠血症，应立即静脉滴注 3% 的氯化钠注射液 150ml，速度 20 分钟以上，20 分钟以后复查血钠浓度，直至血钠浓度升高 5mmol/L（如持续静点 3% 氯化钠时至少每 4 小时复查一次血钠浓度）。当血钠浓度 1 小时内纠正大于 5mmol/L 时，停止静脉输入高渗盐水，维持输入生理盐水，第一个 24 小时，每 6 小时复查血钠浓度。注意第一个 24 小时血钠浓度增加 5～10mmol/L，不能超过 10mmol/L，第二个 24 小时不超过 8mmol/L。

3）高渗性缺水：指缺水多于缺钠。见于体内水分不足，但无明显电解质缺少。如禁食、各种原因导致不能进食，大手术或高热引起的水分丧失增加。严重者可出现谵妄，甚至昏迷、血压下降，乃至休克。去除病因，给 5% 葡萄糖溶液静脉滴注。

4）低钾血症　血清 K^+ 低于 3.5mmol/L 是为低钾血症。其原因主要是摄入不足和丢失过多，如手术前后禁食或长期不能进食；消化液丧失，如胃肠减压、呕吐和腹泻等；手术创伤应激、应用利尿药致使尿钾排出过多等。积极治疗原发病，并补充钾盐，能口服者给 KCl 6～8g/d，分 3～4 次口服；不能口服者在 5% 葡萄糖溶液 500ml 中加 10% KCl 10～15ml 静脉滴注，滴注速度保持每分钟不超过 80 滴，必要时可采用输液泵经深静脉插管泵入，但应遵照相关规定和要求。每天补钾量需根据缺失量及生理需要量进行计算，保持血清 K^+ 在 4～4.5mmol/L 水平。手术后、尤其是大型手术后尽早复查血钾水平，发现异常或偏低者应及早补充。

成年人每天需要钾 3g，相当于氯化钾 5.7g。钾缺失量按以下公式计算：

氯化钾缺失量（g）=（期望值－实测值）× 体重（kg）× 0.0745。

补钾速度：K^+ ≤3.0mmol/L，以每小时 1.5g 氯化钾速度；K^+ ≥3.0mmol/L，以每小时 1.0g 氯化钾速度。

补钾原则：不宜过多，≤15g/天；不宜过快：≤1.5g/h；见尿补钾：尿量≥30ml/h。

5）代谢性酸中毒：以原发性 HCO_3^- 降低（<21mmol/L）和 pH 降低（<7.35）为特征，伴有代偿性低碳酸血症（$PaCO_2$ <5.07kPa）。其原因不外乎 H^+ 产生过多，排出受阻，或 HCO_3^- 丢失过多。多见于术后呕吐、腹泻、长期禁食、休克、急性感染、肾衰竭等。积极处理引起代谢性酸中毒的病因，并改善肺和肾的代偿功能，以增强其调节酸碱平衡的能力。补充碱性溶液，一般血浆 HCO_3^- 浓度在 18mmol/L 时，如能去除病因，不须补充碱性液。注意缺水和低血容量的纠正，控制感染，机体多能自行纠正。如血 HCO_3^- 浓度低于 16mmol/L，应给予碱性液，碳酸氢钠为首选药，补充量可由以下公式算出：

所需的 $NaHCO_3$ 量（mmol）=（23 - HCO_3^- 测得值）(mmol/L)×体重（kg）×0.2。

其他纠正代谢性酸中毒药物有乳酸钠和三羟甲基氨基甲烷（THAM）。乳酸钠不宜用于组织缺氧、肝功能不良及乳酸性酸中毒病例。THAM 是一种不含钠的碱性缓冲药，可用于忌钠的病例。用法：7.26% THAM 按每次 2～3ml/kg，计算后以等量的 5%～10% 葡萄糖溶液稀释成等渗液静脉滴注。

2. 术后营养

（1）正常成人一般每天所需能量为 7530kJ（1800kcal）左右。手术和感染情况下呈高代谢和分解代谢特征，严重创伤或感染时，能量需求可增加 100%～200%。对于无并发症的手术，术后的分解期一般维持 3～7 天，呈负氮平衡。[氮平衡=24h 摄入氮量-24h 总氮丢失量；24h 摄入氮量=蛋白质摄入量（g）/6.25；24h 总氮丢失量=24hBUN（g）+3g（尿、肺、皮肤排氮）+n（大便次数）（g）；氮平衡为-5～-10，为轻度营养不良；-10～-15，为中度；>-15，为重度。]

28

（2）基础能量消耗量（BEE）可采用 Harris-Benedit 公式计算：BEE（kcal）=665+（9.6×W+1.7×H-4.7×A）；式中：W 为体重（kg）；H 为身高（cm）；A 为年龄（岁）；营养需要量在口服提供时为 1.2×BEE，静脉营养时为 1.5×BEE。不提倡高热量营养，会增加肝脏负担。

（3）全肠道外营养患者长时间无法或情况不允许进食时方能采用。

每天热量按 30～35kcal/kg 计算，40% 由脂肪供给，蛋白质每天补充 1.5～2g/kg，其余热能由葡萄糖提供。

脂肪补充通常采用脂肪乳剂。补充葡萄糖时应补充胰岛素，以防止高浓度葡萄糖导致高血糖，非糖尿病患者开始几天可按 1:（8～10），过几天后可减少至 1:（12～15）；糖尿病患者应按 1:（4～6）补充胰岛素。补充氨基酸需根据氮（g）和热量（kcal）之比，该比值为 1:（100～200）（1kcal=4.184kJ）。氨基酸和葡萄糖应同时滴注，以保证氨基酸能为机体所利用，而不被作为热量浪费掉。氨基酸应含有全部必需氨基酸和半必需氨基酸，还要有一定量的非必需氨基酸，必需氨基酸和非必需氨基酸的比例为 1:2。

其他还需补充适量的电解质、维生素和微量元素。钾和氮的比例为 5mmol:1g；镁和氮的比例为 1mmol:1g；磷为每 4184kJ（1000kcal）供给 5～8mmol。

3. 输血提倡成分输血

（1）成分输血的优点高纯度、高效价、体积小；不良反应小；输血反应小，包括发热反应（HLA 不合）、变态反应（Ig）、溶血反应（RBC 血型）、输血相关宿主抗移植物反应（HLA 不合的 T 细胞）、急性肺损伤（HLA）、输血后紫癜（PLT 抗体）等；循环超负荷以及酸中毒危险降低；血源性感染危险降低；节约血源；经济方便。

（2）成分输血的适应证

1）全血：适用于术中急性失血超过总血容量的

30%以上者。

2）红细胞：①浓缩红细胞：适用于贫血，血红蛋白<80g/L者；②洗涤红细胞：适用于对血浆蛋白或补体敏感、或合并高钾血症和肾功能不全的贫血者；③冷冻红细胞：与洗涤红细胞相同；也用于自体输血。

3）浓缩白细胞：适用于中性粒细胞 $<0.5 \times 10^9/L$ 并发感染，抗生素 + GCSF 无效者。

4）浓缩血小板：每袋单采血小板理论上能提升 PLT $(1 \sim 2) \times 10^9/L$。围术期应将血小板提升至 $80 \times 10^9/L$；非围术期一般 $<20 \times 10^9/L$ 才考虑输血小板，应结合有无凝血功能障碍、感染和出血部位等。

5）血浆：用于补充凝血因子、肝病和 DIC 等治疗，而扩容、营养支持、低蛋白血症、免疫缺陷和全血重建是反指征。

（3）自体输血

1）储血式：4℃液态保存，术前4周自体取血 200 ~ 400ml。

冷冻保存每月取血 400ml，血浆、红细胞分别保存。

2）稀释式：手术当天术前输液中取血 1000 ~ 1500ml，术中需要时再回输，常用于卵巢癌或宫颈癌等大手术。

3）术中回收式：术野失血经洗血细胞机（cell saver）洗涤浓缩后回输，常用于宫外孕破裂出血手术治疗病例。

禁忌证：出血 >6h；大量溶血；恶性肿瘤和败血症等。

（李 萌 熊光武）

28

第二十九章

化疗毒副作用的识别与处理

【概述】

抗肿瘤药物也称化疗药物，在产生抗肿瘤疗效的同时，也往往会产生一定的毒副作用，如胃肠道反应、过敏反应、骨髓抑制、肝肾毒性、神经毒性以及皮肤反应等。化疗毒副作用绝大多数是自限和可逆的，但也有些是不可逆的，严重者可危及患者健康甚至生命。严格掌握化疗适应证、准确计算药物剂量、合理搭配和正确使用化疗药物、加强对症支持，可在一定程度上减少和减轻化疗毒副作用。

【临床表现】

任何一种化疗药物均可能发生毒副作用，不同之处在于毒副作用的表现形式、严重程度、发生时间、持续时间以及转归结局等方面。

1. 骨髓抑制 除博莱霉素及长春新碱等外，几乎所有化疗药物均有程度不等的骨髓抑制作用，表现为血小板及白细胞减少，严重者继发凝血功能障碍、出血和严重感染，是导致药物减量或化疗终止的主要原因，也是造成因化疗死亡的重要原因。白细胞下降最早，一般在化疗开始后第 7 天开始下降，第 10 ~ 14 天左右达到最低峰，最低峰 1 周后逐渐恢复到正常。血小板下降较晚，一般在第 12 天左右达到最低峰，下降 2 ~ 3 天后迅速回升。

2. 胃肠道反应　化疗药物可直接刺激胃肠黏膜，也可因作用于延脑的呕吐中枢或第四脑室底部化学感受器，而导致不同程度的胃肠道反应。多表现为食欲缺乏、恶心、呕吐，多在化疗早期开始，化疗结束后1周内多数可自行缓解和消失。长期化疗的患者可能形成条件反射，引起精神性恶心、呕吐，即在化疗药物进入体内之前就表现出胃肠道症状。不同个体、不同药物，反应程度不同；联合用药反应较大，严重者可出现腹痛、腹泻、便血、伪膜性肠炎等。

3. 口腔溃疡　多发生在使用甲氨蝶呤、更生霉素、5-氟尿嘧啶等化疗时，表现为牙龈和颊黏膜充血、肿胀和溃疡形成，严重者因疼痛而惧怕张嘴、说话、进食。

4. 脱发化疗药物　损伤毛囊可致脱发，严重者可致秃顶。此副作用为可逆性，多数可于停药后1~2个月开始再生。

5. 肝功能损害　急性肝损伤包括坏死、炎症，慢性损伤包括纤维化、脂肪变性、肉芽肿形成及嗜酸性粒细胞浸润，以甲氨蝶呤、苯丁酸氮芥、放线菌素D、阿糖胞苷、5-氟尿嘧啶等多见。肝功能指标常在化疗开始后1~2周开始变化，化疗停止后3~4周多可回复。严重者可致肝衰竭、肝昏迷。

6. 神经毒性反应　常表现为周围神经炎。在感觉神经方面，可致四肢远端感觉异常，如麻木感、针刺感、蚁行感、灼热感、疼痛等；在自主神经方面，可能引起自主神经功能紊乱。顺铂可造成耳鸣、听力减退或丧失。甲氨蝶呤、阿糖胞苷等药物鞘内注射还可引起中枢神经毒性反应，导致脑组织损伤。周围神经病变可于停药后1~2个月恢复。

7. 泌尿系毒副作用　主要表现为肾功能损害和出血性膀胱炎。顺铂是肾毒性最主要药物，多在用药后24小时出现肾小管上皮细胞变性，第3~7天变性、坏死最为明显，第10~14天恢复，损伤发生率和程度与用药剂量呈正相关。环磷酰胺、异环磷酰胺是引起膀胱毒性的主

29

要药物，可导致出血性膀胱炎，表现为尿频、尿痛和血尿。

8. 心脏毒性 各类抗癌药都有可能产生心脏毒性。以蒽环类、蒽醌类抗癌药危害较大，如阿霉素、柔红霉素常常会产生不可逆的慢性心衰或左心室功能障碍；紫杉醇可引起心动过缓、室性心动过速、二联率等；5-氟尿嘧啶可致心肌缺血，甚至出现心肌梗死；少数患者使用大剂量环磷酰胺、顺铂也可致急性或亚急性心力衰竭。化疗期间出现心前区、胃区、"背心"等部位灼痛感，应警惕早期心肌损害或隐匿性心肌梗死的可能。

9. 生殖系统毒性 生殖细胞增殖较快，易受抗癌药物影响，导致性器官和生育功能障碍，可表现为月经紊乱、经量减少甚至闭经等，为不可逆性毒副作用。早期妊娠使用抗癌药易致流产和畸胎。

10. 呼吸系统毒性 可表现为呼吸道过敏和肺纤维化，甲氨蝶呤可引起过敏性肺炎，大量长期使用博莱霉素会引起肺纤维化。肺毒性与大剂量、老年人、同时接受放疗以及过度吸氧等有关。

11. 局部反应 许多抗癌药物对组织血管有刺激性，如氮芥、长春新碱、丝裂霉素、阿霉素、更生霉素、环磷酰胺、5-氟尿嘧啶等。强刺激性药物渗漏于皮下组织可引起局部化学性损伤，轻者出现红、肿、热、痛、浅表性静脉炎，重者可造成局部软组织坏死、溃疡，甚至损伤到神经、肌肉，造成永久性功能障碍。

12. 其他如免疫抑制、第二肿瘤、变态反应等。

【诊断要点】

诊断标准：化疗期间或化疗停止后一段时期内，出现与化疗药物相关的非治疗性反应或作用，在排除非化疗药物因素之后，即可诊断为化疗毒副作用。世界卫生组织（WHO）根据严重程度将化疗毒副作用分为 0~Ⅳ级/度（表 29-1）。

29

表 29-1 WHO 化疗毒副作用分级标准

毒副作用指标	骨髓抑制分级（度）				
	0	I	II	III	IV
	骨髓抑制（血液系统）				
血红蛋白（g/L）	≥110	95~109	80~94	65~79	<65
白细胞（×10⁹/L）	≥4.0	3.0~3.9	2.0~2.9	1.0~1.9	<1.0
粒细胞（×10⁹/L）	≥2.0	1.5~1.9	1.0~1.4	0.5~0.9	<0.5
血小板（×10⁹/L）	≥100	75~99	50~74	25~49	<25
出血	无	瘀点	轻度失血	明显失血	严重失血
	胃肠道及肝功损害				
胆红素	≤1.25×N	1.26~2.50×N	2.6~5.0×N	5.1~10.0×N	>10×N
谷丙转氨酶	≤1.25×N	1.26~2.50×N	2.6~5.0×N	5.1~10.0×N	>10×N

29

续表

毒副作用指标	骨髓抑制分级（度）				
	0	I	II	III	IV
	胃肠道及肝功损害				
碱性磷酸酶	≤1.25×N	1.26~2.50×N	2.6~5.0×N	5.1~10.0×N	>10×N
口腔	无异常	红斑、疼痛	红斑、溃疡、可进食	溃疡，只能进流食	不能进食
恶心呕吐	无	恶心	暂时性呕吐	呕吐，需治疗	难控制的呕吐
腹泻	无	短暂（<2天）	能忍受（>2天）	不能忍受，需治疗	血性腹泻

续表

毒副作用指标	骨髓抑制分级（度）				
	0	I	II	III	IV
		肾、膀胱			
尿素氮	≤1.25×N	1.26~2.50×N	2.6~5.0×N	5.1~10.0×N	>10×N
肌酐	≤1.25×N	1.26~2.50×N	2.6~5.0×N	5.1~10.0×N	>10×N
蛋白尿	无	+，<0.3克/100毫升	++，+++，0.3~1.0克/100毫升	++++，>1.0克/100毫升	肾病综合征
血尿	无	镜下血尿	严重血尿	严重血尿，带血块	泌尿道梗阻
肺	无症状	症状轻微	活动后呼吸困难	休息时呼吸困难	需完全卧床

29

续表

毒副作用指标	骨髓抑制分级（度）				
	0	I	II	III	IV
			肾、膀胱		
发热（药物性）	无	<38℃	38～40℃	>40℃	发热伴低压
过敏	无	水肿	支气管痉挛，不需注射治疗	支气管痉挛，需注射治疗	过敏反应
皮肤	无	红斑	干性脱皮，水疱、瘙痒	湿性皮炎，溃疡	剥脱性皮炎、坏死，需手术
头发	无	轻度脱发	中度、斑状脱发	完全脱发，可再生	脱发，不能再生
感染（特殊部位）	无	轻度感染	中度感染	重度感染	重度感染伴低血压

29

续表

毒副作用指标	骨髓抑制分级（度）				
	0	I	II	III	IV
	心脏				
节率	正常	窦性心动过速，休息心率 > 100 次/分	单灶 PVC，房性心律失常	多灶性 PVC	室性心律不齐
心功能	正常	无症状，但有异常心脏征象	短暂的心功不足，但不需治疗	有症状，心功不足，治疗有效	有症状，心功不足，治疗无效
心包炎	无	有心包积液，无症状	有症状，但不需抽积液	心包填塞，需抽积液	心包填塞，需手术治疗

毒副作用指标	骨髓抑制分级（度）				
	0	I	II	III	IV
	神经系统				
神志	清醒	短暂时间嗜睡	嗜睡时间不及清醒的50%	嗜睡时间超过清醒的50%	昏迷
周围神经	正常	感觉异常或腱反射减退	严重感觉异常或轻度无力	不能忍受的感觉异常或显著运动障碍	瘫痪
便秘	无	轻度	中度	腹胀	腹胀，呕吐
疼痛（非肿瘤引起）	无	轻度	中度	严重	难控制

29

【治疗】

1. 骨髓抑制

（1）贫血：严重贫血时输入红细胞、铁剂治疗，必要时使用促红细胞生成素，并增强营养的摄入。输血指征：血红蛋白 $<70g/L$ 时，有明确的输血指征；血红蛋白 $<85g/L$ 时，需要根据患者是否出现头晕、乏力、心动过速、低血压或是心脏缺血等表现来决定是否输血。

（2）白细胞下降

1）化疗前白细胞下降：白细胞轻度下降时，可加用升白细胞药物，如利血生等；如白细胞 $<3 \times 10^9/L$，可使用粒细胞集落刺激因子（G-CSF）皮下注射，停药24小时复查白细胞正常后开始化疗。若白细胞 $<2 \times 10^9/L$，应推迟化疗。

2）化疗后白细胞下降：轻度白细胞下降可观察，鼓励进食，补充营养，化疗结束后 3~4 周常可恢复到化疗前水平。当白细胞 $<3 \times 10^9/L$ 时，应注意隔离保护、加强营养，适当 G-CSF 等升白细胞药物。当白细胞 $<2 \times 10^9/L$ 时，除隔离保护、加强营养、升白细胞处理外，应考虑预防性使用抗菌药物，通常使用Ⅲ代头孢菌素。当白细胞下降伴有发热等感染症状时，应使用广谱抗生素或根据药物敏感试验结果加强抗感染治疗。

3）化疗期间白细胞下降：如白细胞 $<3 \times 10^9/L$，可在升白细胞治疗的同时继续化疗；如白细胞 $<2 \times 10^9/L$，在采取有效升白细胞治疗的同时，应考虑适时终止化疗，并预防感染。

（3）血小板下降：血小板 $\geq 50 \times 10^9/L$ 时不需要处理。血小板 $<50 \times 10^9/L$ 伴有出血倾向或是血小板 $<25 \times 10^9/L$ 无论是否伴有出血倾向时均应该输入血小板，直至血小板达到 $\geq 50 \times 10^9/L$ 的安全范围内。血小板下降期间应该维持收缩压在 140mmHg 以下，同时防治便秘、提重物等，以预防颅内出血；避免使用非甾体内抗炎药，可以辅助使用血小板生成素（TPO）和白介素-2，白介素-3 等药物。

29

2. 胃肠道反应

（1）预防为主：在使用极高度和高度致吐的化疗药物（如顺铂、卡铂、环磷酰胺等）之前 30 分钟开始使用镇吐药物，化疗结束后再追加使用镇吐药物，一旦出现严重呕吐，将很难有效镇吐。

（2）轻度反应（0~2 级）：可予口服胃复安、安定等对症处理。

（3）反应较重者（≥3 级）：化疗前可联合使用多种作用机制不同的止呕药物预防呕吐，如使用顺铂前半小时联合使用地塞米松、甲氧氯普胺（胃复安）、安定（地西泮）等；或昂丹司琼（枢复宁）与地塞米松联用。化疗后常用药物有甲氧氯普胺，如难以止吐可以使用昂丹司琼或是格拉司琼。如仍然无法缓解，可以使用 1/3 冬眠合剂 I 号［哌替啶（度冷丁）100mg、氯丙嗪（冬眠灵）50mg、异丙嗪 50mg］强有力的镇吐，每 6 小时可以重复使用一次。严重呕吐者要注意出入量和电解质的平衡，必要时使用肠外营养治疗。

3. 口腔溃疡

（1）每天用漱口药水或消毒生理盐水含漱。

（2）在注射抗代谢药物前 5 分钟，让患者口含碎冰片或是冰水 30 分钟，化疗后使用口腔溃疡散、硫糖铝咀嚼片和维生素 E 可以有效预防和治疗口腔黏膜炎。

（3）疼痛者可用 1% 普鲁卡因溶液漱口；溃疡处用生理盐水擦拭后，涂洒冰硼散、西瓜霜、复方珍珠散等。

（4）注意预防真菌感染。

4. 肝功能损害

（1）化疗期间定期检查肝功能，肝功重度异常者禁用化疗。

（2）轻度肝功异常、脂肪肝或轻度肝硬化者，在必须化疗的情况下同时应用多烯磷脂酰胆碱、还原型谷胱甘肽或联苯双酯等护肝药物；肝功能正常后可停用护肝药物，但是联苯双酯要按 1/3 递减用量。

29

5. 腹泻及伪膜性肠炎

（1）停药：化疗期间出现严重腹泻、血便、伪膜性肠炎时应立即停止化疗。

（2）对症：如止泻、止血等。止泻可使用阿片类制剂：洛哌丁胺（易蒙停）、地芬诺酯、樟脑酊。其中易蒙停使用最广，成人首次使用 4mg，以后可以每 2 小时再服用 2mg，直至腹泻停止，随后每次 4mg，每日 2 次。

（3）支持：轻度腹泻者可予以予以酸奶、乳酶生、整肠生等调节肠道菌群。如伴严重呕吐不能进食者，应予禁食并胃肠外营养，注意纠正水、电解质、酸碱平衡紊乱。

（4）抗感染：伪膜性肠炎患者应使用广谱抗生素如万古霉素（0.25g，tid）和甲硝唑（0.4g，bid）等抗感染。避免使用止泻药，并注意纠正水、电解质、酸碱平衡紊乱，肠梗阻时低压灌肠。

6. 泌尿系损害

（1）预防：使用肾毒性药物和膀胱刺激性药物如顺铂、环磷酰胺、异环磷酰胺等期间，应常规予以"水化"处理。即鼓励多饮水，适当增加补液量，必要时使用利尿剂，确保化疗当天尿量 ≥2500ml。化疗停药后应继续水化 1~2 天。

（2）解毒：硫代硫酸钠和巯乙磺酸钠（美司钠）分别是顺铂和异环磷酰胺的特效解毒剂，合理使用可减轻其肾毒性和膀胱刺激性。

（3）护肾：严重肾功能损害时，应予护肾治疗。急性肾功衰时应予肾透析以维持肾功能指标正常。

（4）对症：口服或静脉使用碳酸氢钠碱化尿液，可缓解环磷酰胺、异环磷酰胺引发的出血性膀胱炎等刺激症状。对于严重的出血性膀胱炎，可采用膀胱药物灌洗止血，如 1% 硝酸银溶液、1% 明矾溶液、4% 或 10% 甲醛溶液等。冲洗液可加去甲肾上腺素，以助止血。

7. 局部反应

（1）化疗药物外渗

29

1）预防：明确给药途径，规范静脉穿刺操作，药物要稀释后缓慢给入，用药过程中加强观察患者。

2）停药：一旦发现化疗药物外渗，立即停止注射，但不要将针头拔去，由原注射部位抽出 3～5ml 的血液以移去一些药物。

3）封闭：局部注射生理盐水或采用 0.5%～1% 普鲁卡因或利多卡因加入地塞米松局部浸润注射。

4）解毒：氮芥外渗：10% 硫代硫酸钠 4ml 与注射用水 6ml 混合后，局部静脉注射 5～6ml，外渗部位多处皮下注射，数小时后可重复给药。长春碱类外渗：透明质酸酶和生理盐水配成 150u/ml 制剂，1～6ml 于外渗部位皮下多次注射，数小时后可重复注射。外漏 24 小时，局部冰袋冷敷，漏后 48～72 小时使用热敷，但长春新碱、足叶乙甙须先热敷 24 小时再冰敷。24h 后局部仍有肿胀或硬结者，可用 50% 硫酸镁湿敷，每天两次或持续 24h。若有水疱出现，以针抽取水疱之内含物，尽量移去外溢药物，水疱局部亦可滴入缓解药物。

（2）**药物性静脉炎**

1）预防：避免在关节部位静脉注射，一般由远心端至近心端，左右交替选择注射部位；如果注入强腐蚀性化疗药物，可以在注入过程中，用生理盐水冲管减少静脉刺激，拔针头前再次用生理盐水冲管；如果外周静脉置管不理想，可以考虑中心静脉置管。

2）处理：一旦发生药物性静脉炎，除了外敷、使用相应的解毒剂、利多卡因多点封闭之外，可以使用地塞米松 5mg 配置生理盐水静脉滴注。

8. 变态反应

1）预防：化疗前预防性使用抗过敏药，如紫杉醇输注前 12 小时和 6 小时分别口服地塞米松，用药前 30～60 分钟，静脉注射苯海拉明或异丙嗪。博来霉素化疗前取其稀释液少许作皮内试验，无反应可全量运用。

2）处理：用药过程中严密监测，一旦出现过敏性反应，立即停止用药并进行抢救。轻度变态反应可用扑

29

尔敏（马来酸氯苯那敏片）或息斯敏（氯雷他定）或苯海拉明等；迟发反应可给予氢化可的松。

9. 其他毒副作用

（1）生殖系统毒性：对年轻患者，主张在化疗前2周开始应用促性腺激素释放激素类似剂（GnRHa）使卵巢进入"休眠"状态，直至化疗结束，以保护卵巢功能。早孕者宜先行治疗性流产，晚孕者选用对胎儿近期或远期影响最小的化疗药物，并适量减小剂量或延长化疗间歇时间。

（2）呼吸系统毒性：重在预防。严格掌握有肺毒性化疗药物应用的适应证，有高危因素者禁用；对博来霉素、平阳霉素等限制剂量使用的化疗药物，严格控制剂量，严禁超量使用。

【注意事项】

为避免和减轻化疗毒副作用，制定化疗方案和实施化疗过程中应注意以下几点：

1. 严格掌握化疗适应证　应避免在诊断不明确时进行诊断性化疗，如滋养细胞肿瘤，也应避免对异位妊娠患者滥用甲氨蝶呤等化疗药物。在保证化疗效果的前提下，应避免盲目增加药物种类、剂量及疗程。

2. 遵循个体化化疗原则　即根据患者的年龄、意愿、体质、脏器功能、经济状况以及既往治疗反应；肿瘤的病理类型、期别、分化程度、生长部位、生物学行为特点；化疗药物的来源、作用特点，医疗条件以及对化疗毒不良反应的处理能力等诸多因素综合考虑，选择最适宜的化疗方案，并根据疗效和不良反应进行动态调整。

3. 多途径联合化疗原则　给药途径的不同直接影响毒副作用的发生，应根据肿瘤的期别、病灶部位、转移方式以及药物作用特点，综合应用口服、静脉、腔内、动脉、鞘内以及局部注射等多种途径进行化疗。腹腔灌注化疗、血管介入性局部化疗、盆腹膜外置管化疗等给药方式引起的毒副作用远比全身静脉化疗要小。腹腔灌

29

注化疗多使用顺铂、卡铂等药物，灌注生理盐水应该达到 $1500ml/m^2$，必要时使用 $10\sim20mg$ 地塞米松腹腔内注射，以减轻化疗药物对腹腔的刺激、预防肠粘连发生。多药联合化疗时，要求所选药物单用有效，作用相加或协同，无交叉耐药，毒副作用无相加。

4. 注重医患沟通和心理疏导　化疗前要和患者充分沟通，如脱发、骨髓抑制等，让患者有心理准备，同时鼓励患者，有充分的信心面对化疗过程中出现各种毒副作用。

5. 规范使用化疗药物　严格按照各种化疗药物使用说明和要求实施化疗，特别注意配制方法、限制剂量、给药途径，适当选择相应的化疗保护剂减少化疗伤害。

6. 使用化疗药物可以配合时辰调整疗法，研究表明使用抗生素类化疗药物清晨给药、铂类药物晚上给药、抗代谢类药物晚上给药毒副作用最低。

7. 加强化疗过程中的监测。注意观察疗效，及时发现和处理化疗的毒副作用，并调整化疗方案。

8. 适时换药/停药　无效或疗效差（正规化疗第2疗程后第3疗程前进行疗效评估），或出现不可耐受的毒不良反应时应考虑换药/停药。

（王　刚）

29

第三十章

妇科诊疗基本操作

第一节 消 毒

【概述】

消毒是指杀灭或清除传播媒介上病原微生物，使其达到无害化的处理。该节主要是讲妇科手术前的皮肤及黏膜消毒法。英国外科医师约瑟夫·李斯特（Joseph Lister, 1827~1912）是外科消毒法的创始人及推广者，他的发现降低了患者的死亡率，挽救了千百万人的生命。如今患者手术区的准备是以化学方法为主的消毒过程，目的是防止手术切口的细菌感染。

【目的】

消灭拟做切口处及其周围皮肤或黏膜上的细菌，防止细菌进入创口内造成感染。

【适应证】

准备接受手术或无菌操作的患者。

【禁忌证】

对某种消毒剂过敏者。

【消毒前准备】

1. 对预消毒区域进行清洗、备皮并加以保护。

2. 消毒材料准备齐全。

3. 操作者剪短指甲，进入手术室后更换手术衣、

裤、鞋，戴好帽子、口罩，进行刷手及消毒后保持拱手
姿势。

【消毒步骤】

1. 下腹部手术消毒

（1）操作者站于患者右侧，检查患者皮肤情况。

（2）使用 2.5% 的碘酊进行消毒：以手术切口为中
心画圆形或矩形，离心形消毒，范围上至乳头水平下，
下至大腿上三分之一，两侧至腋中线，不空白遗漏。消
毒大腿时，由外向内、由上向下进行消毒。

（3）使用 75% 的酒精进行脱碘 2 次：更换卵圆钳。
第一遍脱碘，方法及顺序如上，范围小于碘酊消毒范围；
第二遍脱碘，方法及顺序如上，范围大于碘酊消毒范围
（图 30-1）。

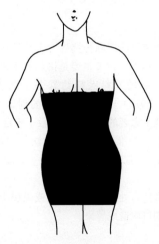

图 30-1　下腹部消毒范围

30

　　下腹部手术消毒范围应该上界在乳头水平，如需要
行上腹部手术（如卵巢癌）则需要达锁骨下水平。

2. 腹腔镜手术消毒　以患者脐部为中心画圆形或矩
形，离心形消毒，消毒方法及范围与上述下腹部手术
相同。

3. 会阴部手术消毒

（1）操作者正对于患者会阴部，检查患者皮肤及黏膜情况。

（2）第一遍：0.5%的碘伏纱球依次消毒尿道口及小阴唇、大阴唇、阴阜、大腿内上 1/3，弃纱球；第二遍：0.5%的碘伏纱球依次消毒尿道口及小阴唇、大阴唇、阴阜、大腿内上 1/3、肛周，弃纱球（图 30-2、30-3）。

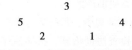

图 30-2　会阴部手术消毒顺序

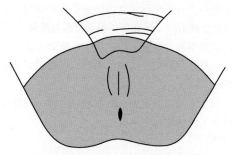

图 30-3　会阴部手术消毒范围

（3）如需进行阴道内及宫内操作，应于铺巾后使用 0.5% 碘伏消毒阴道两遍，置窥阴器后，消毒宫颈及宫颈管两遍。

第二节　后穹隆穿刺术

【概述】

阴道后穹隆穿刺术是经阴道后穹隆向腹腔最低部位进行穿刺，以协助诊断或/和进行治疗。如抽出暗红色或鲜红色不凝血液者，则证实腹腔内有出血，大多数是由异位妊娠或黄体破裂所引起。若抽出为浓液或黄色渗出液则可能因盆腔有炎症，可行实验室检查协助诊断。

30

【目的】

了解盆腹腔内液体的性状，进行相应的理化检查、病理检查及病原学检查，对相应疾病进行诊断及治疗。

【适应证】

1. 可疑盆腹腔内出血的患者，如异位妊娠、黄体破裂等，可行后穹隆穿刺协助诊断。

2. 盆腹腔积液的患者，可行后穹隆穿刺了解积液性状，行实验室检查协助诊断。

3. 盆腹腔积脓的患者，可行后穹隆穿刺了解脓液性状，并做病原学检查协助诊断、指导治疗，也可行穿刺引流及局部药物治疗。

4. 超声引导下卵巢子宫内膜异位囊肿穿刺治疗、包裹性积液穿刺治疗、输卵管妊娠部位药物注射。

5. 超声引导下穿刺取卵，用于各种助孕技术。

6. 可疑恶性肿瘤伴腹水的患者，可通过穿刺留取腹水行细胞学检查。

7. 位于子宫直肠窝内的盆腔肿块，可行细针穿刺病理学检查（但目前存在争议）。

【禁忌证】

1. 盆腔严重粘连。

2. 子宫直肠窝被较大肿块完全占据并已突向直肠者。

3. 临床高度怀疑恶性肿瘤者。

4. 合并严重阴道炎症。

【术前准备】

1. 告知患者及其家属病情，签署知情同意。

2. 完善术前化验：血常规、凝血功能等。

3. 操作者洗手、戴帽子、口罩。

4. 准备穿刺物品：穿刺包（窥阴器、宫颈钳、长针头）、注射器（10 或 20ml）、消毒液（0.5% 碘伏、2.5% 碘酊、75% 酒精）、纱布等。

5. 嘱患者排空膀胱。

【操作步骤】

1. 患者取膀胱截石位。

30

2. 操作者行妇科检查，了解子宫大小、位置及双侧附件情况。

3. 戴无菌手套，0.5%碘伏常规消毒外阴、阴道，铺无菌孔巾，窥阴器暴露子宫颈。

4. 宫颈钳钳夹宫颈后唇向前上方牵拉，暴露后穹隆，用2.5%碘酊棉球重新消毒后穹隆，75%酒精脱碘，干棉球拭干。

5. 用10ml或20ml空注射器接长针头，检查针头有无堵塞，左手向前上方牵拉宫颈钳，右手持注射器在后穹隆中央或稍偏病侧，阴道后壁与后穹隆交界处稍下方，平行宫颈管方向缓缓刺入，当针穿过阴道壁，有落空感后，立即抽吸注射器，必要时适当改变方向或深浅度，如无液体抽出，可边退针边抽吸。

6. 如需进行治疗，按预定方法进行（图30-4）。

7. 拔针后观察穿刺点无活跃出血，可用棉球压迫至止血后取出窥器。

8. 交代术后注意事项。

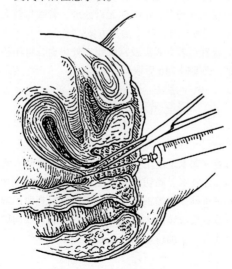

图30-4　后穹隆穿刺术

【注意事项】

1. 穿刺方向应是后穹隆中央，顺着与子宫颈管平行的方向，深入至子宫直肠窝。不可盲目向两侧或偏前、偏后刺入，防止损伤周围脏器。

2. 穿刺深度适当，一般 2~3cm，过深可刺入盆腔器官或穿入血管；也可在积液量较少时，针头超过液平面，抽不出液体。

3. 如抽出血液，应静置 10 分钟以上，观察是否凝集。

4. 如血液静置后可凝固，说明可能误伤血管，应注意患者自述症状，如有穿刺后腹痛、肛门坠胀、甚至血压下降，应及时行盆腔检查、必要时进行超声检查，了解有无血肿发生。

5. 若未抽出液体，但化验及检查提示腹腔积液，可另行腹腔穿刺检查。

6. 遇有子宫直肠窝积液量少时，可令患者半坐卧位使盆腹腔内液体积聚便于抽吸。

7. 误入直肠者，小损伤无需处理，若破口较大且出现症状，请外科会诊决定治疗方案。

8. 拔针后若穿刺点及宫颈钳夹处出血，可用纱球压迫止血，必要时 24h 后取出。

第三节 腹腔穿刺术

【概述】

腹腔穿刺术是使用穿刺针直接从腹前壁刺入腹膜腔的一项诊疗技术。确切的名称应该是腹膜腔穿刺术。腹腔穿刺术可抽出腹腔液体，进行实验室检查明确液体性质，或适量放液缓解大量腹水引起的症状，或向腹腔内注射药物等，协助诊断或进行治疗。

【目的】

明确腹腔积液的性质，适量的抽出腹水，向腹膜腔内注入药物或注入定量的空气（人工气腹），协助诊断

30

及治疗。

【适应证】

1. 腹腔积液性质不明。

2. 晚期肿瘤患者腹穿以明确腹腔转移诊断（如穿刺抽腹水行脱落细胞学检查等）。

3. 腹腔内注射药物（如化疗药物）。

4. 大量腹水引起严重胸闷、气短者，可适量放液缓解症状，或行腹水回输治疗。

5. 腹腔灌洗或行人工气腹作为治疗手段。

【禁忌证】

1. 腹膜广泛粘连。

2. 肝性脑病前期及肝性脑病。

3. 疑有巨大卵巢囊肿、包虫病。

4. 大量腹水伴严重电解质紊乱。

5. 凝血功能障碍。

6. 精神异常或不能配合者。

7. 肠麻痹、腹部胀气明显。

8. 妊娠中晚期。

【术前准备】

1. 告知患者及其家属病情，签署知情同意书。

2. 完善术前检查：血常规、凝血功能、腹部 B 型超声等。

3. 术前操作者核对患者身份、再次查看相关辅助检查。

4. 操作者洗手、戴帽子、口罩。

5. 准备穿刺物品：腹腔穿刺包、消毒液、局部麻醉药（2% 利多卡因 10ml）、肾上腺素、无菌手套、5ml 及 20ml 注射器等。

6. 测量患者体重、腹围及生命体征。

7. 嘱患者排空膀胱。

【操作步骤】

1. 术前行移动性浊音检查，确认有腹水。

2. **体位**　根据病情和需要可取坐位、半卧位、平卧

30

位。对疑为腹腔内出血或腹水量少者行实验性穿刺，取侧卧位为宜。

3. 部位选择　穿刺点可选择以下三处（图 30-5）。

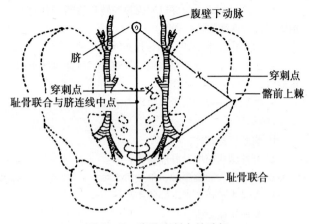

图 30-5　腹腔穿刺点的选择

（1）脐与耻骨联合上缘间连线的中点上方 1cm 偏左或偏右 1.5cm，此处无重要器官，穿刺较安全。

（2）左下腹部脐与左髂前上棘连线的中外 1/3 处，此处可避免损伤腹壁下动脉，肠管较游离不易损伤。

（3）侧卧位穿刺点　腹水平线与腋前线或腋中线交点处。此处穿刺多适于腹膜腔内少量积液的诊断性穿刺。

4. 打开穿刺包，戴无菌手套。

5. 消毒铺巾　消毒共两遍。第一遍，以穿刺点为中心由内向外画圆形，直径 15cm，不留空白；第二遍消毒范围不超过第一遍的范围。铺洞巾并固定。

6. 麻醉　使用 2% 利多卡因抽取 2ml 做局部逐层浸润麻醉。先在皮下打皮丘（5～10mm），再沿皮下、肌肉、腹膜等逐层麻醉。

7. 穿刺　操作者左手固定穿刺皮肤，右手持穿刺针沿麻醉路径逐步刺入腹壁，待阻力消失时，表示针尖已进入腹腔，助手戴无菌手套，协助固定针头，操作者即

30

可抽取或引流腹水。诊断性穿刺可直接用 20ml 或 50ml 无菌注射器和 7 号针头进行穿刺；大量放液时可用针尾连接橡皮管的 8 号或 9 号针头。

8. 放腹水　速度不应过快，量不应过多，防止腹压骤然下降，内脏血管扩张而发生血压下降甚至休克等现象，一般每次放腹水的量不超过 3000～6000ml，肝硬化患者第一次放腹水不要超过 3000ml。边放腹水边观察患者的生命体征，问患者有无不适。

9. 收集标本　将腹水放于无菌试管中，术后送于检验。

10. 放液完毕，取出穿刺针，局部涂以碘酊及乙醇，覆盖无菌纱布，按压数分钟，以胶布固定，再缚腹带。

11. 术后测量患者血压、脉搏等生命体征及腹围。告知患者卧床休息，保持穿刺点干燥，尽量保持穿刺点方向朝上。

12. 术后废物处理　将穿刺针等利器放入利器盒，将未污染的包装袋放入黑色垃圾袋，与患者接触的废物放于黄色垃圾袋。

如果条件允许，尽可能在 B 超引导或定位下完成穿刺，部位选择更准确，且有效避免肠管及腹腔内脏器损伤。

【注意事项】

1. 腹水量较多者，可行移行进针法，穿刺针自穿刺点斜行方向刺入皮下，然后再使穿刺针与腹壁呈垂直方向刺入腹膜腔，以防腹水自穿刺点渗漏。如遇腹水渗漏，可用蝶形胶布或涂上火棉胶封闭。

2. 放腹水速度不宜过快，量不宜过大。但在维持大量静脉输入白蛋白（6～8g/L 腹水）的基础上，可大量放液，也可在 1～2 小时内放 4000～6000ml，甚至放尽。

3. 如为血性腹水，仅留取标本送检，不宜放液。

4. 术中及术后注意观察患者的面色、呼吸、脉搏及血压变化，必要时停止放液并及时处理。

30

第四节 宫颈活检术

【概述】

宫颈活检术多用于可疑宫颈癌，或阴道细胞学检查异常的患者，于消毒铺巾后使用宫颈钳从子宫颈上多点取材，做组织病理学检查，以明确诊断。

【目的】

从子宫颈上取组织做病理检查，以明确诊断。

【适应证】

1. 可疑有子宫颈癌，或阴道细胞学检查发现核异质细胞或可疑癌细胞。

2. 有异常子宫出血，如接触性或绝经后出血等。

3. 宫颈异常，如发现有重度糜烂、乳头状增生、息肉、溃疡、内膜异位结节、异常新生物等。

4. 可疑有特异性炎症，如宫颈结核。

5. 复发或转移癌病灶，曾行物理治疗等，需定期随诊。

【禁忌证】

1. 急性生殖道炎症。

2. 月经期或月经来潮前一周以内。

【术前准备】

1. 告知患者及其家属病情，签署知情同意书。

2. 完善相关检查 如白带常规，确定有无阴道炎等。

3. 操作者戴帽子、口罩。

4. 准备物品 窥阴器、宫颈活检钳、卵圆钳、无菌纱布、无菌手套、消毒液（安尔碘或碘伏、2.5%碘酊、75%酒精，碘过敏者，备苯扎溴铵溶液）、标本容器等。

5. 嘱患者排空膀胱。

【操作步骤】

1. 患者取膀胱截石位。

2. 操作者刷手、戴无菌手套。

30

3. 常规消毒外阴及阴道，铺无菌巾。

4. 放窥阴器，暴露宫颈，棉球吸去黏附于宫颈表面的黏液，消毒阴道及宫颈。

5. 宫颈活检钳多点取材，一般于鳞柱上皮交界处3、6、9、12点处取材，或碘试验指示阳性部位取材。活检标本应包括上皮及间质组织，大小在 0.2～0.3cm 为宜。有困难时可用宫颈钳牵拉宫颈以便于活检（图30-6）。

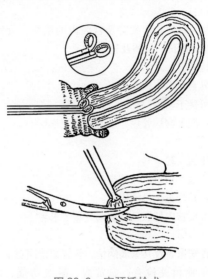

图 30-6　宫颈活检术

6. 活检后用消毒纱布紧压止血，如持续渗血，于宫颈表面紧塞带尾纱布，24 小时后取出。

7. 将活检组织放于标本容器内送病理检查。

【注意事项】

1. 有阴道镜设备，可在阴道镜下取活检，提高诊断准确性。

2. 有急性生殖道炎症的患者，应待治愈后方可活检。

3. 疑癌灶已累及子宫颈管者需同时行刮宫颈管术。

4. 患者术后禁止性生活一周。

30

第五节　分段诊刮术

【概述】

分段诊刮术是诊断性刮宫的一种，是诊断宫颈及宫腔疾病的重要操作之一，其目的是先后刮取宫颈管及宫腔内容物做病理检查协助诊断。

【目的】

通过先后刮取宫颈管及宫腔内的组织，分别送检，明确病变的部位、性质及程度。

【适应证】

1. 异常子宫出血。

2. 可疑子宫内膜癌。

3. 可疑子宫颈管癌，了解宫腔受累情况。

【禁忌证】

1. 体温 >37.5℃。

2. 急性生殖道或盆腔炎症。

3. 合并严重全身性疾病。

4. 可疑宫内妊娠且有继续妊娠要求者。

【术前准备】

1. 告知患者及其家属病情，签署知情同意书。

2. 完善相关检查：血常规、凝血功能、白带常规等。

3. 术前3d禁止性生活。

4. 操作者戴帽子、口罩。

5. 准备物品　刮宫包（窥阴器、宫颈钳、探针、宫颈扩张棒、卵圆钳、刮匙等）、无菌手套、消毒液（安尔碘或碘伏、2.5%碘酊、75%酒精，碘过敏者，备苯扎溴铵溶液）、标本容器、药品（麻醉药、急救药品等）。

6. 嘱患者排空膀胱。

【操作步骤】

1. 患者取膀胱截石位。

2. 操作者刷手、穿手术衣、戴无菌手套，核对患者信息。

3. 常规消毒外阴及阴道，铺无菌巾。

4. 双合诊检查了解子宫大小、形状、位置、质地、活动度及与周围脏器的关系，两侧附件有无异常。更换无菌手套。

5. 安放窥器，暴露宫颈，消毒阴道及宫颈。

6. 用宫颈钳钳夹宫颈前唇，向外牵拉，使子宫呈水平位。

7. 先以小刮匙进入 2~2.5cm，按由内向外的方向刮取宫颈管一周。刮出物放置于备好的纱布上。

8. 子宫探针顺子宫腔方向轻轻探达宫底，测其深度及方向。

9. 如宫颈口过紧，可用扩宫棒扩张宫颈。先将扩宫棒按号排列，由小至大逐一扩张。以右手拇、示、中指将扩宫棒循子宫方向及屈度，轻、稳、缓送入到宫颈内口以上 1cm，逐渐扩张。

10. 用小刮匙顺子宫方向进入宫腔达宫底，由内向外全面搔刮整个宫腔，包括宫腔四壁、宫底、宫角。刮出物放于备用纱布上，注意不要与宫颈管组织相混淆（图 30-7、30-8）。

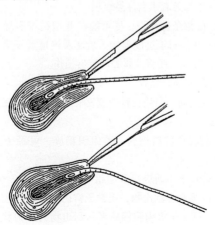

图 30-7 分段诊刮术

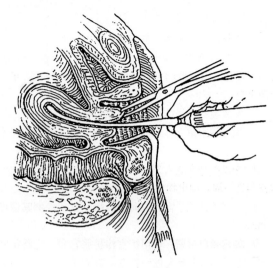

图 30-8 分段诊刮术

11. 术中注意体会宫腔有无形态异常、表面是否平整。刮宫完毕时可感受到宫腔呈粗糙感，有子宫收缩而无出血。取下宫颈钳、窥阴器，结束手术。将宫颈管及宫腔刮出物全部分别装入标本瓶中，并送病理检查。

12. 告知患者术后注意事项。

13. 如果条件允许，尽可能在 B 型超声引导下完成刮宫，尤其是对于过度前倾、后屈及绝境后子宫，有效避免子宫穿孔、肠管及腹腔内脏器损伤。

【注意事项】

1. 刮宫前切勿用探针探测宫腔深度，待刮完宫颈管后方可施行。

2. 刮取宫腔组织时，若组织糟脆，可疑子宫内膜癌，即停止刮宫。

3. 带环者术前应行 B 型超声检查。

4. 肉眼观察刮出物，正常子宫内膜为粉红色，光亮呈条状；可疑子宫内膜腺癌者，刮出物为鱼肉状、白色烂肉样物。

30

5. 如有条件，可进行宫腔镜辅助分段诊刮术，该技术不仅是子宫内膜癌术前诊断的有效手段，而且宫腔镜在对子宫颈受累的判断方面更有优势，有助于子宫内膜癌的早期诊断、减少漏诊，从而有助于准确评估患者的术前分期、手术方式及预后。

【并发症】

1. 出血　子宫内膜癌的患者，常因子宫收缩不良而出现出血过多，术前应配血、开放静脉，术中快速刮宫，必要时做好开腹准备。

2. 子宫穿孔　哺乳期、绝经后子宫以及子宫内膜癌患者均可使子宫壁变得脆弱，诊刮时易造成子宫穿孔。出现穿孔时应立即停止手术，观察有无内出血、脏器损伤及患者的生命体征，对出血较少且生命体征平稳的患者，可行抗炎、止血等保守治疗；若穿孔较大，并发大出血或内脏损伤，应立即剖腹探查。

3. 感染　常见于术前阴道流血者。对于合并贫血、糖尿病的患者，术中严格无菌操作，术后预防性抗生素治疗，可减少感染的发生。

4. 子宫腔粘连　刮宫过度常引起宫腔粘连，导致不孕、流产、闭经、痛经等。建议宫腔镜下行分离术。

（冯力民）

30

附　录

附录1　超声相关数据解释

一、产科超声检查时间

产前超声检查时间一般3~4次，其中最主要的是妊娠11~13^{+6}周NT检查和妊娠18~24周胎儿筛查超声。

1. 妊娠11~13^{+6}周　　测量胎儿颈部透明层厚度（NT值）。

2. 妊娠18~24周　　详细系统的胎儿畸形筛查。

3. 妊娠30~32周　　作为补充进一步检查胎儿是否存在结构异常及监测胎儿发育情况。

4. 妊娠36周以后　　胎儿生长评估和了解胎儿附属物情况。有条件者可在近预产期复查超声，以了解胎儿大小及羊水量。

二、超声仪器

建议使用彩色多普勒超声检查仪。早孕期为经腹或经阴道检查，探头频率分别为3~5MHz和7~10MHz；中晚孕期一般使用3~5MHz经腹探头。

三、安全性和局限性

应用于临床的产前超声波检查剂量是安全的。但应遵从ALARA原则（即在尽短时间内，以最低输出功率获取基本诊断信息）。同时，由于许多畸形是随着妊娠进展逐渐表现出来的，以及受母体、胎儿、仪器等诸多因素的影响，不可能期望孕期将所有畸形全部检查出来，因此应告知孕妇超声检查可能存在的局限性。

四、超声检查内容

（一）早期妊娠超声检查

1. 确认宫内妊娠及胚胎存活

（1）孕囊：经腹超声最早在停经 5～6 周，而经阴道 4～5 周即可检出。其位于宫腔中上段一侧子宫蜕膜内，中央呈无回声区，周边环绕高回声壁。在孕囊宫腔侧可见两条强回声线，即所谓"双环征"，内侧由绒毛膜与包蜕膜形成，外侧为壁蜕膜，两线之间为宫腔，呈低回声。测量时需测量孕囊的三个径线（纵径、横径和前后径），取平均内径，而且所有径线测量均取内径。

孕囊平均内径（mm）=（纵径＋横径＋前后径）/3。孕囊随孕周增长，平均 1.2～1.5mm/d。估算孕龄方法（适用于 7 周内）为：孕龄（d）=孕囊平均内径（mm）+30 或孕龄（w）=孕囊最大内径（cm）+3。

（2）卵黄囊：经阴道超声检查于妊娠 5～6 周后基本可以显示，其为孕囊内的囊性结构，囊区为无回声，透声好，壁薄呈线状强回声，取囊壁内缘测量其直径。10 周之前卵黄囊最大直径不超过 5～6mm，10 周以后逐渐萎缩。卵黄囊过大（>10mm）或过小（<3mm）均提示预后不良。超声探及卵黄囊可明确诊断宫内妊娠。

（3）胎芽：经阴道超声检查最早在妊娠 5～6 周时即可探及。其为位于卵黄囊一侧的强回声结构，一般 6 周后基本可探及原始心管的搏动。有胎心搏动可确定胚胎存活。胎芽以每天 1mm 左右的速度增长。测量平面取胚胎正中矢状切面，测量颅顶至臀部外缘的距离。估算孕龄方法为（适用于孕 7～12 周）：孕龄（d）=CRL（mm）+42 或孕龄（w）=CRL（cm）+6.5。

2. 确定胚胎数目

（1）超声通过孕囊、卵黄囊及胎芽的数目来确认单胎或多胎妊娠。

（2）绒毛膜性的判断：通常认为 14 周前判断绒毛膜性准确性相对较高。

1）早孕期可通过孕囊个数，如探及两个孕囊，表示为双绒毛膜双胎，单个孕囊但两个卵黄囊则为单绒毛膜双胎。

2）10 周后可通过胎盘、双胎间分隔膜的特征来判断。双绒毛膜双胎表现为两个胎盘或胎盘可见"双胎峰"（或称为"λ"征）、双胎间分隔膜较厚或超声发现双胎性别不一致也可断定双绒毛膜双胎。单绒毛膜双胎显示为"T"征。

（3）羊膜性判断

1）双绒毛膜囊一定有双羊膜囊，单绒毛膜囊双胎可以是双羊膜囊或单羊膜囊。

2）早孕期，羊膜囊数一般与卵黄囊数一致，如能显示两个分离的羊膜腔则可明确双羊膜囊。

3）中晚孕期超声判断羊膜性的准确性较低。

3. 常规检查子宫、双侧附件及子宫直肠窝情况。观察是否有子宫畸形、子宫肌瘤、附件肿物，有剖宫产史者，需注意孕囊下缘与剖宫产瘢痕的距离。

（二）颈部透明层（NT）测量

颈部透明层是指胎儿颈部皮肤与深部软组织间的无回声带，主要是用于筛查胎儿的非整倍体染色体异常。需要高质量实时超声仪器，具有良好的局部放大及回放功能，测量标尺精确到 0.1mm。在经腹测量不满意时可改用经阴道超声测量。测量时间：孕 11 ~ 13^{+6} 周，即头臀长（CRL）45 ~ 84mm 时测量。首先显示头臀长（CRL），在此平面将图像放大到胎儿至少占据画面的3/4，能够清楚确认胎儿背部皮肤方可测量 NT。要求垂直于皮肤光带测量 NT 最宽处，游标内缘置置于 NT 无回声带的外缘。多次测量取最大值。正常值：NT 的正常值范围是随孕周增加的，但不应大于 3mm（见附图 1）。

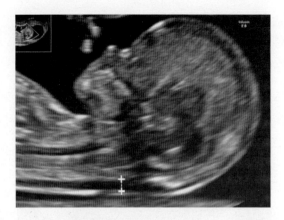

附图1　胎儿 NT 测量

（引自 ISUOG Practice Guidelines）

（三）中孕期超声筛查

中孕期是检查胎儿畸形较为理想的时间，一般推荐在 18~24 周，用于估算孕周和胎儿大小。包括双顶径（BPD）、头围（HC）、腹围（AC）和股骨长（FL）四项指标。

1. 双顶径（BPD）　测量平面为经丘脑水平横切面，颅骨光环呈椭圆形，两侧大脑半球结构对称，清楚显示透明隔腔和两侧丘脑，但不能显示小脑。较为通用的方法是测量线垂直于脑中线，测量颅骨最宽处，从近端颅骨外缘至远端颅骨内缘的距离（见附图 2）。

2. 头围（HC）　测量平面同双顶径，测量线置于颅骨光环的外缘描记（见附图 2）。

3. 腹围（AC）　测量平面取胎儿腹部脊柱横切面，尽可能显示腹部呈圆形，并可见胃泡及肝内门静脉的1/3，但不能显示双肾。测量线沿腹壁皮肤外缘描记（见附图 2）。

4. 股骨长（FL）　测量平面为声束与股骨垂直，股骨两端骨化中心显示完整，呈平行的斜面。游标置于股骨两端的斜面中点上（见附图 2）。

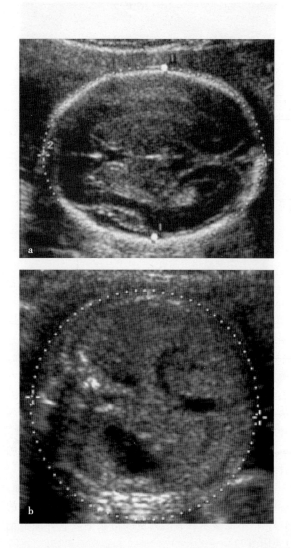

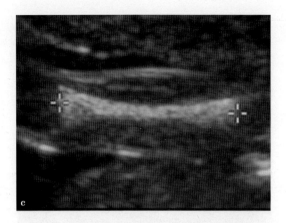

附图 2　胎儿双顶径、头围、腹围及股骨长
测量标准切面
（引自 ISUOG Practice Guidelines）

（四）胎儿结构检查

1. 头部　颅骨光环呈椭圆形，为强回声，无骨质缺损，仅于颅缝处可见细小的回声失落。如发现头颅形态异常、颅骨光环消失或颅内结构显示过于清晰应进一步检查。对颅内结构的评估可通过以下几个切面进行：

（1）丘脑水平横切面：透明隔腔呈长方形暗区，位于脑中线的前 1/3 处，正常 <10mm；两侧丘脑对称；丘脑中间为第三脑室，正常宽度应 <2mm（见附图 3）。

（2）侧脑室水平横切面：丘脑水平切面稍向颅顶移动；可显示侧脑室后角呈无回声，内见脉络丛；脑中线可见；可见两侧部分丘脑。侧脑室宽度测量 – 游标置于侧脑室后角内缘，与之垂直，正常 <10mm（见附图 4）。

（3）小脑横切面：丘脑水平切面稍向下方旋转；显示两侧小脑半球，中间由蚓部相连，前方可见透明隔腔。脑横径和小脑延髓池宽度测量 – 正常小脑横径随孕周增长，24 周前约等于孕周数。枕池宽度不超过 10mm（附图 5）。

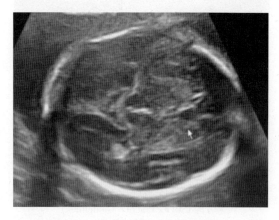

附图 3　胎儿丘脑水平横切面显示
透明隔腔及双侧丘脑

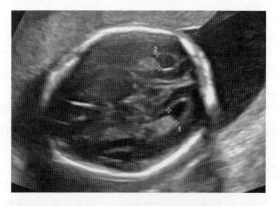

附图 4　侧脑室水平切面显示双侧侧脑室后角

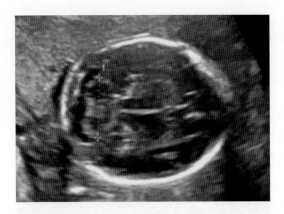

附图 5　小脑横切面显示小脑及枕池

此外，必要时还可经正中矢状切面和侧脑室前角冠状切面显示胼胝体。

2. 颜面

（1）横切面——探头从胎头顶部平行下移，重点观察眼眶、眼内结构、鼻骨、鼻孔及上牙槽突。

（2）正中矢状切面——观察胎儿侧面轮廓、前额、鼻骨、唇及下颌。

（3）冠状切面——观察鼻及上唇回声连续性（附图 6）。

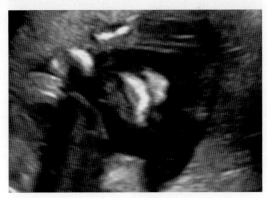

附图 6　冠状切面显示胎儿鼻孔及上唇

3. 脊柱　脊柱检查应采取矢状切面、横切面，必要时取冠状切面的连续扫查。矢状切面呈两行平行排列的轨道样强回声带，从枕骨延续至腰段膨大增宽，最后于骶尾部融合，生理曲度自然（附图7）。横切面为脊柱的三个骨化中心呈"品"字形排列，其中两个后骨化中心呈"八"字排列（附图8）。

同时应注意脊柱表面皮肤的连续性检查。

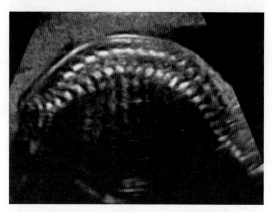

附图7　胎儿脊柱正中矢状切面

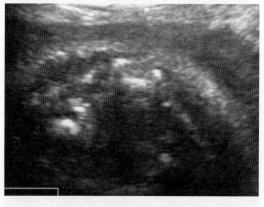

附图8　胎儿脊柱横切面

4. 四肢　肢体要求按连续顺序追踪扫查法逐一追踪观察胎儿四肢长骨、手、足的形态结构，连接关系。

5. 胸部　胸廓对称、肋骨弧度正常；双肺呈中等回声，均匀、对称，无纵隔偏移或肿物；膈肌可见，表现为胸腔与腹腔内脏之间的光滑低回声带。

6. 心脏

（1）四腔心切面

1）心脏位于左侧胸腔，约占胸腔的 1/3，心/胸比值（心脏面积/胸腔面积）约为 0.25～0.33。

2）心尖朝向左前方，心轴左偏，心轴与胸腔前后轴之夹角约 45°±20°。

3）房室瓣与房室间隔在心脏中央形成"十"字交叉结构，左右心房、左右心室大小、左右室壁厚度基本相等。

4）左房靠近脊柱，两者间可见降主动脉。

5）房间隔中部可见卵圆孔，左房内见卵圆瓣。

6）左右房室瓣启闭正常，三尖瓣附着点更靠近心尖。

7）可观察到左房与肺静脉的连接（附图 9）。

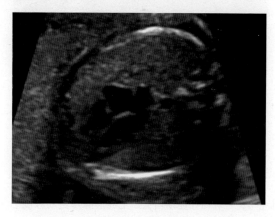

附图 9　胎儿四腔心切面显示左、右房室

（2）左右室流出道切面

1）正常情况肺动脉内径比主动脉内径大 15% ~ 20%，从各自心室发出后相互交叉。

2）此切面的筛查有助于排除圆锥动脉干畸形，如法洛四联症、大动脉转位等（附图 10）。

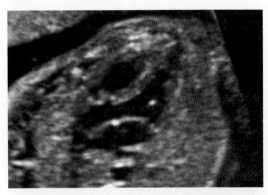

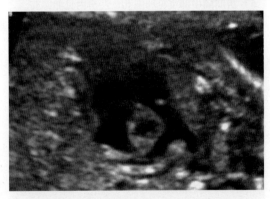

附图 10　分别显示胎儿左、右室流出道

（3）三血管气管切面

1）正常从右到左依次为上腔静脉、主动脉、肺动脉主干，三者内径逐渐增大，上腔静脉与主动脉位于气管两侧。

2）可用于肺动脉、升主动脉及上腔静脉的评估，观察其相对大小及解剖关系（附图 11）。

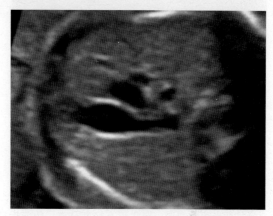

附图 11　胎儿心脏三血管切面

（4）主动脉弓切面与动脉导管弓切面

1）主动脉弓呈"拐杖"状，可见三个分支（附图 12）。

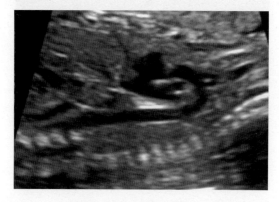

附图 12　胎儿心脏主动脉弓切面

2）导管弓切面呈"曲棍球杆"状（附图 13）。

7. 腹部　正常胃泡位于左上腹，邻近脾脏，胆囊位于右上腹，紧邻肝脏，小肠位于下腹中央，结肠位于周

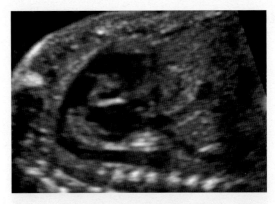

附图 13　胎儿心脏导管弓切面

边。脊柱两旁可及双肾，肾盂可有轻度分离，但前后径最宽不超过 10mm。膀胱位于下腹盆腔，两侧分别可见脐动脉；通过脐带出处评估腹壁的完整性（附图 14）。

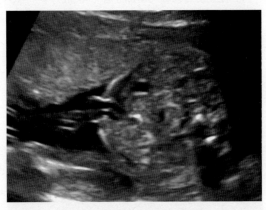

附图 14　胎儿腹部脐带出处

8. 外生殖器　非常规检查项目，需要时观察评估。

（五）胎儿附属物

1. 胎盘

（1）大小：成熟胎盘厚度一般在 2.5 ~ 5.0cm 左右；分度：0 ~ Ⅲ度。

（2）胎盘下缘距宫颈内口不应低于 2cm，尤其对有剖宫产史及前置胎盘者，注意有无胎盘植入。

2. 羊水　探头垂直于羊水平面，测量区域内不能包括肢体和脐带。正常值分为最大深度（通常≤2.0cm 为羊水过少，≥8.0cm 羊水过多）、羊水指数（≤5.0cm 为羊水过少，≥25.0cm 羊水过多）。

3. 脐带　横切面呈"品"字形，由一条脐静脉两条脐动脉组成，直径一般不超过 2cm，长度无法测量；蒂部附着于胎盘中部。

（六）子宫、宫颈及附件

检查是否有影响分娩的子宫肌瘤及附件肿物；宫颈管长度为测量宫颈内口至外口距离，作为评估早产风险的指标目前仍存在争议。

（七）胎儿血流测量

一般可以测量胎儿脐动脉和大脑中动脉，当胎儿缺氧严重时，可以出现"脑保护效应"，即大脑中动脉相关阻力指标低于脐动脉相关数值。

（陈　倩）

附录2　孕龄确定的几种公式及方式

正确估算孕龄（gestational age，GA）是进行产前检查及其他产科处理的基础，可用于正确评价胎儿宫内发育情况、提高产前筛查染色体异常的准确率，因此正确的 GA 估测是十分重要。临床上常用的估测 GA 的方法主要是根据末次月经（last menstrual period，LMP）推测或超声推测。

月经周期规律的孕妇，可以按停经时间计算孕周，预产期的推算方式为末次月经第一天所在月份 -3 或 +9，天数 +7。孕周为 11~12 周时，可用多普勒听诊仪听到胎心。初产妇约在孕 19 周左右时可察觉胎动，而经产妇可提前两周。

临床上由于末次月经时间不清，或月经周期不规律、推迟或提前排卵、闭经和口服避孕药等原因可导致通过末次月经计算 GA 不可靠。已有大量文献报道超声检查较末次月经计算孕龄更为准确，因此，可根据超声检查胚胎及胎儿发育情况准确推算孕周。现就超声测量 GA 的相关参数及计算方法做一概述。

超声估测 GA 应用的胎儿主要生理参数有：孕囊（gestational sac，GS）、头臀长（crown-rump length，CRL）、双顶径（biparietal diamete，BPD）、头围（head circumference，HC）、腹围（abdominal circumference，AC）和股骨长（femur length，FL）。已有文献报道，在妊娠早期，胎儿的生长速度相差甚小，计算孕龄误差为 ±(3~5) 天，而在妊娠中期和妊娠晚期利用胎儿相关生长指标（如 BPD、HC 和 FC）计算孕龄，其误差分别为 -4~(7~14) 天和 ±(3~4) 周。因此，孕早期计算 GA 更为准确。临床上应以早期妊娠测量为准，有些孕妇早孕期未行超声检查，应结合 2 次或 3 次超声结果评估孕周。

一、早期妊娠

停经 35 天时，宫腔内可见圆形或椭圆形妊娠囊，超声图像见圆形光环，中间为羊水呈无回声区。孕囊的出现是诊断早孕的依据，但以孕囊大小估测孕周准确性不高。妊娠 6 周时，可见胚芽及原始心管搏动；妊娠 8 周时初具人形，可测量头臀长（CRL）。

早期估测孕周的方法较多，常见测量方法如下：

1. 孕囊　国内估测 GA 主要公式：孕龄（周）= 孕囊最大直径（cm）+ 3。孕囊形态极易受膀胱、直肠的充盈度影响，因此认为其推测孕龄准确性较差，但临床上仍可将其作为早孕时的一项常规检查。孕 6 周前妊娠囊直径 ≤2cm，8 周时约占宫腔 1/2，10 周时占满宫腔。

2. CRL　孕早期估计 GA 最准确的指标。一般 7 周开始可用 CRL 估测孕周，8-10 周较为准确，孕 12 周后则估测较为困难。Sahota 等利用香港人群的数据，建立公式：孕龄（周）= CRL + 6.5，误差在 4 日内。在孕 10～13 周时其估测的 GA 差异小于 1 日。

二、中晚期妊娠

1. BPD　孕 12 周以后，可以测量胎儿颅骨。常用径线有 BPD 和 HC。目前 BPD 已作为产前超声检测的常用指标之一，但因胎儿生长发育受多方面因素影响，所以不能单以 BPD 作为估测胎儿 GA 的唯一指标，尤其晚期妊娠 BPD 可因为遗传因素差别很大，需结合其他参数综合分析得出正确结果。

2. HC　HC 的测量可弥补 BPD 估测孕周的不足之处，HC/AC 大于或小于正常值两个标准差以上时，应诊断为非对称性 FGR。

3. AC　在孕 15 周以后可以直接测量 AC。

4. FL　当胎位不正，胎头入盆等原因影响 BPD 测量时，可辅以长骨测量估测 GA，在长骨测量中多采用 FL 测量。

简易估算法：孕月 ≈ FL（cm）+ 2

对于某一指标，仅在特定的时期内估计 GA 较为准确，而且由于胎位、仪器及测量者等因素，可能造成测量值的误差。所以，可综合多指标估计 GA。上述推算 GA 的公式较为繁琐，随着超声技术的不断发展，临床上现有的超声仪器很多都自行配备计算功能，可输入多个相关参数估测 GA。临床工作中，如果通过 LMP 估测的孕周与超声检查结果相一致，且超声推测的结果误差在可允许范围内，则根据 LMP 来推算预产期。但若在孕 22 周之前，月经不规律或闭经等原因则考虑使用超声推算的预产期。

（马玉燕）

附录3　产科常见用药及其用法

　　孕妇在妊娠期可能因并发各种疾病而使用药物。由于妊娠期的特殊性，孕妇药代动力学不同；药物也可能通过胎盘屏障，对胚胎、胎儿产生影响。药物对胎儿的影响复杂，同一种药物的不同剂量、用药途径及用药孕周等因素的不同，对胎儿生长发育的影响可完全不同，妊娠期各种原发疾病的存在也增加了安全性评估的复杂性。

一、促宫颈成熟及引产药

　　1. 缩宫素　　用于引产、产程中子宫收缩乏力和预防及治疗产后出血。

　　[用法用量]　引产时推荐使用低剂量，起始剂量为2.5mU/min开始，根据宫缩情况调节滴速，直到出现有效宫缩为止。2.5U缩宫素加入5%葡萄糖500ml内缓慢静滴，最大滴速不得超过10mU/min。若仍未出现有效宫缩，可适当增加缩宫素浓度，增加浓度后最大滴速不得超过20mU/min。宫缩过强需及时停用，必要时可应用抑制宫缩药物。缩宫素应用于引产时，若宫颈条件欠佳，引产效果不好。产后10U肌肉注射，10~20U加入500ml糖或盐溶液维持持续静滴预防产后出血。治疗产后出血时24小时总量需控制在60U以内。

　　2. 米索前列醇　　本品与米非司酮序贯合并使用，可用于终止早期妊娠；可用于妊娠晚期宫颈Bishop评分≤6分时促宫颈成熟；治疗子宫收缩乏力引起的产后出血。

　　[用法用量]　流产时，服用米非司酮40~48小时后，单次口服米索前列醇0.6mg（3片）。促宫颈成熟时每次阴道放置剂量为25μg，6小时后若无宫缩，需重新评估宫颈成熟度，检查药物是否融化，若已融化吸收，可再次放置25μg。每日放置总量不得超过100μg，使用过程中需密切观察宫缩，若出现宫缩过频，应及时阴道检查，取出药物。产后出血时可用200~600μg口服或阴

道给药。

3. 可控释地诺前列酮栓　是目前世界唯一研制的可控制缓慢释放的地诺前列酮，促宫颈成熟效果明显。适用于妊娠足月。可以控制药物缓慢释放，在出现宫缩过频时能方便取出；在宫颈 Bishop 评分≤6 分时应用促宫颈成熟。需注意规范用药。

［用法用量］　1 粒横行放于后穹窿深处，需将终止带放置在阴道外 2~3cm，放置药物后病人应卧床 20~30 分钟。在临产、放置 24 小时后、宫缩过强时需及时取出，若取出后宫缩过频、过强不能缓解，可使用宫缩抑制剂。

二、宫缩抑制剂

1. β2 肾上腺素能受体激动剂（利托君）　预防妊娠 20 周以后的早产，抑制宫缩的一线用药。

［用法用量］　取本品 2 支共 100mg 用 5% 葡萄糖或盐溶液 500ml 稀释，起始剂量为 50~100μg/min 静滴（5 滴/分钟，20 滴/ml），每 10 分钟增加 50μg/分钟（增加 5 滴/分），至宫缩停止，最大剂量不得超过 350μg/min，共 48h。滴注时需经常监测宫缩频率、心率、血压和胎儿的心率，若出现孕妇心率 >120 次/分，或自述心前区疼痛等不适，需停止用药。宫缩抑制后可以改为口服用药。注意使用时间不超过 48h。

2. 钙离子拮抗剂（硝苯地平）　可用于抑制子宫平滑肌收缩，是预防早产的一线用药。

［用法用量］　口服。用于早产时，起始剂量 20mg，以后每次 10~20mg，一日 3~4 次，可根据宫缩情况适当调整，持续时间 48h，注意检测血压情况，防止低血压。

3. 缩宫素受体拮抗剂（阿托西班）　竞争性结合子宫平滑肌的缩宫素受体，减少缩宫素引起的子宫收缩。

［用法用量］　起始剂量 6.75mg 静脉点滴 1min，后以 18mg/h 维持 3h，接着以 6mg/h 持续 45h。价格较为

昂贵。

4. 前列腺素抑制剂（吲哚美辛）　可用于孕产妇发热或用于孕 32 周前早产。

［用法用量］　起始剂量为 50 ~ 100mg 阴道或直肠给药，亦可口服给药。以后每 6 小时给 25mg，可持续 48h。32 周后给药需检测动脉导管宽度及羊水量变化，防止引起胎儿动脉导管提前关闭及肾血流量的减少。

三、硫酸镁

解痉药。常用于妊娠高血压，是防止重度子痫前期进展为子痫的预防用药，是子痫治疗的一线用药。除非存在应用硫酸镁的禁忌证，其他情况下应用硫酸镁预防子痫的效果优于冬眠合剂等镇静药物。硫酸镁亦可用于预防早产。对胎儿脑神经有保护作用。

［用法用量］　治疗子痫，首次剂量为 2.5 ~ 5g，用 10% 葡萄糖 20ml 稀释后，15 ~ 20min 缓慢静脉推注，或 5% 葡萄糖 100ml 快速静脉滴注，以后 1 ~ 2g/h 静脉滴注维持。24h 总量 25 ~ 30g。预防子痫发作 24 小时总量不超过 25g。镁离子有效治疗浓度为 1.8 ~ 3.0mmol/l，用药期间，若条件允许，可检测镁离子浓度，或检测膝腱反射、呼吸次数和尿量，防止镁中毒。镁中毒时需停止输注硫酸镁，同时应用葡萄糖酸钙静推。

治疗早产与治疗妊娠高血压用药剂量和方法相似，首次负荷量为 4g；建议使用时间不超过 48h，宫缩抑制后可改为口服药物治疗。使用过程中同样需关注镁离子中毒反应，24h 总量不超过 30g。

四、降压药

1. 硝苯地平　用于治疗高血压、心绞痛。亦可用于抑制子宫平滑肌收缩，是预防早产的一线用药。

［用法用量］　口服。用于早产时，起始剂量 20mg，以后每次 10 ~ 20mg，一日 3 ~ 4 次，可根据宫缩情况适当调整，持续时间 48h，注意检测血压情况，防止低血

压。用于高血压时，总剂量不得超过 60mg/天，紧急时可舌下含服 10mg，起效快。

2. 拉贝洛尔　用于各种类型高血压。

[用法用量]　口服，一次 50 ~ 150mg，每日 3 ~ 4 次，每日最大剂量 220mg。静脉滴注，起始剂量 20mg，10min 后血压有效下降则剂量加倍，最大单次剂量 80mg。静脉滴注，50 ~ 100mg 加入 5% 葡萄糖 250 ~ 500ml，根据血压调滴滴速。血压稳定后改为口服用药。

3. 乌拉地尔　用于治疗高血压危象，重度和极重度高血压，控制围手术期高血压。

[用法用量]　缓慢静注 10 ~ 50mg 乌拉地尔，监测血压变化，降压效果通常在 5 分钟内显示。若效果不够满意，可重复用药。之后可持续静脉点滴，将 250mg 乌拉地尔加入到静脉输液中，如生理盐水、5% 或 10% 的葡萄糖。输入速度根据病人的血压酌情调整，初始输入速度可达 2mg/min，维持给药的速度为 9mg/h。

4. 硝酸甘油　可降低前后负荷，用于合并急性心力衰竭和急性冠脉综合征时高血压危象的降压治疗。

[用法用量]　起始剂量 5 ~ 10μg/min 静脉滴注，每 5 ~ 10min 增加滴速至维持剂量为 20 ~ 50μg/min。

5. 硝普钠　孕期仅适用于其他降压药物治疗无效的高血压危象孕妇。

[用法用量]　50mg（1 支）溶解于 500ml 5% 葡萄糖注射液中缓慢静脉滴注，不超过 4h。

五、镇静药

缓解患者紧张情绪，可用于预防子痫发作。

1. 地西泮（安定）

[用法用量]　用于镇静，助于睡眠，2.5 ~ 5.0mg 口服，2 ~ 3 次/天，或可在睡前口服。对于子痫发作后的病人，可用地西泮 10mg 肌注或静脉注射（静推时间 > 2min）。

2. 冬眠合剂　氯丙嗪 + 异丙嗪 + 哌替啶

用于抑制中枢神经系统，用于解痉、降压、控制子痫发作。由于氯丙嗪可引起血压急剧下降，因此在使用过程中，只应用于硫酸镁治疗效果不佳时。

［用法用量］　通常以 1/3 或 1/2 量肌肉注射，或半量氯丙嗪（50mg）+ 异丙嗪（50mg）+ 哌替啶（100mg）加入 5% 葡萄糖溶液 250ml 静脉滴注。

六、抗菌药

（一）青霉素类

适用于敏感细菌所致各种感染，用于围术期预防感染用药，亦可用于妊娠期梅毒及先天性梅毒儿的治疗。

［用法用量］　静脉滴注：一日 200 万 ~ 2000 万单位，分 2 ~ 4 次给药。

（二）头孢菌素类

适用于敏感细菌所致各种感染，亦可用于围手术期预防感染用药。

［用法用量］　0.5 ~ 2g，加入生理盐水或葡萄糖中使用。

七、利尿药物

1. 呋塞米　水肿性疾病、高血压、急性左心衰、高钾血症。子痫前期患者不常规推荐应用利尿剂，仅在出现全身性水肿或脑水肿等情况下，可酌情应用。

［用法用量］　静脉注射，起始剂量 20 ~ 40mg，必要时每 2 小时追加剂量，每日总剂量不超过 1g。治疗高血压危象时，起始 40 ~ 80mg 静脉注射，伴急性左心衰竭或急性肾功能衰竭时，可酌情增加剂量。治疗急性左心衰竭时，起始 40mg 静脉注射，必要时每小时追加 80mg，直至出现满意疗效。治疗急性肾功能衰竭时，可用 200 ~ 400mg 加于氯化钠注射液 100ml 内静脉滴注，滴注速度每分钟不超过 4mg。利尿效果差时不宜再增加剂量，以免出现肾毒性。

2. 甘露醇　主要用于子痫前期患者出现脑水肿时。

[用法用量]　按体重 0.25 ~ 2g/kg, 30 ~ 60 分钟内静脉滴注。同时需监测尿量，防止引起渗透性肾病。

八、激素类药物

(一) 肾上腺皮质激素

1. 地塞米松　孕周 <34 周早产患者产前预计一周内可能分娩时，用于促胎肺成熟。

[用法用量]　肌注，6mg/次，每 12 小时一次，用两天。有宫内感染证据者，禁用。

2. 泼尼松　适用于结缔组织病，系统性红斑狼疮，重症多肌炎。

[用法用量]　一般每日 10 ~ 80mg 不等，孕前停药者，妊娠后给予 5 ~ 10mg/d 维持至分娩。孕前用药者，孕期需适当调整用量，1 ~ 2mg/(kg·d)。长期应用激素的患者行剖宫产术时，需停口服药物，改为静脉氢化可的松 100 ~ 300mg/d，连用 2 ~ 3 天，停药后改为口服用药。

(二) 孕激素

1. 黄体酮　用于习惯性流产、先兆流产、早产。

[用法用量]　肌注：习惯性流产，10 ~ 20mg/次，2 ~ 3 次/周；先兆流产，10 ~ 20mg/天。也有口服用药，根据商品种类不同，用法有些许差异。

2. 地屈孕酮片　用于治疗先兆性流产或习惯性流产。

[用法用量]　口服。先兆流产：起始剂量一次口服 4 片地屈孕酮，随后每 8 小时服一片地屈孕酮至症状消失；

习惯性流产：每次 1 片，每日 2 次，可用至 20 周。

(三) 胰岛素

用于治疗妊娠期糖尿病。

[用法用量]　起始剂量宜从最小剂量开始，0.3 ~ 0.8U/(kg·d)。每天胰岛素分配应以早餐前最多，午餐前最少，晚餐前适中。根据测血糖结果，适当调整胰岛

素用量。通常每次调整幅度为 2 ~ 4U，每次调整后需测量血糖 2 ~ 3 天后判定疗效。妊娠 32 ~ 36 周时胰岛素需求量为最大值，因此，需根据相应孕周不断调节胰岛素用量。

（四）甲状腺激素及抗甲状腺药物

1. 左甲状腺素　甲状腺功能减退的替代治疗。

［用法用量］　起始剂量为 25 ~ 50μg/d，清晨空腹顿服，每 1 ~ 2 周增加 25 ~ 50μg/d，直到 TSH 维持在孕期正常范围。应用左甲状腺素时，应尽量避免与抗贫血药、钙剂、维生素等药物同时使用。同时，需每 4 ~ 6 周检测 TSH 及 T4 水平，适当调整用药。

2. 丙硫氧嘧啶　孕期治疗甲状腺功能亢进症的首选用药。

［用法用量］　治疗成人甲状腺功能亢进症，起始剂量一般为每天 300mg（6 片），视病情轻重介于 150 ~ 400mg（3 ~ 8 片），分次口服。而孕妇用药一般是非孕期的半量，用药后需监测病情变化，如症状较前有所好转，则每 2 ~ 4 周复查 FT4、TSH，调整用药量，维持 FT4 为正常范围的上 1/3 水平。

九、止血、抗凝药

1. 卡前列素氨丁三醇　用于产后出血，可引起全子宫协调有力收缩。

［用法用量］　250μg 子宫肌层注射或深部肌肉注射，三分钟起效，三十分钟达作用高峰，维持时间两小时。必要时可重复使用，总量不得超过 2000μg。

2. 氨甲环酸　产后出血时促宫缩药物止血失败，或可用于先兆流产有阴道流血时。

［用法用量］　一次 1.00g 静脉滴注或静脉注射，用量为 0.75 ~ 2.00g/d。

3. 低分子肝素　用于有胎盘血管梗死造成的死胎史，抗磷脂综合征，或术后防止下肢静脉血栓形成等。

［用法用量］　每日 1 支，皮下注射给药。手术后

12h 开始用药，术前至少停药 12h。

十、其他

1. 阿司匹林　对血小板聚集有抑制作用，小剂量可适用于妊娠期抗磷脂抗体阳性、反复自然流产及妊娠期高血压的患者。

［用法用量］　口服。高危女性在妊娠 12 ~ 28 周时启动小剂量阿司匹林（60 ~ 80mg/d）治疗。临近分娩时停止使用，以免增加产后出血及新生儿颅内出血等风险。

2. 米非司酮　用于孕早期药物流产、胎死宫内引产或用于减少胎盘血流等。

［用法用量］　口服：停经 49 天内，空腹或进食 2 小时后，口服 25 ~ 50mg/次，一天两次，连用 3 天，第 3 ~ 4 天晨空腹口服米索前列醇 0.6mg，该药服用后可出现腹痛、恶心、呕吐等不适，需观察副反应，并严密注意出血情况及有无妊娠物排出。

3. 低分子右旋糖酐　用于治疗低蛋白血症、胎儿生长受限等。

［用法用量］　静脉滴注。一次 500ml，一日 1 次，可连续用药 4 ~ 5 日或根据具体病情调整。

4. 西咪替丁　用于治疗妊娠剧吐时抑制胃酸分泌，保护胃黏膜。

［用法用量］　0.2g（1 支）加入 5% 葡萄糖注射液或 0.9% 氯化钠注射液或葡萄糖氯化钠注射液 250 ~ 500ml 静脉滴注，每次 0.2 ~ 0.6g。

5. 熊脱氧胆酸　作为妊娠期肝内胆汁淤积症的一线用药，可明显缓解瘙痒、延长孕周，改善母儿预后，但该药停药后可出现反跳。

［用法用量］　推荐剂量 15mg/（kg·d），分三次口服，若疗效不佳，且未见明显副反应时，可增加为每日 1.5 ~ 2g。

（马玉燕）

参考文献

1. ACOG Committee on Practice Bulletins. ACOG Practice Bulletin No. 145: Antepartum Fetal Surveillance. Obstet Gynecol, 2014, 124 (1): 182-192. PMID: 24945455.

2. ACOG Practice Bulletin No. 107: Induction of labor. ObstetGynecol, 2009, 114 (2 Pt 1): 386-397.

3. ACOG Practice Bulletin No. 118: antiphospholipid syndrome. Obstet Gynecol. 2011, 117 (1): 192-199.

4. American College of Obstetricians and Gynecologists. ACOG Practice Bulletin: Clinical management guidelines for obstetrician-gynecologists number 76, October 2006: postpartum hemorrhage. Obstet Gynecol, 2006, 108: 1039-1047.

5. American College of Obstetricians and Gynecologists. Committee on Practice Bulletins-Obstetrics. ACOG practice bulletin no. 127: Management of preterm labor. Obstet Gynecol, 2012, 119: 1308-1317.

6. American College of Obstetricians and Gynecologists. Practice Bulletin No. 139: premature rupture of membranes. Clinical management guidelines for obstetrician-gynecologists. Obstet Gynecol, 2013, 122 (4): 918-930.

7. American College of Obstetricians and Gynecologists. Hypertension in Pregnancy. Obstet Gynecol, 2013, 122 (5): 1122-1131.

8. Committee on Obstetric Practice. Committee opinion no.

529： placenta accreta. Obstet Gynecol，2012，120（1）：207-211.

9. F. Gary Cunningham，Kenneth J. Leveno，Steven L. Bloom. Williams Obstetrics. 24th Edition. New York：McGraw-Hill，2014：670-671.

10. Glantz JC. Term labor induction compared with expectant management. Obstet Gynecol，2010，115：70-76.

11. National Institute for Health and Care Excellence（NICE）guideline. Preterm labor and birth. Published：20 November 2015.

12. Nishimura RA，Otto CM，Bonow RO，et al. 2014 AHA/ACC guideline for the management of patients with valvular heart disease. J Am CollCardiol，2014，63：e57-e185.

13. Royal College of Obstetricians and Gynaecologists. Green-top Guideline No. 43. Obstetric Cholestasis，2011.

14. Royal College of Obstetricians and Gynaecologists. RCOG Green-top Guideline No. 52：Prevention and management of postpartum haemorrhage，2011.

15. Royal College of Obstetricians and Gynaecologists. Umbilical cord prolapse. Green-top Guideline No. 50. 2014.

16. Royal College of Obstetricians and Gynaecologists. Thromboembolic Disease in Pregnancy and the Puerperium：Acute Management. Green-top Guideline No. 37b. London：RCOG，2015.

17. WHO Guidelines Approved by the Guidelines Review Committee. WHO Recommendations for the Prevention and Treatment of Postpartum Haemorrhage. Geneva：World Health Organization World Health Organization，2012.

18. Zhang J，Landy HJ，Ware BD，et al. Contemporary patterns of spontaneous labor with normal neonatal outcomes. ObstetGynecol，2010，116（6）：1281-1287.

19. 曹泽毅. 中华妇产科学. 第 3 版. 北京：人民卫生

出版社，2014：878-880.

20. 产后抑郁防治指南撰写专家组. 产后抑郁障碍防治指南的专家共识（基于产科和社区医生）. 中国妇产科临床杂志，2014，15（6）：572-576.

21. 陈志华. 医疗损害责任深度解释与务实指南. 北京：法律出版社，2010.

22. 高雪莲等. 约翰·霍普金斯妇产科手册. 第3版. 人民卫生出版社. 2012.

23. 降钙素原急诊临床应用专家共识组. 降钙素原（PCT）急诊临床应用的专家共识. 中华急诊医学杂志. 2012；21（9）：944-950.

24. 乐杰. 妇产科学. 第7版. 北京：人民卫生出版社. 2008：161-163.

25. 李胜利. 胎儿畸形产前超声诊断学. 北京：人民军医出版社，2010.

26. 梁爽，李笑天. 末次月经及超声检查在孕龄计算方面的应用进展. 国际妇产科学杂志，2014，41：448-450.

27. 刘兴会，漆洪波. 难产. 北京：人民卫生出版社，2015

28. 刘兴会，徐先明，段涛，等. 实用产科手术学. 北京：人民卫生出版社，2014.

29. 彭金，高倩，刘兴会，等. 妊娠期臀先露矫正方法的循证证据. 中华围产医学杂志，2014，17（6）：421-424.

30. 任辉，常青. 助产理论与实践. 第1版. 人民军医出版社，2011

31. 邵肖梅，叶鸿瑁，丘小汕. 实用新生儿学. 北京：人民卫生出版社，2011

32. 沈铿，马丁. 妇产科学（8年制）. 第3版. 北京：人民卫生出版社，2015：101-102.

33. 谢幸，苟文丽. 妇产科学（五年制）. 第8版. 北京：人民卫生出版社，2013

34. 严英榴，杨秀雄. 产前超声诊断学. 第 2 版. 北京：人民卫生出版社，2012.

35. 杨慧霞. 产科诊治指南解读（病案分析）. 北京：人民卫生出版社，2015

36. 叶鸿瑁，虞人杰. 新生儿复苏教程. 北京：人民卫生出版社，2012

37. 张化诚等. 妇产科超声诊断学图解. 人民军医出版社. 2012.

38. 张为远. 中华围产医学. 北京：人民卫生出版社，2012：632.

39. 郑珊. 实用新生儿外科学. 北京：人民卫生出版社，2013

40. 中华医学会风湿病学分会. 抗磷脂综合征诊断和治疗指南. 中华风湿病学杂志. 2011，15（6）：407-410.

41. 中华医学会妇产科学分会产科学组. 妊娠晚期促子宫颈成熟与引产指南（2014）. 中华妇产科杂志，2014，49（12）：881-885.

42. 中华医学会妇产科学分会产科学组. 新产程标准及处理的专家共识（2014）. 中华妇产科杂志，2014，49（7）：486

43. 中华医学会妇产科学分会产科学组. 产后出血预防与处理指南（2014）. 中华妇产科杂志，2014，49（9）：641-646.

44. 中华医学会妇产科学分会产科学组. 前置胎盘的临床诊断与处理指南. 中华妇产科杂志，2013，48（2）：148-150.

45. 中华医学会妇产科学分会产科学组. 妊娠和产后甲状腺疾病诊治指南. 中华内分泌代谢杂志，2012，28（5）：354-370.

46. 中华医学会妇产科学分会产科学组. 妊娠期肝内胆汁淤积症诊疗指南（2015）. 中华妇产科杂志，2015，50（7）：481-485.

47. 中华医学会妇产科学分会产科学组. 胎盘早剥的临床诊断与处理指南. 中华妇产科杂志, 2012, 48 (2)：148-150.

48. 中华医学会妇产科学分会产科学组. 胎盘植入诊治指南（2015）. 中华围产医学杂志, 2015, 18（7）：481-485.

49. 中华医学会妇产科学分会产科学组. 孕期保健指南（2011）. 中华妇产科杂志, 2011；46（2）：150-153.

50. 中华医学会妇产科学分会产科学组. 早产临床诊断与治疗指南（2014）. 中华妇产科杂志, 2014：49（7）：481-485.

51. 中华医学会妇产科学分会感染性疾病协作组. 盆腔炎症性疾病诊治规范（修订版）. 中华妇产科杂志. 2014；49（6）：401～403

52. 中华医学会妇产科学分会妊娠期高血压疾病学组. 妊娠期高血压疾病诊治指南（2015）. 中华妇产科杂志, 2015, 50（10）：721-726.

53. 中华医学会外科学分会胆道外科学组. 急性胆道系统感染的诊断和治疗指南（2011版）. 中华消化外科杂志, 2011, 10（1）：9-13.

54. 中华医学会围产医学分会胎儿医学学组, 中华医学会妇产科学分会产科学组. 双胎妊娠临床处理指南. 中华妇产科杂志, 2015, 50（9）：641-647.

55. 中华医学会消化病学分会胰腺疾病学组. 中国急性胰腺炎诊治指南（草案）. 中华消化杂志, 2004, 24（3）：190-192.

56. 中华医学会血液学分会血栓与止血学组. 弥散性血管内凝血诊断与治疗中国专家共识（2012）. 中华血液学杂志, 2012, 33（11）：978-979.

57. 周希亚, 彭澎. 北京协和医院妇产科住院医师手册. 北京：人民卫生出版社, 2012.

58. 谢幸, 苟文丽. 妇产科学. 第8版. 北京：人民卫生出版社，2013.

59. 郎景和. 中华妇产科杂志临床指南荟萃（2015版）. 北京：人民卫生出版社，2015.

60. 慢性盆腔炎的诊断和治疗. 世界最新医学信息文摘，2014，14（1）：75-79.

61. 盆腔炎性疾病的诊断. 实用妇产科杂志，2013，29（10）：726-727.

62. 邓珊. 协和妇产科临床备忘录. 北京：人民军医出版社，2008：145-146.

63. 周希亚，彭澎. 北京协和医院妇产科住院医师手册. 北京：人民卫生出版社，2012

64. Saslow D，Solomon D，Lawson HW，et al. American Cancer Society，American Society for Colposcopy and Cervical Pathology，and American Society for Clinical Pathology screening guidelines for the prevention and early detection of cervical cancer. Am J Clin Pathol，2012，137（4）：516-542.

65. Schiffman M，Solomon D. Clinical practice. Cervical-cancer screening with human papillomavirus and cytologic cotesting. N Engl J Med，2013，369（24）：2324-2331.

66. Meyerson BE，Crosby RA，Van Der Pol BJ，et al. Thinking differently about cervical cancer screening in high-risk populations. Am J Prev Med，2012，43（2）：221-224.

67. 周晖，卢淮武，彭永排，等. 2015年NCCN宫颈癌临床实践指南. 中国实用妇科与产科杂志，2015，31（3）：185-189.

68. Castanon A，Brocklehurst P，Evans H，et al. Risk of preterm birth after treatment for cervical intraepithelial neoplasia among women attending colposcopy in England：retrospective- prospective cohort study. BMJ，2012，345：e5174.

69. Committee on Practice Bulletins—Gynecology. ACOG Practice Bulletin Number 131：Screening for cervical cancer. Obstet Gynecol，2012，120（5）：1222-1238.

70. 谢玲玲，林仲秋. 2015 美国肿瘤综合协作网子宫肿瘤临床实践指南（第 2 版）解读. 中国实用妇科与产科杂志，2015，31：5-9.

71. 马亚琪，王昀，刘爱军. WHO（2014）卵巢肿瘤组织学分类. 诊断病理学杂志 2014，21（8）：530-531.

72. FIGO 卵巢癌、输卵管癌及腹膜癌分期指南（2014）.

73. 中华医学会妇产科学分会子宫内膜异位症协作组. 子宫内膜异位症的诊治指南. 中华妇产科杂志，2015，50（3）：161-169.

74. Barber MD，Maher C. Epidemiology and outcome assessment of pelvic organ prolapse. Int Urogynecol J，2013；24：1783.

75. 朱兰，郎景和. 盆腔器官脱垂治疗应重视的几个问题. 中华妇产科杂志，2011，46（8）：561-563.

76. 中华医学会妇产科学分会盆底学组. 女性压力性尿失禁诊断和治疗指南. 中华妇产科杂志，2011，46（9）：712-715.

77. Jonsson Funk M，Siddiqui NY，Kawasaki A，et al. Long-term outcomes after stress urinary incontinence surgery. Obstet Gynecol，2012，120：83.

78. H. R. Hoefgen，D. F. Merritt. Rope Swing Injuries Resulting in Vulvar Trauma. J Pediatr Adolesc Gynecol，2015，28：13-15.

79. Aigmueller T，Bader W，Beilecke K，et al. Management of 3rd and 4th degree perineal tears after vaginal birth. German Guideline of the German Society of Gynecology and Obstetrics，2015，75（2）：137-144.

80. 朱兰. 女性生殖器官畸形新分类分型和现代诊治策略. 中国实用妇科与产科杂志，2013，10. 761-763

81. Baldinger L, Mudegowdar A, Shukla AR. Abnormalities of the external genitalia. Clin Perinatol, 2014, 41 (3): 709-724.

82. American College of Obstetricians and Gynecologists. ACOG committee opinion no. 557: Management of acute abnormal uterine bleeding in nonpregnantreproductive-aged women. Obstet Gynecol, 2013, 121 (4): 891-896.

83. 中华医学会妇产科学分会妇科内分泌学组. 异常子宫出血诊断与治疗指南. 中华妇产科杂志, 2014, 49 (11): 801-806.

84. 中华医学会妇产科学分会内分泌学组. 闭经诊断与治疗指南 (试行). 中华妇产科杂志, 2011, 46 (9): 712-715.

85. 中华人民共和国卫生部. WS330-2011 多囊卵巢综合征诊断 [S/OL]. (2011-07-01) [2011-12-01].

86. 中华医学会妇产科学分会内分泌学组, 多囊卵巢综合征的诊断和治疗专家共识. 中华妇产科杂志, 2008, 43 (7): 553-555.

87. Legro, R. S., S. A. Arslanian, D. A. Ehrmann, et al., Diagnosis and treatment of polycystic ovary syndrome: an Endocrine Society clinical practice guideline. J Clin Endocrinol Metab, 2013, 98 (12): 4565-4592.

88. 世界卫生组织编.《WHO Laboratory Manual for the Examination and processing of human semen》. 第 5 版. 2009: 224-227.

89. 沈铿, 马丁. 妇产科学. 第 3 版. 北京: 人民卫生出版社, 2015. 8, 395-397.

90. 中华医学会妇产科学分会绝经学组. 绝经相关激素补充治疗的规范诊疗流程. 中华妇产科杂志, 2013, 48 (2): 155-158.

91. 国家人口计生委科技司编译. 世界卫生组织计划生育服务提供者手册, 2009.

92. BeralV, et al. Ovarian cancer and oral contraceptives:

collaborative reanalysis of data from epidemiological studies including 23, 257 women with ovarian cancer and 87, 303 controls. Lancet, 2008:, 371 (9609): 303-314.

93. HavrileskyIJ, et al. Oral contraceptive users of oral contraceptives: cohort data from the Royal College of General practitioner's oral contraception study. BMJ, 2007, 335 (7621): 651.

94. JickSS, et al. Oral contraceptives and endometrial cancer. Obstet Gynecol, 1993, 82 (6): 931-935.

95. 中华医学会妇产科学分会妇科内镜学组. 妇科宫腔镜诊治规范. 中华妇产科杂志, 2012 (7): 555-558.

96. 夏恩兰. 宫腔镜并发症防治的现代观点. 国际妇产科学杂志, 2008, 35 (5): 387-390.

97. 潘宏铭. 肿瘤化疗的毒副作用和防治. 上海科学技术出版社, 2001.

98. 吴鸣. 协和妇科肿瘤手册. 北京: 人民卫生出版社, 2012.

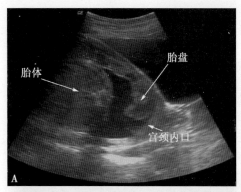

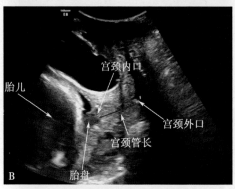

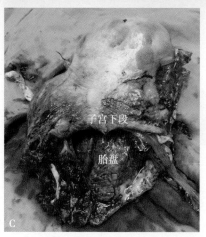

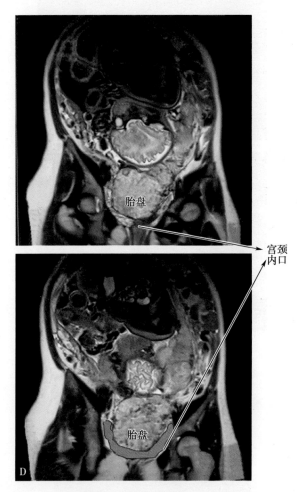

胎盘

宫颈
内口

胎盘

D

图 2-11 胎盘植入 MRI 表现

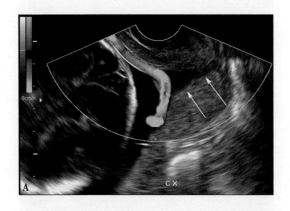

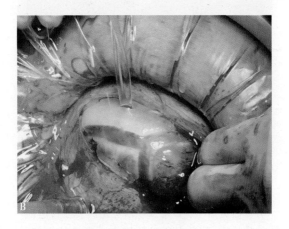

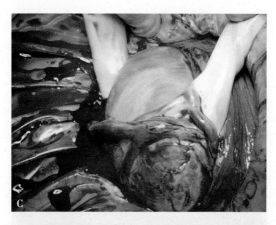

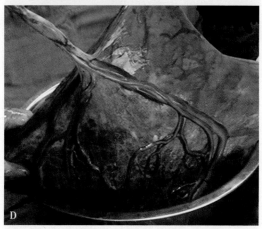

图 2-13　前置血管示意图

A. 经阴道超声彩色多普勒检查显示宫颈内口上方见血流信号；B 手术中所见胎膜表面行走的血管；C. 手术中所见胎膜表面行走的血管；D. 脐带帆状附着的前置血管

（图片来源：Antenatal Diagnosis of Velamentous Cord Insertion and Vasa Previa：Preparing for a Good Outcome When the Cervix Is Shortened. J Ultrasound Med，2012，31：963-974）

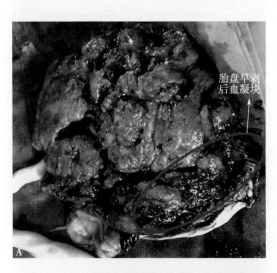

胎盘早剥
后血凝块

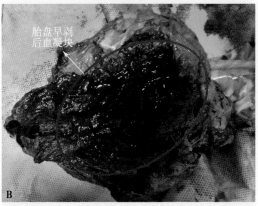

胎盘早剥
后血凝块

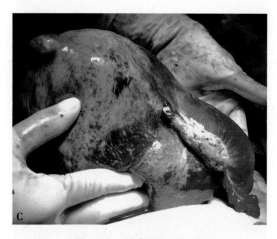

图 2-19 胎盘早剥手术图

A. 胎盘剥离面发现小的血凝块；B. 胎盘剥离面发现大的血凝块；C. 子宫胎盘卒中：胎盘早剥后，血液渗透至子宫浆膜层时，子宫表面呈紫蓝色瘀斑

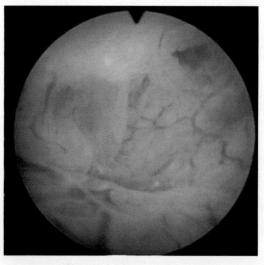

图 19-2 子宫内膜单纯性增生

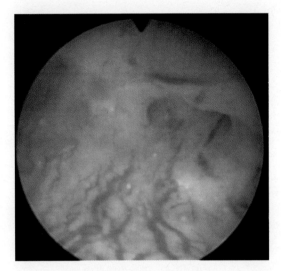

图 19-3　子宫内膜复杂性增生

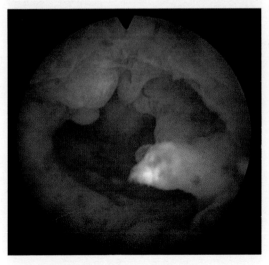

图 19-4　子宫内膜不典型增生

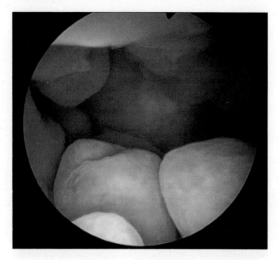

图 19-5　子宫内膜息肉

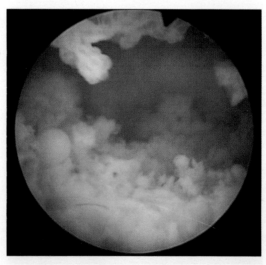

图 19-6　子宫内膜癌